全国中医药行业高等教育"十四五"创新教材

南方医科大学中医经典传承系列创新教材

中医临床经典

（供中医学、针灸推拿学、中西医临床医学等专业用）

主　编　谢　炜　李义凯

U0301998

全国百佳图书出版单位

中国中医药出版社

·北 京·

图书在版编目（CIP）数据

中医临床经典 / 谢炜，李义凯主编 .—北京：中国中医药出版社，2023.1
全国中医药行业高等教育"十四五"创新教材
ISBN 978-7-5132-7695-5

Ⅰ.①中… Ⅱ.①谢… ②李… Ⅲ.①中医学临床—高等学校—教材 Ⅳ.①R24

中国版本图书馆 CIP 数据核字（2022）第 125902 号

中国中医药出版社出版

北京经济技术开发区科创十三街 31 号院二区 8 号楼
邮政编码　100176
传真　010－64405721
三河市同力彩印有限公司印刷
各地新华书店经销

开本 787×1092　1/16　印张 20　字数 473 千字
2023 年 1 月第 1 版　2023 年 1 月第 1 次印刷
书号　ISBN 978-7-5132-7695-5

定价　68.00 元
网址　www.cptcm.com

服 务 热 线　010-64405510
购 书 热 线　010-89535836
维 权 打 假　010-64405753

微信服务号　zgzyycbs
微商城网址　https://kdt.im/LIdUGr
官 方 微 博　http://e.weibo.com/cptcm
淘宝天猫网址　http://zgzyycbs.tmall.com

如有印装质量问题请与本社出版部联系（010－64405510）

全国中医药行业高等教育"十四五"创新教材
南方医科大学中医经典传承系列创新教材

《南方医科大学中医经典传承系列创新教材》编委会

全国中医药行业高等教育"十四五"创新教材
南方医科大学中医经典传承系列创新教材

《中医临床经典》编委会

前 言

习近平总书记在关于中医药工作的重要指示中强调，要遵循中医药发展规律，传承精华，守正创新。中医经典是中医的灵魂与根基，是中医学几千年来发展的源头活水。习近平总书记指出，要加强古典医籍精华的梳理和挖掘，要强化中医药特色人才建设。经典传承是中医药高等人才培养的核心内容与关键因素，是"传承精华、守正创新"的血脉基因。《中共中央 国务院关于促进中医药传承创新发展的意见》及教育部、国家卫生健康委员会、国家中医药管理局《关于深化医教协同进一步推动中医药教育改革与高质量发展的实施意见》明确要求，提高中医学类专业经典课程比重，将中医药经典融入中医基础与临床课程。立足中医经典传承、建立适应经济社会发展、体现中医传承特色的经典传承创新体系，对高质量发展中医高等教育事业具有重要意义。现代高等中医教育实现了中医人才培养的规模化、标准化和教育管理的规范化、制度化，这是中医教育的进步，但存在学历教育培养模式单一、中医经典传承和中医临床思维不足等弊端。现代医学背景下，我们既要着眼于世界医学教育发展的前沿，充分借鉴现代医学学历教育模式的长处，又要传承师承教育模式的"合理内核"，构建具有鲜明特色的中医人才协同培养模式和体系。

南方医科大学是一所以西医学教育为主体的重点大学，又是全国在西医院校中较早、大规模开设中医药教育的大学之一；既拥有西医优势学科和教育教学资源，也同时拥有厚重的中医药文化基础和学科人才优势。回顾我校中医学专业建设所取得的成绩，深刻剖析目前中医药人才培养中普遍存在的经典学习不够系统、实践能力不足及创新能力有待提高等一些共性问题，在国家一流专业、国家特色专业、广东省重点专业、广东省创新人才培养实验区等国家、省级质量工程及教改项目资助下，我们自2012年创办"名老中医传承班"，培养过程中坚持以"四重"为本，创新性地构建"双体合一"的新型中医药创新人才培养模式。该中医药人才培养模式是"传承精华、守正创新"的生动实践，其研究成果入选南方医科大学教学成果特等奖、广东省教学成果一等奖，并获得国家级教学成果培育项目的特别资助。

根据国家级一流本科专业建设的导向和教育部 2018 年出台的《普通高等学校本科专业类教学质量国家标准》，以及教育部高等学校中医学类专业教学指导委员会关于加强中医经典学习的要求，结合国医大师普遍提倡的把研习经典作为中医基本功的共同倡议，我们要求中医传承班学生反复研读中医经典，在熟谙和领会经典的基础上，挖掘经典背后的现实意义，提升中医经典的临床应用能力。以经典传承为重点，加强经典古籍研读。按照培养要求，在正常完成中医经典理论学习的基础上，在第二年增设中医经典导读课程，第三年增设中医经典精读课程（精讲中医四大经典），第四年增设中医经典泛读课程，第五年增设中医临床经典课程。在临床跟师的过程中，强调导师在临床带教过程中运用中医经典指导学生的临床学习，在临床实践中进一步理解经典、消化经典，撰写临床经典应用心得及医案。在经典传承中，勤求古训，博采众方，注重中医精华的可及性，将系统经典传承理念落到实处。

南方医科大学"名老中医传承班"在培养学生过程中坚持以"四重"为本，即"重经典、重实践、重结合、重创新"，其中以经典传承为重点，首次提出系统经典传承理念，从经典导读到经典精读，从经典泛读到临床经典，着力构建中医经典传承的创新体系，培养学生的中医经典传承能力。在普通中医学专业培养方案的基础上，学校切实落实中医经典传承的实效性，通过读书（学习中医经典医著）、看病（应用中医经典）、撰文（理解与阐释经典）三个渠道，充分发挥中医经典的临床价值，将经典理论学习与临床跟师实践教学贯穿于培养的全过程。为了将系统经典传承理念落到实处，中医经典传承与授课有据可依，有必要编写一套中医经典传承系列创新教材。该系列教材由《中医经典导读》《中医经典精读》《中医经典泛读》和《中医临床经典》四本组成，构建了系统的经典传承理念。《中医经典导读》分专题宏观地介绍中医经典源流，以扩展学生的知识面，提高学生对中医经典的学习兴趣，从而实现广博与集约的融通，对经典的学习和临床应用起引领作用，为后续中医经典学习打下坚实基础。《中医经典精读》以中医四大经典课程为主线，在对四大经典课程教材精简概括的基础上，增加了临床应用指导和临床医案举例，突出经典在临床的应用，适用于已经学习过经典课程的学生，作为本科教材学习的拓展应用。《中医经典泛读》所选著作精良，代表了中医古籍优秀著作，所节选的范例精简适当，能够反映著作的主要观点，有助于学生进一步扩大中医经典学习的范围。《中医临床经典》注重经典理论与临床的联系，对各疾病的病因病机证治、医案选析，引经据典，进行系统阐述，对临床应用具有指导意义。

本系列教材是中国中医药出版社和南方医科大学中医经典传承系列创新教材建设专家指导委员会首次合作项目，各方领导高度重视，从教材规划至编写和编辑的各个环节，精心组织，层层把关，步步强化，意在提高中医经典传承系列教材的内在质量。在教材内容组织上，力争中医经典传承体系完整，知识点完备，内容精练，切合中医经典的教学实际和临床实践所需，体现"传承性""创新性"和"实用性"的统一；在教材形式上，力求新颖，主体层次清晰，类目与章节安排合理、有序，体现中医经典传承的"可及性""易读性"和"连续性"的统一。

本系列教材在编撰过程中，得到了教育部高等教育中医学类专业教学指导委员会主任委员、北京中医药大学党委书记、著名温病学家谷晓红教授，教育部高等教育中医学类专业教学指导委员会秘书长、北京中医药大学副校长、著名内经专家翟双庆教授，浙江中医药大学原校长、著名金匮专家范永升教授，辽宁中医药大学基础医学院院长、著名中医药文化及基础理论专家郑洪新教授，广州中医药大学伤寒教研室主任、著名伤寒专家李赛美教授等国内知名专家的支持、指导与帮助。专家们一致认为，本系列教材在中医经典传承方面逐次推进，以实用为首务，经典思维贯穿始终，对中医药创新人才的素质提升具有重要奠基及引领作用。在此表示感谢！

需要说明的是，尽管本系列教材的组织者与编写者殚精竭虑，精益求精，几易其稿，方成其书。然而，由于水平有限，难免有错误与疏漏，敬请广大师生提出宝贵意见和建议，以便今后修订提高。

南方医科大学中医经典传承系列创新教材建设专家指导委员会
2021 年 8 月

编写说明

清代名医叶香岩（天士）云："医可为而不可为，天资敏悟，读万卷书，而后可借术以济世。不然，鲜有不杀人者，是以药饵为刀刃也。"广读书、读好书是中医学子不断成长的前提。自《黄帝内经》以来，各种医书汗牛充栋，目不暇接。面对浩如烟海的医学文献，如何舍繁求精，在纷呈的信息中快速获取有用的东西是一个难题，正如晚清名医雷少逸在《时病论》中所感叹的："甚矣！医道之难也。"邵尧夫在《渔樵对问》中说："能用天下之目为己之目，其目无所不观矣。"

《中医临床经典》教材的编写就是要为中医学生及广大读者提供一个能使己目"无所不观"的"天下之目"，从浩瀚古籍中借鉴有价值的中医理论和临床经验，不断提高自身的中医经典理论水平和临床辨证论治的综合能力。

本教材按照中医病证分章节编写，尽量纳入《黄帝内经》以降直至清末的各类临床医学著作，按照病证分为病名、病因病机、诊断、辨证论治进行归纳，部分证治还附有相关医案以供拓展学习。参考古籍中的文字均尽量参考中医古籍原本，力求准确无误。

本教材共五章。第一章内科病证的第一节至第三节由莫孙炼编写，第四节、第五节由周迎春编写，第六节由梁东辉编写，第七节、第八节由谢炜编写，第九节至第十一节由伍志勇编写，第十二节、第十三节由丁月文编写，第十四节由袁静编写，第十五节至第十八节由钟洪编写，第十九节、第二十九节由洪雨编写，第二十节由李玉萍编写，第二十一节、第二十二节、第三十二节由李娟编写，第二十三节、第二十四节由王明编写，第二十五节由胡蓉编写，第二十六节、第二十七节由朱玲玲编写，第二十八节由李俊编写，第三十节由肖长虹编写，第三十一节、第三十三节由杨少锋编写，丁月文统稿。第二章外科病证的第一节至第四节、第八节、第九节由邓燕编写，第五节至第七节由赖梅生编写，第十节至第十四节由陈景良编写，第十五节至第十七节由潘恩山编写，谌祖江统稿。第三章伤科病证的第一节、第二节由李义凯、陈超、谌祖江编写，谌祖江统稿。第四章妇科病证的第一节、第二节由张丽华编写，第三节至第五节由刘艳艳编写，丁月文统稿。第五章儿科病证的第一节至第七节由徐正莉编写，第八节至第十一节由周楚莹编写，周楚莹统稿。全书初稿完成后，由主编谢炜和李义凯终审并修改、定稿。

本教材编写力求简明扼要，层次清晰，强调既有学术性、系统性，又要有理论深度；既注意到可读性、实用性，又考虑到所选内容的权威性和指导性，力求突出中医特色，保持中医病证分类的规范性、完整性和科学性。所选内容尽可能包括生理病理、病因病机、治法方药等各个方面。

本教材适用于全国高等医药院校中医学、针灸推拿学、中西医临床医学等专业使用，亦适合临床中医师和中医爱好者作为经典学习的案头参考书。

本教材经过多次讨论，数易其稿，最后方定稿出版。书中不当之处，衷心希望各位读者提出宝贵意见，以便再版时修订完善。

《中医临床经典》编委会

2022 年 6 月

目 录

第一章 内科病证 ▷▷▷

第一节 咳 嗽

一、病名

咳嗽病名最早见于《黄帝内经》(以下简称《内经》),如《素问·宣明五气》说:"五气所病……肺为咳。"《素问经注节解·咳论》中有言:"咳者,咳嗽也。"咳嗽在张仲景《伤寒杂病论》中被称为"咳""咳嗽上气",并首创"痰饮咳嗽""肺痿"病名;东晋葛洪的《肘后备急方》明确提出"卒得咳嗽"与"久咳"等病名。

早期古医籍,多用"咳逆"指代"咳嗽",如《难经·五十六难》云:"肝之积……久不愈,令人发咳逆,痎疟,连岁不已。"隋·巢元方在《诸病源候论》中首次对"咳逆""咳嗽"进行了具体划分,提出咳逆是感受外邪后致肺气失宣、胃气上聚于肺导致肺气胀满不能下降所致的疾病,在程度上较咳嗽更为严重。《诸病源候论·咳嗽病诸候》云:"肺虚为微寒所伤,则咳嗽。嗽则气还于肺间,则肺胀;肺胀则气逆。""咳逆者,是咳嗽而气逆上也。气为阳,流行腑脏,宣发腠理,而气肺之所主也。"《诸病源候论》还比较重视妇儿这两个特殊群体,提出了"妊娠咳嗽""产后咳嗽""小儿咳嗽"的病名。

先秦至汉唐"咳嗽"相关文献中"咳""嗽""咳嗽"无明显差异,宋以后出现"咳""嗽"分述,如宋代王贶在《全生指迷方》中对咳和嗽首先进行了区分:"不因痰涎而发,谓之咳;痰涎上下随声而发,谓之嗽。"金元四大家刘河间在《素问病机气宜保命集》中将"咳"与"嗽"分而论之:"咳谓无痰而有声,肺气伤而不清也;嗽是无声而有痰,脾湿动而为痰也;咳嗽谓有痰而有声,盖因伤于肺气,动于脾湿,咳而为嗽也。"故有声无痰为咳,有痰无声为嗽。而张从正的《儒门事亲》认为"咳"与"嗽"是一个症:"《素问》惟以四处连言咳嗽,其余篇中,止言咳,不言嗽,乃知咳嗽一证也。"咳嗽一般多为痰声并见,难以截然分开,故以咳嗽并称。

二、病因病机

《内经》指出,咳嗽的主要病因,一是外感风寒,一是寒饮由胃达肺。《素问·咳论》曰:"皮毛者肺之合也,皮毛先受邪气,邪气以从其合也。其寒饮食入胃,从肺脉上至于肺则肺寒,肺寒则外内合邪因而客之,则为肺咳。"指出咳嗽的主要原因,一是外感风寒,一是寒饮由胃达肺。《素问·咳论》中强调了肺脏受邪及脏腑功能失调均能导致咳嗽的发生："五脏六腑，皆令人咳，非独肺也。""五脏之久咳，乃移于六腑。""久咳不已，则三焦受之。""脾咳不止，则胃受之……肝咳不已，则胆受之。"提出脏腑表里传变和三焦传变的规律，易传于他脏。

汉代张仲景《金匮要略》指出，咳嗽病位在肺，提出痰饮也是导致咳嗽的原因之一。《金匮要略·痰饮咳嗽病脉证治第十二》云："问曰：夫饮有四，何谓也？师曰：有痰饮，有悬饮，有溢饮，有支饮……其人素盛今瘦，水走肠间，沥沥有声，谓之痰饮。饮后水流在胁下，咳唾引痛，谓之悬饮。饮水流行，归于四肢，当汗出而不汗出，身体疼重，谓之溢饮。咳逆倚息，短气不得卧，其形如肿，谓之支饮。"而痰饮的形成，一般责之于脾胃之阳气不足。病之本在脾胃阳虚，病之标在痰饮，故施治大法，当以温药和之。"膈上病痰，满喘咳吐，发则寒热，背痛腰疼，目泣自出，其人振振身瞤剧，必有伏饮"。伏饮亦犹留饮，有潜伏不出之义。胸膈间原停蓄有痰饮，因感寒而诱发满喘咳吐、寒热交作、腰背疼痛、身颤抖诸症，此即支饮病急性发作，并非支饮之外另有伏饮。

隋代巢元方《诸病源候论》对于咳嗽病因的论述，主要包括寒邪、风邪、热邪、水饮、痰邪、虚劳、肺虫等。巢元方认为，寒邪是咳嗽的主要病因，如《诸病源候论·咳嗽候》所说："咳嗽者，肺感于寒，微者则成咳嗽也。肺主气，合于皮毛。邪之初伤，先客皮毛，故肺先受之。五脏与六腑为表里，皆禀气于肺。"热邪伤肺也是导致咳嗽的病机之一，《诸病源候论·风病诸候》曰："风热病者，风热之气先从皮毛入于肺也……若不出，则伤肺，变咳嗽唾脓血也。"《诸病源候论·水肿病诸候》提出："肾虚不能制水，故水妄行，浸溢皮肤，而身体肿满。流散不已，上乘于肺，肺得水而浮，浮则上气而咳嗽。"肾虚不能制水，水妄行，上乘于肺，肺失宣降，出现上气而咳嗽。《诸病源候论·痰饮病诸候》亦提出："饮水过多，停积于胸膈之间，支乘于心……其病，令人咳逆喘息。"指出饮邪停留于胸膈，发为咳喘。《诸病源候论·虚劳病诸候上》论述了虚劳咳嗽的病因病机："虚劳之病，或阴阳俱伤，或血气偏损。""虚劳而咳嗽者，脏腑气衰，邪伤于肺故也。"指出虚劳之人，或为气血不足，或为阴阳俱伤，易感受邪气，邪伤肺，肺失宣降，发为虚劳咳嗽。此外，《诸病源候论·九虫病诸候》提出了"九虫"，指出："五曰肺虫，状如蚕。""肺虫，令人咳嗽。"

宋代陈无择在《三因极一病证方论》中将咳嗽的病因明确分为外因、内因、不内外因，自此对本病病因的认识更加明晰。在外因方面，提出了风寒、暑湿致病的特点："伤风咳者，憎寒壮热，自汗恶风，口干烦躁；伤寒咳者，憎寒发热，无汗恶寒，烦躁不渴；伤暑咳者，烦热引饮，口燥，或吐涎沫，声嘶咯血；伤湿咳者，骨节烦疼，四肢重着，洒洒淅淅，并属外所因。"在内因方面，指出了七情对五脏六腑的影响及症状表现："喜伤心者，咳而喉中介介如肿状……名为心咳；不已，则小肠受之，小肠咳状……怒伤肝者，咳而两胁下痛……转则两胁下满，名为肝咳；不已，则胆受之……咳呕胆汁。思伤脾者，咳而右胁下痛，阴阴引肩背……名为脾咳；不已，则胃受之，胃咳之状咳而呕……忧伤肺者，咳而喘息有声，甚则唾血，名为肺咳；不已，则大肠受之……咳而遗失。恐伤肾者，咳而腰背相引痛，甚则咳涎，名为肾咳；不已，则膀胱受之……咳而遗溺，久咳不已，则三焦受之……咳而腹满不欲食。"不内外因记述了不便归类的病因："病者咳嗽，发作寒热，引腰背痛，或复喘满，此因房劳伤肾；病者中满腹胀，抢心痛，不欲食，此因饥饱伤脾；病者咳嗽，左胁偏痛，引小腹并膝腕疼，此因疲极伤肝；病者咳嗽，吐白涎，口燥声嘶，此因叫呼伤肺；病者咳嗽，烦热自汗，咽干咯血，此因劳神伤心。"

金元时期，刘河间认为无痰不作咳，痰湿是咳嗽的主要病因。《素问病机气宜保命集》云："咳嗽谓有痰而有声，盖因伤于肺气，动于脾湿，咳而且嗽也。"指出痰湿作咳多为脾虚，不能运化水谷精微反成痰湿，上渍于肺而致，对后世影响较大。同时对痰进行了分类："湿在心经谓之热痰，湿在肝经谓之风痰，湿在肺经谓之气痰，湿在肾经谓之寒痰。"

李东垣对于内伤咳嗽强调脾胃气血之源和升降枢纽的地位，认为："内伤脾胃百病由生。""脾胃一虚肺气先绝。"正如《脾胃论·脾胃胜衰论》所言："肺金受邪，由脾胃虚弱不能生肺，乃所生受病也。故咳嗽……皆阳气不足，阴气有余，是体有余而用不足也。"

朱丹溪认为，咳嗽有"风寒、痰饮、火郁、劳嗽、肺胀"，不仅循《内经》之法有五脏咳，还特别提出气虚、血虚、食积、积热咳嗽，在久咳辨治上尤为重视痰火的病理作用，认为阴虚而痰郁化火是主要病机，肺胀引起的久咳则是"痰夹瘀血碍气而病，宜养血以流动乎气，降火疏肝以清痰"。

清代喻嘉言《医门法律》首提"燥气伤肺"之论，把燥邪致病的时令定位于秋季，认为："春月地气动而湿胜，斯草木畅茂；秋月天气肃而燥胜，斯草木黄落。故春分以后之湿，秋分以后之燥，各司其政。""燥气先伤上焦华盖。"至此秋燥成为一种独立的病证。"秋伤于燥，上逆而咳，发为痿厥，燥病之要，一言而终，只以误传燥病为伤湿而解者"。并纠正《内经》中"秋伤于湿"乃"秋伤于燥"之误。

清代唐容川的《血证论》独树一帜，系统阐述了瘀血所致久咳的病因病机。他认为："肺血伤，则火来克金，金被火克，不能行其制节，于是在下之气，始得逆上。""盖人身气道，不可有塞滞。内有瘀血，则阻碍气道，不得升降，是以壅而为咳。"强调血家咳嗽尤多生于肾虚，还创造性地提出了冲脉的作用："肾中之气，上于肺而为呼吸，亦借冲脉之路，以上循入肺。""血海受伤，则冲脉气逆，上合阳明，而为火逆燥咳之证。""冲气夹肝经相火，上乘肺金""冲脉每夹肾中之虚火，上逆而咳。"

三、诊断

《内经》提出了将咳证按照脏腑分类法，分为五脏咳、六腑咳："肺咳之状，咳而喘息有音，甚则唾血。心咳之状，咳则心痛，喉中介介如梗状，甚则咽肿喉痹。肝咳之状，咳则两胁下痛，甚则不可以转，转则两胠下满。脾咳之状，咳则右胁下痛，阴阴引肩背，甚则不可以动，动则咳剧。肾咳之状，咳则腰背相引而痛，甚则咳涎……五脏之久咳，乃移于六腑。脾咳不已，则胃受之，胃咳之状，咳而呕，呕甚则长虫出。肝咳不已，则胆受之，胆咳之状，咳呕胆汁。肺咳不已，则大肠受之，大肠咳状，咳而遗失。心咳不已，则小肠受之，小肠咳状，咳而失气，气与咳俱失。肾咳不已，则膀胱受之，膀胱咳状，咳而遗溺。久咳不已，则三焦受之，三焦咳状，咳而腹满，不欲食饮，此皆聚于胃，关于肺，使人多涕唾而面浮肿气逆也。"

《诸病源候论》在《内经》脏腑咳嗽的基础上，将咳嗽病进行了重新分类，分为风咳、寒咳、支咳、肝咳、心咳、脾咳、肺咳、肾咳、胆咳、厥阴咳十类。《诸病源候论·咳嗽候》指出："有十种咳，一曰风咳，欲语因咳，言不得竟是也。二曰寒咳，饮冷食，寒入注胃，从肺脉上气，内外合，因之而咳是也。三曰支咳，心下坚满，咳则引痛，其脉反迟是也。四曰肝咳，咳而引胁下痛是也。五曰心咳，咳则唾血，引手少阴是也。六曰脾咳，咳而涎出，续续不止，引少腹是也。七曰肺咳，咳而引颈项，而唾涎沫是也。八曰肾咳，咳则耳聋无所闻，引腰、脐中是也。九曰胆咳，咳而引头痛口苦是也。十曰厥阴咳，咳而引舌本是也。"

金元时期张从正《儒门事亲》详述风、热、火、燥、寒等外邪致咳嗽的证候表现。《儒门事亲·嗽分六气毋拘以寒述二十五》云："风乘肺者，日夜无度，汗出头痛，涎痰不利……热乘肺者，急喘而嗽，面赤潮热，手足寒，乳子亦多有之……火乘肺者，咳喘上壅，涕唾出血，甚者七窍血溢……燥乘肺者，气壅不利，百节内痛，头面汗出，寒热往来，皮肤干枯，细疮燥痒，大便秘涩，涕唾稠黏……寒乘肺者，或因形寒饮冷，冬月坐卧湿地，或冒冷风寒，秋冬水中感之，嗽急而喘。"

明代张景岳的《景岳全书》首次将咳嗽分外感与内伤两类，并对其病因、证候、脉象等进行详述："外感有嗽，内伤亦有嗽，此一实一虚，治当有辨也。盖外感之嗽，必因偶受风寒，故或为寒热，或为气急，或为鼻塞声重，头痛吐痰，邪轻者，脉亦和缓，邪甚者，脉或弦洪微数。但其素无积劳虚损等证而陡病咳嗽者，即外感证也。若内伤之嗽，则其病来有渐，或因酒色，或因劳伤，必先有微嗽而日渐以甚。其证则或为夜热潮热，或为形容瘦减，或两颧常赤，或气短喉干，其脉，轻者亦必微数，重者必细数弦紧。盖外感之嗽其来暴，内伤之嗽其来徐。"

清代喻嘉言在《医门法律》中论述了风乘肺咳、寒乘肺咳、暑乘肺咳、火乘肺咳、热乘肺咳、燥乘肺咳的具体症状表现。《医门法律·咳嗽续论》云："六气主病，风、火、热、湿、燥、寒皆能乘肺，皆足致咳。其湿咳，即分属于风、火、热、燥、寒五气中也。风乘肺咳，汗出头痛，痰涎不利。火乘肺咳，喘急壅逆，涕唾见血。热乘肺咳，喘急面赤潮热，甚者热盛于中，四末反寒，热移于下，便泄无度。燥乘肺咳，皮毛干槁，细疮湿痒，痰胶便秘。寒乘肺咳，恶寒无汗，鼻塞身疼，发热躁烦。至于湿痰内动为咳，又必因风、因火、因热、因燥、因寒，所夹各不相同，至其乘肺则一也。""伤燥之咳，痰黏气逆，血腥。"

四、辨证论治

（一）辨证要点

《内经》论治，详于针刺，略于方药。仅从针刺方面，简述了咳嗽的治疗原则，即："治脏者治其俞，治腑者治其合，浮肿者治其经。"后世则认为治外感以疏散外邪为主，治内伤以调理脏腑为主。

唐代孙思邈的《备急千金要方》载有治咳嗽方六十余首，其中久咳因胸中寒实所致者，因势利导引而吐之，不仅有治三十年咳嗽方、治久咳不瘥方等内服方药，如"七星散治三十年咳嗽方：款冬花、紫菀、桑白皮、代赭、细辛、伏龙肝各一两""治久嗽不瘥方：兔屎四十九枚，砂二分，胡桐律一分……吐令物尽，即瘥"。取吐，痰去则咳自止。咳嗽属饮邪为患且偏于下者，方用芫花煎、款冬煎等，"芫花煎，治新久嗽方。芫花、干姜各二两，白蜜一升……款冬煎，治同前。款冬花、干姜、紫菀各三两，五味子二两，芫花一两熬令赤"，重用芫花以攻逐有形实邪治本，俾邪去正自安。

金元四大家之一刘河间指出咳、嗽之别："咳谓无痰而有声，肺气伤而不清也；嗽是无声而有痰，脾湿动而为痰也。咳嗽谓有痰而有声，盖因伤于肺气动于脾湿，咳而为嗽也。"治法上提出："故咳嗽者，治痰为先；治痰者，下气为上。"

金元时期张从正的《儒门事亲》详述风、热、火、燥、寒等外邪致咳嗽的治法，《儒门事亲·嗽分六气毋拘以寒述二十五》云："其治法也，风之嗽，治以通圣散加半夏、大人参半夏丸，甚者汗之。暑之嗽，治以白虎汤、洗心散、凉膈散，加蜜一匙为呷之。火之嗽，治以黄连解毒汤、洗心散、三黄丸，甚者加以咸寒大下之。湿之嗽，治以五苓散、桂苓甘露散及白术丸，甚者以三花神佑丸下之。燥之嗽，治以木香葶苈散、大黄黄连阿胶丸，甚者以咸寒大下之。寒之嗽，治以宁神散、宁肺散。有寒痰在上者，以瓜蒂散越之。"

朱丹溪倡导以滋阴降火清痰为治则，并且提出："痰因火动逆上作嗽者，先治火，次治痰。"他十分重视因时制宜，主张根据季节、时间用药："春作是春升之气，用清凉药，二陈加薄、荆之类；夏是火气炎上，最重用芩、连；秋是湿热伤肺；冬是风寒外来，以药发散之后，用半夏逐痰，必不再来。""上半日多嗽者，此属胃中有火，午后嗽多者属阴虚，黄昏嗽者是火气浮于肺，五更嗽多者是胃中有食积。"

明代张景岳认为，外感之咳，肺为本，他脏为标；内伤之咳，他脏为本，肺为标，当分清标本论治，当辨阴阳，当分虚实。《景岳全书·杂证谟·咳嗽》云："咳证虽多，无非肺病，而肺之为病，亦无非此二者而已，但于此二者之中，当辨阴阳，当分虚实耳。盖外感之咳，阳邪也，阳邪自外而入，故治宜辛温，邪得温而自散也。内伤之咳，阴病也，阴气受伤于内，故治宜甘平养阴，阴气复而嗽自愈也。然外感之邪多有余，若实中有虚，则宜兼补以散之。内伤之病多不足，若虚中夹实，亦当兼清以润之。"

喻嘉言《医门法律》提出了"燥咳"的概念，认为燥气"同于火热"，所致咳嗽"全是火燥见证"，并根据燥邪伤肺致咳嗽的特点，创立了温润和凉润治咳之法，丰富和完善了咳嗽的辨证治疗内容。《医门法律·秋燥门方》云："自制清燥救肺汤，治诸气郁，诸痿喘呕……痰多加贝母、栝蒌，血枯加生地黄，热甚加犀角、羚羊角或加牛黄……诸气郁之属于肺者，属于肺之燥也。"

（二）分证论治

1.外感咳嗽

（1）风寒袭肺

证候：咽痒咳嗽声重，气急，咳痰稀薄色白；伴鼻塞，流清涕，头痛，肢体酸楚，恶寒发热，无汗。苔薄白，脉浮或浮紧。

治法：疏风散寒，宣肺止咳。

方药：三拗汤合止嗽散加减。方中麻黄、荆芥疏风散寒；杏仁宣肺降气；紫菀、白前、百部、陈皮理肺祛痰；桔梗、甘草利咽止咳。咳嗽较甚者，加矮地茶、金沸草祛痰止咳；咽痒甚者，加牛蒡子、蝉蜕祛风止痒；若夹痰湿，咳而痰黏，胸闷，苔腻者，加半夏、厚朴、茯苓燥湿化痰；表寒未解，里有郁热，热为寒遏，咳嗽音哑，气急似喘，痰黏稠，口渴心烦，或有身热者，加生石膏、桑白皮、黄芩解表清里。

医案选析：朱（左），新寒引动痰饮，溃之于肺，咳嗽气急又发，形寒怯冷，苔薄腻，脉弦滑。仿《金匮》痰饮之病，宜以温药和之。川桂枝八分，云苓三钱，生白术五钱，清炙草五分，姜半夏二钱，橘红一钱，光杏仁三钱，炙远志一钱，炙白苏子五钱，旋覆花五钱（包），莱菔子二钱（炒研），鹅管石一钱。（丁甘仁.丁甘仁医案.人民卫生出版社，2006.）

（2）风热犯肺

证候：咳嗽频剧，气粗或咳声音哑，喉燥咽痛，咳痰不爽，痰黏稠或稠黄，咳时汗出；伴鼻流黄涕，口渴，头痛，肢楚，恶风，身热等风热表证。舌质红，苔薄黄，脉浮数或浮滑。

治法：疏风清热，宣肺止咳。

方药：桑菊饮加减。方中桑叶、菊花、薄荷疏风散邪，宣透风热；杏仁、桔梗、甘草轻宣肺气，祛痰止咳；连翘、芦根清热生津。咳嗽甚者，加前胡、枇杷叶、浙贝母清宣肺气，化痰止咳；肺热内盛，加黄芩、鱼腥草清肺泄热；咽痛，加射干、山豆根、赤芍清热利咽；热伤肺津，加南沙参、天花粉清热生津；鼻衄或痰中带血丝者，加白茅根、生地黄凉血止血；夏令夹暑，加六一散、鲜荷叶清解暑热。

医案选析：简（左）。感风入肺，肺失清肃。咳嗽痰色黄浓，夜重日轻。脉象带数。宜肃肺化痰。粉前胡一钱，马兜铃一钱五分，牛蒡子三钱，茯苓三钱，橘红一钱，炒杏仁三钱，竹沥半夏一钱五分，冬瓜子三钱，象贝二钱，肺露一两。

二诊：咳仍不止，痰黄而浓，咽痒头胀。风温外搏，肺胃内应，气热而肺失肃耳。肃肺以清气热。山栀皮三钱，川贝母二钱，粉前胡一钱，花粉二钱，桔梗一钱，冬瓜子四钱，马兜铃一钱五分，炒杏仁三钱，枇杷叶四片（去毛）。

三诊：咳渐减疏，口燥咽干轻退。再清金润肺，而化气热。北沙参四钱，川贝母二钱，光杏仁二钱，炒枳壳一钱，桔梗一钱，冬瓜子四钱，马兜铃一钱五分，炒竹茹一钱，枇杷膏五钱。（张聿青.张聿青医案.人民卫生出版社，2006.）

（3）风燥伤肺

证候：喉痒干咳，连声作呛，咽喉干痛，唇鼻干燥，无痰或痰少而黏连成丝，不易咳出，或痰中带有血丝，口干；初起或伴鼻塞、头痛、微寒、身热等表证。舌质红干而少津，苔薄白或薄黄，脉浮数或小数。

治法：疏风清肺，润燥止咳。

方药：桑杏汤加减。方中桑叶、薄荷、豆豉疏风解表；杏仁、前胡、牛蒡子肃肺止咳；南沙参、贝母、天花粉、梨皮、芦根生津润燥。若津伤较甚者，加麦冬、玉竹滋养肺阴；热重者，酌加生石膏、知母清肺泄热；痰中夹血，加生地黄、白茅根清热凉血止血。若为凉燥伤肺证，乃燥证与风寒并见，表现为干咳少痰或无痰，咽干鼻燥，兼有恶寒发热、头痛无汗、舌苔薄白而干等症，用药当以温而不燥、润而不凉为原则，方取杏苏散加减。药用苏叶、杏仁、前胡辛以宣散；紫菀、款冬花、百部、甘草温润止咳。若恶寒甚，无汗，可配荆芥、防风以解表发汗。

医案选析：唐，七旬有六之年，面色红润，脉形坚搏，外似有余，里实不足。屡患咳嗽，娇脏暗伤。本月初旬微感风温，咳嗽又作。舌苔薄白，底有裂纹，饮食略减。风温久恋，劫胃津，灼肺阴。不可再投辛散，当以甘润生津。花粉、沙参、玉竹、麦冬、苡仁、杏仁、川贝、桑叶。（王泰林.王旭高临证医案.中国医药科技出版社，2019.）

2. 内伤咳嗽

（1）痰湿蕴肺

证候：咳嗽反复发作，咳声重浊，胸闷，尤以晨起咳甚，痰多，痰黏腻或稠厚成块，色白或带灰色，痰出则咳缓；伴体倦，脘痞，纳差，腹胀，大便时溏。苔白腻，脉濡滑。

治法：燥湿化痰，理气止咳。

方药：二陈汤合三子养亲汤加减。方中法半夏、茯苓、苍术、甘草燥湿化痰；白芥子温肺利气化痰；苏子、莱菔子降气化痰消食；陈皮、厚朴理气止咳。若寒痰较重，痰黏白如泡沫，怯寒背冷，加干姜、细辛以温肺化痰；脾虚证候明显者，加党参、白术以健脾益气；病情平稳后可服六君子汤加减以资调理。

医案选析：郭男，八岁，癸亥七月十一日。咳而呕，胃咳也，痰涎壅塞，喘满气短。半夏三钱，小枳实一钱，陈皮一钱，杏仁二钱，苏梗二钱，生苡仁三钱，生姜二钱，茯苓三钱。即于前方内加苦葶苈子钱半，半夏二钱，苏子二钱，去苏梗。再服两贴。（吴瑭.吴鞠通医案.中国中医药出版社，2006.）

（2）痰热郁肺

证候：咳嗽气息粗促，或喉中有痰声，痰多质黏厚或稠黄，咳吐不爽，或有热腥味，或吐血痰，胸胁胀满，咳时引痛；面赤，或有身热，口干欲饮。舌质红，苔薄黄腻，脉滑数。

治法：清热化痰，肃肺止咳。

方药：清金化痰汤加减。方中黄芩、栀子、知母、桑白皮清泄肺热；茯苓、贝母、瓜蒌、桔梗、陈皮、甘草化痰止咳；麦冬养阴润肺宁咳。痰热甚者，可加竹沥水、天竺黄、竹茹清热化痰，或冲服蛇胆陈皮末，以增强清热化痰止咳之力；痰黄如脓或腥臭，加鱼腥草、金荞麦根、薏苡仁、冬瓜仁清热化痰解毒；胸满咳逆，痰盛，便秘，加葶苈子、大黄泻肺通腑以逐痰；痰热伤津，加南沙参、天冬、天花粉养阴生津。

医案选析：一人，年三十余，肺中素郁痰火，又为外感拘束，频频咳嗽，吐痰腥臭。恐成肺痈，求为延医。其脉浮而有力，关前兼滑。遂先用越婢汤，解其外感，咳嗽见轻，而吐痰腥臭如故。次用葶苈生者三钱纱袋装之，大枣七枚掰开，泻其肺中壅滞之痰，间日一服。又用三七、川贝、粉甘草、金银花为散，鲜地骨皮煎汤，少少送服，日三次。即用葶苈大枣汤之日，亦服一次。如此调治数日，葶苈大枣汤用过三次，痰涎顿少，亦不腥臭。继用清金益气汤、贝母、牛蒡子各加一钱，连服十余剂，以善其后。（张锡纯.医学衷中参西录.人民卫生出版社，2006.）

（3）肝火犯肺

证候：咳逆上气阵作，咳时面赤，口苦咽干，痰黏难咳，或如絮条；胸胁胀痛，咳时引痛，症状可随情绪波动而增减。舌红或舌边红，苔薄黄少津，脉弦数。

治法：清肝泻肺，化痰止咳。

方药：黛蛤散合泻白散加减。方中青黛、海蛤壳清肝化痰；黄芩、桑白皮、地骨皮清泄肺热；粳米、甘草和中养胃，使泻肺而不伤脾胃。火旺者，加栀子、牡丹皮清肝泻火；肺气郁滞，胸闷气逆，加瓜蒌、桔梗、枳壳利气降逆；胸胁痛，加郁金、丝瓜络理气和络；痰黏难咳，加海浮石、知母、川贝母润肺化痰；火郁伤津，咽燥口干，咳嗽日久不减，加北沙参、百合、麦冬、诃子养阴生津敛肺。

（4）肺阴亏耗

证候：干咳，咳声短促，痰少黏白或痰中带血丝，或咳声逐渐嘶哑；午后潮热，盗汗，颧红，口干咽燥。舌红，少苔，脉细数。

治法：滋阴润肺，化痰止咳。

方药：沙参麦冬汤加减。方中沙参、麦冬、玉竹、天花粉生津润肺；桑叶轻清宣透，以散燥热；甘草甘缓和中；生扁豆甘平和中，培土生金。咳剧，加川贝母、甜杏仁、百部润肺止咳；肺气不敛，咳而气促，加五味子、诃子以敛肺气；阴虚潮热，加功劳叶、银柴胡、青蒿、鳖甲、胡黄连以清虚热；阴虚盗汗，加乌梅、浮小麦收敛止汗；肺热灼津，咳吐黄痰，加海蛤粉、知母、黄芩清热化痰；热伤血络，痰中带血，加牡丹皮、栀子、藕节凉血止血。

医案选析：久咳三年，痰多食少，身动必息鸣如喘，诊脉左搏数，右小数，自觉内火燔燎，乃五液内耗，阳少制伏，非实火也，常以琼玉膏滋水益气，暂用汤药，总以勿损胃为上，治嗽之药，谅无益于体病。北沙参、白扁豆、炒麦冬、茯神、川石斛、花粉。（叶天士．临证指南医案．人民卫生出版社，2006.）

（5）肺气虚寒

证候：咳声低弱无力，气短不足以息，咳痰清稀色白量多；神疲懒言，食少，面色㿠白，畏风自汗，易感冒。舌淡，苔白，脉细弱。

治法：补气温肺，化痰止咳。

方药：温肺汤加减。方中人参、肉桂、干姜、钟乳石温补脾肺；半夏、橘红、木香燥湿健脾，理气化痰。痰多清稀者，加白芥子、细辛温化寒痰；咳逆气短，动则更甚者，加补骨脂、诃子、沉香补肾纳气；畏寒肢冷，加附子温补肾阳；神疲懒言，食少者，加白术、茯苓健脾益气。

医案选析：孙（左）。脾为生痰之源，肺为贮痰之器。肺虚不能降气，肾虚不能纳气，咳嗽气急，难于平卧，舌白腻，脉弦紧而滑。脾不能为胃行其津液，津液无以上承，所以口干不欲饮也。《金匮》云：痰饮之病，宜以温药和之。拟苓桂术甘真武意，温肾运脾，降气纳气，俾阳光一振，则阴霾自除矣。云茯苓三钱，生甘草八分，橘红八分，光杏仁三钱，川桂枝三分，熟附块一钱，旋覆花一钱五分（包），补骨脂一钱五分，生白术二钱，制半夏二钱，炙白苏子一钱五分，核桃肉二枚，五味子三分，淡干姜二分，同捣。（丁甘仁．丁甘仁医案．人民卫生出版社，2006.）

（6）寒饮犯肺

证候：咳嗽气急，呼吸不利，咳吐白色清稀泡沫痰；形寒背冷，喜热饮，在冬季或受寒后发作或加重。苔白滑，脉细弦滑。

治法：温肺化饮。

方药：小青龙汤加减。方中麻黄辛温宣肺平喘；细辛、干姜、桂枝温阳驱散寒饮；半夏燥湿化痰；五味子、白芍敛肺止咳。痰多稀薄者，加白芥子、白前、苏子温化痰饮；胸膈满闷者，加厚朴、莱菔子、陈皮理气宽胸化痰。

第二节 哮 病

一、病名

哮病是以"反复突然发作的以呼吸喘促，喉间哮鸣有声"为临床特征的疾病。《内经》中无哮病病名，但有"喘鸣""呼喘"的记载，与本病的发作特点相似。喘，指气喘；鸣，指喘时喉间有声。呼喘为气喘兼有呼鸣有声之意。如《素问·阴阳别论》曰："阴争于内，阳扰于外，魄汗未藏，四逆而起，起则熏肺，使人喘鸣。"《素问·通评虚实论》云："乳子中风热，喘鸣肩息。"《素问·太阴阳明论》又称："犯贼风虚邪者……上为呼喘。"《素问·水热穴论》曰："水病者，下为胕肿大腹，上为呼喘不得卧。"

晋·葛洪的《肘后备急方》中将哮病称为"上气鸣息""上气咳嗽，呷呀息气"。隋代巢元方《诸病源候论》称本病为"上气鸣息""呷嗽"。《诸病源候论·上气鸣息候》曰："肺主于气，邪乘于肺，则肺胀，胀则肺管不利，不利则气道涩，故气上喘逆，鸣息不通。"《诸病源候论·呷嗽》又曰："嗽则气动于痰，上搏咽喉之间，痰气相击，随嗽动息，呼呷有声，谓之呷嗽。"

王执中在其《针灸资生经》中提出"哮喘"之名，"因此与人治哮喘，只缪肺俞，不缪他穴"；还首次将哮与喘分别开来，"凡有哮与喘者，为按肺俞，无不酸痛，皆为缪刺肺俞，令灸而愈"。

金元时期，朱丹溪在《丹溪心法》一书中始以"哮喘"作为独立的病名成篇。在《丹溪治法心要》中朱丹溪更将哮与喘分篇别述，如《丹溪治法心要·喘第二十》《丹溪治法心要·哮第二十一》。

明代虞抟在《医学正传》中对哮与喘进行了实质性区分，"喘以气息言，哮以声响言，夫喘促喉间如水鸡声者谓之哮，气促而连续不能以息者谓之喘"，为后世医家的临床辨证起到了指导性作用。

明代以后的大部分医学著作均将哮和喘分述，但由于"哮必兼喘"，哮与喘类似，则仍有医家以哮喘为名，但内容上均将哮与喘进行区分。历代也有以食物致病而命名的"食哮""鱼腥哮""卤哮""糖哮""醋哮"等。

二、病因病机

《内经》详述哮病的病因有虚邪贼风、水气乘肺、脉络瘀阻、情志劳倦、气候变迁、肺形异常、肺虚、肺实、肾虚、阳明厥逆、脏腑致病、阴阳偏盛、阴阳格拒等。①虚邪贼风：《素问·太阴阳明论》又称："犯贼风虚邪者，阳受之，阳受之则入六腑，入六腑则身热，不时卧，上为呼喘。"《素问·举痛论》云："寒气客于冲脉……喘动应手矣。"②水气乘肺：《素问·逆调论》云："夫不得卧，卧则喘者，是水气之客也。"《素问·水热穴论》云："故水病下为胕肿大腹，上为喘呼，不得卧者，标本俱病，故肺为喘呼，肾为水肿。"③脉络瘀阻:《素问·脉要精微论》说:"当病坠若搏,因血在胁下,令人喘逆。"《素问·痹论》云:"心痹者,脉不通……暴上气而喘。"④情志劳倦:如《素问·举痛论》云"怒则气上",还说"劳则喘息汗出"。⑤气候变迁:《素问·气交变大论》云:"岁火太过,炎暑流行,肺金受邪。民病疟疟,少气咳喘……岁金太过……甚则喘咳逆气……岁水太过……喘咳。"⑥肺形异常:《灵枢·本脏》云:"肺大……则逆气,肺高则上气,肩息咳。"⑦肺虚:《灵枢·本神》云:"肺气虚则鼻塞不利,少气。实则喘喝,胸盈仰息。"《素问·玉机真脏论》云:"秋脉者肺也……其气来,毛而微,此谓不及……其不及则令人喘,呼吸少气而咳。"⑧肺实:《灵枢·本神》云:"肺藏气……实则喘喝,胸盈仰息。"《灵枢·五邪》云:"邪在肺……上气喘。"《素问·调经论》云:"气有余则喘咳上气。"⑨肾虚:《灵枢·经脉》云:"肾足少阴之脉……是动则病……喝喝而喘,坐而欲起。"《素问·脏气法时论》云:"肾病者……喘咳身重。"⑩阳明厥逆:《素问·缪刺论》云:"邪客于手阳明之络,令人气满胸中,喘息而支胠。"《素问·逆调论》云:"不得卧而息有音者,是阳明之逆也。"⑪脏腑致病:《素问·经脉别论》云:"是以夜行则喘出于肾,淫气病肺;有所堕恐,喘出于肝,淫气害脾;有所惊恐,喘出于肺,淫气伤心;渡水跌仆,喘出于肾与骨。"《素问·逆调论》云:"夫起居如故而息有音者,此肺之络脉逆也。"⑫阴阳偏盛:《素问·阴阳应象大论》云:"阳胜则身热……喘粗为之俯仰……能冬不能夏。"⑬阴阳格拒:《素问·阴阳别论》云:"阴争于内,阳扰于外,魄汗未藏,四逆而起,起则熏肺,使人喘鸣。"

最早提出宿痰的是张仲景,如《金匮要略·痰饮咳嗽病脉证并治》云:"膈上病痰,满喘咳吐,发则寒热,背痛腰疼,目泣自出,其人振振身瞤剧,必有伏饮。"从病理上将哮喘归属于伏饮,堪称后世"顽痰伏肺"为哮病夙根的理论渊源。《金匮要略·肺痿肺痈咳嗽上气病脉证治》的"咳而上气,喉中水鸡声""其人喘,目如脱状""咳逆上气,时时唾浊,但坐不得眠"是对哮病发作时的喉间喘鸣有声、不能平卧临床特点的描述,同时也指出痰浊与本病的发病直接相关。

隋代巢元方《诸病源候论》提出,邪气乘肺、痰饮是哮病的主要病因,"邪乘于肺则肺胀,胀则肺管不利,不利则气道涩,故气上喘逆,鸣息不通";"胸膈痰饮多者……痰气相击……呀呷有声",并指出小儿哮病可能与饮食不节有关,"咳逆由乳哺无度,因夹风冷,伤于肺故也"。

唐代孙思邈认为,脾胃俱实皆为哮病的病机,如《备急千金要方》云:"右手关上脉阴阳俱实者,足太阴与阳明经俱实也……上冲肺肝,动五脏,立喘鸣……名曰脾胃俱实也。"

宋代许叔微认为寒痰伏肺为本病之宿根,又强调了本病的难治性与遗传性。《普济本事方·卷一》云:"凡遇天阴欲作雨便发……甚至坐卧不得,饮食不进,此乃肺窍中积有冷痰,乘天阴寒气从背、口鼻而入,则肺胀作声。此病有苦至终身者,亦有母子相传者。"宋代杨士瀛《仁斋直指方论》首次提出"肾虚致哮"这一病机:"肾藏精,主纳气,肾虚则气无所归,上逆为哮。"

明代戴元礼在《证治要诀·哮喘》中明确提出了哮病本有"宿根"之说:"喘气之病,哮吼如水鸡之声,牵引胸背,气不得息,坐卧不安,此谓嗽而气喘,或宿有此根……遇寒暄而发……"秦景明总结了前人经验，提出"痰饮留伏，结成窠臼"是本病的病理基础，从临床角度证实了伏痰是"夙根"之说。《症因脉治·哮病》说："哮病之因，痰饮留伏，结成窠臼，潜伏于内，偶有七情之犯，饮食之伤，或外有时令之风寒，束其肌表，则哮喘之症作矣。"

清代沈金鳌《沈氏尊生书》独辟蹊径，认为哮病归因于先天禀赋异质，元气不足。《沈氏尊生书》云："哮之一症，古人专主痰。后人谓寒包热，治须表散。窃思之，大都感于幼稚之时，客犯咸酸，渗透气脘。一遇风寒，便窒塞道路，气息喘促，故多发于冬初。"

清代李用粹认为，哮病是由多种病因相合，共同导致。曰："由痰火郁于内，风寒束于外，或因坐卧寒湿，或因酸咸过度，或因积火熏蒸，病根深入，难以卒除。"并概括了哮病的关键病机是"内有壅塞之气，外有非时之感，膈有胶固之痰，三者相合，搏击有声。"

清代叶天士指出，感受外邪、饮食不当、先天不足等是本病最常见的诱因。他在《临证指南医案》中指出，"凡遇风冷，或曝烈日，或劳碌形体，心事不宁，扰动络中宿饮，饮泛气逆"而复发。"若夫哮症，亦由初感外邪，失于表散，邪伏于里，留于肺俞，故频发频止，淹缠岁月，更有痰哮、咸哮、醋哮，过食生冷及幼稚天哮诸症"。

清代李中梓认为，哮有夙根，但与水饮、瘀血、气滞、火郁及本虚等密切相关，故在哮的发病过程中，痰、瘀、虚最为主要，每因外邪、饮食、情志等因素而诱发本病。《医宗必读》记载："别有哮证，似喘而非，呼吸有声，呀呷不已，良由痰火郁于内，风寒束于外；或因坐卧寒湿，或因酸咸过食，或因积火熏蒸，病根深久，难以卒除。"

清代陈修园认为，在哮病发生发展中，各病理因素相互影响，互为因果。痰浊与气滞、血瘀互为关联；痰饮停肺，肺气失常，气滞阻络，久致血瘀。待痰气瘀相搏，久病耗气伤阴，此为哮病反复发作、迁延难愈的根本原因。《时方妙用·哮证》指出："哮喘之病，寒邪伏于肺俞，痰窠结于肺膜，内外相应，一遇风寒暑湿燥火六气之伤即发，伤酒伤食亦发，动怒动气亦发，劳役房劳亦发。一发则肺俞之寒气与肺膜之浊痰狼狈相依，窒塞关隘，不容呼吸。而呼吸之正气转触其痰，鼾齁有声。"

三、诊断

明代龚廷贤强调哮病"以声响名"，《寿世保元·哮吼》曰："哮吼以声响名，喉中如水鸡声者是也，专主于痰。"清代林珮琴《类证治裁》描述了典型的哮病症状及冷哮、热哮的虚实表现："哮者，气为痰阻，呼吸有声，喉若拽锯，甚则喘咳，不能卧息……大率新病多实，久病多虚；喉如鼾声者虚，如水鸡者实；遇风寒而发者为冷哮，为实；伤暑热而发者为热哮，为虚。其盐哮、酒哮、糖哮，皆虚哮也。冷哮有二，一则中外皆寒……一则寒包热……热哮当暑月火盛痰喘者。"

清代名医沈金鳌在《杂病源流犀烛》中指出，当先辨哮与喘、短气三症之相似而不同："喘者，促促气急，喝喝痰声，张口抬肩，摇身撷肚。哮者，与喘相类，但不似喘开口出气之多，而有呀呷之音。呷者，口开；呀者，口闭。开口闭口，尽有声音，呷呀二音，合成哮字。以痰结喉间，与气相击，故呷呀作声。短气者，呼吸虽急，而不能接续，似喘而无痰声，亦不抬肩，但肺壅而不能下。按士材分别三症，至为精细，临证时所当详察。"

四、辨证论治

（一）辨证要点

早在汉代，张仲景就提出"温肺散寒，化痰除饮"的治疗大法。《金匮要略·肺痿肺痈咳嗽上气病脉证治》云："咳而上气，喉中水鸡声，射干麻黄汤主之。"后世医家多遵其治法，如《外台秘要》云："脉浮咳逆，咽喉中水鸡鸣，喘息不通，呼吸欲死。麻黄汤方。麻黄八两（去节），射干二两，甘草四两（炙），大枣三十颗。"《医学统旨》曰："哮证喘吼如水鸡之声……病者夙有此根，又因感寒作劳气恼，一时暴发……治法专以祛痰为先，兼用解散。"《类证治裁·哮证》云："冷哮有二，一则中外皆寒，宜温肺以劫寒痰，温肺汤、钟乳丸、冷哮丸，并以三建膏护肺俞穴。一则寒包热，宜散寒以解郁热，麻黄汤、越婢加半夏汤。"

金元时期，朱丹溪首先提出治疗哮病"不可全用凉药"。《丹溪治法心要·哮第二十一》中记载："治哮必须薄滋味。专主乎痰，必用大吐，吐药中多用醋，不可全用凉药，必带表散，此寒包热也。"

后世医家更在此基础上加以完善，明代《古今医鉴·哮吼》曰："治法必用薄滋味，不可纯用寒凉，须常带表散。"

明代汪机认为，哮病虽有虚实之别，总归"痰火内郁，厥气上逆所致"，因此其治法在虚者补之以甘温、实者散之以辛凉的同时，无论虚实，皆应"加之以治火治痰之剂"。汪氏认为，"大抵哮喘之症，重在肺经"，哮病之因有外感内伤之别，病位以肺经证候为主，属于外感者，为六淫所伤，其证多属实，表现为"实者气盛而息粗"；属于内伤者，为七情、饮食、动作之交会，其证多属虚，表现为"虚者气微而息迟"。无论外感内伤，导致呼吸不得宣畅的关键在于脏气不和。

清代林珮琴《类证治裁·哮证》首次提出治热哮应清肺，并总结了实哮、虚哮、冷哮、热哮、盐哮、酒哮、糖哮等的方药运用。其言："热哮当暑月火盛痰喘者，桑白皮汤，或白虎汤加芩、枳、栝蒌霜……治实哮，用百部、炙草各二钱，桔梗三钱，半夏、陈皮各一钱，茯苓一钱半，一服可愈。治虚哮，用麦冬三两，桔梗三钱，甘草二钱，一服可愈。此煎剂内，冷哮加干姜一钱，热哮加元参三钱，盐哮加饴糖三钱，酒哮加柞木三钱，糖哮加佩兰三钱，再用海螵蛸火研末，大人五钱，小儿二钱，黑砂糖拌匀调服，一服除根。"

清代叶天士指出，哮病日久，以正气虚损为主者，应以补法治之。《临证指南医案·哮》云："更有痰哮、咸哮、醋哮，过食生冷及幼稚天哮诸证……大概以温通肺脏，下摄肾真为主。久发中虚，又必补益中气。其辛散苦寒，豁痰破气，在所不用。"

（二）分证论治

1. 发作期

（1）风哮

证候：喉中哮鸣有声，呼吸急促，反复发作，时发时止，止时又如常人；发病前多有鼻痒、咽痒、喷嚏等症。舌淡，苔白，脉浮。

治法：疏风宣肺，化痰平喘。

方药：华盖散加减。方中麻黄宣肺平喘；苏子、杏仁降气平喘；桑白皮泻肺平喘；茯苓、陈皮行气化痰。鼻痒、咽痒、喷嚏重者，可加蝉蜕、僵蚕、防风等祛风散邪；若痰壅喘急，不能平卧，加葶苈子、射干泻肺涤痰。

医案选析：巫妇，梅夏宿哮屡发，痰多喘咳，显系湿痰郁热为寒邪所遏，暂用加减麻黄汤温散。麻黄三分，桂枝五分，杏仁二钱，苏叶、半夏（制）各钱半，橘红一钱，桔梗八分，姜汁三匙。二服后随用降气疏痰：栝蒌皮、桑皮（俱炒）一钱，贝母、杏仁（俱炒研）各二钱，海浮石三钱，前胡、枳壳各八分，苏子（炒研）六分，茯苓二钱，姜汁三匙。数服哮嗽除。（林珮琴.类证治裁.人民卫生出版社，2005.）

（2）寒哮

证候：喉中哮鸣有声，呼吸急促，痰多、色白多泡沫；口不渴或渴喜热饮，形寒肢冷，面色青晦，天冷或受凉易发，或恶寒、无汗，身痛。舌淡，苔白滑，脉弦紧或浮紧。

治法：温肺散寒，化痰平喘。

方药：射干麻黄汤加减。方中射干、麻黄宣肺平喘；细辛、半夏、生姜温肺化饮；紫菀、款冬花、甘草化痰止咳；五味子收敛肺气。痰涌喘逆不得卧，加葶苈子泻肺涤痰；表寒里饮，寒盛者，选用小青龙汤；若病久哮喘发作频繁，声低，气短不足以息，咳痰清稀，面色苍白，汗出肢冷，舌淡，苔白，脉沉细者，为阳虚阴盛，当温阳补虚，降气化痰，方选苏子降气汤加减。

医案选析：一人哮病，冒风寒而发，或劳力而发者，宜小青龙汤。麻黄、桂枝、苏子、细辛、白芍、杏仁、桔梗、干姜。（赵濂.医门补要.人民卫生出版社，1994.）

（3）热哮

证候：喉中哮鸣有声，呼吸急促，咳痰色黄或白、黏浊稠厚；烦闷不安，汗出，面赤，口苦。舌红，苔黄腻，脉滑数或弦滑。

治法：清热宣肺，化痰定喘。

方药：定喘汤加减。方中桑白皮、黄芩清泄肺热；麻黄宣肺定喘；杏仁、半夏、苏子、款冬花化痰降气平喘；白果敛肺气，化痰浊。痰鸣喘息不得卧，加葶苈子泻肺祛痰；咳痰黄稠，加海浮石、射干、鱼腥草清热化痰；大便秘结，舌苔黄燥者，加大黄、枳实通腑泻肺。

医案选析：一人素有喘急，遇寒暄不常，发则哮吼不已，夜不能睡，用此千金定喘汤，治哮吼如神。麻黄二钱，桑白皮（蜜制）三钱，杏仁一钱五分，苏子二钱，白果（炒）二十一个，款冬花三钱，黄芩（炒）一钱五分，半夏（甘草水泡）、甘草各一钱。上锉，白水煎，食远服。诸病原来有药方，唯愁喘最难当，麻黄桑杏寻苏子，白果冬花更又良，甘草黄芩同半夏，水煎百沸不须姜，病患遇此仙方药，服后方知定喘汤。（龚廷贤.寿世保元.山西科学技术出版社，2006.）

（4）虚哮

证候：喉中哮鸣如鼾，声低，气短息促，动则喘甚，发作频繁，甚则喘息持续不解，咳痰无力。偏阳虚者，兼痰涎清稀，面色苍白，形寒肢冷，舌淡，脉沉细；偏阴虚者，兼痰涎黏稠，颧红，烦热口渴，舌偏红，脉细数。

治法：补肺纳肾，降气化痰。

方药：平喘固本汤加减。方中党参补益肺气；胡桃肉、沉香、冬虫夏草、五味子补肾纳气；苏子、半夏、款冬花、陈皮降气化痰。肾阳虚，加制附子、补骨脂、淫羊藿温补肾阳；肺肾阴虚，加沙参、麦冬、生地黄养阴。

医案选析：一人哮吼十数年，发则上气喘促，咳嗽吐痰，自汗，四肢发冷，六脉沉细。此气虚脾弱。用黄芪（蜜水炒）二钱，人参二钱，白术（去芦）二钱，白茯苓（去皮）二钱，半夏二钱，杏仁三钱，五味子三分，麦冬（去心）二钱，陈皮一钱五分，甘草八分，上锉。姜、枣煎服。（龚廷贤.寿世保元.山西科学技术出版社，2006.）

2. 缓解期

（1）肺脾气虚

证候：喉中时有轻度哮鸣，痰质稀色白，气短声低；常易感冒，自汗，恶风，倦怠乏力，食少便溏。舌淡，苔白，脉细弱。

治法：补肺健脾。

方药：玉屏风散合六君子汤加减。方中黄芪、党参、白术、茯苓补肺健脾；半夏、陈皮理气化痰。如表虚汗多，可加浮小麦、煅龙骨、牡蛎收敛止汗；怕冷、畏风者，加桂枝汤调和营卫；食少、便溏者，加山药、薏苡仁健脾助运。

医案选析：哮证每十日一发，嗽痰夜甚，脉形俱属虚寒，乃用六味滋阴，治不对症，焉能奏效。议补益中气为虚哮治法，用潞参、山药、茯苓、半夏、炙草、於术（炒）、杏仁、煨姜。数服而效。（林珮琴.类证治裁.人民卫生出版社，2005.）

（2）肺肾两虚

证候：气短息促，动则尤甚，吸气不利；偏于阳虚者，兼畏寒肢冷，面色苍白，舌质淡白、质胖，脉沉细；偏于阴虚者，兼五心烦热，颧红，口干，舌红，少苔，脉细数。

治法：补肺益肾。

方药：金匮肾气丸或七味都气丸加减。方中山茱萸、熟地黄补肾纳气；茯苓、山药健脾。肾不纳气、呼多吸少者，加胡桃肉、冬虫夏草、紫河车、蛤蚧补肾摄纳；阳虚明显者，加附子、补骨脂、淫羊藿、巴戟天温肾补阳；阴虚明显者，加五味子、麦冬、龟甲滋阴补肾。

医案选析：今弱冠已抱宿根，长夏必发，呼吸短促，咳则汗泄，不能平卧，脉虚，左尺搏大，不任探吐，乃劳力所伤。暂与平气疏痰，俟哮咳定，当收摄真元。先服桑白皮汤去芩、连、栀、夏，用桑白皮（蜜炙）、甜杏仁（炒研）、茯神、竹茹、贝母、苏子（炒研）、薄橘红。数剂后，服生脉散、潞参、五味、麦冬，加海浮石、海螵蛸、远志肉、山药、炙草、茯苓。（林珮琴.类证治裁.人民卫生出版社，2005.）

第三节　喘　证

一、病名

喘证是指肺气上逆，失于宣降，或久病气虚，肾失摄纳，以呼吸困难，甚则张口抬肩，鼻翼翕动，不能平卧等为主要临床表现的一种病证。喘证的命名最早见于《黄帝内经》，早期医家很少将喘证与哮病加以明确区分，《内经》记载了喘证的名称，有"喘鸣""喘逆""喘呼"等称谓，指出喘证以呼吸急促、鼻翕、抬肩为特征。汉代张仲景《金匮要略·肺痿肺痈咳嗽上气病脉证治》中之"上气"即指喘息不能平卧。隋·巢元方《诸病源候论》将喘病表述为"伤寒上气候""逆气候"等。如"此由寒毒气伤于太阴经也。太阴者，肺也，肺主气，肺虚为邪热所客，客则胀，胀则上气也"。"人有逆气不得卧，而息有音者；有起居如故，而息有音者；有得卧，行而喘者；有不能卧、不能行而喘者；有不能卧，卧而喘者"。唐代王焘《外台秘要》形象地将喘病描述为"奔喘"，"久患气嗽，发时奔喘，坐卧不得，并喉里呀声，气欲绝。"

明代虞抟首先在其所著的《医学正传》中对哮与喘的病名作了区别："哮以声响言，喘以气息言。""喘促喉中如水鸡声者，谓之哮；气促而连续不能以息者，谓之喘。"王肯堂在《证治准绳》中更详细描述了二者的不同："喘者，促促气急，喝喝息数，张口抬肩，摇身撷肚。""哮者与喘相类，但不似喘开口出气之多。《圣济总录》名为呷嗽是也，以胸中多痰，结于喉间，与气相系，随其呼吸有呀呷之声。"

明代以后大部分医学著作已将哮与喘分别论述。清代以后，有的作者仍以哮喘命名其卷，如清·何梦瑶《医碥·哮喘》、清·陈复正《幼幼集成·哮喘证治》，这是由于"哮必兼喘"、哮与喘相类，同置篇中便于讨论的缘故，观其具体内容，大多对哮与喘进行了鉴别与区分。

二、病因病机

《内经》认为，喘证以肺、肾为主要病变脏器，如《素问·脏气法时论》说："肺病者，喘咳逆气，肩背痛，汗出……虚则少气不能报息……肾病者，腹大胫肿，喘咳身重。"《灵枢·经脉》亦说："肺手太阴之脉……是动则病肺胀满膨膨而喘咳。""肾足少阴之脉……是动则病饥不欲食，面如漆柴，咳唾则有血，喝喝而喘。"此外，《素问·痹论》云："心痹者，脉不通，烦则心下鼓，暴上气而喘。"《素问·经脉别论》亦云："有所坠恐，喘出于肝。"提示喘虽以肺、肾为主，亦涉及心、肝等脏。在病因上有外感、内伤之分，病机亦有虚实之别。如《灵枢·五邪》指出："邪在肺，则病皮肤痛，寒热，上气喘，汗出，咳动肩背。"《素问·举痛论》云："劳则喘息汗出。"

隋代巢元方非常重视外邪犯肺在喘证发病中的重要作用，他在《诸病源候论·伤寒气候》中说："此由寒毒气伤于太阴经也。太阴者，肺也，肺主气，肺虚为邪热所客，客则胀，胀则上气也。"同时阐述了肾虚致喘的病因："肾主水，肺主气。肾虚不能制水，故水妄行，浸溢皮肤，而身体肿满，流散不已，上乘于肺，肺得水而浮，浮则上气而咳嗽也。"

唐代孙思邈认为，喘的形成与风寒有关。《备急千金要方·肺脏》谓："形寒寒饮则伤肺，以其两寒相感，中外皆伤，故气逆而上行。"

宋代《圣济总录》指出，喘证的病机在于肺肾气虚，上实下虚。《圣济总录·肺气喘急门》谓："肺气喘急者，肺肾气虚，因中寒湿，至阴之气所为也。盖肺为五脏之华盖，肾之脉入肺，故下虚上实，则气道奔迫，肺叶高举，上焦不通，故喘急不能安卧。"

宋代严用和《济生方》对喘证病因、病机的论述更为详尽："诸气皆属于肺，喘者亦属于肺……将理失宜,六淫所伤,七情所感,或因坠堕惊恐,渡水跌仆,饱食过伤,动作用力,遂使脏气不和,营卫失其常度,不能随阴阳出入以成息,促迫于肺,不得宣通而为喘也……更有产后喘急,为病尤亟,因产所下过多,营血暴竭,卫气无所主,独聚于肺,故令喘急……医疗之法,当推其所感,详其虚实冷热而治之。"

宋代陈无择认为,上气喘咳一类疾患主要是肺的病变,应明确定位,庶免迷乱多歧。《三因极一病证方论·喘脉证治》云:"肺主气,一呼一吸,上升下降,营卫息数,往来流通,安有所谓喘;惟夫邪气伏藏,痰涎浮涌,呼不得呼,吸不得吸,于是上气促急,填塞肺脘,激动争鸣,如鼎之沸,而喘之形状具矣。"

金元时期,诸多医家充实了内伤诸因致喘的证治。如《丹溪心法·喘》说:"六淫七情之所感伤,饱食动作,脏气不和,呼吸之息,不得宣畅而为喘急,亦有脾肾俱虚,体弱之人,皆能发喘。"认识到六淫、七情、饮食所伤、体质虚弱皆为喘证的病因。

明代张景岳《景岳全书》明确指出,外邪中的风寒、风热邪气是实喘的重要病因。《景岳全书》云:"实喘之证,以邪实在肺也。肺之实邪,非风寒即火邪耳。盖风寒之邪,必受自皮毛,所以入肺而为喘。火之炽盛,金必受伤,故亦以病肺而为喘。"

明代李梴《医学入门》提出情志失调致喘:"七情气急无声响,惊忧气郁,惕惕闷闷,引息鼻张气喘,呼吸急促而无痰声。"

明代秦景明《症因脉治》中提到暑湿、燥火等外邪致喘的病机。如"暑湿喘逆之因,《内经》云因于暑、汗,烦则喘喝,此暑气也。因于湿,首如裹,面跗肿,呼吸气喘,此湿气也。暑湿袭于皮毛,干于肺胃,则喘喝多言也。""燥火喘逆之因,燥万物者,莫燥乎火,故喘症燥火居多。《原病式》叙喘逆热淫条下,盖燥火烁人,则诸逆冲上。诸痿喘呕,诸气膹郁,肺家不宁,喘症作矣。"并详尽描述了食积致喘的病因病机:"食积喘逆之因,饮食自倍,肠胃乃伤,膏粱厚味,日积于中。太阴填塞,不能运化,下降浊恶之气,反上干清道,则喘呕不免矣。"清代沈金鳌《沈氏尊生书》亦有所论述食喘:"凡病初起即喘急,多食,或放屁,或咬人,或见壮脉,皆食重之故,消其食自愈。"

清代叶天士明确指出实喘、虚喘之病位所在,实喘在肺,虚喘在肾。《临证指南医案·喘》说:"喘症之因,在肺为实,在肾为虚。先生揭此二语为提纲,其分别有四:大凡实而寒者,必夹凝痰宿饮,上干阻气,如小青龙桂枝加朴杏之属也。实而热者,不外乎蕴伏之邪,蒸痰化火,有麻杏甘膏、千金苇茎之治也。虚者,有精伤气脱之分,填精以浓浓之剂,必兼镇摄,肾气加沉香,都气入青铅。"

三、诊断

《内经》最早记载了喘证的临床证候表现,指出喘证以呼吸急促、鼻翕、抬肩为特征。如《素问·脉要精微论》云:"肝脉搏坚而长,色不青,当病坠若搏,因血在胁下,令人喘逆。"《灵枢·本神》云:"肺气虚则鼻塞不利,少气。实则喘喝,胸盈仰息。"《灵枢·五阅五使》说:"肺病者,喘息鼻张。"《灵枢·本脏》曰:"肺高则上气,肩息咳。"

宋代陈无择《三因极一病证方论》论述了肺气虚耗而致喘证的证候脉象:"若寸口以前脉虚者,必咽干无津,少气不足以息,此乃肺虚气乏也。"

明代王肯堂《证治准绳·喘》在症状表现上重点区分喘、短气、逆气。其云:"喘者,促促气急，喝喝息数，张口抬肩，摇身撷肚。短气者，呼吸虽数而不能接续，似喘而不摇肩，似呻吟而无痛，呼吸虽急而无痰声。逆气者，但气上而奔急，肺壅而不下，宜详辨之。"

清代程文囿在《医述》中记载痰喘、气喘、胃虚喘的证候区别。《医述》云："喘证，有痰喘，有气喘，有胃虚喘，有火炎上喘。痰喘者，凡喘便有痰声。气喘者，呼吸急促而无痰声。胃虚而喘者，抬肩撷肚，喘而不休。火炎上而喘者，乍进乍退，得食则减，食已则喘。大概胃中有实火，膈上有稠痰，得食入咽，坠下其痰，喘故即止；稍久，食已入胃，反助其火，痰再升上，喘反大作。气虚发喘者，必自汗出。阴虚发喘者，疾行则喘甚，静坐则喘息，此秘验也。"

清代林珮琴《类证治裁》中详细说明了"喘证"的脉候，如"喘脉宜浮迟，不宜急疾。喘逆上气，不得卧者死；上气面目肿，肩息，脉浮大者危。上气喘息低昂，脉滑，手足温者生；脉涩，肢寒者死。右寸沉实而紧，为肺感寒邪。亦有六部俱伏者，宜发散，则喘定。"

四、辨证论治

（一）辨证要点

隋代巢元方在《诸病源候论》中认为"肺主于气"，喘与上气、咳逆一类疾患均系肺的病变，但有虚实之异。《诸病源候论·虚劳上气候》论虚喘曰："肺主于气……虚劳之病，或阴阳俱伤，或血气偏损，今是阴不足，阳有余，故上气也。"《诸病源候论·上气鸣息候》论实喘云："肺主于气，邪乘于肺则肺胀，胀则肺管不利，不利则气道涩，故上气喘逆鸣息不通。"

明代张景岳首次明确指出虚实为喘证辨证的总纲。其云："气喘之病，最为危候，治失其要，鲜不误人，欲辨之者，亦惟二证而已。所谓二证者，一曰实喘，一曰虚喘也。"实喘的发生多因外邪侵袭，气机不畅而致喘，而虚喘多由元气虚衰，精气不足而致喘。如："盖实喘者有邪，邪气实也；虚喘者无邪，元气虚也。"根据证候表现辨虚实："实喘者，气长而有余；虚喘者，气短而不续。实喘者，胸胀气粗，声高息涌，膨膨然若不能容，惟呼出为快也；虚喘者，慌张气怯，声低息短，惶惶然若气欲断，提之若不能升，吞之若不相及，劳动则甚，而惟急促似喘，但得引长一息为快也。"实喘表现为胸部胀满，声高息涌，以呼出为快；虚喘表现为慌张气怯，声低息短，遇劳则甚，以深吸为快。依据脉象辨证喘证之虚实："且气盛有邪之脉，必滑数有力，而气虚无邪之脉，必微弱无神。"若见脉象滑数有力，表明正气足而邪气实，可辨为实喘；若见脉象微弱无神，表明正气亏而无邪，可辨为虚喘。

林珮琴《类证治裁·喘证》则进一步提出"喘由外感者治肺，由内伤者治肾"的治疗原则。其云："喘由外感者治肺，由内伤者治肾，以肺主出气，肾主纳气也。出气阻而喘，为肺病；吸气促而喘，为肾病。今上气喘急，遇烦劳则发，不得卧息，必起坐伏案乃定，近则行步亦喘，是元海不司收纳之权，致胶痰易阻升降之隧，急急摄固真丸。熟地炭、牛膝炭、茯神、五味、萸肉、补骨脂、莲子（俱炒）。数服颇安。"

（二）分证论治

1. 实喘

（1）风寒闭肺

证候：喘息，呼吸气促，胸部胀闷，咳嗽，痰多稀薄色白；兼头痛，鼻塞，喷嚏，流清涕，无汗，恶寒，或伴发热，口不渴。苔薄白而滑，脉浮紧。

治法：祛风散寒，宣肺平喘。

方药：麻黄汤加减。方中麻黄、桂枝宣肺散寒解表；杏仁、紫菀、白前、甘草利气化痰。喘重者，加苏子、前胡降气平喘；痰多者，加半夏、橘红、瓜蒌或制南星、白芥子燥湿化痰；寒痰较重，痰白清稀量多起沫，加细辛、生姜温肺化痰；胸胀闷者，加枳壳、桔梗、苏梗宽胸理气；若寒饮内伏，复感外寒引发者，可用小青龙汤发表温里化饮。

医案选析：族某，七旬以来，冒寒奔驰，咳呕喘急，脉弦滑，时冷气。夫寒痰停脘必呕，宿痰阻气必咳。老人元海根微，不任劳动，劳则嗽，嗽则气升而喘，必静摄为宜，仿温肺汤，用辛温止嗽以定喘。淡干姜、五味（干姜、五味摄太阳而定喘，古人治嗽喘，必二味同用）、桑皮（炙）、茯苓、潞参、甜杏仁、橘红、制半夏、款冬花、紫衣胡桃，数服喘呕俱定，十服全瘳。（林珮琴.类证治裁.人民卫生出版社，2005.）

（2）表寒里热

证候：喘逆上气，胸胀或痛，息粗，鼻翕；咳而不爽，咳痰黏稠，形寒，身热，烦闷，身痛，有汗或无汗，口渴，溲黄，便干。舌红，苔薄白或黄，脉浮数或滑。

治法：解表清热，化痰平喘。

方药：麻杏石甘汤加减。方中麻黄宣肺解表；黄芩、桑白皮、石膏清泄里热；苏子、杏仁、半夏、款冬花降气化痰。若表寒较甚者，可加苏叶、荆芥、防风、生姜等以助解表散寒；痰热较盛者，可加黄芩、桑白皮、瓜蒌、贝母、枇杷叶以助清热化痰之力；若胸满喘甚，痰多，便秘者，可加葶苈子、大黄以通腑泻肺；津伤渴甚者，可加天花粉、麦冬、沙参、芦根等养阴生津。

医案选析：赵，衰年喘嗽痰红，舌焦咽燥，背寒，耳鸣颊赤，脉左弦疾，右浮洪而尺搏指。按脉症系冬阳不潜，金为火烁，背觉寒者，非真寒也。以父子悬壶，忽而桂、附，忽而知、柏，忽而葶苈逐水，忽而款冬泻肺，致嗽血益加，身动即喘，坐则张口抬肩，卧则体侧喘剧，因侧卧则肺系缓而痰益壅也。思桂、附既辛热助火，知、柏亦苦寒化燥，非水焉用葶苈，泄热何借款冬，细察吸气颇促，治法摄纳。但热蒸腻痰，气冲咽痛，急则治标，理先清降。用川百合、贝母、杏仁、麦冬、沙参、牡蛎、阿胶（水化），燕窝汤煎。一啜嗽定而痰红止。去杏仁、牡蛎、阿胶，加生地、竹茹、丹皮、元参、羚羊角午服，以清上中浮游之火，用熟地、五味、茯神、秋石、龟甲、牛膝、青铅晚服，以镇纳下焦散越之气，脉症渐平。（林珮琴.类证治裁.人民卫生出版社，2005.）

（3）痰热郁肺

证候：喘咳气涌，胸部胀痛，痰多黏稠色黄，或痰中带血；胸中烦热，身热，面红，有汗，咽干，渴喜冷饮，尿赤，或便秘。苔黄或腻，脉滑数。

治法：清热化痰，宣肺平喘。

方药：桑白皮汤加减。方中桑白皮、黄芩清泄肺热；知母、贝母、射干、瓜蒌皮、前胡、地龙清化痰热平喘。身热甚者，加石膏清肺热；痰多黏稠者，加海蛤粉、枇杷叶清化痰热；痰涌便秘，喘不能卧者，加葶苈子、大黄、芒硝涤痰通腑；口渴咽干者，加天花粉、麦冬、玄参、芦根等养阴生津；痰中带血者，加白茅根、茜草、侧柏叶等凉血止血。

医案选析：安昌娄，阴火上升，咳嗽气喘，着枕不耐，脉滑数，舌黄燥底赤。宜防变幻，候正。（二月七号壬寅十九日）鲜生地六钱，栝蒌子三钱，白石英三钱，赖橘红八分，陈萸肉钱半，川贝二钱，天冬二钱，海石三钱，粉丹皮二钱，杜兜铃钱半，光杏仁三钱，引青铅一三贴。

又，据述痰气稍平，胃钝，浮肿，溺少，恐痰壅致险，仍遵前法加减，候正。（四月十二号癸卯廿五日）栝蒌子三钱，苏子二钱，炒谷芽四钱，海金沙四钱，川贝三钱，橘红一钱，白石英三钱，杜赤豆四钱，光杏仁三钱，通草钱半，紫菀二钱，清煎二贴。（邵兰荪.重订邵兰荪医案.中国中医药出版社，2019.）

（4）痰浊阻肺

证候：喘而胸满闷塞，甚则胸盈仰息，咳嗽痰多黏腻色白，咳吐不利；兼有脘闷，呕恶，纳呆，口黏不渴。苔厚腻色白，脉滑。

治法：化痰降逆，宣肺平喘。

方药：二陈汤合三子养亲汤加减。方中半夏、陈皮、茯苓、甘草化痰；苏子、白芥子、莱菔子化痰下气平喘；杏仁、紫菀、旋覆花肃肺化痰降逆。痰湿较重，舌苔厚腻，可加苍术、厚朴燥湿理气，以助化痰定喘；脾虚，纳少，神疲，便溏，加党参、白术健脾益气；痰从寒化，色白清稀，畏寒，加干姜、细辛；痰浊壅盛，气喘难平者，加皂荚、葶苈子涤痰除壅以平喘；若痰浊夹瘀，见喘促气逆，喉间痰鸣，面唇暗紫，舌质紫暗，苔浊腻者，可用涤痰汤，加桃仁、红花、赤芍、水蛭等涤痰祛瘀。

医案选析：单，疮毒内攻，所进水谷不化，蒸变湿邪，渍于经隧之间，不能由肠而下。膀胱不利，浊上壅遏，肺气不降，喘满不堪着枕，三焦闭塞，渐不可治，议用中满分消之法，必得小便通利，可以援救。葶苈、苦杏仁、桑皮、浓朴、猪苓、通草、大腹皮、茯苓皮、泽泻。（叶天士.临证指南医案.人民卫生出版社，2006.）

（5）水凌心肺

证候：喘咳气逆，倚息难以平卧，咳痰稀白；心悸，面目、肢体浮肿，小便量少，怯寒肢冷，面色晦暗，唇甲青紫。舌淡胖或舌胖暗或有瘀斑瘀点，苔白滑，脉沉细或涩。

治法：温阳利水，泻壅平喘。

方药：真武汤合葶苈大枣泻肺汤加减。方中附子温肾通阳；茯苓、白术、生姜健脾利水；桂枝、黄芪、防己温肾益气行水；芍药活血化瘀；葶苈子涤痰除壅泻肺；大枣扶助正气。浮肿甚者，可合用五皮饮利水消肿；痰饮凌心，心阳不振，血脉瘀阻，面唇、爪中青紫，舌胖暗青紫者，加丹参、红花、桃仁、川芎、泽兰、益母草等活血化瘀。

医案选析：吴，气不归原，喘急跗肿冷汗，足寒面赤，中焦痞结，先议通阳。熟附子、茯苓、生姜汁、生白芍。（叶天士.临证指南医案.人民卫生出版社，2006.）

（6）肝气乘肺

证候：每遇情志刺激而诱发，突然呼吸短促，息粗气憋；胸闷胸痛，咽中如窒；平素常多忧思抑郁，或失眠、心悸，或不思饮食，大便不爽，或心烦易怒，面红目赤。舌淡或红，苔薄白或薄黄，脉弦。

治法：疏肝解郁，降气平喘。

方药：五磨饮子加减。方中沉香、槟榔、乌药降逆平喘；木香、枳实疏肝理气解郁。应用本方时，还可在原方基础上加柴胡、郁金、青皮等疏理肝气之品，以增强解郁之力；若咽中窒塞明显者，可合用半夏厚朴汤以开郁行气，化痰散结；若肝郁化火，烦躁易怒，面红目赤，舌质红，脉数者，加龙胆草、黄芩、夏枯草、栀子等清肝泻火；若纳差，大便不爽者，可加枳实、白芍、焦三仙以柔肝和胃；若气滞腹胀，大便秘者，加大黄以降气通腑，即六磨汤之意；伴心悸、失眠者，加首乌藤、合欢皮、酸枣仁、远志等宁心安神。并宜劝慰患者心情开朗，配合治疗。

医案选析：汪，脉弦坚，动怒气冲，喘急不得卧息。此肝升太过，肺降失职，两足逆冷，入暮为剧。议用仲景越婢法（肝升饮邪上逆）。又，按之左胁冲气便喘，背上一线寒冷，直贯两足，明是肝逆夹支饮所致。议用《金匮》旋覆花汤法。旋覆花、青葱管、新绛、炒半夏。（叶天士．临证指南医案．人民卫生出版社，2006.）

2. 虚喘

（1）肺气虚

证候：喘促短气，气怯声低，喉有鼾声；咳声低弱，痰吐稀薄，自汗畏风，极易感冒。舌淡红，脉软弱。

治法：补肺益气。

方药：补肺汤合玉屏风散加减。方中党参、黄芪、白术、茯苓、炙甘草补益肺气；五味子敛肺平喘；干姜、半夏温肺化痰；厚朴、陈皮行气消痰，降逆平喘。若咳逆、咳痰稀薄者，加紫菀、款冬花、苏子、钟乳石等温肺止咳定喘；痰黏难出，加贝母、百部、瓜蒌润肺化痰；咳呛痰少质黏，烦热口干，面色潮红，舌红苔剥，脉细数，为气阴两虚，可用生脉散加沙参、玉竹、百合等益气养阴；若中气虚弱，肺脾同病，清气下陷，合补中益气汤，补脾养肺，益气升陷。

医案选析：一人体肥善饮，仲秋痰喘，用二陈、芩、连，益甚。加桑皮、杏仁，盗汗气促，加贝母、枳壳，不时发热。予以为脾肺虚寒，用八味丸（见补血）以补土母，补中益气汤接补中气。（龚廷贤．寿世保元．山西科学技术出版社，2006.）

（2）肾气虚

证候：喘促日久，气息短促，呼多吸少，动则喘甚，气不得续；形瘦神惫，小便常因咳甚而失禁，或尿后余沥，面青唇紫，汗出肢冷，跗肿。舌淡，苔薄或黑润，脉微细或沉弱。

治法：补肾纳气。

方药：金匮肾气丸合参蛤散加减。方中附子、肉桂、山茱萸、冬虫夏草、胡桃肉、紫河车等温肾纳气；熟地黄、当归滋阴助阳；人参、蛤蚧大补元气。若脐下筑筑跳动，气从少腹上冲胸咽，加仙茅、淫羊藿、紫石英、沉香等温肾纳气平喘；肾阴虚者，宜用七味都气丸合生脉散加减以滋阴纳气，药用生地黄、天冬、麦冬、龟甲胶、当归养阴；上实下虚，痰浊壅肺，喘咳痰多，气急胸闷，治以化痰降逆，温肾纳气，用苏子降气汤；肾虚喘促，兼血瘀，酌加桃仁、红花、川芎活血化瘀。

医案选析：胡六十，脉沉，短气以息，身动即喘，此下元已虚，肾气不为收摄，痰饮随地气而升，有年，陡然中厥最虑。熟地、淡附子、茯苓、车前、远志、补骨脂。（叶天士.临证指南医案.人民卫生出版社，2006.）

（3）喘脱

证候：喘逆剧甚，张口抬肩，鼻翼扇动，端坐不能平卧，稍动则喘剧欲绝；心慌动悸，烦躁不安，肢冷，面青唇紫，汗出如珠。舌淡无华或干瘦枯萎，少苔或无苔，脉浮大无根，或见歇止，或模糊不清。

治法：扶阳固脱，镇摄肾气。

方药：参附汤送服黑锡丹，配蛤蚧粉。方中人参、黄芪、炙甘草补益肺气；山茱萸、冬虫夏草、五味子、蛤蚧粉摄纳肾气；龙骨、牡蛎敛汗固脱。若阳虚甚，气息微弱，汗出肢冷，舌淡，脉沉细，加干姜；阴虚甚，气息急促，心烦内热，汗出黏手，口干舌红，脉沉细数，加麦冬、玉竹，人参改用西洋参；呼吸微弱，间断难续，或叹气样呼吸，汗出如洗，烦躁内热，口干颧红，舌红无苔，或绛而紫赤，脉细微而数，或散或芤，为气阴两竭之危证，治应益气救阴防脱，可用生脉注射液；神志不清，加丹参、远志、石菖蒲安神祛痰开窍；若汗多不敛，阴竭阳脱者，加参附注射液急救回阳。

医案选析：孙，望八大年，因冬温内侵，遂致痰嗽暮甚，诊脉大而动搏，察色形枯汗泄，吸音颇促，似属痰阻。此乃元海根微，不司藏纳，神衰呓语，阳从汗出，最有昏脱之变。古人老年痰嗽喘症，都从脾肾主治。今温邪扰攘，上中二焦留热，虽无温之理，然摄固下真以治根本，所谓阳根于阴，岂可不为讲究。熟地炭、胡桃肉、牛膝炭、车前子、云茯苓、青铅。（叶天士.临证指南医案.人民卫生出版社，2006.）

第四节　心　悸

一、病名

《内经》中虽无心悸（惊悸、怔忡）病名，但有惊、惕、惊骇、惊狂、惊惑、惊躁等名，其义相似。《灵枢·本神》云："心怵惕思虑则伤神。"《素问·举痛论》云："惊则心无所倚，神无所归，虑无所定，故气乱矣。"《素问·至真要大论》云："心澹澹大动……病本于心。"《素问·平人气象论》云："胃之大络，名曰虚里，贯鬲络肺，出左乳下……其动应衣，宗气泄也。"

唐代医家孙思邈首次提出心悸病名，并指出心悸由虚所致。《备急千金要方·心脏脉论》云："阳气外击，阴气内伤，伤则寒，寒则虚，虚则惊掣心悸。"

二、病因病机

《黄帝内经》初步论述了心悸的病因、病机，认识到心悸的病因主要有宗气外泄、心脉不通、突受惊恐、复感外邪等，并对心悸脉象的变化有较深刻的认识，明确指出脉律不齐是本病的特点，同时还阐明了严重脉律失常与疾病预后的关系。

《素问·至真要大论》云："诸病胕肿，疼酸惊骇，皆属于火。"《素问·痹论》云："心痹者，脉不通，烦则心下鼓。"《灵枢·口问》云："悲哀忧愁则心动。"《灵枢·根结》云："持其脉口，数其至也，五十动而不一代者，五脏皆受气；四十动一代者，一脏无气；三十动一代者，二脏无气……不满十动一代者，五脏无气。"

隋代医家巢元方提出风邪导致惊悸的两种情况：一为心气本虚，复感风邪而导致惊悸；二为心气本不虚，由风邪直接内搏于心引发惊悸。就现代观点来看，此两种情况亦为临床所常见。《诸病源候论·风病诸候·风惊悸候》云："风惊悸者，由体虚，心气不足，心之府为风邪所乘，或恐惧忧迫，令人气虚。亦受于风邪，风邪搏于心，则惊不自安，惊不已，则悸动不定。"

宋代医家严用和首次提出怔忡病名，并详细论述了惊悸与怔忡的病因病机、变证、治法及方药，认为惊悸乃"心虚胆怯"所致，"惊悸不已"可"变生诸证"，治当"宁其心以壮胆气"，方用温胆汤之类；怔忡则多因心血不足，或感受外邪，饮邪停聚所致，治疗"当随其证，施以治法""当理心脾"，心脾两虚者，选用归脾汤，此名方仍是现代中医治疗心悸的首选方药。

《济生方·惊悸怔忡健忘门》云："惊悸者，心虚胆怯之所致也。且心者君主之官，神明出焉；胆者，中正之官，决断出焉。心气安逸，胆气不怯，决断思虑，得其所矣。或因事有所大惊，或闻虚响，或见异相，登高涉险，忤惊心神，心与涩郁，遂使惊悸。惊悸不已，变生诸证，或短气悸乏，体倦自汗，四肢浮肿，饮食无味，心虚烦闷，坐卧不安。"

"夫怔忡者，此心血不足也……真血虚耗，心帝失辅，渐成怔忡……又有冒风寒暑湿，闭塞诸经，令人怔忡。五饮停蓄，堙塞中脘，亦令人怔忡。"

"治之之法，宁其心以壮胆气，无不瘥者矣。温胆汤，治心虚胆怯，触事易惊，梦寐不祥，异象感惑，遂致心惊胆怯，气郁生涩，涩与气搏，变生诸证，或短气悸乏，或复自汗，四肢浮肿，饮食无味，心虚烦闷，坐卧不安。"

"夫怔忡者，此心血不足也……《难经》云：损其心者，益其荣。法当专补真血，真血若富，心君有辅，无不愈者矣……治之之法，当理心脾，使神意清宁，思则得之矣……归脾汤，治思虑过度，劳伤心脾，健忘怔忡。"

金代医家成无己在前人的基础上，进一步阐述了惊悸的含义，并提出心悸病因主要为"气虚""痰饮"两种。

《伤寒明理论·悸》云："悸者，心忪是也，筑筑惕惕然动，怔怔忪忪，不能自安者是矣……心悸之由，不越二种：一者气虚也，二者停饮也。其气虚者，由阳气虚弱，心下空虚，内动而为悸也；其停饮者，由水停心下，心主火而恶水，水既内停，心自不安，则为悸也。"

金代医家刘河间提出水衰火旺可引起心悸，并指出怔忡的主症为"心胸躁动。"

《素问玄机原病式·热类》云："惊，心卒动而不宁也，火主乎动，故心火热甚也……所谓恐则喜惊者，恐则伤肾而水衰，心火自甚，故喜惊也。"

元代医家朱丹溪在心悸病因方面提出"责之虚与痰"的理论，认为血虚与痰火是怔忡致病的根本原因，进一步完善了成无己关于心悸的病因论述；治疗上提出"惊悸"者可用朱砂安神丸，"血少"者用四物、朱砂安神之类。惊与悸的鉴别要点为二者发病之本均为心虚；标，在惊为痰，在悸为饮。

《丹溪心法·惊悸怔忡》云："怔忡者血虚，怔忡无时，血少者多；有思虑便动属虚；时作时止者，痰因火动。瘦人多因是血少，肥人属痰。寻常者多是痰。真觉心跳者是血，四物、朱砂安神之类。""惊悸者血虚，惊悸有时，以朱砂安神丸。""惊者恐怖之谓，悸者怔忡之谓。心虚而郁痰，则耳闻大声，目击异物，遇险临危，触事丧志，心为之忤，使人有惕惕之状，是则为惊。心虚而停水，则胸中渗漉，虚气流动，水既上乘，心火恶之，心不自安，使人有快快之状，是则为悸。惊者与之豁痰定惊之剂，悸者与之逐水消饮之剂。所谓扶虚不过调养心血，和平心气而已。"

明代医家虞抟提出惊悸怔忡的病因病机为怒气伤肝、惊气入胆而致心血不足或思虑过度所导致的心神不宁，并认为惊悸与怔忡的鉴别关键是前者发作特点为"有时"，后者为"无时。"

《医学正传·怔忡惊悸健忘证》云："夫怔忡惊悸之候，或因怒气伤肝，或因惊气入胆，母能令子虚，因而心血为之不足，又或遇事繁冗，思想无穷，则心君亦为之不宁，故神明不安而怔忡惊悸之证作矣。""夫所谓怔忡者，心中惕惕然动摇而不得安静，无时而作者是也；惊悸者，蓦然而跳跃惊动，而有欲厥之状，有时而作者是也。"

明代医家李梴提出惊悸日久可转化为怔忡观点，进一步丰富了前人的理论。《医学入门·惊悸怔忡健忘》云："怔忡因惊悸久而成。"

明代医家王肯堂遵成无己之说而有发挥，在《证治准绳》中进一步指出惊悸其虚之病因包括气虚、血虚。《证治准绳·惊悸恐》云："人之所主者心，心之所养者血，心血一虚，神气失守，失守则舍空，舍空而痰客之，此惊悸之所由发也。""心悸之由，不越二种，一者虚也，二者饮也。气虚者由阳气内虚，心下空虚，火气内动而为悸也，血虚者亦然。其停饮者，由水停心下，心为火而恶水，水既内停，心不自安，故为悸也。"

明代医家张景岳认为，怔忡由阴虚劳损所致，《景岳全书·杂证谟·怔忡惊恐》云："怔忡之病，心胸筑筑振动，惶惶惕惕，无时得宁者是也……此证惟阴虚劳损之人乃有之，盖阴虚于下，则宗气无根，而气不归源，所以在上则浮撼于胸臆，在下则振动于脐旁，虚微者动亦微，虚甚者动亦甚。凡患此者，速宜节欲节劳，切戒酒色。"

张景岳认为，惊有因病而惊和因惊致病二证，二者皆与肝木有关。"因病而惊者"应当"察客邪"，并注意标证的治疗。《景岳全书·杂证谟·怔忡惊恐》云："惊有二证：有因病而惊者，有因惊而病者。如东方青色，入通于肝，其病发惊骇，及伤寒阳明证，闻木音则惕然而惊之类。此则或因岁火之盛，或因岁木之衰，或因风热之相搏，或因金木之相制，是当察客邪以兼治其标。若因惊而病者，如惊则气乱而心无所倚，神无所归，虑无所定之类，此必于闻见夺气而得之，是宜安养心神，滋培肝胆，当以专扶元气为主治。"

清代医家王清任在《医林改错》中认为，瘀血内阻亦能导致心悸怔忡，并创血府逐瘀汤治疗心悸。《医林改错·血府逐瘀汤所治之症目》云："心跳心慌，用归脾、安神等方不效，用此方百发百中。"

三、诊断

清代医家吴谦从脉象表现分析惊、悸发生的原因，必外有惊扰，内有所虚，内外相合，引发本证；其中惊者脉象特点为"动而不宁"，悸者为"弱而无力"。《医宗金鉴·惊悸吐衄下血胸满瘀血病》云："惊自外至者也，惊则气乱，故脉动而不宁；悸自内惕者也，悸因中虚，故脉弱而无力。"

四、辨证论治

（一）辨证要点

汉代医家张仲景在《金匮要略》和《伤寒论》两部名著中首次提出心下悸病名，认为心悸的主要病因为过汗损伤心阳、水饮停心、虚劳及阳虚水泛等，并提出心悸的基本治则及常用方药。如以桂枝甘草汤辛甘化阳、振奋心阳而定悸；以小建中汤滋阴和阳、充足气血治心动悸、脉结代；用真武汤温阳化水、益阳消霾而定悸；以炙甘草汤益气养血、通阳复脉而定悸；以茯苓、桂枝、甘草通阳化饮而定悸；以半夏、生姜、茯苓化饮降浊而定眩止悸；以蜀漆、牡蛎、龙骨涤痰重镇而安神定悸；以半夏麻黄丸宣肺涤饮、安谧神气而定悸等。此外，张仲景在《伤寒论》中还指出了心悸患者所表现的促脉、结代脉的特点与其鉴别要点。

《伤寒论·辨太阳病脉证并治》云："发汗过多，其人叉手自冒心，心下悸，欲得按者，桂枝甘草汤主之。""伤寒二三日，心中悸而烦者，小建中汤主之。""太阳病发汗，汗出不解，其人仍发热，心下悸，头眩，身瞤动，振振欲擗地者，真武汤主之。""伤寒脉结代，心动悸，炙甘草汤主之。""脉按之来缓，时一止复来者，名曰结。又脉来动而中止更来小数，中有还者，反动，名曰结，阴也。脉来动而中止，不能自还，因而复动者，名曰代，阴也。得此脉者，必难治。"

《金匮要略·血痹虚劳病脉证并治》云："男子面色薄者，主渴及亡血，卒喘悸，脉浮者里虚也……虚劳里急，悸，衄，腹中痛，梦失精，四肢酸疼，手足烦热，咽干口燥。"《金匮要略·奔豚气病脉证治》云："发汗后，其人脐下悸者，欲作奔豚也，茯苓桂枝甘草大枣汤主之。"《金匮要略·痰饮咳嗽病脉证并治》云："水在肾，心下悸……夫病人饮水多，必暴喘满，凡食少饮多，水停心下，甚者则悸，微者短气……卒呕吐，心下痞，膈间有水，眩悸者，小半夏加茯苓汤主之。"《金匮要略·惊悸吐衄下血胸满瘀血病脉证治》云："寸口脉动而弱，动则为惊，弱则为悸……火邪者，桂枝去芍药加蜀漆牡蛎龙骨救逆汤主之……心下悸者半夏麻黄丸主之。"

《医灯续焰》中，王绍隆从发作情况辨心悸与怔忡，指出怔忡乃"悸之重者也"；同时也指明引起怔忡的不同病因，认为除痰饮停积之外，中气虚弱、心经气血不足、过汗亡阳均可导致怔忡。《医灯续焰·悸怔忡》云："悸则心中微动，如恐如惊。怔忡则心胸振筑，莫知其来；忽尔宁寂，莫知其去。甚则头目眩晕，神气若浮，盖悸之重者也。大抵因痰积饮停、气冲火击所致，亦有中气虚而怔悸者；亦有心经气血不足，火不定，神不安而怔悸者；亦有心液过耗，汗多亡阳，脉代而怔悸者。"

清代沈金鳌进一步系统阐述了怔忡的病因病机，认为心血亏虚、阳气内虚、阴血内耗、饮停心下、劳伤心脾以及气郁不宣等均可引起怔忡。《杂病源流犀烛·怔忡源流》云："怔忡，血不足病也。人所主者心，心所主者血，心血消亡，神气失守，则心中空虚，怏快动摇，不得安宁，无时不作，名曰怔忡。或由阳气内虚，或由阴血内耗，或由水饮停于心下，水气乘心……或事故烦冗，用心太劳……或由气郁不宣致心动。以上皆怔忡所致之由也。"

清朝医家李用粹认为，惊悸发病之因乃由心血亏虚、郁而停痰所致，并从症状、脉象方面将惊悸分为水饮凌心、阳虚及阴虚火旺三种证型。《证治汇补·胸膈门·惊悸怔忡》云："人之所主者心，心之所养者血。心血一虚，神气失守神去则舍空，舍空则郁而停痰，痰居心位，此惊悸之所以肇端也。有停饮水气乘心者，则胸中辘辘有声，虚气流动；水既上乘，心火恶之，故筑筑跳动，使人有快快之状，其脉偏弦……有阳气内虚，心下空豁，状如惊悸，右脉大而无力者是也……有阴气内虚，虚火妄动，心悸体瘦，五心烦热，面赤唇燥，左脉微弱，或虚大无力者是也。"

清代医家唐容川认为，怔忡虚证多由思虑太过或失血过多、实证多夹痰夹瘀所致。《血证论·怔忡》云："心为火脏，无血以养之，则火气冲动，是以心跳，安神丸清之，归脾汤加麦冬、五味子以补之。凡思虑过度及失血家去血过多者，乃有此虚证，否则多夹痰瘀，宜细辨之。"

（二）分证论治

1. 本虚证

（1）心虚胆怯

证候：心悸不宁，善惊易恐，坐卧不宁；少寐多梦，易惊醒，恶闻声响，食少纳呆。舌淡红，苔薄白，脉数或脉弦细。

治法：镇惊定志，养心安神。

方药：安神定志丸加减。方中龙齿、琥珀、磁石镇惊宁神；朱砂、茯神、石菖蒲、远志安神定惊；人参补益心气。心阳不振者，加附子、桂枝；兼心血不足，加熟地黄、阿胶；心悸气短，动则益甚，气虚明显时，加黄芪以增强益气之功；气虚自汗者，加麻黄根、浮小麦、瘪桃干、乌梅；气虚夹瘀者，加丹参、桃仁、红花；气虚夹湿者，加泽泻、白术、茯苓；心气不敛者，加五味子、酸枣仁、柏子仁以收敛心气，养心安神；若心气郁结，心悸烦闷，精神抑郁，胸胁胀痛者，加柴胡、郁金、合欢皮、绿萼梅、佛手以疏肝解郁。

医案选析：兄恙抱怔忡，久而不愈，每发心旌摇摇，头晕神倦，辗转不安。予诊之曰：此烦劳郁伤，心、脾、肝三经病也。方定黑归脾汤，去木香，加白芍、柴胡，合逍遥散，间参以麦冬、五味、柏子仁、丹参、牡蛎之属。疾发虽轻，然犹未断，兄忧之。予曰：神者伸也。人之神好伸而恶郁，郁则伤神。孔圣二论，首揭说乐，佛家般若经，首称自在。庄生着南华，首标逍遥，游情志中，病未可全凭药力，务须屏烦颐养，方能除根。如言闲散半载，服煎药两百剂，至今疾不复发。（程文圃.程杏轩医案.中国医药科技出版社，2018.）

（2）心脾两虚

证候：心悸气短，头晕目眩，少寐多梦，健忘，思虑劳心则甚；神疲乏力，纳呆食少，腹胀便溏；口唇色淡，面色无华。舌淡红，脉细弱。

治法：补血养心，益气安神。

方药：归脾汤加减。方中当归、龙眼肉补养心血；黄芪、人参、白术、炙甘草益气以生血；茯神、远志、酸枣仁宁心安神；木香行气，使补而不滞。气虚甚者，重用人参、黄芪、白术、炙甘草，少佐肉桂，取少火生气之意；血虚甚者，加熟地黄、白芍、阿胶；若心动悸，脉结代，气短，神疲乏力，心烦失眠，五心烦热，自汗盗汗，胸闷，面色无华，舌质淡红少津，苔少或无，脉细数，为气阴两虚，治以益气养阴，养心安神，用炙甘草汤加减以益气补血，滋阴复脉；若兼肝气郁结，胸胁胀痛，泛酸、善太息，可改用逍遥散合左金丸为煎剂，以补益气血，调达肝郁，佐金以平木。

医案选析：吴，惊狂，乃木火扰动，虽得平静，仍心悸怔忡，夜卧不寐。诊脉虚细如丝，已非痰火有余。议补心丹，以理心之用。人参、茯神、枣仁、元参、丹参、天冬、麦冬、生地、川连、柏子仁、石菖蒲、桔梗、远志。（叶天士.临证指南医案.人民卫生出版社，2006.）

（3）阴虚火旺

证候：心悸易惊，心烦失眠，形体消瘦，五心烦热，口干盗汗；头晕目眩，耳鸣，急躁易怒，腰膝酸软，小便短黄，大便干结。舌红少津，苔少或无，脉细数或促。

治法：滋阴清火，养心安神。

方药：天王补心丹或朱砂安神丸加减。方中生地黄、玄参、麦冬、天冬养阴清热；当归、丹参补血养心；人参补益心气；朱砂、茯苓、远志、枣仁、柏子仁养心安神；黄连清心泻火；五味子收敛心气；桔梗引药上行，以通心气。因朱砂有毒，不可过剂。肾阴亏虚，虚火妄动，梦遗腰酸者，治当滋阴降火，方选知柏地黄丸加味，方中知母、黄柏清泻相火，六味地黄丸滋补肾阴，合而用之有滋阴降火之功；兼肝郁，急躁易怒，胁肋胀痛，善太息者，治法为养阴疏肝，可在六味地黄丸基础上加枳壳、青皮。

（4）心阳不振

证候：心悸不宁，胸闷气短，自汗，动则尤甚；形寒肢冷，喜温，或伴心痛；面色㿠白。舌淡，苔白，脉虚弱或沉细无力。

治法：温补心阳，安神定悸。

方药：桂枝甘草龙骨牡蛎汤合参附汤加减。方中桂枝、附片温振心阳；人参、黄芪益气助阳；麦冬、枸杞子滋阴，取阳得阴助其生化无穷之意；炙甘草益气养心；龙骨、牡蛎重镇安神定悸。形寒肢冷者，重用人参、黄芪、附子、肉桂温阳散寒；兼见水饮内停者，加葶苈子、五加皮、车前子、泽泻等利水化饮；夹瘀血者，加丹参、赤芍、川芎、桃红、红花；兼见阴伤者，加麦冬、枸杞子、玉竹、五味子；若心阳不振，以致心动过缓者，酌加炙麻黄、补骨脂、附子，重用桂枝以温通心阳；如大汗淋漓，面青唇紫，肢冷脉微，气喘不能平卧，为亡阳征象，当急予独参汤或参附汤，送服黑锡丹，或参附注射液静脉注射或静脉点滴，以回阳救逆。

1. 标实证

（1）水饮凌心

证候：心悸，胸闷痞满，渴不欲饮，肢面浮肿，尿少，甚者咳喘，不能平卧；眩晕，呕恶流涎，形寒肢冷。舌淡胖，苔白滑，脉弦滑，或沉细而滑。

治法：振奋心阳，化气利水。

方药：苓桂术甘汤加减。方中泽泻、猪苓、车前子、茯苓淡渗利水；桂枝、炙甘草通阳化气；人参、白术、黄芪健脾益气助阳；远志、茯神、酸枣仁宁心安神。兼见恶心呕吐者，加半夏、陈皮、生姜以和胃降逆；兼见咳喘、胸闷者，加杏仁、前胡、桔梗以宣肺，加葶苈子、五加皮、防己以泻肺利水；兼见瘀血者，加当归、川芎、刘寄奴、泽兰叶、益母草；若见因心功能不全而致浮肿、尿少、阵发性夜间咳喘或端坐呼吸者，当重用温阳利水之品，如真武汤。

医案选析：王（三四），脉沉，背寒，心悸如坠，形盛气衰，渐有痰饮内聚。当温通补阳方复辟，斯饮浊自解。人参、淡附子、干姜、茯苓、生於术、生白芍。（叶天士 . 临证指南医案 . 人民卫生出版社，2006.）

（2）心脉瘀阻

证候：心悸，胸闷，心痛时作，痛如针刺；心悸日久不愈，面色晦暗，唇甲青紫。或兼神疲乏力，少气懒言；或兼形寒肢冷；或兼两胁胀痛，善太息。舌紫暗或有瘀斑瘀点，脉涩或见结代脉。

治法：活血化瘀，理气通络。

方药：桃仁红花煎合桂枝甘草龙骨牡蛎汤加减。方中桃仁、红花、丹参、赤芍、川芎活血化瘀；延胡索、香附、青皮理气通脉止痛；生地黄、当归养血活血；桂枝、甘草通心阳；龙骨、牡蛎镇心神。气滞血瘀者，加用柴胡、枳壳；因虚致瘀者，去理气之品；气虚者，加黄芪、党参、黄精；血虚者，加何首乌、枸杞子、熟地黄；阴虚者，加麦冬、玉竹、女贞子；阳虚者，加附子、肉桂、淫羊藿；络脉痹阻，胸部窒闷者，加沉香、檀香、降香；夹痰浊，胸满闷痛，苔浊腻者，加瓜蒌、薤白、半夏、广陈皮；胸痛甚者，加乳香、没药、五灵脂、蒲黄、三七粉等。

（3）痰火扰心

证候：心悸时发时止，受惊易作；胸闷胀满，痰多呕恶，易怒烦躁，失眠多梦，口干口苦；大便秘结，小便短赤。舌红，苔黄腻，脉弦滑。

治法：清热化痰，宁心安神。

方药：黄连温胆汤加减。方中黄连清心泻火；半夏和胃降逆，燥湿化痰；橘皮理气和胃，化湿祛痰；生姜祛痰和胃；竹茹涤痰开郁，清热化痰；枳实下气行痰；甘草和中。痰火甚者，加黄芩、贝母、苦参、竹茹；火郁伤阴者，加麦冬、玉竹、石斛；便秘者，加大黄、瓜蒌；脾虚者，加党参、白术、谷麦芽；烦躁不安，惊悸不宁者，加生龙骨、生牡蛎、珍珠母、石决明以重镇安神。

（4）邪毒侵心

证候：心悸气短，胸闷胸痛；发热，恶风，全身酸痛，神疲乏力，咽喉肿痛，咳嗽，口干渴。舌红，苔薄黄，脉浮数或细数，或结代。

治法：辛凉解表，清热解毒。

方药：银翘散加减。方中金银花、连翘辛凉解表，清热解毒；薄荷、荆芥、豆豉疏风解表，透热外出；桔梗、牛蒡子、甘草宣肺止咳，利咽消肿；淡竹叶、芦根甘凉清热，生津止渴。合而用之有辛凉解表、清热解毒之功。热毒甚，症见高热，咽喉肿痛者，加板蓝根、大青叶、野菊花、紫花地丁等清热解毒之品；胸闷胸痛者，加牡丹皮、赤芍、丹参等活血化瘀之品；口干口渴甚者，加生地黄、玄参；热盛耗气伤阴，症见神疲，气短，脉细数，或结代者，合生脉散益气养阴，敛心气；感受湿热之邪，湿热侵心，症见心悸气短，胸闷胸痛，腹泻，腹痛，恶心呕吐，腹胀纳呆，舌质红，苔黄腻者，治当清热祛湿，芳香化浊，方选甘露消毒丹或葛根芩连汤加减；热病后期，邪毒已去，气阴两虚者，治当益气养阴，方选生脉散加味。

第五节 胸 痹

一、病名

《黄帝内经》首先提出"心痛""卒心痛""厥心痛""心痹"等病名，并将病情凶险甚至迅速造成死亡者称为"真心痛。"中医学对胸痹发病时的证候描述与西医学心绞痛、心肌梗死等的临床表现颇为类似。其中对"厥心痛"的描述尤为详尽。

《素问·标本病传论》云："心病先心痛。"《素问·缪刺论》云："邪客于足少阴之络，令人卒心痛。"《素问·痹论》云："心痹者，脉不通，烦则心下鼓，暴上气而喘。"《灵枢·厥病》云："真心痛，手足青至节，心痛甚，旦发夕死，夕发旦死。"《灵枢·五邪》云："邪在心，则病心痛。"《素问·举痛论》云："寒气客于背俞之脉则脉泣，脉泣则血虚，血虚则痛，其俞注于心，故相引而痛。"《素问·刺热》云："心热病者，先不乐；数日乃热，热争则卒心痛。"《素问·调经论》云："寒气积于胸中而不泻，不泻则温气去，寒独留则血凝泣，凝则脉不通。"《素问·脉要精微论》云："脉者，血之府也……涩则心痛。"《灵枢·经脉》云："手少阴气绝，则脉不通……脉不通则血不流。"

《内经》指出，胸痹的病位在心，与寒暑犯心、寒凝血瘀及气血亏虚有关。《素问·脏气法时论》云："心病者，胸中痛，胁支满，胁下痛，膺背肩胛间痛，两臂内痛。虚则胸腹大，胁下与腰相引而痛。"《灵枢·厥病》云："厥心痛，与背相控，善瘛，如从后触其心，伛偻者，肾心痛也……厥心痛，腹胀胸满，心尤痛甚，胃心痛也……厥心痛，痛如以锥针刺其心，心痛甚者，脾心痛也……厥心痛，色苍苍如死状，终日不得太息，肝心痛也……厥心痛，卧若徒居，心痛间，动作，痛益甚，色不变，肺心痛也。"《灵枢·邪气脏腑病形》云："心痛引背，食不下。"

二、病因病机

巢元方在《诸病源候论》中详细阐述了胸痹的病因，包括感受外邪，如风、寒等；内伤情志，如思虑过多、正气虚弱等，且外邪多乘正气虚而入，正如《内经》所言"邪之所凑，其气必虚"。指出胸痹病机主要有阴寒痹阻致胸阳不振、气血虚弱致心脉失养两种，进而分为阳虚寒凝、热结胸中、痰饮阻滞3种证型，提出从脉象特点来辨证，如"心脉微急，为心痛引背，食不下"；"寸口脉沉紧，苦心下有寒，时痛"；"关上脉紧，心下苦痛"；"左手寸口脉沉则为阴绝；阴绝者，无心脉也，苦心下毒痛"，对临床实践有着较为实用的指导价值。

《诸病源候论·心痛病诸论》云："心痛者，风冷邪气乘于心也……心有支别之络脉，其为风冷所乘，不伤于正经者，亦令心痛。"《诸病源候论·心痛不能饮食候》云："冷乘于心，阴阳相乘，冷热相击，故令痛也。"《诸病源候论·疝病诸候》云："夫寒疝心痛，阴气积结所生也。阴气不散，则寒气盛，寒气盛则痛上下无常处，冷气上冲于心，故令心痛也。"《诸病源候论·心痹候》云："思虑烦多则损心，心虚故邪乘之，邪积而不去，则时害饮食……是谓之心痹。"《诸病源候论·心痛病诸候》云："诸脏虚受病，气乘于心者，亦令心痛。"《诸病源候论·心痛多唾候》云："若冷热相乘，致腑脏不调，津液水饮停积，上迫于心，令心气不宣畅，故痛而多唾也……停饮者，水液之所为也。心气通于舌，心与小肠合，俱象火。小肠，心之腑也，其水气下行于小肠为溲便，则心络无有停饮也。"《诸病源候论·心痛候》云："阴绝者，无心脉也，苦心下毒痛。"《诸病源候论·心痛病诸候》云："若诸阳气虚，少阴之经气逆，谓之阳虚阴厥，亦令心痛。"《诸病源候论·心痛病诸候》云："心痛而不能饮食者，积冷在内，客于脾而乘心络故也。心，阳气也；冷，阴气也，冷乘于心……故令痛也……心为火，脾为土，是母子也俱为邪所乘，故痛复不能饮食也。"《诸病源候论·心悬急懊痛候》云："邪迫于阳气，不得宣畅，壅瘀生热，故心如悬而急，烦懊痛也。"《诸病源候论·心痛多唾候》云："心痛而多唾者，停饮乘心之络故也。"《诸病源候论·心腹痛病诸候》云："心腹痛者，心腹疼痛，不得息，脉细小者生，大坚疾者死。"

《圣济总录》指出，胸痹的病因乃本虚标实，较前人又有进步，并将胸痹分为卒心痛、厥心痛、久心痛三类，颇切临床实际。《圣济总录·卒心痛》云："卒心痛者，本于脏腑虚弱，寒气卒然客之，其状心如寒痛，不得息。"《圣济总录·厥心痛》云："诸阳气虚，少阴之经气逆，则阳虚而阴厥，致令心痛，是为厥心痛。"《圣济总录·久心痛》云："其久成痛者，由风冷邪气，乘于心之支别络，停滞不去，发作有时，故经久不瘥也。"

王怀隐等将本证病因病机归于脏腑受损，邪气客之，因而正气不足、邪气偏盛为其病机。该书还收集了多首治疗方剂，多有温通理气、活血通窍的特点。《太平圣惠方·治心痹诸方》云："夫思虑烦多则损心，心虚故邪乘之，邪积而不去，则时害饮食，心中幅幅如满，蕴蕴而痛，是谓之心痹。"

明代医家徐彦纯特别提出胸痹一症也有虚证，尤以气血虚损等多见，补充了前人的不足，对胸痹的辨证更加细致。《玉机微义·心痛》云："然亦有病久气血虚损及素作劳羸弱之人患心痛者，皆虚痛也。"

三、诊断

汉代医家张仲景首先正式提出了"胸痹"这个病名，并在《金匮要略》一书中设立专篇对其病因病机进行了较为详细的分析，归纳其病机为"阳微阴弦"，即上焦阳气不足，下焦阴寒气盛，即"本虚标实"之证。由于阴乘阳位、痰浊内阻胸膺，以致胸阳不通或胸阳不振，不通或不荣则痛。症状描述也比《内经》更为具体明确，可见到"胸背痛""心痛彻背""背痛彻心""喘息咳唾""短气不足以息""胸满气塞不得卧""胁下逆抢心"等症状，并指出"胸痹缓急"，即心痛有时缓和、有时急剧的发病特点。

《金匮要略·胸痹心痛短气病脉证治》云："夫脉当取太过不及，阳微阴弦，即胸痹而痛，所以然者，责其极虚也。今阳虚知在上焦，所以胸痹、心痛者，以其阴弦故也……胸痹之病，喘息咳唾，胸背痛，短气……胸痹，不得卧，心痛彻背者……胸痹缓急者……心痛彻背，背痛彻心……胸痹，心中痞气，留气结在胸，胸满，胁下逆抢心。"

朱丹溪所述之心痛，无论从病因、病机，还是从治法上都与胸痹心痛迥异，实指胃脘痛。而其"热厥心痛""寒厥心痛"则与胸痹相类似。金元时期，很多医家多从"九种心痛""心脾痛""心胃痛"论述心痛，实则指胃脘部疼痛而言，直至明代以后，才对胃痛与心痛的混淆做出了明确的区分。

《丹溪手镜·心腹痛三十六》云："滑而紧者痛，阳微阴弦者虚，短数心痛。由中气虚，寒邪乘虚客之，治法温之散之。或久不散郁而生热，宜开郁治热。或素有热，虚热相搏，结于胃脘而痛。或有食积、痰饮，或气与食相郁，停结胃口作痛。""热厥心痛，身热足冷，痛甚则烦躁而吐，额汗，脉洪，宜刺太溪、昆仑。""寒厥心痛，手足逆，冷汗，不渴，便利，溺清，脉微，乃寒客心包络也，宜温之良姜、菖蒲辛热也。"

明代医家王肯堂明确提出应将心痛与胃痛加以区分，并指出胃痛病位在心下，不可与心痛混同，谓匠心独具。同时代医家虞抟在《医学正传·胃脘痛》中明确指出胃痛应包括前人所言的"九种心痛"，即"饮、食、风、冷、热、悸、虫、疰、来去痛"；而真心痛乃危重症，"旦发夕死，夕发旦死"，应区别施治，方可生效。如将心痛与胃痛混为一谈，易贻误病情。后世医家叶天士在《临证指南医案·心痛》中也指出"心痛绝少，而胃痛极多"，心痛与胃痛"确是二病""医者细心求之，自能辨其轻重也"。三者宜互参，以利于提高胸痹与胃痛的鉴别诊断。

《证治准绳·心痛胃脘痛》云："心与胃各一脏，其病形不同，因胃脘痛处在心下，故有当心而痛之名，岂胃脘痛即心痛者哉。历代方论将二者混同，叙于一门，误自此始。"

明代医家李梴从病位的角度把真心痛与厥心痛加以区分，认为真心痛病位在"心"，厥心痛病位则在"心之包络"或"心之别络"，在前人的基础上又进了一步。《医学入门·心痛》云："真心痛，因内外邪犯心君，一日即死；厥心痛，因内外邪犯心之包络，或他脏邪犯心之支络。"

明代医家秦景明根据病位将胸痛、膈痛和胃痛三者加以区分，指出胸痛病位居中，膈痛在两侧，胃痛则在胸之下，即歧骨之下。此分类法与西医学的分类基本一致。《症因脉治·胸痛论》云："胸与膈，肺之分野，膈痛、胸痛两症也。但胸痛止在中间，膈痛则连两腋，故歧骨之上作痛，乃为胸痛。若痛在胸之下，即名胃痛。若胸中满塞而不痛，又名胸痞。""内伤胸痛之因，七情六欲动其心火，刑及肺金，或怫郁气逆，伤其肺道则痰凝气结，或过饮辛热，伤其上焦，则血积于内，而闷闭胸痛矣。"

清代医家叶天士在《临证指南医案·胸痹》中，首先从病机方面将胸痹与胸痞加以区分，指出胸痹的病机关键是"阳虚不运，久而成痹"，足见其当时对本病认识之深刻。在治疗方面，他主张胸痹用药"辛滑温通"，以便"流运上焦清阳"，对临床具有较强的指导意义。

清代医家沈金鳌对"真心痛"的症状描述得极为细致，如："卒然大痛无声，咬牙切齿，舌青气冷，汗出不休，手足青过节，冷如冰。"对"厥心痛"病机则认为是"肝肾二经气逆上冲"所致；并从脉象细微变化判断病情轻重。《杂病源流犀烛·心病源流》云：

"素无心病，卒然大痛无声，咬牙切齿，舌青气冷，汗出不休，手足青过节，冷如冰，是为真心痛……内外邪犯心之包络，或他脏之邪犯心之支脉，故心亦痛，此厥心痛也。谓之厥者，诸痛皆肝肾二经气逆上冲，又痛极则发厥……心脉微急为痛微，大为心痹，引肩背痛，短而数或涩者心痛。"

四、辨证论治

（一）辨证要点

《内经》中指出胸痹的预后，如治疗不及时可导致患者死亡。另外，《内经》对胸痹的针刺治疗有较系统的论述，为后世胸痹的辨证论治奠定了基础。同时提出治疗本病宜选用薤白，主要与当时对本病的病因病机认识有关。《灵枢·五味》云："心病宜食薤。"《素问·标本病传论》云："心病，先心痛，一日而咳，三日胁支痛，五日闭塞不通，身痛体重，三日不已，死。冬夜半，夏日中。"《素问·厥论》云："手心主少阴厥逆，心痛引喉，身热，死不可治。"

根据胸痹病机特点，张仲景以辛温通阳或温补阳气为治疗大法，根据病情的轻重缓急创制了不同的方剂，如以具有辛温通阳功效的栝蒌薤白白酒汤作为治疗本证的基本方；轻症则予清轻宣气之法，方选茯苓杏仁甘草汤、橘枳姜汤等；重症则予温补胸阳、峻逐阴寒之法，方用薏苡仁附子散、乌头赤石脂丸等。其所创方剂至今仍能有效地指导临床实践。

《金匮要略·胸痹心痛短气病脉证治》云："胸痹之病，喘息咳唾，胸背痛，短气，寸口脉沉而迟，关上小紧数，栝蒌薤白白酒汤主之……胸痹，心中痞气，气结在胸，胸满，胁下逆抢心，枳实薤白桂枝汤主之，人参汤亦主之。胸痹不得卧，心痛彻背者，栝蒌薤白半夏汤主之……胸痹，胸中气塞，短气，茯苓杏仁甘草汤主之，橘枳姜汤亦主之……心中痞，诸逆心悬痛，桂枝生姜枳实汤主之……胸痹缓急者，薏苡附子散主之。心痛彻背，背痛彻心，乌头赤石脂丸主之。"

唐代医家孙思邈运用针灸、外敷方法治疗胸痹，总结了诸多行之有效的经验，如"心痛，但短气不足以息，刺手太阴"；"心痛暴绞急绝欲死，灸神府百壮"等，并创熨背散方外敷治疗胸痹，至今仍有较高的临床价值。

《备急千金要方·心腹痛第六》云："凡邪在心，则病心痛，善悲时眩仆，视有余不足，而调其俞。肾心痛，先取京骨、昆仑发针，不已，取然谷。胃心痛，取大都、太白。脾心痛，取然谷、太溪。肝心痛，取行间、太冲。肺心痛，取鱼际、太渊。心痛，引腰脊，欲呕，刺足少阴。心痛，引背不得息，刺足少阴，不已，取手少阴。心痛腹胀，涩涩然大便不利，取足太阴……心痛气短不足以息，刺手太阴。心痛不可按，烦心，巨阙主之。心痛身寒，难以俯仰，心疝冲冒死不知人，中脘主之。心痛如针锥，刺然谷及太溪主之……心痛冷气上，灸龙额百壮，在鸠尾头上行一寸半，不可刺……心痛暴绞急绝欲死，灸神府百壮，在鸠尾正心有忌。心痛坚烦气结，灸太仓百壮。心痛暴恶风，灸巨阙百壮。心痛灸臂腕横纹三七壮，又灸两虎口白肉际七壮。"

《备急千金要方·胸痹第七》云："熨背散，治胸背疼痛而闷方。乌头、细辛、附子、羌活、蜀椒、桂心各五两，川芎一两六铢。上七味治下筛，帛裹微火炙令暖，熨背上，取瘥乃止，慎生冷，如常法。"

元代医家危亦林首次提出以《局方》苏合香丸治疗卒暴心痛，取其辛香走窜、开窍通络，沿用至今，仍不失为治疗冠心病的有效方剂。《世医得效方·心痛》云："苏合香丸治卒暴心痛。"

王肯堂论述瘀血导致胸痹，采用活血化瘀疗法，以桃仁承气汤或大剂红花、桃仁、降香、延胡索、失笑散等治疗之，对后世影响极大。清代王清任著名的血府逐瘀汤与此处大剂活血行气方有异曲同工之妙。

《证治准绳·诸痛门》云："治心痛，但忍气则发者，死血作痛，脉必涩，作时饮汤水下或作呃，壮人用桃仁承气汤下，弱人用归尾、川芎、牡丹皮、苏木、红花、元胡、桂心、桃仁泥、赤曲、番降香、通草、大麦芽、穿山甲之属，煎成入童便、酒、韭汁，大剂饮之，或失笑散。"

古代医家把心痛中的危重证候称为"真心痛"，多数认为乃不治之症，但清代医家陈士铎则明确指出只要"用药得宜"，同样可愈。《辨证录·心痛门》云："人有真正心痛，法在不救。然用药得宜，亦未尝不可生也。"

清代医家林珮琴认为，心痛多病在心包络，而真心痛病情危急，是由寒邪攻心引起，治疗若急用麻、姜、附之类辛温发散的药物以温散寒邪，还可以逆流挽舟。《类证治裁·心痛论治》云："心为君主，义不受邪，故心痛多属心包络病。若真心痛，经言旦发夕死，夕发旦死。由寒邪攻触，猝大痛，无声，面青气冷，手足青至节，急用麻黄、桂、附、干姜之属温散其寒，亦死中求活也。"

清代医家王清任在前人的基础上，运用活血化瘀法创立名方血府逐瘀汤，用于治疗血府血瘀证。至此，将运用活血化瘀法治疗胸痛提高到前所未有的高度。《医林改错·血府逐瘀汤》云："胸疼在前面，用木金散可愈；后通背亦疼，用栝蒌薤白白酒汤可愈；在伤寒，用栝蒌、陷胸、柴胡等，皆可愈。有忽然胸疼，前方皆不应，用此方（血府逐瘀汤）一副，疼立止。"

清代医家程钟龄系统地将心痛辨证分为气、血、寒、热、饮、食、虚、虫、疰九型，并分别指出各型的辨证要点及治疗方药。这种分类方法虽将胸痹心痛与胃脘疼痛混淆在一起，但却从侧面说明了临床上心与脾胃常相兼为病，临证时需仔细辨别。《医学心悟·心痛》云："气痛者，气壅攻刺而痛，游走不定也，沉香降气散主之。血痛者，痛有定处而不移，转侧若刀锥之刺，手拈散主之。热痛者，舌燥唇焦，溺赤便闭，喜冷畏热，其痛或作或止，脉洪大有力，清中汤主之。寒痛者，其痛暴发，手足厥冷，口鼻喜冷，喜热畏寒，其痛绵绵不休，脉沉细无力，姜附汤加肉桂主之。饮痛者，水饮停积也，干呕，吐涎或咳或嚏，甚则摇之作水声，脉弦滑，小半夏加茯苓汤主之。食痛者，伤于饮食，心胸胀闷，手不可按，或吞酸嗳腐，脉紧滑，保和汤主之……虫痛者，面白唇红，或唇之上下有白斑点，或口吐白沫，饥时更甚，化虫丸主之。疰痛者，触冒邪祟，卒而心痛，面目青暗，或昏愦谵语，脉来乍大乍小，或两手如出两人，神术散、葱白酒、生姜汤并主之，此治心痛之大法也。"

（二）分证论治

1. 寒凝心脉

证候：猝然心痛如绞，或心痛彻背，重则喘息不能平卧；形寒肢冷，面色苍白，冷汗自出，心悸气短；气候骤冷或骤遇风寒而发病或加重。苔薄白，脉沉紧或促。

治法：辛温通阳，宣痹散寒。

方药：瓜蒌薤白白酒汤合当归四逆汤加减。方中桂枝、附子、细辛温散寒邪，通阳止痛；薤白、瓜蒌化痰通阳，行气止痛；当归、芍药、甘草养血活血，缓急止痛；枳实、厚朴理气通脉；大枣养脾和营。阴寒极盛者，可兼服苏合香丸或麝香保心丸，以辛香泄浊止痛。

2. 气滞血瘀

证候：胸部刺痛，固定不移，入夜尤甚；或见胸胁胀痛，善太息，遇情志不遂时容易诱发或加重；时见心悸不宁。舌紫暗，脉弦涩。

治法：活血化瘀，通络止痛。

方药：血府逐瘀汤加减。方中川芎、桃仁、红花、赤芍活血化瘀，和营通脉；柴胡、桔梗、枳壳、牛膝调畅气机，行气活血；当归、生地黄补养阴血；降香、郁金、延胡索理气止痛。胸闷心痛明显者，可合用失笑散，以增强活血行瘀、散结止痛之功；气郁日久化热者，用丹栀逍遥散，以疏肝清热。

医案选析：盛怒后忽然心胸大痛，喜笑不休，脉沉伏，肢冷。久郁伤肝，肝病善怒，怒则气上，所以心胸大痛；气郁化火，扰于膻中，所以喜笑不休；气机窒塞，所以肢冷脉伏。种种见证，皆由肝病为患。木郁则达之，宜疏肝解郁，而理气机，若误为寒厥则殆矣。银花炭三钱，金铃子二钱，制香附一钱五分，川贝母三钱，薄荷叶八分，青陈皮各一钱，上沉香四分，大白芍二钱，广郁金一钱五分，白蒺藜一钱五分，金器（入煎）一具，苏合香丸（去壳，研细末化服）一粒。（丁甘仁.丁甘仁医案.人民卫生出版社，2006.）

3. 痰浊闭阻

证候：胸闷重而心痛微，或痛引肩背，气短喘促，遇阴雨天易发作；肢体沉重，形体肥胖，倦怠乏力，纳呆便溏，咳嗽痰多，口黏恶心。舌体胖大且边有齿痕，苔白腻，脉滑。

治法：通阳泄浊，豁痰宣痹。

方药：瓜蒌薤白半夏汤合涤痰汤加减。方中瓜蒌、薤白通阳化痰，行气止痛；半夏、胆南星、竹茹清化痰浊；人参、茯苓、甘草健脾益气；石菖蒲、陈皮、枳实理气宽胸。痰浊化热者，可用黄连温胆汤加郁金；痰热合阴虚者，可用黄连温胆汤合生地黄、麦冬、沙参；久病兼有瘀血刺痛者，可用桃红四物汤。

医案选析：华（四六），因劳，胸痹，阳伤，清气不运。仲景每以辛滑微通其阳。薤白、栝蒌皮、茯苓、桂枝、生姜。（叶天士.临证指南医案.人民卫生出版社，2006.）

4. 气阴两虚

证候：心胸隐痛，时作时休，心悸气短，动则益甚，伴疲倦乏力，声息低微，面色㿠白，易汗出；心悸，手足心热，面潮红，口干。舌淡红，舌体胖且边有齿痕，苔薄白，脉虚细缓或结代或细数。

治法：益气养阴，活血通脉。

方药：生脉散合人参养荣汤加减。方中人参、黄芪、白术、茯苓、甘草健脾益气通脉；地黄、麦冬、当归、白芍滋阴养血；远志、五味子养心安神；丹参、当归养血活血。偏于气虚者，可用生脉散合保元汤，加强健脾益气之功，以补养心气，鼓动心脉；偏于阴虚者，可用生脉散合炙甘草汤，以滋阴养血，益气复脉而止悸；气虚血瘀者，用补阳还五汤加减，以益气养阴，活血通络止痛；痰热互结者，生脉散合温胆汤，以益气养阴，清化痰热而止痛。

5. 心肾阴虚

证候：胸闷痛或灼痛，心悸虚烦不寐，盗汗，腰膝酸软，耳鸣，或头晕目眩；胸憋闷刺痛，或面部烘热，汗多，善太息，胁肋胀痛。舌红绛或有瘀斑，苔少或白，脉细数或结代。

治法：滋阴清火，养心活络。

方药：天王补心丹合六味地黄丸加减。方中熟地黄、山茱萸、天冬、麦冬、当归、枸杞子以滋肝肾之阴；党参、茯苓、山药、健脾以助生化之源；石菖蒲、远志、五味子、酸枣仁、柏子仁安神除烦；丹参活血通脉。汗多者，重用山茱萸，加强收涩止汗之力；心悸心烦不寐者，可加合欢花、首乌藤以养心安神；若胸闷且痛，可加郁金，以养血通络止痛；若肝肾阴虚，肝气郁结，宜合用柴胡疏肝散，以滋肾疏肝。

6. 心肾阳虚

证候：胸闷痛，气短，遇寒加重，心悸，胸闷气短，动则更甚，自汗，腰酸乏力，畏寒肢冷，唇甲淡白，面色㿠白；或胸痛掣背，四肢厥冷，唇色紫暗，脉微欲绝，或动则气喘，不能平卧，面浮足肿。舌淡胖，或紫暗，边有齿痕，苔白或腻，脉沉细迟或结代，或脉微欲绝。

治法：益气温阳，通络止痛。

方药：参附汤合右归饮加减。方中人参大补元气；合附子、肉桂温壮真阳，回阳救逆；熟地黄、山茱萸、山药、枸杞子、当归、鹿角胶、杜仲、菟丝子补益肾精。阳虚寒凝心脉，心痛较剧者，可酌加川椒、吴茱萸、细辛、赤石脂；面色唇甲青紫，大汗出，四肢厥冷，脉沉微欲绝者，乃心阳欲脱之危候，可重用红参（或别直参）、附子，并加龙骨、牡蛎，以回阳救逆固脱；肾阳虚衰，不能制水，水气凌心，症见心悸，喘促，不能平卧，小便短少，肢体浮肿者，可用真武汤加汉防己、猪苓、车前子，以温阳行水；心阳虚较著，见脉沉迟者，可合用麻黄附子细辛汤；病情发展至阳气虚衰，心阳欲脱时，应采用中西医结合方法进行积极抢救。

第六节 不 寐

一、病名

《内经》首先记载了不寐的病证，称为"目不瞑""不得眠""不得卧"等。《灵枢·邪客》云："阴虚，故目不瞑。"《素问·逆调论》云："阳明者胃脉也，胃者，六腑之海，其气亦下行，阳明逆，不得从其道，故不得卧也。下经曰胃不和则卧不安，此之谓也。"《灵枢·营卫生会》云："老者之气血衰，其肌肉枯，气道涩，五脏之气相搏，其营气衰少，而卫气内伐，故昼不精，夜不瞑。"《素问·刺热》云："肝热病者，小便先黄，腹痛多卧，身热，热争则狂言及惊，胁满痛，手足躁，不得安卧。"

二、病因病机

《内经》首先提出失眠的主要病机是"阴虚"所致，胃气不和、气血衰少、肝热也可导致失眠，并提出失眠治法及方药。《内经》认为，人的寤寐由心神控制，而营卫阴阳的正常运行，是保证心神调节寤寐的基础。凡影响营卫气血阴阳的正常运行，使神不安舍，都会成为失眠的病因病机。所以失眠治则首先应从本而治，着重调治所病脏腑及其气血阴阳，以"补其不足，泻其有余，调其虚实"为总则，此观点为后世历代医家治疗本病的法度。

《灵枢·邪客》云："补其不足，泻其有余，调其虚实，以通其道而去其邪。饮以半夏汤一剂，阴阳已通其卧立至。"《灵枢·营卫生会》云："阴阳相贯，如环无端……营卫之行不失其常，故昼精而夜瞑。"

战国时代医家秦越人（扁鹊）认为，老人不寐的病机为气血亏虚、荣卫运行失常所致。认为六腑为病，阳邪为患可致不寐。《难经·四十六难》云："老人卧而不寐，少壮寐而不寤者，何也？然：经言少壮者，血气盛，肌肉滑，气道通，营卫之行，不失其常，故昼日精，夜不寤也。老人血气衰，肌肉不滑，营卫之道涩，故昼日不能精，夜不得寐也。故知老人不得寐也。"《中藏经·水法有六论》云："病起于六腑者，阳之系也。阳之发也，或上或下，或内或外，或蓄在中行之极也，有能歌笑者，有能悲泣者……有寤而不寐者，状各不同，皆生六腑也。"

隋朝医家巢元方指出，脏腑的功能失调和营卫不和是失眠的主要病机，并结合脏腑功能变化对不寐的证候进行了分类，认为病位在心者，多为热邪；病位在胆者，多为虚冷。《诸病源候论·大病后不得眠候》云："大病之后，脏腑尚虚，荣卫未和，故生于冷热。阴气虚，卫气独行于阳，不入于阴，故不得眠。若心烦不得眠者，心热也；若但虚烦而不得眠者，胆冷也。"

唐代医家王焘进一步阐明了在热病后，阴血耗损是引起失眠的常见病因，并收载了较多的治疗不寐的处方。《外台秘要·伤寒不得眠方四首》云："虽复病后，仍不得眠者，阴气未复于本故也。"

宋代医家许叔微提出肝有邪亦可导致不寐，认为肝为藏血之脏，寄神舍魂，以清静疏达为宜。若肝脏虚惫，复为贼邪所干，则魂不附体而常寤不寐。他还创制了重镇安神的真珠丸，并提出了"日午夜卧服"的服药法，有一定的临床意义。《普济本事方·卷一》云："肝经因虚，邪气袭之，肝藏魂者也，游魂为变。平人肝不受邪，故卧则魂归于肝，神静而得寐。今肝有邪，魂不得归，是以卧则魂扬若离体也。"

清代医家吴鞠通在前人的基础上，较为全面地概括了失眠的病因病机：阴虚、阳亢、胆热、肝阴不足、心气虚、跷脉不和及痰饮扰心等，这与现代中医对本病的认识基本一致。《温病条辨·下焦》云："不寐之因甚多，有阴虚不受阳纳者，有阳亢不入于阴者，有胆热者，有肝用不足者，有心气虚者，有心液虚者，有跷脉不和者，有痰饮扰心者。"

沈金鳌认为，心虚胆怯，决断无权，遇事易惊，心神不安，亦能导致失眠，与上述"五脏皆能兼及"相应。《沈氏尊生书·不寐》云："心胆俱怯，触事易惊，梦多不祥，虚烦不眠。"

清代医家林珮琴对正常的睡眠机制做了精辟的阐释，认为"阳气自动而之静，则寐；阴气自静而之动，则寤"，并指出失眠的病机在于"阳不交阴。"此外，他还指出顽固性失眠乃"脾血亏损"所致。此论述为临床治疗顽固性失眠提供了思路。《类证治裁·不寐》云："阳气自动而之静，则寐；阴气自静而之动，则寤；不寐者，病在阳不交阴也……思虑伤脾，脾血亏损，经年不寐。"

清代医家唐容川认为，肝病不寐的原因是由于血虚肝旺，魂不守舍。《血证论·卧寐》云："肝病不寐者，肝藏魂，人寤则魂游于目，寐则魂返于肝。若阳浮于外，魂不入肝，则不寐，其证并不烦躁，清睡而不得寐，宜敛其阳魂，使入于肝。"

清代医家冯楚瞻基于青年人与老年人睡眠状态不同，提出睡眠深度与肾阴盛衰有关的观点，并指出老人失眠多因肾阴亏损所致。《冯氏锦囊秘录·杂证·方脉不寐合参》云："壮年人肾阴强盛，则睡沉熟而长，老年人阴气衰弱，则睡轻微易知。"

近代名医秦伯未从心肾相交角度来阐释睡眠机制，认为心主火，肾主水，心火下降，肾水上升，水火既济，心肾交通，睡眠才能正常。反之，素体虚弱，或久病之人肾阴耗伤，不能上奉于心，水不能济火，则心阳独亢；或五志过极，心火内炽，不能下交于肾，心肾失交，心火亢盛，热扰神明，神志不宁，因而不寐。并强调阴血不足是其主要病机。《清代名医医案精华·陈良夫医案》云："心火欲其下降，肾水欲其上升，斯寤寐如常矣……寐多寐少，悸动不宁，甚则惊惕是心之亢，亦肾水之亏也。且操劳则伤心，思虑则伤脾，二经专司阴血，而肾尤为阴液之主。"

三、诊断

唐代医家孙思邈以脉测证辨病机，论述了"胃虚冷""脾实热""脾虚冷""心小肠俱实"所引起的失眠。《备急千金要方·胃虚实》云："右手关上脉阳虚者，足阳明经也，病苦胫寒不得卧……胃虚冷也。"《备急千金要方·脾实热》云："右手关上脉阴实者，足太阴经也……烦扰不得卧，名曰脾实热也……右手关上脉阴虚者，足太阴经也。病苦泄注……不得卧，肠鸣，名曰脾虚冷也。"《备急千金要方·心虚实》云："左手寸口人迎以前，脉阴阳俱实者，手少阴与巨阳经俱实也，病苦头痛身热，大便难，心腹烦满不得卧，以胃气不转水谷实也，名曰心小肠俱实也。"

四、辨证论治

（一）辨证要点

汉代医家张仲景在《内经》的基础上对不寐证治又有进一步发展，论及有因太阳病汗、下后致胃中干而烦躁不得眠，有因汗、吐、下虚烦不得眠，有邪入少阴、热化伤阴所致失眠，并创黄连阿胶汤治疗阴虚火旺证，虚劳病所致的"虚烦不得眠"用酸枣仁汤治疗，此二方一直沿用至今。《伤寒论·辨太阳病脉证并治》云："太阳病，发汗后，大汗出，胃中干，烦躁不得眠，欲得饮水者，少少与饮之，令胃气和则愈。""发汗吐下后，虚烦不得眠，若剧者，必反复颠倒，心中懊憹，栀子豉汤主之。"《伤寒论·辨太阴病脉证并治》云："少阴病，得之二三日以上，心中烦，不得卧，黄连阿胶汤主之。"《金匮要略·血痹虚劳病脉证并治》云："虚劳虚烦不得眠，酸枣仁汤主之。"

唐代医家孙思邈在半夏秫米汤基础上，拟选温胆汤治疗大病后虚烦不得眠，为治疗失眠增添了新的内容。《备急千金要方·胆虚实》云："治大病后虚烦不得眠，此胆寒故也，宜服温胆汤方。"

元代医家朱丹溪将失眠分为"不得眠"和"不得卧"两种类型，前者指睡眠深度不够，后者指入睡困难，这与西医学睡眠障碍定义基本一致，并指出二者皆因汗吐下所致，其中"不得眠"多属胃虚，"不得卧"则多属心虚，对临床治疗有较强的指导意义。《丹溪手镜·不得眠卧》云："眠者，常睡熟也。不得眠者，虽睡不熟，且安静不烦也。卧者，欲睡着而复醒也。不得卧者，欲安卧而烦闷不能安也。二者皆由汗吐下而生，胃虚则不得眠，心虚则不得卧。"

明代医家戴思恭将本病分为虚实两种，虚者，除了病后致虚外，更是提出"年高阳衰不寐"之论，独具慧眼；实者，则专责于痰，指出了虚实两种病机的主要特点。同时根据辨证分别施以不同的方药，对临床具有一定的指导意义。

《证治要诀·不寐》云："不寐有二种：有病后虚弱及年高阳衰不寐，有痰在胆经，神不归舍，亦令不寐。虚者，六君子汤加酸枣仁、炙黄芪各半钱。痰者，宜温胆汤减竹茹一半，加南星、炒酸枣仁各半钱，下青灵丹。""自惊悸以后诸证，亦可用温胆汤加减，或同金银煎竹茹。则随其寒热虚实而去取之，导痰汤加石菖蒲半钱尤治。""大抵惊悸、健忘、怔忡、失志、不寐、心风，皆是胆涎沃心，以致心气不足，若用凉心之剂，太过则心火愈微，痰涎愈盛，病愈不减，唯当以理痰气为第一义。"

明代医家徐春甫详细分析了失眠的病因病机，有痰火扰乱、肾水不足、脾虚火郁等，并对其临床表现及其治疗也有较详细的记载。徐春甫《古今医统大全·不寐候》云："痰火扰乱，心神不宁，思虑过伤，火炽痰郁，而致不眠者多矣。有因肾水不足，真阴不升而心阳独亢，亦不得眠。有脾倦火郁夜卧，遂不疏散，每至五更随气上升而发躁，便不成寐，此宜快脾发郁，清痰抑火之法也。"

明代医家张景岳明确提出以邪正虚实作为本病辨证的纲要，认为邪气所扰和正气不足皆能导致失眠，并指出有邪者多实、无邪者多虚，颇合临床实际。在治疗方面，张景岳根据失眠不同证候，分别采用不同的治疗原则和方药：实者当清痰降火，选用滚痰丸、安神丸之类；虚者宜养血安神，选用补养药之类；虚中夹实者，仍以扶正为主，佐以祛邪。此为本病的深入研究起到了承前启后的作用。

《景岳全书·不寐》云："不寐证虽病有不一，然惟知邪正二字，则尽之矣。盖寐本乎阴，神其主也，神安则寐，神不安则不寐，其所以不安者，一由邪气之扰，一由营气之不足耳。有邪者多实证，无邪者皆虚证。凡如伤寒、伤风、疟疾之不寐者，此皆外邪深入之扰也；如痰，如火，如寒气、水气，如饮食忿怒之不寐者，此皆内邪滞逆之扰也。舍此之外，则凡思虑劳倦，惊恐忧疑，及别无所累而常多不寐者，总属其阴精血之不足，阴阳不交，而神有不安其室耳。""饮浓茶则不寐……浓茶以阴寒之性，大制元阳，阳为阴抑，则神索不安，是以不寐也。""有体气素盛，偶为痰火所致不得眠者，宜先用滚痰丸，次用安神丸、清心凉膈之类。有体素弱，或因过劳，或因病后，此为不足，宜用养血安神之类。凡病后及妇人产后不得眠者，此皆血气虚而心脾二脏不足，虽有痰火，亦不宜过于攻治，仍当以补养为君，或佐以清痰降火之药。"

明代医家李中梓结合自己的临床经验将失眠的病因归为五端：气虚、阴虚、痰滞、水停和胃不和，并分别施以不同方药，此论述颇具体且实用。《医宗必读·不得卧》："不寐之故，大约有五：一曰气虚，六君子汤加酸枣仁、黄芪。一曰阴虚，血少心烦，酸枣仁一两，生地黄五钱，米二合，煮粥食之。一曰痰滞，温胆汤加南星、酸枣仁、雄黄末。一曰水停，轻者六君子汤加石菖蒲、远志、苍术，重者控涎丹。一曰胃不和，橘红、甘草、石斛、茯苓、半夏、神曲、山楂之类。大端虽五，虚实寒热，互有不齐，神而明之，存乎其人耳！"

明代医家秦景明将本病病因归结为外感与内伤两大类，并分别从症、因、脉、治等方面作了极为详尽的描述，认为外感失眠乃机体感受外邪，经汗、吐、下等误治后伤津耗气，以致"虚烦不得卧"，并根据其脉象不同分别施治，如气虚则补气、阳虚则温阳、气阴两虚则益气养阴，分别选用补中益气汤、枣仁远志汤或八味肾气丸、生脉散等加减；内伤失眠则多因肝胆、心肺、胃等脏腑功能失调或亏虚所致，并指出从心、从肝论治的具体方药，如心气虚选用人参养荣汤、归脾汤等，心血虚选用归芍天地煎、黄连安神丸等，肝郁选用疏肝汤，郁而化火则用龙胆泻肝汤或家秘肝肾丸，肝血虚选用四物汤加减等。此论述仍具有极强的临床指导价值。《症因脉治·外感不得卧》云："虚烦不得卧之因，或发汗太过，亡其津液，或误下伤里，中气受伤，或妄用吐法，重伤上焦氤氲之气。凡此皆能致虚烦不得卧也。虚烦不得卧之治，见空大者，补中益气汤，加黄柏、知母。脉见细数者，生脉散，合凉天地煎。真阳不足，心神失守者，枣仁远志汤，甚则八味肾气丸。"《症因脉治·内伤不得卧》云："肝火不得卧之因，或因恼怒伤肝，肝气怫郁，或尽力谋虑，肝血有伤，肝主藏血，阳火扰动血室，则夜卧不宁矣。""胆火不得卧之因，或因肝胆怫郁，木不条达，或酒食不节，湿热聚于胆家，或恼怒伤肝，胆气上逆，炼胃汁，成痰成饮，则夜不得卧也。""肺壅不得卧之因，或肺素有热，金被火刑，或肺家有痰，肺气闭塞，或肺燥液干，肺热焦满，或肺家有寒，肺气不利，凡此皆成肺壅不得卧之症也。""胃不和不得卧之因，胃强多食，脾弱不能运化，停滞胃家，成饮成痰，中脘之气，窒塞不舒，阳明之脉，逆而不下，而不得卧之症作矣。""心血虚不得卧之因，曲运神机，心血耗尽，阳火旺于阴中，则神明内扰，而心神不宁，不得卧之症作矣。""心气虚不得卧之因，真阳素乏，木不生火，心气虚则心主无威，心神失守，而夜卧不安之症作矣。""肝火不得卧之治，恼怒伤肝，肝火拂逆，疏肝散。谋虑伤肝者，四物汤加山栀、川连。木燥火生者，龙胆泻肝汤。左尺脉大，家秘肝肾丸。""心血虚不得卧之治，阴虚则阳光旺，故心血不足，皆是火症，宜壮水之主，以制阳光，治法：滋阴降火，用归芍天地煎、黄连安神丸；虚人，天王补心丹。""心气虚不得卧之治，脉散无神，人参养荣汤、归脾汤。肝肾脉迟者，八味丸。左关脉弱者，补肝散。"

清代医家吴金寿指出，失眠病机为"阴虚为阳所胜"，同时具体分析了几种病后失眠病机，这些论述对临床辨证立法具有一定的指导意义。《医效秘传·不得眠》云："夜以阴为主，阴气盛则目闭而安卧。若阴虚为阳所胜，则终夜烦扰而不眠也。心藏神，大汗后则阳气虚，故不眠。心主血，大下后则阴气弱，故不眠。热病，邪热盛，神不清，故不眠。新瘥后，阴气未复，故不眠。若汗出，鼻干，而不得眠者，又为邪入表也。"

清代医家沈金鳌在前人的基础上明确提出失眠乃"心血虚而有热病也"，强调心血亏虚，神不守舍，宜用归脾汤等，并指出虽然其病位在心，但认为"五脏皆能兼及"，并列出相应的治疗方药，进一步丰富了前人对本病的认识。《杂病源流犀烛·不寐多寐源流》云："不寐，心血虚而有热病也。然主病之经，虽专属心，其实五脏皆兼及也。盖由心血不足者，或神不守舍，故不寐（宜归脾汤、琥珀养心丹）。有由肝虚而邪气袭之者，必至魂不守舍，故卧则不寐，怒益不寐，以肝藏魂、肝主怒也（宜珍珠丸）。有由真阴亏损，孤阳漂浮者，水亏火旺，火主乎动，气不得宁，故亦不寐，何者？肺为上窍，居阳分至高，肾为下窍，居阴分最下。肺主气，肾藏气，旦则上浮干肺而动，夜则下入于肾而静，仙家所谓子藏母胎，母隐子宫，水中金也。若水亏火旺，肺金畏火，不纳肾水，阴阳俱动，故不寐，法宜清热（宜六味丸加知、柏）。有由胃不和者，胃之气本下行，而寐亦从阴而主下，非若寤之从阳主上，今胃气上逐，则壅于肺而息有音，得从其阴降之道，故亦不寐（宜橘红、甘草、金石斛、茯苓、半夏、神麦、山楂）。"

清代医家程钟龄对本病的辨证选方与现代临床颇为接近，如食积者用保和汤、心血虚者用归脾汤、惊恐不安者用安神定志丸、痰湿者用二陈汤等。《医学心悟·不得眠》云："有胃不和卧不安者，胃中胀闷疼痛，此食积也，保和汤主之。有心血空虚，卧不安者，皆由思虑太过，神不藏也，归脾汤主之。有风寒邪热传心，或暑热乘心，以致躁扰不安者，清之而神自定。有寒气在内而神不安者，温之而神自藏。有惊恐不安卧者，其人梦中惊跳怵惕是也，安神定志丸主之。有湿痰壅遏，神不安者，其证呕恶气闷，胸膈不利，用二陈汤导去其痰，其卧立至。"

清代医家王清任指出瘀血内阻亦可导致失眠。此类失眠多由情绪过度紧张，突受惊恐，气血逆乱，或屈无所伸，怒无所泄，气滞血瘀，阻滞经脉，壅于血府，心失所养所致，并创血府逐瘀汤治疗，一直沿用至今。《医林改错·血府逐瘀汤所治之症目》云："夜不安者，将卧则起，坐未稳又欲睡，一夜无宁刻，重者满床乱滚，此血府血瘀。"

清代医家何书田认为不寐由阳不交阴所致，与林珮琴相承，但有所发挥，针对外感或内伤等不同病因，采用不同治法。《医学妙谛·癫狂怔忡不寐健忘等章》云："不寐总由阳不交阴所致，若因外邪而不寐者，当速去其邪，攘外即所以安内也。若因里症而不寐者，或焦劳过度而离宫内热，或忧劳积郁而耗损心脾，或精不凝神而龙雷振荡，或肝血无藏而魂摇神漾。胃病则阳跷穴满，胆热则口苦心烦，审病用方，法无一定。"

（二）分证论治

1.肝火扰心

证候：不寐多梦，性情急躁；不思饮食，口渴喜饮，头胀头晕，目赤耳鸣，口舌生疮口苦，便秘溲赤。舌红，苔黄，脉弦数。

治法：疏肝泄热，镇心安神。

方药：龙胆泻肝汤加减。方中龙胆草、黄芩、栀子清肝泻火；当归、生地黄滋养阴血；柴胡疏畅气机；泽泻、车前子清利湿热；甘草和中。心神不安，加琥珀、灵磁石；胸闷胁胀，加香附、郁金以疏肝解郁；心中懊侬，加豆豉、竹茹；若头晕目眩，头痛欲裂，不寐欲狂，大便秘结者，可用当归龙荟丸。

2. 痰热内扰

证候：不寐心烦，头重目眩，痰多胸闷，口苦嗳气，吞酸恶心，或大便秘结。舌红，苔腻而黄，脉滑数。

治法：化痰清热，和胃安神。

方药：黄连温胆汤加减。方中黄连、竹茹清心降火；半夏、陈皮、茯苓、枳实健脾化痰，理气和中。烦躁惊悸者，酌加磁石、朱砂、珍珠母镇惊定志；若痰食阻滞，胃中不和者，可合用半夏秫米汤加神曲、山楂、莱菔子以消导和中；痰热重，经久不寐，或彻夜不寐，大便不通者，可用礞石滚痰丸降火泄热，逐痰安神。

3. 心肾不交

证候：心烦不寐，头晕心悸，腰酸膝软，耳鸣，健忘，口干津少，潮热盗汗，五心烦热，男子梦遗，女子月经不调。舌红，少苔，脉细数。

治法：滋阴降火，交通心肾。

方药：六味地黄丸合交泰丸加减。方中地黄、山茱萸、山药补肾益精；泽泻、茯苓健脾渗湿；牡丹皮、黄连清心降火；肉桂引火归原。若心阴不足为主者，加柏子仁、酸枣仁、远志养心安神；若阴虚阳亢者，加牡蛎、龟甲、磁石等重镇潜阳。

医案选析：李左，不寐已久，时轻时剧，苔薄腻，脉弦小，心体亏，心阳亢，不能下交于肾，湿痰中阻，胃因而不和，胃不和故卧不安也。拟和胃化痰，交通心肾。生白芍二钱，朱茯神三钱，上川连一分，炒枣仁三钱，法半夏二钱，远志肉一钱，上肉桂一分，柏子霜二钱，北秫米三钱（包），炙甘草八分。（丁甘仁.丁甘仁医案.人民卫生出版社，2006.）

4. 心脾两虚

证候：梦多易醒，心悸健忘，头晕目眩，胸脘满闷，纳食无味，肢倦神疲，面色少华。舌淡，苔薄，脉细弱。

治法：益气生血，养心安神。

方药：归脾汤加减。方中人参、白术、甘草健脾益气；黄芪、当归补气生血；远志、酸枣仁、茯神、龙眼肉养心安神；木香行气。不寐较重者，加五味子、柏子仁、合欢花、首乌藤养心宁神，或加龙骨、琥珀以镇静安神；心血不足者，加白芍、阿胶、鸡子黄以养心血。

5. 心胆气虚

证候：不寐多梦，易于惊醒，胆怯心悸，遇事善惊，气短倦怠，自汗虚烦。舌淡，脉弦细。

治法：益气镇惊，安神定志。

方药：安神定志丸合酸枣仁汤。方中人参、茯苓、甘草益气壮胆；石菖蒲豁痰开窍；

龙齿镇惊安神；茯神、远志、川芎、酸枣仁和血养心；知母清热除烦。若心肝血虚，惊悸汗出者，加黄芪、首乌、当归、枸杞子以补养肝血；胸闷善太息，纳呆腹胀，胆虚不疏土者，加柴胡、香附、山药、白术以疏肝健脾；心悸甚，惊惕不安者，加珍珠母、朱砂以重镇安神。

第七节 头 痛

一、病名

《内经》对本病有"首风""脑风"之称。《素问·风论》云："风气循风府而上，则为脑风。""新沐中风，则为首风。"

《难经》进而有厥头痛、真头痛之论。《难经·六十难》云："手三阳之脉，受风寒伏留而不去，则名厥头痛。""入连在脑者，名真头痛。"

对于头风、头痛之别，王肯堂《证治准绳》提出："医书多分头痛、头风为二门，然一病也，但有新久去留之分耳。浅而近者为头痛，其痛卒然而至，易于解散速安也。深而远者为头风，其痛作止不常，愈后遇触复发也。"进一步阐述头痛、头风应归属一门，执简驭繁，很有创见，自此以后，历代医家大多不列头风一门。

李中梓首先论及"雷头风"，指出"雷头风，头痛而起核块，或头中如雷鸣，震为雷"，说明此种头痛发作时，头脑中鸣响如雷，轰轰作响，并且头面起核或肿痛红赤，以此与头风相区别。

二、病因病机

《内经》中关于头痛病因，论及风、寒、湿、热之邪内侵，五脏功能失调，皆可导致头痛。"头痛颠疾，下虚上实，过在足少阴、巨阳，甚则入肾"。"气上不下，头痛颠疾"。"头痛耳鸣，九窍不利，肠胃之所生也"。

晋代医家王叔和遵《伤寒论》之意，提出中风、伤寒等外感疾病均可引起头痛。"寸口脉浮，中风，发热，头痛。宜服桂枝汤、葛根汤，针风池、风府，向火灸身，摩治风膏，覆令汗出"。"寸口脉紧，苦头痛骨肉疼，是伤寒"。同时提出了肝胆气逆所致头痛的表现："足厥阴与少阳气逆，则头目痛，耳聋不聪，颊肿。"肝胆相表里，肝乃风木之脏，肝气易动，胆火易升，风火相扇，火性炎上，是头痛的常见病机。

隋代医家巢元方首次论及风痰相结，上冲于头可引起头痛，并叙述了此头痛可数年不逾，病程较长。"膈痰者，谓痰水在于胸膈之上，又犯大寒，使阳气不行，令痰水结聚不散，而阴气逆上，上与风痰相结，上冲于头，即令头痛，或数岁不已，久连脑痛，故云膈痰风厥头痛……"

宋代医家陈无择提出头痛的三因学说，即外风寒暑湿、气血饮食、五脏气郁三者，认为此三者皆可致头痛，强调治头痛需审因论治，并进一步论述了真头痛的成因、病情的严重性、预后。"凡头痛者，乃足太阳受病，上连风府眉角而痛者，皆可药愈。或上穿风府，陷入于泥丸宫而痛者，是为真头痛，不可以药愈，夕发旦死，旦发夕死，责在根气先绝也。原其所因，有中风寒暑湿而疼者，有气血食饮厥而疼者，有五脏气郁厥而疼者，治之之法，当先审其三因，三因既明，则所施无不切中"。

明代医家孙一奎对雷头风论述较为详尽，认为雷头风起于痰结核块，遇多种诱因，易"感而发之"，并应与风毒相区别。《赤水玄珠·头痛门》云："所谓雷头风者，必是痰结核块，或先暗有于头上，然后随遇而发，或劳役，或酒色，或食煿炙动风发毒之物，感而发之。或红或肿，而痛作矣。急则治其标，针而出血，风散火灭，痛因减去，或有之也。若先无结块痰核，卒然发寒热而肿痛者，乃风毒也，不可不察。"

明代医家秦景明在《症因脉治》中比较系统地阐述了内伤头痛的病因病机，概括为气、血、痰、热、食滞及七情等方面，颇切临床实际。其云："头痛之因，或元气虚寒，遇劳即发；或血分不足，阴火攻冲；或积热不得外泄，或积痰留饮，或食滞中焦；或七情恼怒，肝胆火郁，皆能上冲头角而成内伤头痛之症也。"

清代医家陈士铎提出了头痛"非风"之论，而属内伤头痛中肾水不足、阴不制阳、阳亢扰上所致。《石室秘录·治偏法》云："如人病头痛者，人以为风在头，不知非风也，亦肾水不足，而邪火冲入于脑，终朝头晕，似头痛而非头痛也。若只治风，则痛更甚，治当大补肾水，而头痛头晕自除。"

近代著名医家黄文东系统阐明了内伤头痛的病因和病位，认为头痛主要与肝、脾、肾三脏有关。《黄文东医案》记载："内伤头痛，多由下述病因所致：情志不和，肝失调达，风动阳升，上扰清空；肝肾阴亏，髓海空虚；或肝失所养，风阳上扰；脾虚不运，痰湿内生，痰湿上扰，清阳不展；以及劳倦过度，脾胃虚弱，气血不足，虚阳上扰等。此外，如头部受伤，瘀血内停，或久痛入络，气滞血瘀等因素，均能导致头痛，主要与肝、脾、肾三脏有关。临床所见，往往相互交错，虚实夹杂，因此不能执一方以论治，必须详细辨证，随症化裁。"

现代著名医家秦伯未按病势和兼证，将内伤头痛分为虚实两端，并分别阐述虚证实证的临床特点与发病机制，对临床辨证分型提供了很好的依据。《谦斋医学讲稿·头痛》指出："内伤头痛可分虚和实两类：虚证发作缓，实证发作急；虚证多兼晕，实证多兼胀。其中虚证以肝阳为常见，实证以肝火为常见，说明肝病与头痛有密切关系。气虚和痰浊头痛，主要由于清阳不升，但一为中气不足，一为痰湿阻遏，根本上虚实不同。"

三、诊断

明代医家张景岳《景岳全书·头痛》指出，头痛的辨证要根据部位而确定病性："凡诊头痛者，当先审久暂，次辨表里。盖暂痛者，必因邪气；久病者，必兼元气……凡外感头痛，当察三阳、厥阴……太阳在后，阳明在前，少阳在侧，此又各有所主，亦外感之所当辨也。至若内伤头痛，则不得以三阳为拘矣。"

清代医家李用粹指出，头痛需按部位辨其分经及脏腑所属，并根据发病特点分辨外感与内伤。对于肺金乘肝所致头痛，宜选用清上彻下治法，而不能单用苦寒或辛散法。《证治汇补·头痛》云："头脑痛连两额属太阳，头额痛连目齿属阳明，头角痛连耳根属少阳，太阳穴痛属脾虚，颠顶痛属肾，目系痛属肝。""外感头痛，如破如裂，无有休歇，内伤头痛，其势稍缓，时作时止。""因风寒入于脑髓也。盖头为诸阳之会，必其人素有痰火，或栉沐取凉，或醉饱仰卧，贼风入脑，致令郁热闷痛，妇人多患此者，因无巾帻以遇风寒也。"

明代医家王绍隆总结头痛多弦脉，并指出所兼多种脉象的意义。《医灯续焰·头痛脉证》云："头痛多弦。浮风紧寒，热洪湿细，缓滑厥痰，气虚弦软，血虚微涩，肾厥弦坚，真痛短涩。弦为阴脉，敛直而无抑扬之势，乃阳虚不能张大，或致外邪所乘。况头乃六阳所乘，邪束于外，阳郁于中，安得不痛？故头痛者多弦。多弦者，不皆弦也。亦有脉浮而痛者，属风，风性飘荡虚浮也。脉紧而痛者属寒，寒性收敛紧实也。脉洪而痛者属热，热性充盛洪大也。脉细而痛者属湿，湿性渗衍濡细也。脉缓滑而痛者属痰，痰乃凝水结液，停蓄不流，故替替然缓滑也。脉弦软而痛者属气虚，气虚则弦敛软弱，而无鼓动之力。脉微涩而痛属血虚，血虚则微弱涩滞，而有干燥之象。脉弦坚而痛者属肾，肾气厥逆，不能接引膀胱。膀胱经气壅遏，上实下虚，颠为之痛，脉亦弦直而坚实也。即《灵枢·经脉》篇所云：膀胱是动，则病冲头痛。"

四、辨证论治

(一) 辨证要点

《伤寒论》中首次提出外感头痛的表现，六经病证中，除太阴少阴外均有头痛。"太阳之为病，脉浮头项强痛而恶寒"。"阳明病，反无汗而小便利，二三日呕而咳，手足厥者，必苦头痛"。"伤寒，脉弦细，头痛发热者，属少阳"。"干呕，吐涎沫，头痛者，吴茱萸汤主之"。

将头痛分为外感头痛、内伤头痛始自李东垣。《内外伤辨惑论》云："内证头痛有时而作，有时而止；外感头痛，常常有之，直须传入里实方罢，此又内外证之不同者也。"

这一论点的提出，使头痛的辨证施治，从理论到实践渐趋完备。李东垣又根据症状及病因之不同，具体指出："风寒伤上，邪从外入，客于经络，令人振寒头痛，身重恶寒……汗之则愈，此伤寒头痛也；头痛耳鸣，九窍不利者，肠胃之所生，乃气虚头痛也；心烦心痛者，病在膈中，过在手巨阳少阴，乃湿热头痛也；如气上不下，头痛颠疾者，下虚上实也，过在足少阴巨阳，甚则入肾，寒湿头痛也；如头半边痛者……此偏头痛也；有真头痛者，甚则脑尽痛，手足寒至节，死不治……太阴头痛，必有痰，体重或腹痛，为痰癖……少阴经头痛，三阴三阳经不流行，而足寒气逆为寒厥，其脉沉细，麻黄附子细辛汤为主……血虚头痛，当归、川芎为主；气虚头痛，人参、黄芪为主，气血俱虚头痛，调中益气汤。"他将内伤头痛分为血虚头痛、气虚头痛和气血俱虚头痛，补充了太阴头痛及少阴头痛，还根据头痛异同而分经遣药。如"三阳头痛，羌活、防风、荆芥、升麻、葛根、白芷、柴胡、川芎、芍药、细辛、葱白连须，分两旋加。若阴证头痛只用温中药足矣，乃理中姜附之类也"。"大病后气虚头痛，四桂散，加茶一撮煮服"，提出了外感头痛分经论治的观点，对后世影响很大，一直指导着临床。

元代朱丹溪在《丹溪心法·头痛》中又补充了痰厥头痛和气滞头痛。他提出："头痛多主于痰，痛甚者火多，有可吐者，有可下者。"他又提出，头风"属痰者多，有热有风有血虚"；"痰热当清痰降火，寒外邪者，当解散，血虚头痛，自鱼尾上攻头目，必用芎归汤；气虚头痛、痰厥头痛或眩运、脉弱、少食，夹内伤病者，半夏白术天麻汤。头旋眼黑头痛，阴虚夹火，安神汤。头痛如破，酒炒大黄半两为末，茶调"，对临床诊断有一定的参考价值。同时他根据自己的临床经验加以总结，提出："头痛需用川芎，如不愈各加引经药。太阳川芎，阳明白芷，少阳柴胡，太阴苍术，少阴细辛，厥阴吴茱萸。"首次提出了引经药的概念。

明代医家王纶《明医杂著》指出，久病头痛不能概以虚论治，而要分清标本虚实："久头痛病，略感风寒便发，寒月须重绵厚帕包裹者，此属郁热，本热而标寒。世人不识，率用辛温解散之药，暂时得效，误认为寒。殊不知，因其本有郁热，毛窍常疏，故风寒易入，外寒束其内热，闭逆而为痛。辛热之药，虽能开通闭逆，散其标之寒邪，以热济热，病本益深，恶寒愈甚矣。惟当泻火凉血为主，而佐以辛温散表之剂，以从法治之，则病可愈，而根可除也。"

明代医家周慎斋《慎斋遗书·头痛》强调头痛从血分论治，尤其重视四物汤在头痛临床中的应用，与现代治疗头痛的用药特点类似。他说："头痛虽在上焦气分，然气分有病，实由血分致之也，故治上宜兼血。头痛，自汗属气虚，四物汤去生地，加人参，再随经加止痛药；发热属血虚，四物汤主之，亦随经加止痛药。风热宜用血药，不可用寒药，四物汤加羌活、防风、蔓荆子，各对证加止痛之药。"

清代医家何梦瑶明确提出头痛须辨虚实，不能外感或内伤致病，其虚实辨证要点是根据人体的气血亏虚与否。《医碥·杂症·头痛》云："头为清阳之分，外而六淫之气相侵，内而六腑经脉之邪气上逆，皆能乱其清气，相搏击致痛，须分内外虚实。实者其人血气本不虚，为外邪所犯，或蔽覆其清明，或壅塞其经路，或内之实火上炎，因而血瘀涩滞，不得通行而痛，其痛必甚，此为实。虚者，其人气血本虚，为外邪所犯，或内之浊阴上干，虽亦血瘀涩滞，不能通行，而搏击无力，其痛不甚，此为虚。"

清代医家高世栻指出，并非三阴无头痛，阳虚寒凝可致头痛重症，表现为头痛、心烦、呕吐、神昏，类似于西医学的颅内压增高或脑水肿所致头痛，治之不慎可致"治之不效"，甚至"不善治而致死"。《医学真传·头痛》云："世有三阴无头痛之说，岂知阴虚头痛，纯属阴寒，阳几绝灭，病此者，十无一生。所以然者，一如日不丽天，下沉于海，万方崩陷也。盖人与天地相合，天有日，人亦有日，君火之阳，日也；地有四海，人亦有四海，头为髓海，胸为气海，胃为谷海，胞中为血海。在天之日，昼行于天，夜行于海；在人之日，既行于天，亦行于海。自头项至尾闾，如日之行于天也，自血海至髓海，如日之行于海也。今阳虚头痛，乃阴寒蔽日，逆于髓海，不能上颠至项，以行于背，反从阳入阴，以行于腹。是以头痛不已则心烦，心烦者，阳光逆于气海也；心烦不已则呕吐，呕吐者，阳光逆于谷海也；呕吐不已则神昏，神昏者，阳光逆于血海也。头痛至神昏，则入阴之尽，如日沉海底矣。在天则万方崩陷而大荒，在人则阳光绝灭而身死。不知其源，妄投汤药，至治之不效。"

历代医家对头痛的病因病机论述详尽，但对于瘀血病机鲜少提及。王清任《医林改错·头痛》首先提出："头痛有外感，必有发热、恶寒之表症，发散可愈；有积热，必舌干、口渴，用承气可愈；有气虚，必似痛不痛，用参芪可愈。查患头痛者，无表症，无里症，无气虚、痰饮等症，忽犯忽好，百方不效，用此方（指血府逐瘀汤）一剂而愈。"发前贤之未逮，开活血化瘀治头痛之先河。

（二）分证论治

1. 外感头痛

（1）风寒头痛

证候：头痛连及项背，常喜裹头；恶风畏寒，遇风尤剧，口不渴，或兼鼻塞、流清涕等。苔薄白，脉浮紧。

治法：疏风散寒。

方药：川芎茶调散加减。方中川芎、白芷、羌活疏风止痛；细辛、薄荷、荆芥、防风辛散上行，散寒止痛；甘草调和诸药；以清茶调下，制约风药过于温燥与升散之性。若寒邪侵于厥阴经脉，症见颠顶头痛，干呕，吐涎沫，四肢厥冷，苔白，脉弦者，方用吴茱萸汤去人参，加藁本、川芎、细辛以辛温散寒，祛风止痛；若寒邪客于少阴经脉，症见头痛，足寒，气逆，背冷，脉沉细，方用麻黄附子细辛汤加白芷、川芎，以温经止痛。

（2）风热头痛

证候：头痛而胀，甚则头胀如裂；发热恶风，面红目赤，口渴喜饮，大便不畅，或便秘，小便黄赤。舌边尖红，苔薄黄，脉浮数。

治法：疏风清热。

方药：芎芷石膏汤加减。方中石膏清热泻火；菊花散风清热；川芎、白芷祛风止痛；羌活、藁本辛温散风，但对热象明显者不宜用，可改为黄芩、栀子、薄荷、连翘等辛凉透热之品。若热盛津伤者，可加麦冬、石斛、天花粉以生津止渴；大便秘结者，可加大黄、芒硝以通腑泄热。

医案选析：赵，右偏头痛，鼻窍流涕，仍不通爽，咽喉瘔腐，寤醒肢冷汗出，外邪头风，已留数月。其邪混处，精华气血，咸为蒙闭，岂是发散清寒可解。头颠药饵，务宜清扬，当刺风池、风府，投药仍以通法，苟非气血周行，焉望却除宿病。西瓜衣、鲜芦根、苡仁、通草，煎送蜡矾丸。（叶天士.临证指南医案.人民卫生出版社，2006.）

（3）风湿头痛

证候：头痛如裹，肢体困重，胸闷纳呆，小便不利，大便溏薄。苔白腻，脉濡。

治法：祛风胜湿。

方药：羌活胜湿汤加减。方中羌活、独活祛湿散风；藁本、防风、蔓荆子祛风止痛；川芎活血止痛；甘草调和诸药。若胸闷纳呆，食欲不振，可加苍术、陈皮、茯苓、神曲、山楂以燥湿宽中，健脾和胃；小便不利，便溏者，宜加草薢、石菖蒲以分清化浊；若心中烦闷，口苦黏腻，大便不爽，小便赤热，舌红苔黄腻者，为湿邪郁而化热所致，宜加黄连、栀子、黄柏、半夏以清热利湿；若出现头痛如雷鸣，头面起核，憎寒壮热者称为雷头风，证属风湿邪毒上攻头目，方用清震汤合普济消毒饮，以祛风除湿，清热解毒。

2. 内伤头痛

（1）肝阳头痛

证候：头痛且眩、两侧为重，心烦易怒，失眠多梦，面红目赤，口苦，或兼胁痛。舌红，苔黄，脉弦数。

治法：平肝潜阳。

方药：天麻钩藤饮加减。方中天麻、钩藤、石决明平肝息风；栀子、黄芩清肝泄热；桑寄生、杜仲补益肝肾；牛膝引血下行；益母草行血祛瘀；首乌藤、茯神养心安神。若头痛甚剧，口苦，胁肋胀痛，便秘溲赤者，为肝火偏亢之象，宜加龙胆草、郁金、茵陈、夏枯草以清泻肝火；若痛势绵绵，目胀耳鸣，腰膝酸软，则为肝火旺盛，灼伤肾水，可加龟甲、玄参、枸杞子、白芍以滋补肝肾之阴。

医案选析：居左。头痛如劈，筋脉掣起，痛连目珠，舌红绛，脉弦数。此肝阳化火，上扰清空，当壮水柔肝，以息风火。勿可过用风药，风能助火，风药多，则火势有更烈之弊。小生地四钱，生白芍二钱，粉丹皮二钱，生石决八钱，薄荷叶八分，甘菊花三钱，羚羊片（另煎汁冲服）四分，夏枯花一钱五分，黑山栀二钱，黑芝麻三钱，嫩钩钩（后入）三钱。（丁甘仁．丁甘仁医案．人民卫生出版社，2006.）

（2）血虚头痛

证候：头痛隐隐、缠绵不休，心悸怔忡，失眠少寐，面色萎黄，气短乏力。舌淡，苔薄白，脉细弱。

治法：益气养血。

方药：八珍汤加减。方中人参、白术、茯苓、甘草补脾益气；当归、白芍、熟地黄、川芎滋阴理气；姜、枣调和脾胃。若阴血亏虚，阴不敛阳，肝阳上扰者，可加入天麻、钩藤、石决明、菊花等；若伴见气短懒言、大便稀溏等气虚下陷等证候，可改为补中益气汤加减。

医案选析：产后血虚，厥阳上扰，头脑空痛，目花眩晕，脉弦细，舌光无苔。当养血柔肝，而潜厥阳。大生地四钱，生白芍二钱，阿胶珠二钱，豆衣三钱，炒杭菊一钱五分，沙苑子三钱，熟女贞二钱，酸枣仁三钱，生石决八钱，生牡蛎六钱，黑芝麻三钱，嫩钩钩（后入）三钱。（丁甘仁．丁甘仁医案．人民卫生出版社，2006.）

（3）肾虚头痛

证候：头痛且空，眩晕耳鸣，腰膝酸软，神疲乏力，五心烦热，遗精或带下。舌红，少苔，脉细无力。

治法：补肾填精。

方药：大补元煎加减。方中熟地黄、枸杞子、山茱萸滋肾填精；杜仲补肾壮腰；山药、人参、当归、甘草补益气血。若头面烘热，面颊红赤，时伴汗出，偏肾阴虚者，去人参，加知母、黄柏，以滋阴泻火，或方用知柏地黄丸；若头痛畏寒，面白无华，四肢不温，舌淡，脉沉细而缓，偏肾阳虚者，当温补肾阳，选用右归丸或金匮肾气丸加减。

（4）痰浊头痛

证候：头痛昏蒙、如有布裹，胸脘胀满，纳呆呕恶。苔白腻，脉滑或弦滑。

治法：化痰降逆。

方药：半夏白术天麻汤加减。方中半夏、陈皮、白术、茯苓燥湿化痰，健脾化湿；天麻平肝息风止痛；甘草、生姜、大枣调和脾胃。若痰湿郁久化热，症见口苦烦热、溲黄、舌红、苔黄腻，宜加黄芩、栀子、胆南星、竹茹以清化痰热；胸膈满闷，纳呆者，可加厚朴、枳壳以和逆降中。

（5）瘀血头痛

证候：头痛经久不愈，痛处固定不移，如锥如刺，或有头部外伤史。舌紫暗或舌下静脉迂曲充盈，或有瘀斑瘀点，苔薄白，脉细或细涩。

治法：活血化瘀。

方药：通窍活血汤加减。方中川芎、赤芍、桃仁、红花活血通络止痛；麝香、老葱、鲜姜、大枣、酒温通窍络。若头痛剧烈，痛势持久者，可加地龙、蜈蚣、全蝎以搜风通络；若见气短乏力，肢体倦怠，舌边有齿痕等气虚者，可加黄芪、党参、山药益气养血。

第八节 眩 晕

一、病名

《内经》首先提出"眩冒""眩"，认为眩晕的病因主要有外邪致病、因虚致病；病位在脑，与肝有关。《素问·阴阳应象大论》提出："在天为风，在地为木，在体为筋，在脏为肝。"故风气异常，最易引发肝的病变，伤及所合之脏、所主之窍，而见肢体摇摆震颤之掉摇，视物旋转、站立不稳之眩晕。故掉摇、眩晕等风气所致诸证，多为肝之病。《灵枢·大惑论》云："故邪中于项，逢其身之虚，入于脑则脑转。脑转则引目系急，目系急则目眩以转矣。"《灵枢·海论》云："髓海不足，则脑转耳鸣，胫酸眩冒。"《灵枢·卫气》云："上虚则眩。"《素问·至真要大论》云："诸风掉眩，皆属于肝。"《素问·六元正纪大论》云："木郁之发……甚则耳鸣旋转。"《素问·五脏生成》云："是以头痛颠疾，下虚上实，过在足少阴、巨阳，甚则入肾。徇蒙招尤，目瞑耳聋，下实上虚，过在足少阳厥阴，甚则入肝。"

二、病因病机

华佗《中藏经》华佗论述了胆虚致眩的病机。《中藏经·论胆虚实寒热生死逆顺脉证之法第二十三》云："胆者，虚则伤寒，寒则恐畏，头眩不能独卧。"

隋朝医家巢元方在《内经》"上虚则眩"的基础上，提出眩晕由气血亏虚，风邪乘虚上扰所致。《诸病源候论·风头眩候》云："风头眩者，由血气虚，风邪入脑，而引目系故也。五脏六腑之精气，皆上注于目，血气与脉并于上系，上属于脑，后出于项中。逢身之虚，则为风邪所伤，入脑则脑转而目系急，目系急故成眩也。"《诸病源候论·目眩候》云："目者，五脏六腑之精华，宗脉之所聚也。筋骨血气之精，与脉并为目系，系上属于脑，若腑脏虚，风邪乘虚随目系入于脑，则令脑转而目系急，则目眴而眩也。"

宋朝医家严用和首次提出了六淫、情志所伤致眩说，补前人之未备。《重订严氏济生方·眩晕门》云："所谓眩晕者，眼花屋转，起则眩倒是也。由此观之，六淫外感、七情内伤皆能所致。""风则脉浮，有汗，项强不仁；寒则脉紧，无汗，筋挛掣痛；暑则脉虚，烦闷；湿则脉细，沉重，吐逆。及其七情所感，遂使脏气不平，郁而生涎，结而为饮，随气上逆，令人眩晕，眉棱骨痛，眼不可开，寸脉多沉，有此为异耳。"

朱丹溪力倡"无痰不作眩"，风寒暑湿乘虚而眩；肥白之人多因痰作祟，黑瘦之人多肝肾阴虚。治疗上针对"无痰不作眩"多以治痰为主，加用补气及降火药。朱丹溪的立论甚为详备，"无痰不作眩"的理论对后世影响深远，有别于《内经》的"上虚致眩"，对眩晕病因病机和治疗的认识进一步深入。后世医家沈金鳌基于"无痰不作眩"的理论，在《杂病源流犀烛·头痛源流·眩晕》中进一步指出眩晕虽有内外因之别，如"风热痰作眩、寒湿痰作眩、痰火兼虚作眩、气血虚夹痰作眩"，但究其本质，总不离"痰"字。

《丹溪心法·头眩》云："头眩，痰夹气虚并火，治痰为主，夹补气药及降火药。无痰则不作眩，痰因火动，又有湿痰者，有火痰者，湿痰者多宜二陈汤，火痰者加酒芩。夹气虚者相火也，治痰为先，夹气药降火，如东垣半夏白术天麻汤之类……风则有汗，寒则掣痛，暑则热闷，湿则重滞，此四气乘虚而眩晕也，又或七情郁而生痰动火，随气上厥，此七情致虚而眩晕也。淫欲过度，肾家不能纳气归元，使诸气逆奔而上，此气虚眩运也；吐衄漏崩，肝家不能收摄荣气，使诸血失道妄行，此血虚眩运也。"

《丹溪手镜·眩晕三十五》云："因痰饮随气上，伏留于阳经，遇火则动，或七情郁而生涎，亦同呕吐，眉目疼痛，目不欲开。因血虚眩晕，眼花屋转，起则晕倒。因外感，风在三阳经，头重项强，有汗。因虚则掣痛，暑则热闷，湿则重着，皆令吐逆晕倒。"

明代医家王绍隆分析了眩晕脉象，认为不同病因，如风、火、痰、死血（瘀血）、虚均可引起眩晕，其共同病机是头部气血失养，清阳之气不得上注。《医灯续焰·眩晕脉证第六十一》云："诸风眩晕，有火有痰。左涩死血，右大虚看。眩者，目乍黑乍明，眽眽不定也。晕者，头昏目旋转，岑岑欲倒也。高颠而见动象，风性为然，故眩晕者多属诸风。又不独一风也，有因于火者，有因于痰者，有因于死血者，有因于虚者。夫火性上炎，冲于颠顶，动摇旋转，不言可知。胸中痰浊随气上升。头目位高而空明，清阳所注。涌浊之气，扰乱其间。欲其不眩不晕，不可得矣。"

《内经》言上虚则眩，又云肾虚则头重高摇，髓海不足则脑转耳鸣，皆为不足为病，然仲景论眩以痰饮为先，丹溪谓无痰不作眩，而张景岳专主补虚之说，陈修园认为景岳能详析虚实，但不曾明辨风火。因风非外来之风，指厥阴风木而言，与少阳相火同居，故刘河间以风火立论，仲景以痰饮立论，丹溪以痰火立论。陈修园对眩晕主要从肾虚及髓海不足立论，推崇《内经》之说，治疗上则主张补肾是治其根本。

《医学从众录·眩晕》云："盖风非外来之风，指厥阴风木而言，与少阳相火同居，厥阴气逆，则风生而火发，故河间以火风立论也。风生必夹木势而克土，土病则聚液而成痰，故仲景以痰饮立论，丹溪以痰火立论也。究之肾为肝母，肾主藏精，精虚则脑海空而头重，故《内经》以肾虚及髓海不足立论也。其言虚者，言其病根，其言实者，言其病象。理本一贯，但河间诸公，一于清火驱风豁痰，犹未知风火痰之所由作也。"

清代医家沈金鳌认为眩晕之本在肝，眩晕是肝风病，由于木能生火，风为阳邪，肝风动上，风火相煽，出现眩晕。《杂病源流犀烛·头痛源流》云："眩晕，肝风病也。《内经》曰：头痛颠疾，下虚上实，过在足少阴巨阳，甚则入肾。又曰：徇蒙招尤，目瞑耳聋，下实上虚，过在足少阳厥阴，甚则入肝。经言下虚，肾虚也，肾虚者头痛。经言上虚，肝虚也，肝虚者头晕。夫肾厥则颠疾，肝厥则目眩，此其所以异也。故《内经》又曰：诸风掉眩，皆属于肝。夫肝为风，风，阳邪也，主动，凡人金衰不能制木，则风因木旺而煽动，且木又生火，火亦属阳而主动，风火相搏，风为火逼则风烈，火为风煽则火逸，头目因为旋转而眩晕，此则眩晕之本也。"

三、诊断

宋代医家窦材提出眩晕可因肝虚、肺虚、肾虚、心虚等所致，应与冷痰凝聚于脑的头风证相鉴别。《扁鹊心书·头晕》云："此证因冷痰聚于脑，又感风寒，故积而不散，令人头旋眼晕，呕吐痰涎，老年人宜服附子半夏汤，少壮人宜服半夏生姜汤。若用凉剂则暂时有效，痰愈凝而愈固，难以速效矣（此即所谓头风证，故有冷痰聚脑，又感风寒之说。若头晕则纯属于虚，盖肝虚则血不上荣，肺虚则清阳不运，肾虚则厥成颠疾，心虚则火炎浮越。夫风虚痰火，间或有之，至于头风虚证不少，不可不知）。"

金代医家成无己对眩晕的概念进行详细阐述，并指出眩、冒的鉴别，有利于指导临床诊治。《伤寒明理论·头眩》云："伤寒头眩，何以明之？眊非毛而见其毛，眩非玄而见其玄。眊为眼花，眩为眼黑，眩也运也、冒也。三者形俱相近。有谓之眩运者，有谓之眩冒者，运为运转之运。世谓之头旋者是矣。冒为蒙冒之冒，世谓之昏迷者是矣。"

金元医家刘完素解释了眩晕的定义，并主张其病因病机应从"风火"立论，认为肝风太过而伐木生火，风火相煽遂致眩晕，后世有"痰火"之说，与火灼津液而为痰有关，因此刘完素之"风火"学说与后世之"痰火"学说不可截然分开。《素问玄机原病式·五运主病》云："掉，摇也。眩，昏乱旋运也。""人或乘车跃马、登舟环舞而眩运者，其动不正，而左右纡曲，故《经》曰：曲直动摇，风之用也。""所谓风气甚而头目眩运者，由风木旺，必是金衰不能制木，而木复生火，风火皆属阳，多为兼化，阳主乎动，两动相搏，则为之旋转。"

四、辨证论治

（一）辨证要点

东汉医家张仲景认为，痰饮是眩晕发病的原因之一，为后世"无痰不作眩"的论述提供了理论基础。他对眩晕一症未有专论，仅有"眩""目眩""头眩""身为振振摇""振振欲擗地"等描述。其病因，或邪袭太阳，阳气郁而不得伸展；或邪郁少阳，上干空窍；或肠中有燥屎，浊气攻冲于上；或胃阳虚，清阳不升；或阳虚水泛，上犯清阳；或阴液已竭，阳亡于上；以及痰饮停积胃中（心下）、清阳不升等多个方面，并拟定出相应的治法方药。如小柴胡汤治少阳眩晕；刺大椎、肺俞、肝俞治太少并病之眩晕；大承气汤治阳明腑实之眩晕；真武汤治少阴阳虚水泛之眩晕；苓桂术甘汤、小半夏加茯苓汤、泽泻汤等治痰饮眩晕等，为后世论治眩晕奠定了基础。

《伤寒论·辨太阳病脉证并治》云："伤寒若吐、若下后，心下逆满，气上冲胸，起则头眩，脉沉紧，发汗则动经，身为振振摇者，茯苓桂枝白术甘草汤主之。""太阳病发汗，汗出不解，其人仍发热，心下悸，头眩，身𥆧动，振振欲擗地者，真武汤主之。"《金匮要略·痰饮咳嗽病脉证并治》云："假令瘦人脐下有悸，吐涎沫而癫眩，此水也，五苓散主之。""卒呕吐，心下痞，膈间有水，眩悸者，小半夏加茯苓汤主之。""心下有支饮，其人苦冒眩，泽泻汤主之。""心下有痰饮，胸胁支满，目眩，苓桂术甘汤主之。"

张子和从"痰"立论，并提出吐法为主的治疗方法。《儒门事亲·头风眩运六十四》云："夫妇人头风眩运，登车乘船亦眩运眼涩，手麻发退，健忘喜怒，皆胸中有宿痰使然也。可用瓜蒂散吐之。"

金元四大家之一李东垣提出，足太阴痰厥眩晕头痛的病机要点为脾胃气虚、浊痰上逆，可采用半夏白术天麻汤治疗，并认为"足太阴痰厥头痛，非半夏不能疗；眼黑头眩，风虚内作，非天麻不能除"。《兰室秘藏·头痛》云："痰唾稠黏……眼黑头旋，恶心烦闷……目不能开，如在风云中……主以半夏白术天麻汤。"

徐彦纯以虚实分条阐释眩晕的病因，究其所指，下虚属气血阴阳亏虚，上盛则指痰涎风火，并针对虚实的不同病因提出相应治法，因势利导。值得注意的是，徐彦纯所言不足之因仅涉及气血，并无肝肾不足之说，宜加以补充。《玉机微义·头眩门》云："原病之由，有气虚者，乃清气不能上升，或汗多亡阳而致，当升阳补气；有血虚者，乃因亡血过多，阳无所附而然，当益阴补血，此皆不足之证也。有因痰涎郁遏者，宜开痰导郁重则吐下；有因风火所动者，宜清上降火；若因外感而得者，严氏虽分四气之异，皆当散邪为主，此皆有余之证也。"

张景岳细述眩晕、小中风、大头眩等临床表现及其与中风、中痰的区别，认为眩晕一症，属痰、属火者无几，亦非上盛之病，而是在"上虚则眩"的基础上，对下虚致眩也进行了详细论述。并以阴阳为纲，论述眩晕的成因病理，以阴阳互根原理确定了本病的治法："伐下者，必枯其上，滋苗者，必灌其根。"并主张治疗眩晕还须"因机应变""各因其证求而治之"，因此，张景岳虽强调因虚致眩的重要性，但在治疗时并不忽视火、痰、气郁等因素。《景岳全书·眩运》云："头眩有大小之异，总头眩也，于此察之，可得虚实之情矣。何以言之？如今人之气禀薄弱者，无论少壮，或于劳倦，或于酒色之后，或忽有耳鸣如磬，或头眩眼黑，倏顷而止者，乃人所常有之事。至于中年之外，多见眩仆猝倒等证，亦人所常有之事，但忽运而忽止者，人皆谓之头运眼花，猝倒而不醒者，人必谓之中风中痰。不知忽止者，以气血未败，故旋见而旋止，即小中风也；猝倒而甚者，以根本既亏，故遽病而难复，即大头眩也。"又云："头眩虽属上虚，然不能无涉于下。盖上虚者，阳中之阳虚也；下虚者，阴中之阳虚也。阳中之阳虚者，宜治其气，如四君子汤、五君子煎、归脾汤、补中益气汤。如兼呕吐者，宜圣术煎大加人参之类是也。阴中之阳虚者，宜补其精，如五福饮、七福饮、左归饮、右归饮、四物汤之类是也。然伐下者必枯其上，滋苗者必灌其根。所以，凡治上虚者，犹当以兼补气血为最，如大补元煎、十全大补汤及诸补阴补阳等剂，俱当酌宜用之。""眩运证，凡有如前论首条所载病源者，当各因其证求而治之。其或有火者宜兼清火，有痰者宜兼清痰，有气者宜兼顺气，亦在乎因机应变。然无不当以治虚为先，而兼治为佐也。""眩运一证，虚者居其八九，而兼火兼痰者，不过十中一二耳。原其所由，则有劳倦过度而运者，有饥饱失时而运者，有呕吐伤上而运者，有泄泻伤下而运者，有大汗忘阳而运者，有眴目惊心而运者，有焦思不释而运者，有被殴被辱气夺而运者，有悲哀痛楚，大叫大呼而运者，此皆伤其阳中之阳也。又有吐血、衄血、便血而运者，有痈脓大溃而运者，有金石破伤，失血痛极而运者，有男子纵欲，气随精去而运者，有妇女崩淋，产后去血而运者，此皆伤其阴中之阳也。"

明代医家虞抟考《内经》之"诸风掉眩，皆属于肝"及"风胜则地动"，认为眩冒癫疾虽为气化之所使然，未必不由气之虚衰。气虚肥白之人，湿痰滞于上，阴火起于下是以痰夹虚火，上冲头目，正气不能胜敌而发眩晕，即朱丹溪之所谓"无痰不作眩"也，但有黑瘦之人，身体羸弱，或劳役过度，相火上炎，亦有时时眩晕，却非湿痰所致，故治疗上肥白与黑瘦之人不同。此外，他还提出"血瘀致眩"的论点，对跌仆外伤致眩晕已有所认识。

《医学正传·眩晕》云："大抵人肥白而作眩者，治法清痰降火为先，而兼补气之药。人黑瘦而作眩者，治法滋阴降火为要，而带抑肝之剂。抑考《内经》有曰：风胜则地动。风木太过之岁，亦有因其气化而为外感风邪而眩者，治法宜祛风顺气，伐肝降火，为良策焉。外有因呕血而眩冒者，胸中有死血迷闭心窍而然，是宜行血清心自安。"

明朝医家秦景明认为，阳气虚是眩晕发病的主要病理环节，而导致阳气虚的因素有多种。并对外感眩晕进一步论述，分别阐述了风寒眩晕、暑湿眩晕、燥火眩晕的病机及症状；至于内伤，则从"气虚""血虚""痰饮""火冲"等方面加以论述，对于眩晕的内外因详加分析，在病因学方面颇为完整。《症因脉治·内伤眩晕》云："气虚即阳虚也。其人面色白，身无热，神识清爽，言语轻微，二便清利，时或虚阳上浮，头面得火，眩晕不止，或热手按之，则运乃定，此气虚眩晕之症也。"又云："大病久病后，汗下太过，元气耗散；或悲号冷引，以伤肺气；曲运神机，以伤心气；或恼怒伤肝，郁结伤脾，入房伤肾，饥饱伤胃，诸气受伤，则气虚眩晕之症作矣。"《症因脉治·火冲眩晕》云："有真阴不足，龙雷之火上冲而晕者，此名阴火眩晕，当用天王补心丹、知柏四物汤、肝肾丸、天地煎等，养阴滋阴，敛而降之。"

明代医家李用粹将眩晕分门别类，从病因到外候、从病理至方药均进行了详细阐述，从湿痰、肝火、气郁、停饮、血虚、肾虚、脾虚、阴虚、阳虚等方面详加分析眩晕的病因病机，将"上虚则眩""诸风掉眩，皆属于肝"以及"无痰不作眩"等观点均做分析比较，并提出了眩晕的预后及注意事项，是比较完整的治疗体系。《证治汇补·眩晕》云："有早起眩晕，须臾自定，日以为常，谓之晨晕，此阳虚也。有日晡眩晕，得卧可，谓之晕，此阴虚也……外邪所感者，风则项强自汗，寒则拘挛掣痛，暑则烦闷口渴，湿则重着吐逆，此四气乘虚而眩晕也……血为气配，气之所丽，以血为荣，凡吐衄崩漏产后亡阴，肝家不能收摄荣气，使诸血失道妄行，此眩晕生于血虚也……人身阴阳，相抱而不离，故阳欲上脱，阴下吸之。若淫梦过度，肾家不能纳气归原，使诸气逆奔而上，此眩晕出于肾虚也……虚者，内外之邪，乘虚入表而上攻。实者，内外之邪，郁痰上结而下虚……郁冒者，由肾气大亏，每遇风寒，即发眩冒，不仁不省，冷汗时流……脾为中州，升腾心肺之阳，堤防肾肝之阴。若劳役过度，汗多亡阳，元气下陷，清阳不升者，此眩晕出于中气不足也。""外邪痰火，主以二陈汤，加天麻、蔓荆等；夹风，加荆、防；夹寒，加藁本、细辛；夹暑，加香薷、藿香；夹湿，加苍术、厚朴；夹火，加山栀、黄芩。""凡眩晕言乱，汗多下利，时时自冒，卧亦旋转者，虚极不治……平人手指麻木，不时眩晕，乃中风先兆，须预防之。宜慎起居，节饮食，远房帏，调情志。"

清朝医家叶天士主张眩晕由于肝阳内风上扰，即"肝胆之风阳上冒"之意，其证有夹痰、夹火、中虚、下虚之别，治法亦有治胃、治肝之分，所谓缓肝之急以息风、滋肾之液以驱热，清上实下；或清营中之热，佐以敛摄神志；或泻肝安胃，填补阳明；或辛甘化风，甘酸化阴，清金平木等，因从肝阳内风上扰立论，治法多不离治肝，如养肝补肝、清肝泄肝、疏肝理肝等。《临证指南医案·肝风》云："肝阳内风震动，心悸眩晕少寐……肝阴虚风上颠，头目不清。""经云：东方生木，风生木，木生酸，酸生肝，故肝为风木之脏，因有相火内寄，体阴用阳，其性刚，主动主升……热则风阳上升，窍络阻塞，头目不清，眩晕跌仆……火风在上，舌干头眩。"

《临证指南医案·眩晕》云："头为六阳之首，耳目口鼻，系清空之窍，所患眩晕者，非外来之邪，乃肝胆之风阳上冒耳，甚则有昏厥跌仆之虞，其症有夹痰、夹火、中虚、下虚、治胆、治胃、治肝之分。火盛者，先生用羚羊、山栀、连翘、花粉、元参、鲜生地、丹皮、桑叶，以清泄上焦窍络之热，此先从胆治也；痰多者必理阳明，消痰如竹沥、姜汁、石菖蒲、橘红、二陈汤之类；中虚则兼用人参，外台茯苓饮是也；下虚者，必从肝治，补肾滋肝，育阴潜阳，镇摄之治是也。至于天麻、钩藤、菊花之属，皆系息风之品，可随症加入。此症之原，本之肝风，当与肝风、中风、头风门合而参之。"

清代医家程国彭除总结了肝火、湿痰、气虚、肾水不足、命门火衰等眩晕的治疗大法外，并着重介绍了以重剂参、附、芪治疗虚证眩晕的经验。《医学心悟·眩晕》云："其中有肝火内动者，经云诸风掉眩，皆属肝木是也，逍遥散主之。有湿痰壅遏者，书云头旋眼花，非天麻、半夏不除是也，半夏白术天麻汤主之。有气虚夹痰者，书曰清阳不升，浊阴不降，则上重下轻也，六君子汤主之；亦有肾水不足，虚火上炎者，六味汤；亦有命门火衰，真阳上泛者，八味汤。此治眩晕之大法也。"

清代医家何书田论述肝肾阴虚所致风阳上升、扰动清窍，从而可出现头目不清，眩晕跌仆。治疗应以滋补肝肾阴液为主，则肝风自息，虚热自清，眩晕得止，并兼以泻肝和胃治疗兼证。《医学妙谛·头眩章》云："精液有亏，肝阴不足，血燥生热，热则风阳上升，窍络阻塞，头目不清，眩晕跌仆。治法：缓肝之急以息风，滋肾之液以驱热。如虎潜丸、侯氏黑散、地黄饮子、滋肾丸、复脉饮汤等方。介以潜之，酸以收之，厚味以填之，或清上实下之法。风木过动，必犯阳明，呕吐不食，法当泄肝安胃，或填补阳明。又法辛甘化阴，清金平木，治痰须健中，息风可缓晕。"

清代医家张璐发挥朱丹溪观点，认为眩晕的产生多因于实邪，故以痰火为主，而外感六淫、内伤七情，虽均能导致眩晕，但"因痰火而作"，因此，治疗主张以清火豁痰为主，而兼治六邪。《张氏医通·眩晕门》云："经曰因于风，欲如运枢，起居如惊，神气乃浮，《内经》论眩，皆属于木，属上虚；仲景论眩，以痰饮为先；丹溪论眩，兼于补虚治痰降火。""故丹溪曰'眩晕不可当者，大黄三次酒炒干为末，茶调下，每服一钱至二钱。'刘宗厚曰'眩晕乃上实下虚所致，所谓虚者，血与气也，所谓实者，痰涎风火也。'经云'上虚则眩'，又云'徇蒙招尤，目暝耳聋，下实上虚'，则与刘氏所称无乃冰炭乎，盖邪之所凑，其气必虚，留而不去，其病为实，亦何冰炭之有，然当以脉法辨之，寸口大而按之即散者为上虚，以鹿茸法治之，寸口滑而按之益坚者为上实，以酒大黄法治之。""外感六淫，内伤七情，皆能眩晕，然无不因痰火而作，谚云'无火不动痰，无痰不作晕'，须以清火豁痰为主，而兼治六淫之邪，无不愈者。"

清朝医家唐容川认为，瘀血攻心，可导致头晕、昏迷等重症，尤以见于产妇及吐、衄血患者更属危候，治疗时应急降其血，用归芎之类酌加安神镇静之品。《血证论·瘀血》

云："瘀血攻心，心痛头晕，神气昏迷，不省人事，无论产妇及吐衄家，有此证者，乃为危候。急降其血，而保其心。用归芎失笑散，加琥珀、朱砂、麝香治之；或归汤调血竭、乳香末，亦佳。"

（二）分证论治

1. 肾精不足

证候：眩晕时作，精神不振，失眠多梦，腰膝酸软，耳鸣健忘；偏于阴虚者，五心烦热，颧红盗汗，形瘦，舌红有裂纹，苔薄，脉弦细；偏于阳虚者，形寒肢冷，面白无华或面色黧黑，舌淡，脉沉细无力。

治法：偏阴虚者，滋养肝肾；偏阳虚者，温阳补肾。

方药：偏阴虚者，方用左归丸加减；偏阳虚者，方用右归丸加减。方中左归丸用熟地黄、山药、山茱萸滋补肾阴；枸杞子、菟丝子滋补肝肾；牛膝强肾益精，引药入肾；龟甲胶、鹿角胶补肾填精。右归丸用熟地黄、山茱萸、杜仲为补肾主药；附子、肉桂、鹿角胶温补肾阳；山药、枸杞子、菟丝子、当归补肝脾以助肾。若五心烦热，颧红盗汗等阴虚内热之象明显者，可加知母、黄柏、牡丹皮、鳖甲滋阴清热；若口干、口渴明显者，可加沙参、麦冬、玉竹以养阴生津；若失眠多梦，健忘者，宜加酸枣仁、首乌藤、柏子仁、鸡子黄以养心安神。

医案选析：精血五液衰夺，阳化内风，上颠则眩晕欲厥，乘络则四末痠痹。老年有此，断非攻邪可却，古方侯氏黑散，取乎培实孔窍者缘此。熟地、杞子、藕汁、河车胶、紫石英、甘菊炭、茯苓、人乳粉、熬膏下用蜜。（叶天士.临证指南医案.人民卫生出版社，2006.）

2. 气血亏虚

证候：头晕目眩，动则加剧，遇劳即发；神疲乏力，心悸少寐，面色少华。舌淡，苔薄白，脉细弱。

治法：益气养血。

方药：归脾汤加减。方中党参、白术、黄芪益气健脾；当归补血活血；木香健运脾胃；龙眼肉、远志、酸枣仁、茯神养心安神；炙甘草调和诸药。若气虚自汗，宜加防风、浮小麦以益气固表；若气短乏力，纳呆，大便溏泄等中气不足者，可改用补中益气汤；若面色萎黄等血虚征象明显者，可加熟地黄、阿胶、紫河车以养血补血。

3. 肝阳上亢

证候：头晕胀痛，目眩耳鸣，遇劳或恼怒加剧；心烦少寐，面色潮红，口苦便秘。舌红，苔黄，脉弦数。

治法：平肝潜阳。

方药：天麻钩藤饮加减。方中天麻、钩藤平肝息风止晕；石决明平肝潜阳；牛膝、杜仲、桑寄生补益肝肾；黄芩、栀子清肝泻火；益母草清热活血；首乌藤、茯神养血安神。便秘者，宜加大黄、芒硝以通腑泄热；若眩晕较甚，面红目赤，急躁易怒等肝火亢盛者，宜加龙胆草、夏枯草、牡丹皮、菊花以清肝泻火；若阴虚症状明显者，可加生地黄、白术、玄参、麦冬以养阴生津；若阳亢极化风，症见眩晕欲仆，肢体震颤，步履不正者，宜加生龙骨、生牡蛎、珍珠母、羚羊角以镇肝息风。

医案选析：诸风掉眩，皆属于肝，肝阳上僭，头眩眼花，泛泛呕吐，纳谷减少，苔薄腻，脉弦滑。湿痰内阻，胃失降和。丹溪云：无痰不作眩。当柔肝潜阳，和胃化痰。生白芍三钱，豆衣三钱，仙半夏二钱，明天麻一钱，朱茯神三钱，枳实炭一钱，炒竹茹一钱，陈皮一钱，潼白蒺藜各二钱，炒杭菊一钱五分，生石决八钱，嫩钩钩三钱（后入）。（丁甘仁.丁甘仁医案.人民卫生出版社，2006.）

4. 痰浊上蒙

证候：头晕目眩，头重如蒙，视物旋转；胸闷作恶，呕吐痰涎。苔白腻，脉弦滑。

治法：燥湿祛痰。

方药：半夏白术天麻汤加减。方中半夏降逆止呕；陈皮健脾理气；茯苓、白术健脾化痰；天麻息风止晕；大枣、生姜、甘草调和脾胃。若呕吐频作，宜加竹茹、代赭石降逆止呕；胸闷纳呆者，可加砂仁、白蔻仁以理气化痰；若肢重体倦者，可加佩兰、藿香、石菖蒲，以醒脾化湿；耳鸣、重听者，宜加葱白、郁金、石菖蒲以化痰开窍；若痰湿郁久化热，症见心烦口苦，渴不欲饮，舌红苔黄腻，脉弦滑者，可改用黄连温胆汤加减。

医案选析：吴敦吉翁，年逾五十，善饮多劳，二月间盥洗时，忽然发晕，呕痰未仆，即右手足不举，言语謇涩，口眼不㖞，尚能扶步，脉弦滑有力，而无他证。此痰中也，用六君子汤去人参，加胆星、天麻、秦艽、竹沥、姜汁，半月后病减。方少加人参，兼用归芍，一月后即言语，步履如常矣。（郑重光.素圃医案.人民军医出版社，2012.）

5. 瘀血阻窍

证候：头晕头痛，耳鸣健忘，心悸失眠；外伤或手术后起病。舌有瘀点瘀斑，脉弦涩。

治法：祛瘀通络。

方药：通窍活血汤加减。方中赤芍、川芎、桃仁、红花活血化瘀；麝香、葱白通窍止痛；酒能辛窜活血；大枣甘温益气。畏寒肢冷，可加附子、肉桂温阳逐寒；若见气短乏力，可加黄芪、党参益气行血；若遇风发作或加剧，宜重用川芎，加防风、白芷、荆芥以驱散风邪。

第九节 中 风

一、病名

中风的记载始见于《内经》。如卒中昏迷期间有"仆击""大厥""薄厥"之称；半身不遂期间有"偏枯""偏风""身偏不用""痱风"等称。

《素问·调经论》认为，"大厥"的病机是气机逆乱，外溢脑络。症状是昏厥仆倒，预后要看气血外溢的程度，溢甚则死，溢少则气复反则生。《素问·调经论》云"血之与气并走于上，则为大厥，厥则暴死，气复反则生，不反则死"，强调大怒使血脉损伤，血溢于脑，引起"薄厥。"又云："大怒则形气绝，而血菀于上，使人薄厥。有伤于筋，纵，其若不容，汗出偏沮，使人偏枯。"同时指出，半身不遂、精神思维正常是"偏枯"的特征。

《灵枢·刺节真邪》云："虚邪偏客于身半，其深入，内居荣卫，营卫稍衰，则真气去，邪气独留，发为偏枯。"《灵枢·热病》云："偏枯，身偏不用而痛，言不变，志不乱，病在分腠之间。"《素问·风论》则简要论述了"心风"的病机和临床特征。云："心风之状，多汗恶风，焦绝善怒吓，赤色，病甚则言不可快。"

二、病因病机

汉代医家张仲景首先提出了中络、中经、中腑、中脏的证候分类方法，虽简要描述了中风的病机，但其中杂有风湿痹证的内容。《金匮要略·中风历节病脉证并治》云："寸口脉浮而紧，紧则为寒，浮则为虚；寒虚相搏，邪在皮肤；浮者血虚，络脉空虚；贼邪不泻，或左或右；邪气反缓，正气即急；正气引邪，㖞僻不遂。邪在于络，肌肤不仁；邪在于经，即重不胜；邪入于腑，即不识人；邪入于脏，舌即难言，口吐涎。"

隋代医家巢元方《诸病源候论》论述了中风的病因病机，说明血滞经脉是中风的病因之一，非但如此，还指出病之成是"久不瘥"，病程缓慢之故。指出中风的病因既有"气血偏虚"的因素，又有"风湿"之邪侵袭的因素。《诸病源候论·风偏枯候》云："风偏枯者，由血气偏虚，则腠理开，受于风湿，风湿客于半身，在分腠之间，使血气凝涩，不能润养，久不瘥，真气去，邪气独留，则成偏枯。"

宋代医家窦材指出，中风是由于肾气虚弱（真气虚），风邪内客脾、胃、心、肝之俞，可致手足不用，认识到邪气入脏、入腑的病情轻重、预后均不相同。《扁鹊心书》云："中风半身不遂，语言謇涩，乃肾气虚损也，灸关元五百壮。""此病皆因房室、六欲、七情所伤。真气虚，为风邪所乘，客于五脏之俞，则为中风偏枯等证。若中脾胃之俞，则右手足不用；中心肝之俞，则左手足不用。大抵能任用，但少力麻痹者为轻，能举而不能用者稍轻，全不能举动者最重。邪气入脏则废九窍，甚者卒中而死。入腑则坏四肢，或有可愈者。"

金代医家刘完素指出，大凡情志郁怒、五志化火均可导致人体气机失调，而发为中风。"腠理致密"之人（肥人）气血运行不畅，兼之阳热，易发卒中。中风病起于饮食起居失宜、劳逸失常、情志失调等，与现代观点颇为接近。《素问玄机原病式·火类》云："多因喜、怒、思、悲、恐之五志，有所过极，而卒中者，由五志过极，皆为热甚故也。""所谓腠理致密而多郁滞，气血难以通利，若阳热又甚而郁结，故卒中也。""暴病暴死，火性疾速故也。斯由平日衣服饮食，安处动止，精魂神志，性情好恶，不循其宜而失其常，久则气变兴衰而为病也。"

金元时期李东垣否定了中风为外来风邪，认为是四十岁以后，人体正气虚衰所致。《医学发明·中风有三》云："故中风者，非外来风邪，乃本气病也。凡人年过四旬，气衰者多有此疾，壮岁之际无有也，若肥盛则间有之，亦形盛气衰如此。"

孙一奎《赤水玄珠》综合前贤对中风的内风、外风之争，提出本病"先伤于内，后感于外"，而"相兼成病"，只是有标本轻重的不同，其中内伤为本、为因，外感为标、为证。因此选用治法时，亦宜根据轻重缓急，权衡用之。又论中风先兆症状，提出当出现某些征兆时，短期内会出现中风之症，与现代认识类似。《赤水玄珠·风门》云："抱朴子曰：按中风之证，卒然倒仆，口眼㖞斜，半身不遂，或舌强不语，唇吻不收是也。然名各不同……《要略》……皆言风从外入也。刘宁真……张洁古……李东垣……朱彦修……皆言风从内出也，夫自古论中风者，悉主于外感，而刘、张诸子，则主于内伤。今详此病，盖因先伤于内，而后感于外，相兼成病者也，但有标本轻重不同耳。假如百病皆有因有证，因则为本，证则为标。古人论中风者，言其证也。诸子论中风者，言其因也。岂可以中风一证歧而为二哉！故古人所论外感风邪者，未必不由本体虚弱，荣卫失调之所致。诸子所论火盛、气虚、湿痰者，未必绝无风邪外侵之所作……外感重者宜先法外邪，而后补中气；内伤重者，宜先补正气，而后攻外邪。或以散风药为君，而补虚药为佐使；或以补虚药为君，而散风药为佐使。全在治法，量标轻重而治之。"又云："凡中风者，俱有先兆之症。凡人如觉在拇指及次指麻木不仁，或手足不用，或肌肉蠕动者，三年内必有中风之症。经曰：肌肉蠕动，命曰微风，宜先服八风散、愈风汤、天麻丸各一料为愈。夫大拇指、次指皆手足太阴阳明经，中风多着此经也。先服祛风涤热之剂、辛凉之药，治内外之邪，是以圣人治未病不治已病。又云：善治者治皮毛，是治萌芽也。故初成者获愈，固久者伐形，是治未病之先也。"

清代医家沈金鳌发挥前贤的观点，认为肥人多中风，与临床多相符。同时指出中风容易复发，而且复发时病情必然加重，故强调以预防为主，与西医学的二级预防相吻合。《杂病源流犀烛·中风源流》云："肥人多中风。河间曰人肥则腠理致密而多郁滞，气血难以通利，故多卒中也。""若风病既愈，而根株未能悉拔，隔一二年，或数年，必再发，发则必加重，或至丧命，故平时宜预防之，第一防房劳，暴怒郁结调气血，养精神，又常服药以维持之（宜定风饼子），庶乎可安。"

叶天士从肝风立论探讨中风，认为肾水亏虚，水不涵木，肝阳偏亢，阳亢化风。《临证指南医案·中风》云："内风，乃身中阳气之变动，甘酸之属宜之。"《临证指南医案·肝风》曰："经云东方生风，风生木，木生酸，酸生肝。故肝为风木之脏，因有相火内寄，体阴用阳，其性刚，主动主升，全赖肾水以涵之，血液以濡之，肺金清肃下降之令以平之，中宫敦阜之土气以培之，则刚劲之质。得为柔和之体，遂其条达畅茂之性，何病之有。倘精液有亏，肝阴不足，血燥生热，热则风阳上升，窍络阻塞，头目不清，眩晕跌仆，甚则瘛疭痉厥矣。"

三、诊断

东汉末年医家华佗详细描述了中风症状，指出病生于五脏，或为五脏阴阳失调，或为风中五脏。《中藏经·火法有五论》云："病起于五脏者，皆阴之属也。其发也，或偏枯，或痿躄，或外寒而内热，或外热而内寒，或心腹膨胀，或手足拳挛，或口眼不正，或皮肤不仁，或行步艰难，或身体强硬，或吐泻不息，或疼痛不宁或暴无语，或久无音，绵绵默默，状若死人。如斯之候，备出于阴。阴之盛也，阳不足；阳之盛也，阴不盈。故前论云：阳不足则助之以火精，阴不足则济之以水母者是也。故喜其汗者汗之，喜其温者温之，喜其热者热之，喜其火者火之，喜其汤者汤之，温热汤火，亦在其宜，慎勿强之。如是，则万全其万。水火之法，真阴阳也。治救之道，当详明矣。"《中藏经·风中有五生死论》云："风中有五者，谓肝、心、脾、肺、肾也。五脏之中，其言生死，状各不同中风之病，鼻下赤黑相兼，吐沫而身直者，七日死也。又中风之病，口噤筋急，脉迟者生，脉急而数者死。心脾俱中风，则舌强不能言也；肝肾俱中风，则手足不遂也。风之厥，皆由于四时不从之气，故为病焉。有瘾疹者，有偏枯者，有失音者……手足不遂者，言语謇涩者，房中而得之……千端万状，莫离于五脏六腑而生矣。所使之候，配以此耳。"

明代医家王履指出，外风入中所致的病证是"正中风"，而其他病邪如火、气、湿等则称为"类中风"。《医经溯洄集·中风辨》云："中风者，非外来风邪，乃本气病也。凡人年逾四旬气衰之际，或因忧喜忿怒伤其气者，多有此疾，壮岁之时无有也，若肥盛则间有之。""因于风者，真中风也；因于火、因于气、因于湿者，类中风，而非中风也。"

失语是中风的常见症状，程钟龄从心经、胞络、脾经、肾经等不同方面详论其伴随症状及病机。《医学心悟·中风不语辨》云："若心经不语，必昏冒全不知人，或兼直视、摇头等症，盖心不受邪，受邪则殆，此败症也。若胞络受邪，则时昏时醒，或时自喜笑。若脾经不语，则人事明白，或唇缓，口角流涎，语言謇涩。若肾经不语，则腰足痿痹，或耳聋遗尿，以此为辨。"

清代医家喻嘉言强调了中风病情的严重性，关乎生死安危。《医门法律·中风论》云："中风一证，动关生死安危，病之大而且重，莫有过于此者。"

四、辨证论治

（一）辨证要点

唐代医家孙思邈提出的中风分类包括中风在内的"风中"之疾，包括偏枯、风痱、风懿、风痹等。《备急千金要方·论杂风状》云："中风大法有四：一曰偏枯，二曰风痱，三曰风懿，四曰风痹。""偏枯者，半身不遂，肌肉偏不用而痛，言不变智不乱，病在分腠之间。温卧取汗，益其不足，损其有余，乃可复也。""风痱者，身无痛，四肢不收，智乱不甚。言微可知，则可治。甚则不能言，不可治。"

朱丹溪认为，中风之风的根本，既非肝木之风，也非外风，而是由于肾水虚弱，水不制火，心火暴盛所致。病程中多见有痰，故治疗时还应祛痰，但治疗大法须补肾水泻心火。《局方发挥》云："俗云风者，言末而忘其本也，所以中风而有瘫痪诸证者，非谓肝木之风实甚而卒中之也，亦非外中于风。良由将息失宜，肾水虚甚，则心火暴盛，水不制火也，火热之气郁怫，神明昏冒，筋骨不用而卒倒无所知也。亦有因喜怒思悲恐，五志过极而卒中者，五志过热甚故也。"《丹溪治法新要·中风》："大率主血虚、有痰，以治痰为先，次养血行血，或作血虚夹火与湿。大法去痰为主，兼补姜汁不可少。""半身不遂，大率多痰。""治中风大法，泻心火，则肺金清，而肝木不实，故脾不受伤；补肾水，则心火降，故肺不受热；脾肺安，则阳明实，阳明实，则宗筋润，能束骨而利机关矣。"

明代医家李中梓提出中风中脏腑要辨闭证、脱证。《医宗必读·中风》云："中腑者，其病在表，多着四肢，故肢节废，脉浮恶风，拘急不仁，外有六经之形证，太阳经证，头痛、身热、脊强；阳明经证，目痛、鼻干、不得卧；少阳经证，耳聋、胁痛、寒热、呕、口苦；太阴经证，腹满自利、咽干；少阴经证，舌干、口燥；厥阴经证，烦满、囊缩；以小续命汤及疏风汤汗之。""中脏者，其病在里，多滞九窍，故唇缓，二便闭，脾；不能言，心；耳聋，肾；鼻塞，肺；目瞀，肝。以三花汤及麻仁丸下之。""中血脉者，病在半表半里，外无六经之证，内无二便之闭，但见口眼㖞斜，半身作痛，不可过汗，恐虚其卫，不可大下，恐伤其营，惟当养血、顺气，以大秦艽汤、羌活愈风汤和之。"又云："最要分别闭与脱，二证明白，如牙关紧闭，两手握固，即是闭证，用苏合香丸，或三生饮之类开之；若口开心绝，手撒脾绝，眼合肝绝，遗尿肾绝，声如鼾肺绝，即是脱证，更有吐沫直视，肉脱筋骨痛，发直，摇头上窜，面赤如妆，汗出如珠，皆脱绝之证。宜大剂理中汤灌之，及灸脐下，虽曰不治，亦可救十中之一。若误服苏合香丸、牛黄、至宝之类，即不可救矣。盖斩关夺门之将，原为闭证设，若施之脱证，如人既入井而又下之石也。世人蹈此弊而死者，不可胜数，故特表而出之。""中脏之证是闭而非脱者，宜苏合香丸、牛黄丸、至宝丹、活命丹之类。若中腑与中血脉之证，断不宜用。为内有麝香入脾治肉，牛黄入肝治筋，龙脑入肾治骨，恐反引风邪深入骨髓。如油入面，莫之能出。"《医宗必读·半身不遂》云："譬如树木，或有一边津液不荫注，而枝叶偏枯，故知偏枯一证，皆由气血不周。"

张景岳明确提出，中风的病因病机非外风所致，而是内伤积损、肝肾不足等引起。甚至欲更其名为非风，以避免引起误解。指出中风的根本为真阴不足，也提出人中年之后，此病渐增，正如《内经》所载"人年四十而阴气自半"之意。《景岳全书·非风》云："非风一证，实时人所谓中风证也。此证多见卒倒，卒倒多由昏愦。本皆内伤积损颓败而然，原非外感风寒所致。而古今相传，咸以中风名之，其误甚矣。故余欲易去中风二字，而拟名类风，又欲拟名属风。然类风属风，仍与风字相近，恐后人不解，仍尔模糊，故单用河间、东垣之意，竟以非风名之。庶乎使人易晓，而知其本非风证矣。"《景岳全书·非风诸证治法》云："人于中年之后，多有此证，其衰可知。经云：人年四十而阴气自半，正以阴虚为言也。夫人生于阳而根于阴，根本衰则人必病，根本败则人必危矣。所谓根本者，即真阴也。"

清代医家王清任强调，中风乃"气虚血瘀"所致，详解半身不遂的发生机理，自此中风病机基本趋于完善。他还根据气虚病因创制补阳还五汤，至今仍在临床上广泛应用。《医林改错·半身不遂辨》云："如果是风火湿痰，无论由外中，由内发，必归经络。经络所藏者，无非气血。气血若为风火湿痰阻滞，必有疼痛之症。有疼痛之症，乃是身痛之痹症，非是半身不遂。半身不遂，无疼痛之症。余平生治之最多，从未见因身痛痹症而得半身不遂者，由此思之，又非风火湿痰所中。"《医林改错·半身不遂本源》云："或曰：君言半身不遂，亏损元气，是其本源，何以亏至五成方病？愿闻其说。余曰：夫元气藏于气管之内，分布周身，左右各得其半。人行坐动转，全仗元气。若元气足，则有力；元气衰，则无力；元气绝，则死矣。若十分元气，亏二成，剩八成，每半身仍有四成，则无病。若亏五成，剩五成，每半身只剩二成半，此时虽未病半身不遂，已有气亏之症，因不疼不痒，人自不觉。若元气一亏，经络自然空虚，有空虚之隙，难免其气向一边归并，如右半身二成半归并于左，则右半身无气；左半身二成半归并于右，则左半身无气，无气则不能动，不能动，名曰半身不遂。"

张璐《张氏医通》提出，治痰之时勿忘正气未复，由于痰来源于津血，故攻痰之时必伤津血，使元气受损，因此清代医家张璐强调中风时治痰必须顾护正气，以治痰为标，补元气为本。《张氏医通·中风门》云："凡经络之痰，盖即津血之所化也。使果营卫和调，则津自津，血自血，何痰之有？唯是元阳亏损，神机耗败，则水中无气，而津凝血败，皆化为痰耳。此果痰也，果津血也，岂以津血之外，而别有所谓痰者耶？若谓痰在经络，非攻不去，则必并津血而尽去之，庶乎可也。否则安有独攻其痰，而津血自可无动乎？津血复伤，元气愈竭，随去随化，痰必愈甚，此所以治痰者不能尽，而所尽者惟元气也。矧复有本无痰气，而妄指为痰，以误攻之者，又何其昧之甚也？故凡治痰之药，在元气无伤而有壅滞者，乃可暂用分消，岂云无效。若病及元气，而但知治标，则未有日用而不日败者矣。"

　　清代医家费伯雄对中络、中经、中腑、中脏有所发挥，认为是病邪依次由浅入深的过程。并强调风邪入中，多与人体火、气、痰偏胜有关，认为以"风为主，而火与气与痰，乃与风合并交作，方为标本分明"，对中络、中经、中腑、中脏各列方药，指出中脏为难治。《医醇賸义·中风》云："手指麻木，而肌肉不仁，若是者名曰中络。营血不能固内，则风入于经脉，故身体重着，步履艰难，若是者名曰中经，由此而深入则为中腑。腑者胃腑也。胃为六腑之长，职司出纳。风入于胃，胃火炽盛，水谷之气，不生津液而化痰涎，痰随火升，阻塞灵窍，故昏不知人也。由此而深入，则是中脏。脏者，心脏也。心体纯阳，风性飚举，风火上扰，神明散乱，故舌不能言，而口流涎沫。此偏枯症中由浅入深之次第也。""盖其人有火气痰偏胜之处，因中于风，则有火者为风火；有气者为风气；有痰者为风痰。风为主，而火与气与痰，乃与风合并交作，方为标本分明。""中络者，风入肌表，肌肉不仁，或手指足趾麻木，加味桂枝汤主之。""中经者，风入经脉，身体重着，步履艰难，养血祛风汤主之。""中脏，心为一身之主，风火上犯，则神明散乱，舌不能言，口流涎沫，甚或神昏鼾睡，面色油红，此为难治，姑拟牛黄清心饮，以备急救之一法。"

　　中西汇通学派代表医家张锡纯也提倡非外风论，强调"外受之风为真中风，内生之风为类中风"，治疗时必须辨清，类中风不宜使用发表之药，主张滋养肝肾、潜阳息风，拟方镇肝熄风汤，临床广为应用。并参照西医，认为中风类似"脑充血"。《医学衷中参西录·治内外中风方》云："是证名内中风，所以别外受之风也。乃自唐宋以来，不论风之外受、内生，浑名曰中风。夫外受之风为真中风，内生之风为类中风，其病因悬殊，治法自难从同。若辨证不清，本系内中风，而亦以祛风之药发表之，其脏腑之血，必益随发表之药上升，则脑中充血必益甚，或至于血管破裂，不可救药。"

　　"镇肝熄风汤：治内中风证（亦名类中风，即西人所谓脑充血证），其脉弦长有力（即西医所谓血压过高），或上盛下虚，头目时常眩晕，或脑中时常作疼发热，或目胀耳鸣，或心中烦热，或时常噫气，或肢体渐觉不利，或口眼渐形㖞斜，或面色如醉，甚或眩晕，至于颠仆，昏不知人，移时始醒，或醒后不能复原，精神短少，或肢体痿废，或成偏枯。"

　　清代医家张山雷倡中风由内因引起，非前贤所指外因，主要病机在于肝肾亏虚，阴不制阳，或火极生风，皆由内风旋转，气火俱浮，迫血上涌，致成中风危候。主张治疗采用潜降镇摄、滋养肝肾法。《中风斠诠·中风总论》云："以富贵家肥甘太过，酿痰蕴湿，积热生风，致为暴仆偏枯，猝然而变，如有所击者，然则声色酒醴，断丧真元，皆在其中，病由内因，最为明显。""古之中风，皆是外因，治必温散解表者，所以祛外来之邪风也；今之中风，多是内因，治必潜降镇摄者，所以靖内动之风阳也。诚能判别此外内二因之来源去委，则于古今中风证治，思过半矣。""五脏之性肝为暴，肝木横逆则风自生；五志之极皆生火，火焰升腾则风亦动。推之而阴虚于下，阳浮于上，则风以虚而暗煽；津伤液耗，营血不充，则风以燥而猖狂。"

（二）分证论治

1. 中经络

（1）风痰阻络

证候：头晕目眩，口眼㖞斜，口角流涎，语言不利；偏身麻木，甚则半身不遂。舌暗淡，苔薄白或白腻，脉弦滑。

治法：平肝息风，化痰通络。

方药：化痰通络汤加减。方中半夏、茯苓、白术健脾化痰；胆南星、天竺黄清热化痰；天麻平肝息风；香附疏肝理气；丹参活血化瘀；大黄通腑泄热。若见舌质紫暗，瘀血重者，可加桃仁、红花、赤芍活血化瘀；如眩晕欲仆，肢颤手抖，可加石决明、钩藤、菊花、牡蛎、磁石等镇肝潜阳；言语不利，神情呆滞者，可加石菖蒲、远志化痰开窍；若心中烦热，舌苔黄腻者，可加栀子、黄芩清热除烦。

（2）阴虚风动

证候：平素头晕目眩，耳鸣目胀，突然口眼㖞斜，舌强言謇，甚或半身不遂；五心烦热，肢体麻木，失眠少寐。舌红少苔或光剥无苔，或薄白或白腻，脉弦细或弦细数。

治法：镇肝息风，滋养肝肾。

方药：镇肝熄风汤加减。方中重用怀牛膝以引血下行，兼有补益肝肾之效；代赭石、龙骨、牡蛎降逆潜阳，镇肝息风；龟甲、玄参、天冬、白芍滋阴潜阳；茵陈、川楝子、麦芽清肝达郁；甘草和胃调中，调和诸药。若见舌质暗红、有瘀斑或瘀点，则为夹有血瘀征象，可加桃仁、红花、赤芍活血化瘀；如潮热盗汗、五心烦热明显者，可加地骨皮、黄柏、知母以清相火；痰热内盛者，可去龟甲，加胆南星、天竺黄清热化痰。

医案选析：左关尺脉，独得动数，多语则舌音不清，麻木偏着右肢，心中热炽，难以名状。此阳明脉中空乏，而厥阴之阳夹内风以纠扰，真气不主藏聚，则下无力以行动；虚假之热上泛，为喉燥多咳，即下虚者上必实意。冬至后早服方，从丹溪虎潜法。九制熟地（照前法制）八两，肉苁蓉（照前制）四两，天冬（去心蒸烘）四两，当归（炒焦）二两，生白芍三两，川斛（熬膏）八两，黄柏（盐水炒）二两，怀牛膝（盐水蒸）三两。（叶天士．临证指南医案．人民卫生出版社，2006.）

（3）肝阳暴亢

证候：半身不遂，舌强语謇，口舌㖞斜；头晕胀痛，失眠多梦，面红目赤，心烦易怒。舌红或红绛，苔薄黄或黄燥，脉弦或弦数。

治法：平息风，清热活血。

方药：天麻钩藤饮加减。方中天麻、钩藤、石决明均有平肝息风之效；黄芩、栀子清热泻火；益母草活血利水；牛膝引血下行；杜仲、桑寄生补益肝肾；首乌藤、茯神养血安神。若头晕头痛，可加菊花、桑叶清肝泄热；肝火偏盛者，可加龙胆草、夏枯草以清泻肝火；若夹有痰热者，可加胆南星、瓜蒌清热化痰；若舌苔黄燥、大便秘结不通者，可加大黄、瓜蒌仁以通腑泄热；若心中烦热，可加生石膏、黄芩以清热除烦。

（4）气虚血瘀

证候：半身不遂，言语不利，口舌㖞斜；面色无华，神疲乏力，心悸自汗，偏身麻木。舌暗淡或有瘀斑瘀点，苔薄白或白腻，脉细缓或细涩。

治法：益气活血，扶正祛邪。

方药：补阳还五汤加减。方中重用黄芪益气养血；桃仁、红花、赤芍、当归尾、川芎活血祛瘀；地龙通络活络。若气虚明显者，可加党参或人参大补元气；若不思饮食，呕吐痰涎者，可加白术、茯苓健脾化痰；若言语不利，可加远志、石菖蒲化痰开窍；心悸明显且心阳不足者，可加桂枝、炙甘草以温经复脉；若患侧肢体麻木无力者，可加桑寄生、杜仲、牛膝、山茱萸以壮筋骨，强腰膝。

医案选析：祁妪，中风延今一载，左手不能招举，左足不能步履，舌根似强，言语謇涩，脉象尺部沉细，寸关濡滑，舌边光，苔薄腻，年逾七旬，气血两亏，邪风入中经，营卫痹塞不行，痰阻舌根，故言语謇涩也。书云：气主煦之，血主濡之。今宜益气养血，助阳化痰，兼通络道。冀望阳生阴长，气旺血行，则邪风可去，而湿痰自化也。潞党参三钱，生黄芪五钱，生於术二钱，生甘草六分，熟附片八分，川桂枝五分，全当归三钱，大白芍二钱，大川芎八分，怀牛膝二钱，浓杜仲三钱，嫩桑枝四钱，红枣十枚，指迷茯苓丸四钱（包）。此方服三十剂，诸恙均减，后服膏滋，得以收效。（丁甘仁．丁甘仁医案．人民卫生出版社，2006.）

2. 中脏腑

（1）痰热腑实

证候：突然昏倒，神志昏糊，半身不遂或肢体拘急、抽搐，口舌㖞斜；面红目赤，口噤气粗，鼻鼾痰鸣，烦闷躁扰，大便秘结。舌红或红绛，苔黄腻，脉弦滑数。

治法：清热涤痰，通腑醒神。

方药：羚角钩藤汤加减。方中羚羊角、钩藤、菊花、桑叶凉肝息风，清热解痉；白芍、生地黄养阴柔肝；贝母、竹茹清热化痰；茯神宁心安神；甘草调和诸药。应同时灌服或鼻饲局方至宝丹或安宫牛黄丸以辛凉开窍。若喉间痰鸣，可加竹沥、天竺黄、胆南星以清热化痰；面红目赤，脉弦而有力者，宜加龙胆草、栀子、夏枯草、蝉衣以清肝息风；腹胀便秘、舌苔黄厚者，可加大黄、枳实通腑泄热，或用礞石滚痰丸涤痰通腑；口干、口渴，舌红苔黄燥者，可加沙参、玉竹、石斛、麦冬以养阴生津。本证还可选用羚羊角汤加减治疗。

（2）风火闭窍

证候：突然昏倒，不省人事，半身不遂或肢体强痉，口舌㖞斜；面红目赤，牙关紧闭，两手握固，气粗口臭，躁扰不宁。舌红，苔黄燥或焦黑，脉弦数。

治法：平肝息风，开窍醒神。

方药：天麻钩藤饮加减。方中天麻、钩藤平肝息风；生石决明镇肝潜阳；牛膝引血下行；黄芩、栀子、夏枯草清肝泻火。应同时灌服或鼻饲紫雪丹或安宫牛黄丸以辛凉透窍。若伴见抽搐者，可加地龙、全蝎、蜈蚣以息风止痉；若头痛、眩晕明显者，可加钩藤、菊花、珍珠母平肝降逆；夹痰热者，宜加竹沥水、胆南星、猴枣散以清热祛痰。

（3）痰湿闭窍

证候：突然昏仆，不省人事，半身不遂或肢体强痉，口舌㖞斜；牙关紧闭，两手握固，面白唇暗，静卧不烦，四肢不温，痰涎壅盛。苔白腻，脉沉滑缓。

治法：燥湿化痰，醒神开窍。

方药：涤痰汤加减。方中半夏、茯苓、橘红、石菖蒲燥湿化痰开窍；竹茹、胆星清热化痰；枳实降气导痰；人参、甘草健脾益气。应同时以温开水化开灌服或鼻饲苏合香丸以温开透窍。若四肢逆冷，可加桂枝、制附子以温阳逐寒；兼有动风者，宜加天麻、钩藤以平息内风。

医案选析：叶，初春肝风内动，眩晕跌仆，左肢偏痿，舌络不和，呼吸不爽，痰火上蒙，根本下衰。先宜清上痰火。羚羊角、茯苓、橘红、桂枝、半夏、郁金、竹沥、姜汁。（叶天士. 临证指南医案. 人民卫生出版社，2006.）

（4）阴阳离决

证候：突然昏仆，不省人事，手撒肢冷，肢体软瘫；目合口张，鼻鼾息微，汗多，二便失禁。舌体痿软或卷缩，脉微欲绝。

治法：益气回阳，扶正固脱。

方药：参附汤加减。方中人参大补元气；炮附子回阳固脱，亦可合用生脉饮以救阴固脱。若增强敛阴固脱之效，可加黄芪、龙骨、牡蛎、五味子、山茱萸、麦冬；若投以参附汤后，见其面赤足冷、虚烦不安、脉极弱或浮大无根者，是阴气衰竭，阳无所依，而虚阳上越所致，可改用地黄饮子加减，以滋补肾阴，温壮肾阳。

医案选析：吴坦如兄，年将三十，酒后行走，忽昏仆不知人事，扛上床一刻方醒，即右手足不能举，尿不禁而口眼不㖞，舌微强，时发寒而汗出，小便频下，六脉细濡无力。此元气大虚，类中风之脱证也，若不急行温补，恐致大汗喘厥亡阳，乃显明易见之虚病。时火治庵盛行之际，亦不能别生他议，遂以参、芪、归、术、桂、附、天麻、半夏、益智等药，补益月余而健。（郑重光. 素圃医案. 人民军医出版社，2012.）

3. 恢复期

（1）风痰瘀阻

证候：口舌㖞斜，言謇语涩或失语，口角流涎；偏身麻木或半身不遂。舌暗，苔滑腻，脉弦滑。

治法：祛风化痰，活血通络。

方药：解语丹加减。方中天麻、胆南星、白附子息风除痰；全蝎、羌活祛风通络；远志、石菖蒲交通心肾，化痰宣窍；木香行气疏肝；甘草调护脾胃，调和诸药。可加桃仁、红花、当归等活血化瘀；若肝风内动、肝阳上亢者，可加夏枯草、龙胆草、菊花、石决明以平肝潜阳；若痰浊郁而化热者，可加天竺黄、竹茹、贝母清热化痰。

（2）气虚血瘀

证候：半身不遂或肢体麻木不仁；面色无华，口舌㖞斜，言语不利，口角流涎。舌淡紫或有瘀斑瘀点，苔薄白，脉细涩。

治法：益气扶正，活血通络。

方药：补阳还五汤加减。方中黄芪大补元气；桃仁、红花、赤芍、当归尾、川芎活血化瘀；地龙通经活络。若气短乏力，可加党参、白术；若痰多苔腻，可加茯苓、半夏、陈皮以健脾化痰；若神情呆滞，言语不利，可加菖蒲、远志化痰开窍；腰膝酸软，可加牛膝、川续断、桑寄生、杜仲壮筋骨，强腰膝。

（3）肝肾亏虚

证候：半身不遂，患肢拘挛失用，足痿不能履地，舌强不语；腰膝酸软，眩晕耳鸣，心烦少寐。舌红，苔少，脉弦细弱。

治法：滋补肝肾，开窍化痰。

方药：地黄饮子加减。方中熟地黄、山茱萸补益肾精；肉苁蓉、巴戟天、附子、肉桂温壮肾阳；麦冬、石斛、五味子滋阴敛液；菖蒲、远志、茯苓化痰开窍，交通心肾；姜、枣、薄荷和其营卫。若肢体活动不利明显，可加牛膝、地龙、全蝎、蜈蚣、桑枝等通经活络；若见肌肤甲错，舌质紫暗、有瘀斑或瘀点，宜加桃仁、红花、丹参、赤芍以活血祛瘀；若兼见口眼㖞斜，可改用牵正散以祛风化痰。

医案选析：失血有年，阴气久伤，复遭忧悲恼郁，阳夹内风大冒，血舍自空，气乘于左。口㖞肢麻，舌暗无声，足痿不耐行走。明明肝肾虚馁，阴气不主上承。重培其下，冀得风息。议以河间法。熟地四两，牛膝一两半，萸肉二两，远志（炒黑）一两半，杞子二两，菊花（炒）二两，五味一两半，川斛二两四钱，茯神二两，淡苁蓉干一两二钱。（叶天士.临证指南医案.人民卫生出版社，2006.）

第十节 癫 病

一、病名

《黄帝内经》对本病的症状、病因、病机及治疗均有详细的记载，在阐述生理、病理基础之上，探讨了癫病的病因病机并涉及治疗，为了观察病情变化，提出了一些治疗护理的可贵方法。骨、筋、脉癫疾的分类系依据病人诸多症状判定病位，再辨虚实，是很有科学价值的分类方法，并根据这一分类选取相应穴位治疗，实者刺而泻之，虚者灸而补之。经文不仅分骨、筋、脉癫疾，还从临床实际出发，指出"疾发如狂者，死不治"的特殊证候。《素问·脉解》云"阳尽在上，而阴气从下。下虚上实，故狂癫疾也"，指出了火邪扰心和阴阳失调而发病。《素问·六微旨大论》云"出入废则神机化灭，升降息则气立孤危"，指出了癫病的病机。《素问·脉要精微大论》云："衣被不敛，言语善恶，不避亲疏者，此神明之乱也。"《灵枢·癫狂》云："癫疾始生，先不乐，头重痛，视举目，赤甚作极，已而烦心。""骨癫疾者，颛齿诸腧分肉皆满而骨居，汗出烦悗，呕多沃沫，气下泄，不治。筋癫疾者，身倦挛急大，刺项大经之大杼脉，呕多沃沫，气下泄，不治。脉癫疾者，暴仆，四肢之脉，皆胀而纵，脉满，尽刺之出血，不满，灸之夹项太阳，灸带脉于腰相去三寸诸分肉本输，呕多沃沫，气下泄，不治。癫疾者，疾发如狂者，死不治。"

二、病因病机

隋代医家巢元方指出，风邪伤人是引起癫病的重要原因之一。《诸病源候论·注病诸候》云："又有九种注：一曰风注……其病人欲得解头却巾，头痛，此名温风。病人体热头痛，骨节厥强，此名汗风……或被发狂走，打破人物，此名颠风。或叫呼骂詈，独语谈笑，此名狂风。"《诸病源候论·风邪候》云："风邪者，发则不自觉知，狂惑妄言，悲喜无度是也。"

金代医家刘完素指出，"喜为心志"，情志化火，心热炽盛，可表现"多喜而为癫"。《素问玄机原病式·六气为病》云：《经》注曰：多喜为癫，多怒为狂。然喜为心志，故心热甚则多喜而为癫也；怒为肝志，火实制金，不能平木，故肝实则多怒而为狂也。况五志所发皆为热，故狂者五志间发，但怒多尔。"

元代医家朱丹溪提出癫狂的发病与"痰"有关的理论，并首先提出"痰迷心窍"之说，对于指导临床实践具有重要意义，也为后世许多医家所遵循。《丹溪心法·癫狂》还有精神疗法的记载。云："癫属阴，狂属阳，癫多喜而狂多怒，脉虚者可治，实则死。大率多因痰结于心胸间，治当镇心神、开痰结。"《格致余论·虚病痰病有似邪祟论》云："血气者，身之神也。神既衰乏，邪因而入，理或有之。若夫血气两亏，痰客中焦，妨碍升降，不得运用，以致十二官各失其职，视听言动，皆有虚妄。以邪治之，其人必死。吁哉冤乎！谁执其咎？"

元代医家王好古《此事难知》首次区别狂言、谵语及郑声：狂言为与人说话，讲未经过之事；谵语为自语，讲常见之事；郑声则为低语无力，不相续接，三者之区别昭然若揭。《此事难知·狂言谵语郑声辨》云："狂言者，大开目与人语，语所未尝见之事，即为狂言也。谵语者，合目自言，言所日用常见常行之事，即为谵语也。郑声者，声战无力，不相接续，造字出于喉中，即郑声也。"

清代医家王清任《医林改错》开创瘀血学说之先河。《医林改错·痹症有瘀血说·癫狂梦醒汤》云："癫狂一症，哭笑不休，詈骂歌唱，不避亲疏，许多恶态乃气血凝滞，脑气与脏腑气不接，如同作梦一样。"《医林改错·脑髓说》云："灵机记性在脑者，因饮食生气血，长肌肉，精汁之清者，化而为髓。"

联系本病的发生，如发生血瘀气滞，使脏腑化生的气血不能正常的充养元神之府，或因血瘀阻滞脉络，气血不能上荣脑髓，则可造成灵机混乱，神志失常发为癫狂。并提出"脑气"之名，将本病病位定位于脑，对中医脑病学的发展起到了促进作用。

傅青主《傅青主男科》提出脾胃虚寒所致之癫病，因脾胃虚寒，饮食入胃后不能转化成为水谷精微输布全身，而变为痰浊凝滞，痰迷心窍遂变生癫狂，颇有新意。《傅青主男科·癫狂门》云："此症多生于脾胃之虚寒，饮食入胃，不变精而变痰，痰迷心窍，遂成癫狂。苟徒治痰而不补气，未有不速之死者也。"

裴庆元《三三医书》提出癫病多虚论，癫病虽有痰火之症，但其病属阴，可心、肝、脾、肺、肾等五脏之虚发病，故提倡"宜补勿泻"之说。《三三医书·医学说约·癫狂》云："癫乃重阴，病属五脏；狂乃重阳，症属六腑。癫则癫呆多喜，如醉如痴，若心虚则胆怯，肾虚则失志，脾虚则不乐，肺虚则悲忧，肝虚则怒，有痰火不足之症，宜补勿泻。"

三、诊断

《难经》提出癫与狂病的病机不同，对癫狂二病从临床症状表现上加以区别。《难经·二十难》云："重阳者狂，重阴者癫。"《难经·五十九难》云："狂癫之病，何以别之？然：狂疾之始发，少卧而不饥，自高贤也，自辨智也，自倨贵也，妄笑，好歌乐，妄行不休是也。癫疾始发，意不乐，直视僵仆，其脉三部阴阳俱盛是也。"

汉代医家华佗虽未明确提出癫病，但从其描述特点，认为癫病主要起病于心气虚、六腑病变、阳病等，并通过脉证判断其预后。《中藏经·论心脏虚实寒热生死逆顺脉证之法》云："心虚则畏人，瞑目欲眠，精神不倚，魂魄妄乱。"《中藏经·水法有六论》云："病起于六腑者，阳之系也。阳之发也，或上或下，或内或外，或蓄在中行之极也。有能歌笑者，有能悲泣者；有能奔走者，有能呻吟者；有自委曲者，有自高贤者；有寤而不寐者，有寐而不寤者；有能食而不便利者，有不能食而便自利者；有能言而声清者，有不能言而声昧者，状各不同，皆生六腑也。"《中藏经·脉病外内证决论》云："阳病人，精神颠倒，寐而不惺，言语失次，脉候浮沉有力者生；无力，及食不入胃，下利不定者死。"

晋代医家王叔和指出，心气亏虚、心火亢盛等均可引起癫病的一系列症状，从而认识到心是癫病的主要病位。《脉经·心手少阴经病证》云："邪哭使魂魄不安者，血气少也。血气少者，属于心。心气虚者，其人即畏，合目欲眠，梦远行而精神离散，魂魄妄行。阴气衰者即为癫，阳气衰者即为狂。""五脏者，魂魄之宅舍，精神之所依托也。魂魄飞扬者，其五脏空虚也，即邪神居之，神灵所使，鬼而下之，脉短而微，其脏不足，则魂魄不安。""心病，其色赤，心痛，短气手掌烦热，或啼笑骂詈，悲思愁虑，面赤身热，其脉实大而数，此为可治。"《脉经·平人迎神门气口前后脉》云："肺大肠俱虚，右手寸口气口以前脉阴阳俱虚者，手太阴与阳明经俱虚也。病苦耳鸣嘈嘈，时妄见光明，情中不乐，或如恐怖。"

吴谦指出癫狂均以脉象"浮洪"为吉象，因其病尚浅。《医宗金鉴·新着四言脉诀》云："癫乃重阴，狂乃重阳，浮洪吉象，沉急凶殃。""癫狂二证，皆以浮洪为吉，取其病尚浅也。若沉而急，病已入骨，虽有扁仓，莫之能救矣。"

四、辨证论治

（一）辨证要点

张仲景《金匮要略》对本病的病因作了进一步探讨，提出因心虚而血气少，邪乘于阴则为癫，邪乘于阳则为狂。《金匮要略·五脏风寒积聚病脉证并治》云："邪入使魂魄不安者，血气也。血气少者属于心，心气虚者，其人则畏，合目欲眠，梦远行而精神离散，魂魄妄。阴气衰者为癫，阳气衰者为狂。"

王焘《外台秘要》收录了唐以前多首治疗癫病的验方，以镇惊除邪、安神定志为主要功效。《外台秘要·风邪方八首》云："《广济》疗风邪狂乱失心，安神定志方。"《外台秘要·五邪方五首》云："深师五邪丸，疗心惊恐梦寐愁忧，烦躁不乐，心神错乱，邪气经入五脏，往来烦闷，悲哀啼泣，常如苦怖，吸吸短气，当发之时，恍惚喜卧，心中踊踊，忽然欲怒，癫倒手足，冷清气乏，鬼邪气所中，涉于脏腑，食即呕逆，除气定心神方。""又五邪汤，疗风邪恍惚悲涕泣狂走，如有神之状，身体强直，或疼痛，口禁噤喉，水浆不通，面目变色，甚者不识人方。""又茯神汤，主五邪气入人体中，见鬼妄语，有所见闻，心悸动摇，恍惚不定方。"《外台秘要·风惊恐失志喜忘及妄言方六首》云："深师人参汤，疗忽忽善忘，小便赤黄，喜梦见死人或梦居水中，惊恐惕惕如怖，目视眈眈，不欲闻人声，饮食不得味，神情恍惚不安，定志养魂方。""又龙骨汤，疗宿惊失志，忽忽喜忘，悲伤不乐，阳气不起方。""又铁精散，疗惊恐妄言，或见邪魅，恍惚不自觉，发作有时，或如中风方。"《古今录验》道士陈明进茯神丸，一名定志小丸。主心气不定，五脏不足，甚者忧愁悲伤不乐，忽忽喜忘，朝瘥暮剧，暮瘥朝发，发则狂眩。加茯神为茯神丸，不加茯神为定志丸，二分合少可两度合方。"《千金》疗惊劳失志方……一云：主惊悸，心神错乱，或是或非，言语无度，茯神汤。"

明代医家王肯堂认识到癫与狂、痫为不同的疾病，三者"大相径庭"，并归于"神志门"，分篇论述，详辨癫病症状，认为与狂病同为神志疾病，但相互区别，发病症状不同。并论述了"思虑伤心""心经蓄热""痰迷气结"等证候及治法。《证治准绳·神志门·狂痫总论》云："《素问》止言癫而不及痫。《灵枢》乃有痫瘛、痫厥之名。诸书有言癫狂者，有言癫痫者，有言风痫者，有言惊痫者，有分癫痫为二门者，迄无定论。究其独言癫者，祖《素问》也。言癫痫、言癫狂者，祖《灵枢》也。要之癫痫狂大相径庭，非名殊而实一之谓也。"

《证治准绳·神志门·癫》云："癫病，俗谓之失心风。多因抑郁不遂，佗傺无聊而成。精神恍惚，言语错乱，喜怒不常，有狂之意，不如狂之甚。狂者暴病，癫则久病也。宜星香散……或以涌剂，涌去痰涎后，服宁神之剂。因惊而得者，抱胆丸。思虑伤心而得者，酒调天门冬地黄膏，多服取效。有心经蓄热，发作不常，或时烦躁，鼻眼觉有热气，不能自由，有类心风，稍定复作，清心汤加石菖蒲。有病癫人，专服四七汤而愈。盖痰迷为癫，气结为痰故也。"

明代医家徐彦纯从症状区分癫、痫，认为"痫与癫略相类而实不同"，并提出"痫病归于五脏，癫病属之于心"，但此处所述之"癫"与本篇内容不吻合，可能与认识上的差别有关。《玉机微义·风痫门·叙痫病之始》云："又按《内经》言癫而不言痫，古方以癫痫或并言或言风癫或言风痫或言癫狂所指不一。盖痫病归于五脏，癫病属之于心，故今以风痫另立一门而癫狂合为一门也。又痫与癫略相类而实不同，病发身软，时醒者谓之痫也。身强直反张如弓，不时醒者谓之癫也，痫病随其痰之潮作故有时而醒。癫比痫为甚而有夹虚者，故因其昏冒而遂致亡者多矣。"

明代医家孙一奎认为，癫病初起可为实，但病久或误治或攻之太过，可致心血不足，神志不定。《赤水玄珠·癫狂痫门》云："林亿公曰：狂为痰火盛实，癫为心血不足，狂病宜大吐下。生生子曰：据此言，心血不足者，乃医治攻克太过，以致中气馁弱，而神志不定，非癫病一起初便有此不足症也。""生生子曰：按此以风痫另立一门，明其不与癫狂相类，则是之矣。而云癫狂合为一门，今终集考之，并无癫狂门目，岂未之补欤。""济世方，治失心……至人云：此病忧惊得之，痰裹心窍。此药能去郁痰。"

李梴《医学入门》提出，治疗癫病以滋阴养血宁神等补益之剂为主。《医学入门·癫狂》云："癫者，异常也。平日能言，癫则沉默，平日不宁，癫则呻吟，甚则僵仆直视，心常不乐，此阴虚血少，心火不宁，大调中汤主之；不时倒晕者，滋阴宁神汤；言语失伦者，定志丸；悲哭呻吟者，烧蚕蜕、故纸，酒调二钱，蓖麻仁煎汤，常服可以断根……癫则兼乎安神养血。"

张景岳认为，癫证无火者多。若无火邪，则不得妄用凉药，恐伤及脾胃而变生他病。若有阴盛阳衰及气血暴脱而绝无痰火气逆等病者，凡四君、四物、八珍、十全大补或姜、桂、附皆可用，无癫病禁补之说。当然，有虚中夹实，微痰火不清而病久不愈者，亦可随症增减。此外，张景岳在《景岳全书》中首先提出"痴呆证。"《景岳全书·癫狂痴呆》云："癫狂之病，病本不同。狂病之来，狂妄已渐而经久难已；癫病之至，忽然僵仆，而时作时止。狂病常醒，多怒而暴；癫病常昏，多倦而静。由此观之，则其阴阳寒热，自有冰炭之异。故《难经》曰：重阳者狂，重阴者癫，义可知也。后世诸家有谓癫狂之病，大概是热，此则未必然也，此其形气脉气自亦有据，不可不辨察阴阳，分而治之。"

明代医家龚廷贤认为，癫"为求望高远，不得志者"，由情志所伤而成，可引起心血不足、心神失养等，与狂病"痰火实盛"、痫病"独主乎痰"不同；并提出"心血不足"、妇人"营血迷于心包""惊邪蕴结"等癫病证型，施以相应方药。其中"加味逍遥散"条在危亦林《世医得效方》也有相同记载。

《寿世保元·癫狂》云："喜伤于心而怒伤于肝，乃二脏相火有余之证。《难经》阴阳之说，恐非理也。大抵狂为痰火实盛，癫为心血不足，多为求望高远，不得志者有之痫病独主乎痰，因火动之所作也。治法。痫病宜吐，狂宜下，癫则宜安神养血，兼降痰火。""养血清心汤：一论癫者，心血不足也，此方主癫狂喜笑不常。""加味逍遥散：一论妇人癫疾，歌唱无时，逾垣上屋者，乃营血迷于心包所致也。""抱胆丸：一论一切癫痫疯狂，或因惊恐畏怖所致，及妇人产后，血虚惊气入心，并室女经脉通行惊邪蕴结，须服此丸立效。"

王绍隆《医灯续焰》中深究癫证病机，认为重阴即为偏于阴，而五脏为阴，为神志之舍，故癫为神志病。临床多表现为阳虚、蓄血、气逆等证，宜随症治之。

《医灯续焰·癫狂脉证》云："今癫云重阴者，谓偏重于阴也。邪人于阴而阴实也。五脏为阴，神志舍于五脏，亦为阴。设或抑郁不伸，谋思不遂，悲哀不置，侘傺无聊，久久藏神凝结，情识昏述，灵明何有，此癫之成于神志者也（宜灵苑辰砂散、归脾汤、人参琥珀丸之类）。""一种因阳虚不能卫外，反下陷而附并于阴……宜升阳益气加补中益气汤、四逆散之类加减用之……一种因三阳经从头下行，三阴经不得从足上行而逆下……宜调其升降，正其逆顺，如交感丹加升麻、巴戟、木香、桂枝之类……一种因内有蓄血，令人如狂，或善忘，或如见鬼……宜桃仁承气汤、代抵当丸之类。"

沈金鳌对癫狂的病因、脏腑归属、兼病、证候等详加论述，剖析源流，指出癫狂病位均在心，但有虚实不同，癫病与肝关系密切，而狂则与胃肾相关，癫属腑，而狂属脏。《杂病源流犀烛·癫狂源流》云："癫狂，心与肝胃同病也，而必夹痰夹火。癫由心气虚有热；狂由心家邪热，此癫狂之由。癫属腑，痰在包络，故时发时止；狂属脏，痰聚心主，故发而不止，此癫狂之属。癫之患虽本于心，大约肝病居多；狂之患固根于心，而亦因乎胃与肾，此癫狂兼致之故。"

陈士铎所论癫病因妇人肝气郁结，郁久化火，或肝火旺盛，或肾水不足，水不制木等，须使水足方可火息，也论述了思虑过度、肺脾两虚、心血耗损致癫，并比较了癫、呆二病的区别、治疗不同。《辨证录·癫痫门》云："妇人一时发癫……肝火炽盛，思男子而不可得，郁结而成癫也……妇女肝木最不宜旺，旺则木中生火，火逼心而焚烧，则心中不安，有外行之失矣。肝木之火，乃虚火也……何以但癫而不死，盖有肾水之救援耳……水足则木得所养，而火自息于木内；火息则神得所安，而魂自返于肝中。""人有思虑过度，耗损心血，遂至癫疾……方用归神汤。"《辨证录·呆病门》云："人有终日不言不语，不饮不食，忽笑忽歌，忽愁忽哭……呆病之成……起于肝气之郁，治法开郁逐痰，健胃通气……方用洗心汤……此症用还神至圣汤亦神。"

李用粹《证治汇补》主从痰论治癫病，临床可选用二陈汤、安神滚痰丸等治癫方药，并提出补心血、泻心火的治法。《证治汇补·癫狂》云："痰降则正性复明，痰复升则又举发，名之曰癫。法当利肺安心，安神滚痰丸主之。""癫亦主二陈汤加当归、生地、茯神、远志、枣仁、黄连、胆星、天麻等。""癫由心血不足，求望高远，抑郁不遂而成。""癫因心火，有心经蓄热，发作不常，或时烦躁，鼻眼觉有热气，不能自由；有类心风，稍定复作，宜清心汤。"

何书田《医学妙谛》认为，癫病的病因与"积忧积郁"有关，可导致气郁痰迷，其病位在心、脾、包络，临证时须分虚实论治，实证以泻火涤痰开郁为主，虚证应养血安神定志为主。《医学妙谛·杂症·癫狂怔忡不寐健妄等章》云："癫出积忧积郁，病在心脾包络之阴，蔽而不宣，致气郁痰迷，神志为之混淆。""癫之实者，以滚痰丸开痰之壅塞，清心丸泻火之郁勃。虚者当养神而通志，归脾丸、枕中丹。"

（二）分证论治

1. 痰气郁结

证候：精神抑郁，表情淡漠，沉默痴呆，时时太息，言语无序；或喃喃自语，多疑多虑，喜怒无常，秽洁不分，不思饮食。舌红，苔腻而白，脉弦滑。

治法：理气解郁，化痰醒神。

方药：顺气导痰汤加减。方中柴胡、白芍、当归疏肝养血；茯苓、白术、甘草健脾益气；枳实、木香、香附理气解郁；半夏、陈皮、胆星理气化痰；郁金、菖蒲解郁醒神。若痰积日久化火，痰火扰神，可见突然狂乱，不避亲疏，不食不眠，逾垣上屋，毁物伤人等，治以涤痰泻火宁神，可选用程氏生铁落饮。若神思迷惘，表情呆钝，言语错乱，目瞪不瞬，舌苔白腻，为痰迷心窍，宜理气豁痰，散结宣窍，先以苏合香丸芳香开窍，继以四七汤加胆星、郁金、菖蒲之类以行气化痰。病久痰交瘀结，瘀血阻窍，面暗、舌紫、脉沉涩者，酌加桃仁、红花、赤芍、泽兰等活血化瘀，或用定狂逐瘀汤。

医案选析：孙十八，神呆脉沉，因惊恐以致痫疾，语言不甚明了。此痰火阻其灵窍。深戒酒肉厚味，静室善调，经年可愈。黄连、黄芩、山栀、枳实、橘红、胆星、菖蒲、远志。（叶天士.临证指南医案.人民卫生出版社，2006.）

2. 心脾两虚

证候：神思恍惚，魂梦颠倒，心悸易惊，善悲欲哭；肢体困乏，饮食锐减，言语无序。舌淡，苔薄白，脉沉细无力。

治法：调节气机，健脾养心。

方药：养心汤送服越鞠丸加减。方中人参、黄芪、炙甘草健脾益气；香附、神曲、苍术、茯苓醒脾化湿；当归、川芎养心补血；远志、柏子仁、酸枣仁、五味子宁心安神。心气耗伤、营血内亏、悲伤欲哭者，加淮小麦、大枣清心润燥安神；气阴两虚者，加太子参、麦冬；神气忧伤、心悸易惊者，加龙齿、磁石重镇安神；病久脾肾阳虚，反应及动作迟钝，嗜卧，四肢欠温，面色苍白，舌淡，脉沉细者，酌加肉桂、附子、巴戟天、仙茅、淫羊藿等温补肾阳，亦可用越鞠丸和温胆汤。

3. 肝郁气滞

证候：精神抑郁，情绪不宁，沉默痴呆；善怒易哭，时时太息，胁胀。舌淡，苔薄白，脉弦。

治法：疏肝解郁，行气导滞。

方药：柴胡疏肝散加减。方中柴胡、白芍、当归疏肝养血；茯苓、白术、甘草健脾益气；枳实、木香、香附理气解郁；半夏、陈皮、胆星理气化痰；郁金、菖蒲解郁醒神。心血耗伤，悲伤善哭，加鸡血藤、远志、龟甲等药养血安神；神气恍惚，心悸不宁，加龙齿、磁石、珍珠母等药重镇安神；不寐者可加菖蒲、远志、杜仲等药安神定志。

医案选析：陈，动怒惊触，乃外加扰内，致五志阳越莫制，古人集癫痫狂辨，以阳并于阴，阴并于阳互异。今以阳逆狂乱，非苦药之降，未能清爽其神识也。当归龙荟丸三钱。（叶天士．临证指南医案．人民卫生出版社，2006．）

第十一节 狂 病

一、病名

《黄帝内经》首次提出了狂病的病名和证候、病因、病机。《素问·至真要大论》云："诸躁狂越，皆属于火。"《素问·脉要精微大论》云："衣被不敛，言语善恶，不避亲疏者，此神明之乱也。"《素问·生气通天论》云："阴不胜其阳，则脉流薄疾，并乃狂。"《素问·宣明五气》云："五邪所乱：邪入于阳则狂，邪入于阴则痹，搏阳则为颠疾。"《素问·阳明脉解》云："病甚则弃衣而走，登高而歌，或至不食数日，逾垣上屋，所上之处，皆非其素所能也……四肢者诸阳之本也，阳盛则四肢实，实则能登高也……热盛于身，故弃衣欲走也……阳盛则使人妄言骂詈，不避亲疏而不欲食，不欲食故妄走也。"《灵枢·本神》云："喜乐无极，则伤魄，魄伤则狂，狂者意不存人。"

二、病因病机

汉代医家华佗认为，狂病因于阴阳失调、胃中炽热，并描述了其症状。《中藏经·脉病外内证决论》云："病寒人，狂言不寐，身冷，脉数，喘息，目直者死，脉有力而不喘者生。""阳病人，精神颠倒，寐而不醒，言语失次，脉候浮沉有力者生，无力及食不入胃，下利不定者死。"《中藏经·论胃虚实寒热生死逆顺脉证之法》云："胃中热则唇黑，热甚则登高而歌，弃衣而走，癫狂不定，汗出额上，衄衊不止。"

巢元方提出狂病的病机为"阴阳争而外并于阳"，并详细辨析，而伤寒、风邪皆可致狂。《诸病源候论·时气狂言候》云："夫病甚则弃衣而走，登高而歌，或至不食数日，逾垣上屋，所上，非其素时所能也，病反能者，皆阴阳争而外并于阳。四肢者，诸阳之本也。邪盛则四肢实，实则能登高而歌；热盛于身，故弃衣而走；阳盛故妄言骂詈，不避亲戚。大热遍身，狂言而妄见妄闻之。"《诸病源候论·伤寒心痞候》云："若热毒气乘心，心下痞满，面赤目黄，狂言恍惚者，此为有实，宜速吐下之。"《诸病源候论·风狂病候》云："狂病者，由风邪入并于阳所为也。风邪入血，使人阴阳二气虚实不调，若一实一虚，则令血气相并。气并于阳，则为狂发，或欲走，或自高贤，称神圣是也。又肝藏魂，悲哀动中则伤魂，魂伤则狂忘不精明，不敢正当人，阴缩而挛筋，两胁骨不举。毛瘁色夭，死于秋。皆由血气虚，受风邪，致令阴阳气相并所致，故名风狂。"《诸病源候论·风邪候》云："风邪者，发则不自觉知，狂惑妄言，悲喜无度是也。"

裘庆元《三三医书》宗气火有余之说，提出狂病多为气火有余之证，故临床治疗以泻实为主，即其"有泻无补"之说。《三三医书·医学说约·癫狂》云："狂乃重阳，症属六腑……狂则狂妄多怒，登高而歌，弃衣而走，逾垣上屋，骂詈不避亲疏，此气火有余之症，有泻无补。"

三、诊断

《难经》从症状辨癫狂，对癫、狂两证从症状表现上加以区别。自此以往，后世医家以此将癫、狂分而别论。《难经·二十难》云："重阳者狂，重阴者癫。"《难经·五十九难》云："狂癫之病何以别之？然：狂疾之始发，少卧而不饥，自高贤也，自辨智也，自倨贵也，妄笑好歌乐，妄行不休是也。癫疾始发，意不乐，僵仆直视，其脉三部阴阳俱盛是也。"

王叔和提出狂为心病，心气虚实是病机关键，心气的虚实可引起狂病不同的表现，针刺治疗可依季节时令选穴，并指出狂病的不良预后，根据"其脉当浮，今反沉濡而滑；其色当赤，而反黑者"判为"大逆"之症。《脉经·心手少阴经病证》云："心气，虚则悲不已；实则笑不休。心气虚，则梦救火，伤物，得其时则梦燔灼。心气盛，则梦喜笑及恐畏。""邪哭使魂魄不安者，血气少也。血气少者，属于心。心气虚者，其人即畏，合目欲眠，梦远行而精神离散，魂魄妄行。阴气衰者即为癫，阳气衰者即为狂。""心病，其色赤，心痛，短气，手掌烦热，或啼笑骂詈，悲思愁虑，面赤身热，其脉实大而数，此为可治。春当刺中冲，夏刺劳宫，季夏刺太陵，皆补之；秋刺间使，冬刺曲泽，皆泻之。又当灸巨阙五十壮，背第五椎百壮。""心病，烦闷，少气，大热，热上荡心，呕吐，咳逆，狂语，汗出如珠，身体厥冷，其脉当浮，今反沉濡而滑；其色当赤，而反黑者，此是水之克火，为大逆，十死不治。"

四、辨证论治

（一）辨证要点

《素问》首次提出采用生铁落饮治疗狂病。《素问·病能论》云："有病怒狂者，此病安生？岐伯曰：生于阳也。帝曰：阳何以使人狂？岐伯曰：阳气者，因暴折而难决，故善怒也，病名曰阳厥。""帝曰：治之奈何？岐伯曰：夺其食即已，夫食入于阴，长气于阳，故夺其食即已。使之服以生铁洛为饮，夫生铁洛者，下气疾也。"

　　《灵枢》所论狂病可分虚实两类症状，由于忧饥及少气者系虚证；表现为妄行骂詈不休诸症者，则为实证。后世医家又据《难经·二十难》"重阳者狂，重阴者癫"之论，将狂病分为"狂""癫"两证。狂躁不宁而多热象者，称为狂；沉默自悲而无明显热象者谓之癫。可见后世所言之狂与癫，均属本篇所言之狂病。此外，本段所论针刺治疗狂病，依其证候不同而选取多经施治，然而无论何证均取用脾、胃、大肠三经穴位，反映出调中焦气机以治疗该病的特点。目前治疗狂病常用之法有豁痰、开窍、攻下、重镇、理气、活血、补益等，治法虽多，但均不离五脏，与《内经》"五神脏"理论一脉相承。

　　《灵枢·癫狂》云："狂始生，先自悲也，喜忘苦怒善恐者，得之忧饥，治之取手太阴阳明，血变而止，及取足太阴阳明。狂始发，少卧不饥，自高贤也，自辨智也，自尊贵也，善骂詈，日夜不休，治之取手阳明太阳太阴、舌下少阴，视之盛者，皆取之，不盛，释之也。狂言、惊、善笑、好歌乐、妄行不休者，得之大恐，治之取手阳明太阳太阴。狂目妄见，耳妄闻，善歌者，少气之所生也，治之取手太阳太阴阳明、足太阴头两颞。狂者多食，善见鬼神，善笑而不发于外者，得之有所大喜，治之取足太阴太阳阳明，后取手太阴太阳阳明。狂而新发，未应如此者，先取曲泉左右动脉，及盛者见血，有顷已。不已，以法取之，灸骨骶二十壮。"

　　张仲景《金匮要略》指出阳气衰为狂病的发病原因。《金匮要略·五脏风寒积聚病脉证并治》云："阴气衰者为癫，阳气衰者为狂。"

　　太阳伤寒用火劫发汗，汗为心液，汗多亡阳，导致心神不安，出现的惊、狂、卧起不安，可用桂枝去芍药加蜀漆牡蛎龙骨救逆汤，温振心阳。蜀漆以去上窜之痰，而惊狂乃定；于桂枝汤原方去芍药者，方欲收之，不欲其泄之也。《伤寒论·辨太阳病脉证并治中》云："伤寒脉浮，医以火迫劫之，亡阳，必惊狂，卧起不安者，桂枝去芍药加蜀漆牡蛎龙骨救逆汤主之。"

　　《圣济总录》认为，无论火邪、瘀血所致发狂，究其本因，在于阳气有余，所谓气有余便是火，致火邪发狂；气血阴阳并行失衡导致瘀血于内，致瘀血发狂，凡之种种，皆归因于阳气有余。《圣济总录·伤寒发狂》云："重阳者狂，谓阳气独盛也。伤寒热毒既盛，内外皆热，则阳气愤嗔而发为狂越……若乃因火为邪，而发为惊狂，及内有瘀血外证如狂，其为病虽不同，然其为阳气有余，则一也。"

　　《圣济总录·风狂》云："风狂之状，始发则少卧不饥，自高自贤，自辨自贵。盖人之营卫周身循环，昼夜不穷。一失其平，则有血并于阴，而气并于阳者；有血并于阳，而气并于阴者。阴阳二气，虚实不调，风邪乘虚而入，并于阳则谓之重阳。故其病妄笑好乐，妄行不休，甚则弃衣而走，登高而歌，或至数日不食，故曰狂也。又肝藏魂，魂则随神往来，悲哀动中，有伤于魂，则为狂妄。是亦血气俱虚，风邪乘之，阴阳相并也。"

　　宋代医家窦材指出，虽然传统认为狂病属热属实者多，但"虚证常多，不可误治"。临证当注意辨证论治，仔细鉴别。《扁鹊心书·风狂》云："此病由于心血不足，又七情六欲损伤包络，或风邪客之，故发风狂，言语无伦，持刀上屋。""治法：先灌睡圣散，灸巨阙二三十壮，又灸心俞二穴各五壮，内服镇心丹、定志丸（此证有阳明脉盛而为热狂者，清凉可愈也；有暴折而难决为怒狂者，夺其食则已，治之以生铁落饮，二证皆狂之实者也。然虚证常多，不可误治，设一差讹，害人反掌。有心血不足而病者，有肾水亏损而病者，有神志俱不足而病者，有因惊恐而病者，有因妄想而病者，是皆虚证，体察而治，斯无悖矣）。"

朱肱《类证活人书》提出阳毒、蓄血发狂的症状及脉象，实为对前代医家发狂病证的补充。辨阳毒与蓄血的区别在于：阳毒发狂证中可见面赤咽痛等热毒内侵之象，脉多潮热；蓄血发狂中可见便黑身黄等瘀阻之象，脉微而沉，临证不难辨别。《类证活人书·问发狂》云："发狂者有二证，阳毒发狂，蓄血如狂，其外证与脉皆不同，病人烦躁，狂走妄言，面赤咽痛，脉实潮热，独语如见鬼状，此阳毒也。唇燥但欲漱水，不欲入咽，此脉微而沉，小腹硬满，小便反利，大便黑，身黄发狂，此血证谛也。"

对于狂病的病机，陈无择首次提出"阳气暴折"之说。《三因极一病证方论·狂证论》云："病者发狂不食，弃衣奔走，或自称神圣，登高笑歌，逾墙上屋，所至之处非人所能，骂詈妄言，不避亲疏，病名狂。多因阳气暴折，喜怒不决之所致。"

张子和《儒门事亲》提出肝火致狂说，从不同侧面论述了狂病的病因病机。《儒门事亲·狂》云："夫徭役烦扰，便属火化。火乘阳明经，故发狂。故《经》言阳明之病，登高而歌，弃衣而走，骂詈不避亲疏。又况肝主谋，胆主决。徭役迫遽，则财不能支，则肝屡谋而胆屡不能决。屈无所伸，怒无所泄，心火磅礴，遂乘阳明经。然胃本属土，而肝属木，胆属相火，火随木气而入胃，故暴发狂。"

刘完素《素问玄机原病式》指出癫与狂的不同病机，狂由心火旺所致为多，五志化火均可引起。《素问玄机原病式·狂越》云："狂越，狂者，狂乱而不正定也。越者，乖越礼法而失常也。夫外清而内浊，动乱参差，火之体也；静顺清朗，准则信平，水之体也。由是肾水主志，而水火相反。故心火旺则肾水衰，乃失志而狂越也。或云：重阳者狂，重阴者癫，则《素问》之说不同也。《经》注曰：'多喜为癫，多怒为狂。'然喜为心志，故心热甚则多喜而为癫也；怒为肝志，火实制金，不能平木，故肝实则多怒而为狂也。况五志所发皆为热，故狂者五志间发，但怒多尔。"

朱丹溪多立论于痰，认为痰在狂病的发生中也占有重要地位，并提出相应的治法中应予以开痰化结，此外，亦提及下焦蓄血所致发狂，崇仲景之说。《丹溪心法·癫狂》云："癫属阴，狂属阳，癫多喜，而狂多怒……大率多因痰结于心胸间，治当镇心神，开结……心经有损，是为真病，如心经蓄热，当清心除热。如痰迷心窍，当下痰宁志……阳虚阴实则癫，阴虚阳实则狂，狂病宜大吐下则除之。"《丹溪手镜·狂》云："重阳者狂，重阴者癫，由邪热至极也，宜大下之。""又有热在下焦膀胱，如狂而未至于狂，但卧起不安耳。又狂见蓄血，下焦蓄血亦狂也。"

王肯堂《证治准绳》详细描述了狂病的临床表现，并提出"上实者，从高抑之"的治法，列出相应治疗方药，其中生铁落饮仍为现代临床治疗此病的有效方剂。《证治准绳·神志门·癫狂痫总论》云："狂者，病之发时，猖狂刚暴，如伤寒阳明大实发狂，骂詈不避亲疏，甚则登高而歌，弃衣而走，逾垣上屋，非力所能，或与人语所未尝见之事，如有邪依附之是也。"《证治准绳·神志门·狂》："治法，上实者，从高抑之，生铁落饮、抱胆丸、养正丹。"

李梴治疗狂病基于外感泄瘀热、杂病逐痰火之意，外感伤寒发狂者，治之以三黄石膏汤、双解散、大承气汤、葶苈苦酒汤之类；痰火扰心者，源自喜怒无常，当逐痰降火，治之以清心丸、金箔镇心丸、朱砂安神丸等。《医学入门·癫狂》云："狂者凶狂也。轻则自高自是，好歌好舞，甚则弃衣而走，逾墙上屋，又甚则披头大叫，不避水火，且好杀人。此心火独盛，阳气有余，神不守舍，痰火壅盛而然，小调中汤、三黄汤、控涎丹、单苦参丸……狂为痰火实盛，治狂专于下痰降火。"

张景岳提出，狂病多因于火，肝胆气逆，木火合邪为实证，故以治火为先，兼治痰与气，至于治法方药，则根据症状不同而随症加减。《景岳全书·杂证谟·癫狂痴呆》云："凡狂病多因于火。此或以谋为失志，或以思虑郁结，屈无所伸，怒无所泄，以致肝胆气逆，木火合邪，是诚东方实证也。此其邪乘于心，则为神魂不守；邪乘于胃，则为暴横刚强。故治此者，当以治火为先，而或痰或气，察其甚而兼治之。若止因火邪，而无胀闭热结者，但当清火，宜抽薪饮、黄连解毒汤、三补丸之类主之。若水不制火，而兼心肾微虚者，宜朱砂安神丸，或服蛮煎、二阴煎主之。若阳明火盛者，宜白虎汤、玉泉散之类主之。若心脾受热，叫骂失常，而微兼闭结者，宜清心汤、凉膈散、三黄丸、当归龙荟丸之类主之。若因火致痰者，宜清膈饮、抱龙丸、生铁落饮主之，甚者宜滚痰丸。若三焦邪实热甚者，宜大承气汤下之。若痰饮壅闭，气道不通者，必须先用吐法，并当清其饮食。此治狂之要也。"

戴思恭《证治要诀》提出七情致郁，郁生痰涎，迷塞心窍而狂，治法为豁痰宁心。《证治要诀·虚损门·癫狂》云："癫狂由七情所郁，遂生痰涎，迷塞心窍，不省人事，目瞪不瞬，妄言叫骂……裸体打人，当治痰宁心。"

楼英《医学纲目》提出狂病的阴阳失调论，对《内经》狂病由阴阳失调而成的理论有所发挥。《医学纲目·脾胃部·狂》云："狂之为病少卧，少卧则卫独行阳，不行阴，故阳盛阴虚，令昏其神。得睡则卫得入于阴，而阴得卫填不虚，阳无卫助不盛，故阴阳均平而愈矣。"

沈金鳌《杂病源流犀烛》提出狂病的病位在心，但与肝、胃、肾均相关，并对狂病进行了详实的辨证论治。《杂病源流犀烛·癫狂源流》云："癫狂，心与肝、胃病也，而必夹痰夹火。""狂由心家邪热……狂之患固根于心，而亦因乎胃与肾……若夫心肾不交，二阴二阳两伤之，气交至则肾水空而龙火逆，上与阳明之热交并，亦能惑志失神，而癫狂骂詈，所谓肾精不守，不能主理，使心火自焚也，此言虚病也。又有所谓怒狂者，阳气因暴折而难决，少阳胆木，夹三焦相火、大阳阴火而上升也，古人治法，先夺其食，使不长气于阳，饮以生铁落饮，使金以制木，木平则火降也，此言阳厥病也。"

"狂之病，有因上焦实者（宜生铁落饮），有因阳明实者（宜承气汤）；有因热入血室狂不知人者（宜牛黄解热丸），有因火盛而为祥狂奔走者（宜当归承气汤）；有因心经邪热狂乱而精神不爽者（宜牛黄泻心汤、黄连泻心汤），有因惊忧得之、痰涎久留于心窍者（宜郁金丸）；有因风涎暴作、气塞倒仆者（宜通泄散），有因失魄、状若神灵所凭者（宜镇心丹）；有因失心失志，或思虑过多，积成痰涎，留在心包者（宜叶氏雄朱丸）；有因劳神太过，致伤心血，惊悸不宁，若有人捕，渐成心疾癫狂者（宜辰砂宁志丸）；有因悲哀动中而伤魂，魂伤则狂妄不精，不精则不正，当以喜胜之，以温药补魂之阳者（宜惊气丸）；有因喜乐无极而伤魄，魄伤则狂，狂者意不存人，当以恐胜之，以凉中补魄之阴者

（宜郁金丸、苦参丸）；有癫狂初起者（宜宁志化痰汤），有癫狂久不愈者（宜郁金丸）"

李用粹提出了狂的病机为痰火胶固，或肝火扰动胸阳所致，治以豁痰开结、镇肝降火等。《证治汇补·胸膈门·癫狂》云："狂由痰火胶固心胸，阳邪充极，故猖狂刚暴，若有神灵所附。""狂主二陈汤加黄连、枳实、栝楼、胆星、黄芩等。""或大怒而动肝火，或大惊而动心火，或痰为火升，升而不降，壅塞心窍，神明不得出入，主宰失其号令，心反为痰火所没，一时发越……此肝气太旺，木来乘心，名之曰狂，又谓之大癫。法当抑肝，镇心降龙丹主之。""有大醉过饱，膏粱厚味，填塞胸中发狂者，先用盐汤探吐，后随症施治。""有服金石丹剂发癫狂者……治法：清热解毒。如三黄石膏汤。""外感发狂，此阳明胃经邪热炽盛，燥火郁结于中，大便闭者下之。""若暴怒所折……故令人发怒如狂，治法：夺食自已……更服铁落饮者，取铁性沉重，能坠热开结，平肝降火，乃金能制木也。""有忧愤沉郁，痰食交结胸中，以致狂歌痛哭，裸裎妄骂，瞪视默默，脉得沉坚而结，须涌去积痰裹血，清彻上膈始愈。"

清代医家陈士铎论述狂病的病机为心胃火盛，因此应分清胃经之实火、虚火，施以不同治法与方药。《辨证录·狂病门》云："人有热极发狂，登高而呼，弃衣而走，气喘发汗如雨，此阳明胃经之火也，方用加味白虎汤救之。""有火起发狂……此亦阳明胃火之盛也，方用泻子汤。""人有为强横者所折辱，愤懑不平，遂病心狂，时而持刀，时而屋，披头大叫，人以为阳明胃火之盛也，谁知是阳明胃土之衰乎……盖阳明虚热，乃内伤而非外感也，因愤懑而生热，为虚热耳，方用平热汤。""人有忍饥过劳，忽然发狂，披发裸形，罔知羞恶，人以为失心之病也，谁知是伤胃而动火乎……仍救其胃气之存，而狂自可定也……方用救焚疗胃汤。"

明代医家潘楫在注《医灯续焰》中，论述了狂病阳实证的病机、治法与方药，从脉象及症状表现讨论了其预后及转归。《医灯续焰·癫狂脉证》云："狂……乃重阳、阳实之证也。""肝气伤，则魂无所归……宜升达，如逍遥散加郁金、香附、远志、茯神、木香之类……肺气伤，则魄无所归……宜收敛，如天王补心丹、朱雀丸加龙骨、牡蛎、枣仁、茯神之类。""阳明病至……宜白虎汤、承气汤、凉膈散、紫雪之类……然而兼痰、兼火、兼风者，常十之五。以三种兼证而较审之，则癫必多痰，而狂必多火、多风也。痰则多滞九窍，九窍从阴从脏，九窍不利，故多癫。风火多淫四肢，四肢从腑从阳，四肢盛实，故多狂。阴阳分属，二说觉更了然。"

"其脉浮洪者，是为阳脉。阳狂得之，与证相宜。即阴癫得之，亦从阴转阳，自里达表之象，故均为吉兆。若沉而急，沉则入阴迫里，急则强急不柔，是无胃气之脉也。不论狂癫，凶殃立至。又不独脉为然，而证亦不可忽者，故癫狂篇言呕多沃沫、气下泄者不治，又言癫发如狂者不治。盖呕多沃沫，脾败；气下泄，肾败。脾、肾二脏，为人之先后二天。二脏已败，自无生理。发如狂者，阴竭于内，阳散于外，脱根外越，灯灭忽明之象，亦主死。如是，则脉与证，又不可不参看也。"

张璐《张氏医通》提出用洗心散、凉膈散治疗狂病后期，以善后调理。《张氏医通·神志门》云："上焦实者，高抑之，生铁落饮。阳明实则脉浮，大承气汤去厚朴，加当归铁落饮，以大利为度；再上者，因而越之，来苏膏或戴人三圣散涌吐，其病立安，后用洗心散、凉膈散调之。"

何书田《医学妙谛》支持狂病的病位在心，但与肝、胆、胃经密切相关。其病性多属阳，病机为肝、胆、胃经之阳并而上升，致火炽痰涌，心窍闭塞。《医学妙谛·杂症·癫狂怔忡不寐健妄等章》云："狂由大惊大恐，病在肝胆胃经，三阳并而上升，致火炽痰涌，心窍为之闭塞。""发狂，木火动心神虚。"

傅青主在《傅青主男科》中指出，狂病日久而见虚实夹杂之象，虚者为心气大伤，实者热与痰相加也，痰迷心窍而不识人，热盛于内而喜水恶食。《傅青主男科·癫狂门》云："更有终年狂而不愈者，或拿刀杀人，或骂亲戚，不认女，见水大喜，见食大恶，此乃心气大虚，而热邪乘之，痰气侵之也。"

王清任立"气血凝滞"之说，且创癫狂梦醒汤治疗狂病。《医林改错·痹症有瘀血说》云："癫狂一症，哭笑不休，詈骂歌唱，不避亲疏，许多恶态，乃气血凝滞，脑气与脏腑气不接，如同做梦一样。"

（二）分证论治

1. 痰火扰神

证候：起病急骤，二目怒视，狂暴无知，面红目赤，言语杂乱，骂詈叫号，不避亲疏；性情急躁，或毁物伤人，或哭笑无常；头痛失眠，渴喜冷饮，便秘尿赤。舌红绛，苔多黄腻，脉弦滑数。

治法：镇心涤痰，泻肝清火。

方药：生铁落饮加减。方中生铁落重镇降逆；钩藤除心烦，平肝风而泻火；胆星、贝母、橘红等涤痰清浊；菖蒲、远志、朱砂、茯神宣窍安神；天冬、麦冬、玄参、连翘养阴清热。若痰火壅盛而舌苔黄厚腻者，同时用礞石滚痰丸泻火逐痰，再用安宫牛黄丸清心开窍；脉弦实，肝胆火盛者，可用当归龙荟丸清肝泻火；若阳明热盛，大便秘结，舌黄苔糙，脉实大者，可用大承气汤加减涤痰秽浊，清泄胃肠实火，甚者酌用龙虎丸以劫夺痰火；如神志较清，痰热未尽，心烦不寐者，可用朱砂安神丸合黄连温胆汤化痰宁神。

医案选析：族叔晓堂，向在吴地贸易，情志不舒，抑郁成病，神迷谵妄，诸医无效。同人虑有不测，送回里中，诊脉弦急搏指，知其因郁生火，因火生痰，痰火扰其神明，蒙其心窍，是以语言不正，举动异常，与阳明胃实狂乱之候不同，故前医用下药不应。病久正气固虚，补之又恐助其痰火。爰仿服蛮煎，加梨尖铁、琥珀、辰砂为引。初服谵妄稍定，再剂寝食渐安，共服十二剂，神清语正，举止如常。盖此方能清心肝之热，而通神明，故效速如此。（程文囿. 程杏轩医案. 中国医药科技出版社，2018.）

2. 阴虚火旺

证候：情绪焦虑、紧张，时而躁动；心烦易躁，失眠多梦，精神疲惫，形瘦面红，心悸健忘，五心烦热。舌红，少苔或无苔，脉细数。

治法：滋阴降火，安神定志。

方药：二阴煎加味。方中生地黄、玄参、麦冬养阴清热；黄连、木通、竹叶、灯心泄热清心安神；茯神、枣仁、甘草养心安神；若阴虚火旺，痰热未清者，可用二阴煎加全瓜蒌、胆南星、天竺黄等。

3. 气血凝滞

证候：躁扰不安，多言多语；面色晦滞，胸胁满痛，头痛心烦，或呆滞少语，妄见妄闻，或妇人经期腹痛，经血紫暗。舌紫暗，有瘀斑，脉细涩或弦细。

治法：理气化瘀，豁痰醒脑。

方药：癫狂梦醒汤加减。方中送服大黄䗪虫丸，桃仁、赤芍、丹参、红花活血化瘀；柴胡、香附理气解郁；青皮、陈皮、大腹皮、桑白皮、苏子行气降气。若见便秘者，可加用大黄清热通便破瘀；蕴热火旺明显者，可加用黄芩清火泄热；兼见寒者，加干姜、附子助阳温经；头痛剧烈者，可用通窍活血汤。

4. 气阴两虚

证候：狂证久治不愈，神志恍惚，多言善惊，心烦易怒，躁扰不寐；面红形瘦，口干舌燥。舌红少苔或无苔，脉沉细而数。

治法：益气养阴。

方药：四君子汤送服大补阴丸加减。方中熟地黄、龟甲滋阴潜阳，壮水制火；继以黄柏苦寒泻相火以坚阴；知母苦寒降火，保存阴液，平抑亢阳；人参甘温益气，健脾养胃；白术、茯苓健脾燥湿；炙甘草益气和中。若滋腻太过，可加砂仁、木香行气化滞以防碍胃；若阴伤明显，可加沙参、黄精、麦冬等药养阴。

第十二节　痴　呆

一、病名

先秦时期将本病称之为"白痴"，并解释为"不明事理之谓"。《左传》云："不慧，盖世所谓白痴。"

二、病因病机

《内经》认为，人的智慧活动由"神机"所主，神无所主则功能丧失；并强调"髓海不足"是本病发病的主要病机。《素问·五常政大论》云："根于中者，命曰神机，神去则机息。"《灵枢·海论》云："髓海不足，则脑转耳鸣，胫酸眩冒，目无所见，懈怠安卧。"

汉代医家华佗将本病的临床表现描述为"抑郁不舒"，认为多由愤怒或羞恚等不良精神刺激所致。《华佗神医秘传·治痴呆神方》云："此病患者，常抑郁不舒，有由愤怒而成者，有由羞恚而成者。"

元代医家罗天益论述中风后继发性痴呆，属肝肾虚型的治法与方药，与现代血管性痴呆有类似之处。《卫生宝鉴·中风论》云："羌活愈风汤，疗肾肝虚，筋骨弱，语言难，精神昏愦。是中风湿热内弱者，是为风热体重也。或瘦而臂肢偏枯，或肥而半身不遂，或恐而健忘，喜以多思，思忘之道，皆精不足也。故心乱则百病生，心静则万病息。是以此药能安心养神，调阴阳，无偏胜。""二丹丸，治健忘，养神，定志，和血，内以安神，外华腠理。"《卫生宝鉴·风邪入肝》云："真珠丸，治肝经因虚，内受风邪，卧则魂散而不守，状如惊悸。"

清代医家何梦瑶赞成"记性皆在脑中"，但脑为髓之海，由肾精所主，所以肾虚不藏，脑髓渐空，可形成痴呆渐忘。《医碥·健忘》云："汪讱庵曰金正希先生尝言，人之记性皆在脑中，凡人外见一物，必有一形影留在脑中，小儿脑未满，老人脑渐空，故皆渐忘。愚思凡人追忆往事，必闭目上瞪而思索之，此即凝神于脑之意也。案此说甚善，脑者髓之海，肾之精也，在下为肾，在上为脑，虚则皆虚，此证之为肾虚，信矣。《易》曰智以藏往。智，于五行配水、属肾，肾虚故不能藏也。"

三、诊断

清代医家叶天士论述了痴呆的临床表现。《临证指南医案·肝风》云："神呆不语，心热烦躁，因惊而后，经水即下，肉瞤刺痛，时微痞，头即摇。肝风内动，变痉厥之象。""神呆脉沉，语言不甚明了，神呆不食，不饥不便。"

四、辨证论治

（一）辨证要点

明代医家张景岳设立"癫狂痴呆"专篇，指出本病乃多种病因渐致而成，且临床表现具有"千奇百怪""变易不常"的特点，本病病位在心及肝、胆二经。预后方面则认为，本病"有可愈者，有不可愈者，亦在乎胃气元气之强弱"。治疗方面，对于因惊恐而损伤正气者，治以"速扶正气"，立有七福饮、大补元煎等，为中医本科教科书《中医内科学》所选用。自此以后，澄清了过去含混不清的认识。

《景岳全书·杂病谟·癫狂痴呆论治》云："痴呆证，凡平素无痰，而或以郁结，或以不遂，或以思虑，或以疑惑，或以惊恐，而渐致痴呆。言辞颠倒，举动不经，或多汗，或善愁，其证则千奇万怪，无所不至。脉必或弦或数，或大或小，变易不常。""此其逆气在心或肝、胆二经，气有不清而然。但察其形体强壮，饮食不减，别无虚脱等证。则悉宜服蛮煎治之，最稳最妙。""此证有可愈者，有不可愈者，亦在乎胃气元气之强弱，待时而复，非可急也。凡此诸证，若以大惊猝恐，一时偶伤心胆，而致失神昏乱者。此当以速扶正气为主，宜七福饮，或大补元煎主之。"

明代医家龚信仍以健忘为痴呆，其病位在心，主要由心、脾二经失调引起，提出治疗大法为养心血，理脾土。《古今医鉴·健忘》云："夫健忘者，陡然而忘其事也，尽心力而思量不来，为事有始无终，言谈不知首尾，皆主于心、脾二经。盖心之官则思，脾之官亦主思。此由思虑过多，伤于心则血耗散，神不守舍；伤于脾则胃气衰惫；而虑愈深者，皆令人事卒然而忘也。盖心生血，因血少不能养其真脏，或停饮而气郁以生痰，气既郁，脾不得舒，是病皆由此作。""治之法，先养其心血，理其脾土，凝神定智之剂以调理。亦当以幽闲之处，安乐之中，使其绝于忧虑，远其六淫七情，如此日渐安矣。"

清代医家陈士铎专立"呆病门"，不仅对本病症状描述甚详，并分析其成因是肝气之郁，而最终转为胃气之衰的病理机转过程。其主要病机在于肝郁乘脾，胃衰痰生，积于胸中，弥漫心窍，使神明受累，髓减脑消而病。陈氏并提出本病以开郁逐痰、健胃通气为主的治法，以治痰为要，倡"治呆无奇法，治痰即治呆"，立有洗心汤、转呆丹、还神至圣汤等。《辨证录·呆病门》云:"人有终日不言不语,不饮不食,忽笑忽歌,忽愁忽哭……呆病之成……起于肝气之郁;其终也,由于胃气之衰。肝郁则木克土,而痰不能化,胃衰则土不制水,而痰不能消,于是痰积于胸中,盘踞于心外,使神明不清,而成呆病矣。治法开郁逐痰,健胃通气……方用洗心汤……此症用还神至圣汤亦神。""人有呆病终日闭户独居,口中喃喃……其胃气而祛其痰涎,则呆病可愈也。方用转呆丹……大补其心肝之气血,加之祛痰开窍之药……心气既清,肝气能运,力能祛逐痰涎,随十二经络而尽通之,何呆病而不可愈哉……此症用苏心汤。""人有一时而成呆病者,全不起于忧郁……是起居失节,胃气伤而痰迷之乎……火能生土,而亦能害土火不来生,则土无生气,火过来生,则土有死气矣。痰成而复伤其胃土,则火且迷心,轻则成呆,而重则发厥矣……治法宜生其胃气,而佐之消痰之品,则痰迷可以再开,不必竟治其呆也,方用启心救胃汤。""总之,呆病成于岁月之久,而不成于旦夕之暂,若一时而成呆者,非真呆病也。故久病宜于火中补胃以消痰,而猝病宜于寒中补胃以消痰,又不可不知也……用指迷汤亦效。"

《石室秘录·呆病》云:"如饥而悠悠如失也,意欲癫不能,心欲狂而不敢,有时睡数日不醒,有时坐数日不眠,有时将己身衣服密密缝完,有时将他人对象深深藏掩,与人言则无语而神游,背人言则低声而泣诉,与之食则厌薄而不吞,不与食则吞炭而若快。""此等症虽有祟凭之,实亦胸腹之中无非痰气,治呆无奇法,治痰即治呆也。痰势最盛,呆气最深。"

清代医家冯兆张在对小儿先天性痴呆所引起的症状论述中,将其归为先天脑髓不足,肾不生髓,也可由父母遗传而来。《冯氏锦囊秘录·解颅鹤膝(儿科)》云:"解颅者,头缝开解而颅不合也。书曰:母虚羸瘦,父虚解颅。是由禀气不足,先天肾元大亏。肾主脑髓,肾亏则脑气不足,故颅解开。然人无脑髓,犹树无根,不过千日,则成废人。"《冯氏锦囊秘录·语迟(儿科)》云:"夫言为心之音,有由妊胎卒被惊恐,内动于胎,故令心气不足。舌本不通,而不能言者,有因其父肾气耗损,而禀清阳之气不能上升者。"《冯氏锦囊秘录·行迟(儿科)》云:"小儿三百六十日,则膝骨成,乃能行期也。有数岁不能行者,禀受肾元不足也。夫骨属肾,凭髓所养,肾气有亏,则不能充髓满骨,故软弱不能行者。"

清代医家王清任认为,老年人病发痴呆,由肝肾不足,脑髓不充,则灵机记忆减退,不慧失聪,而成呆愚之证,其病位在脑。《医林改错·脑髓说》云:"小无记性者,脑髓未满,高年无记性者,脑髓渐空。"

张锡纯提出神明由心与脑共主,痴呆的病位在心与脑,心神与脑神受损,均可致病。《医学衷中参西录·治癫狂方》云:"人之神明,原在心与脑两处。金正希曰:人见一物留一影于脑中,小儿善忘者,脑髓未满也,老人健忘者,脑髓渐空也。汪切庵释之曰:凡人追忆事,恒闭目上瞪,疑神于脑,是影留于脑之明证。由斯观之,是脑原主追忆往事也。其人或有思慕不遂,而劳神想象,或因从前作事差误,而痛自懊恼,则可伤脑中之神。若因研究理解工夫太过,或有将来难处之事,而思患预防,踌躇太过,苦心思索,则多伤心中之神。究之,心与脑,原彻上彻下,共为神明之府。一处神明伤,则两处神俱伤。脑中之神明伤,可累及脑气筋。心中之神明伤,亦可累及脑气筋。且脑气筋伤,可使神明颠倒狂乱,心有所伤,亦可使神明颠倒狂乱也。"

（二）分证论治

1. 髓海不足

证候：智慧减退，记忆力、计算力、定向力、判断力明显减退，神情呆钝，词不达意；头晕耳鸣，懒惰思卧，齿枯发焦，腰酸骨软，步履艰难。舌瘦色淡，苔薄白，脉沉细弱。

治法：补肾益髓，填精养神。

方药：七福饮加减。方中重用熟地黄以滋阴补肾，合当归养血补肝；人参、白术、炙甘草益气健脾；远志、杏仁宣窍化痰；应酌情选加鹿角胶、龟甲胶、阿胶、紫河车、猪骨髓等血肉有情之品，以加强补肾益髓之功。本型以虚为主，但不可峻补，一般多以本方为主加减制蜜丸或膏剂以图缓治。兼肝肾阴虚，年老智力减退，腰膝酸软，头晕耳鸣者，可去人参、白术，加怀牛膝、生地黄、枸杞子、女贞子、制首乌；兼肾阳亏虚，症见面白无华、形寒肢冷、口中流涎、舌淡者，可加熟附片、巴戟天、益智仁、淫羊藿、肉苁蓉等；若兼言行不经，心烦溲赤，舌红少苔，脉细而弦数，属肾阴不足，水不制火而心火亢盛者，可用知柏地黄丸加丹参、莲子心、菖蒲等清心宣窍。

2. 脾肾两虚

证候：表情呆滞，沉默寡言，记忆减退，失认失算，口齿含糊，词不达意；伴腰膝酸软，肌肉萎缩，食少纳呆，气短懒言；口涎外溢或四肢不温，腹痛喜按，鸡鸣泄泻。舌淡白、体胖大，苔白或舌红，苔少或无苔，脉沉细弱、双尺尤甚。

治法：补肾健脾，益气生精。

方药：还少丹加减。方中熟地黄、枸杞子、山茱萸滋阴补肾；肉苁蓉、巴戟天、小茴香助命火，补肾气；杜仲、怀牛膝、楮实子补益肝肾；人参、茯苓、山药、大枣益气健脾；石菖蒲、远志、五味子交通心肾而安神。肌肉萎缩、气短乏力较甚者，可加紫河车、阿胶、续断、何首乌、黄芪等益气补肾；食少纳呆、苔腻者，可减熟地黄、山茱萸，加炒白术、薏苡仁、陈皮；若纳食减少、脘痞、舌红少苔者，可去肉苁蓉、巴戟天、小茴香，加天花粉、玉竹、石斛、生谷芽、生麦芽养阴生津。

3. 痰浊蒙窍

证候：表情呆钝，智力衰退，或哭笑无常，喃喃自语，或终日无语，呆若木鸡；伴不思饮食，脘腹胀痛，痞满不适，口多涎沫，头重如裹。舌淡，苔白腻，脉滑。

治法：豁痰开窍，健脾化浊。

方药：涤痰汤加减。方中半夏、陈皮、茯苓、枳实、竹茹理气化痰，和胃降逆；制南星去胶结之顽痰；石菖蒲开窍化浊；人参、甘草、大枣培补中气，以杜生痰之源；生姜和胃。脾虚明显者，加黄芪、白术、麦芽、砂仁等；头重如裹、哭笑无常、喃喃自语、口多涎沫者，重用陈皮、半夏、制南星，并加用莱菔子、郁金、远志、全瓜蒌、浙贝母等豁痰理气之品；痰浊化热，干扰清窍，舌质红，苔黄腻，脉滑数者，去人参、大枣，制南星改用胆南星，并加瓜蒌、栀子、黄芩、天竺黄、竹沥、郁金。

4. 瘀血内阻

证候：表情呆钝，言语不利，善忘，易惊恐，或思维异常，行为古怪；伴肌肤甲错，口干不欲饮，双目晦暗。舌暗或有瘀点瘀斑，脉细涩。

治法：活血化瘀，开窍醒脑。

方药：通窍活血汤加减。方中麝香芳香开窍，并活血散结通络；桃仁、红花、赤芍、川芎活血化瘀；葱白、生姜、石菖蒲、郁金以通阳宣窍。

第十三节　痫　病

一、病名

《内经》首次记载了痫病的病证特点。痫病称"胎病"，属"颠疾"范畴。"颠疾"也就是脑病，属神经系统疾病，先天因素是其病因所在。

《素问·奇病论》曰："人生而有病颠疾者，病名曰何？安所得之？岐伯曰：病名为胎病，此得之在母腹中时，其母有所大惊，气上而不下，精气并居，故令子发为颠疾也。"《素问·大奇论》曰："心脉满大，痫瘛筋挛，肝脉小急，痫瘛筋挛。""二阴急为痫厥。"指出痫病的主要临床表现为"痫瘛筋挛""痫厥"，类似于四肢抽搐、意识丧失等。《灵枢·邪气脏腑病形》曰："肺脉急甚为癫疾。"《灵枢·狂》云："癫疾始作，先反僵……而引口啼呼，喘悸者。"

二、病因病机

《内经》首次阐述了痫病的病机，认为痫病是由于肝木有变，木郁是痫病的根源所在。《素问·六元正纪大论》曰："木郁之发，太虚埃昏，云物以扰，大风乃至屋发折木，木有变故，民病胃脘当心而痛，上支两肋，膈咽不通，饮食不下，甚则耳鸣眩转，目不识人，善暴僵仆。"

隋代巢元方认为，精神情志因素与痫病的发生密切相关，其中惊恐所伤常常造成气机逆乱，进而伤及脏腑而发痫病。《诸病源候论·惊痫候》云："惊痫者，起于惊怖大啼，精神伤动，气脉不定，因惊而作痫也。"《诸病源候论·风痫候》云："风痫者，因厚衣汗出，而风入之。"强调风邪是痫证的诱因之一。《诸病源候论·欲发痫候》云："夫小儿未发痫欲发之候，或温壮连滞，或摇头弄舌，或睡里惊掣，数啮齿，如此是欲发痫之症也。"描述某些病人在发作前多表现有先兆症状。《诸病源候论·风痫候》云："病先身热，瘛疭惊啼叫唤，而后发痫，脉浮者，为阳痫，内在六腑，外在肌肤，犹易治。病先身冷，不惊瘛，不啼唤，乃成病，发时脉沉者，为阴痫。"根据临床症状、脉象等，首次提出痫病分为阳痫、阴痫，并论及其预后转归。

宋代医家窦材提出先天性之"胎痫"和后天性之"气痫"。先天之痫因于胎儿在母腹中受惊，后天之痫因于七情内伤，各有治法，首次突破五脏痫的分类认识，对临床具有极大的实际指导意义，对后世有较大启发。《扁鹊心书·痫证》云："有胎痫者，在母腹中，母受惊，惊气冲胎，故生子成疾，发则仆倒，口吐涎沫，可服延寿丹，久而自愈。有气痫者，因恼怒思想而成，须灸中脘穴而愈（胎痫出于母腹，俗所谓三搐成痫者也。气痫由于七情，故大病后及忧苦人，并纵性贪口腹人率多患此。医书虽有阴阳五脏之分，然皆未得其要，而愈者盖寡。先生此法直中肯綮，予用之而获效者多矣）。"

陈无择《三因极一病证方论》提出了小儿痫病的病因。《三因极一病证方论·急慢惊风证治》云："小儿发痫，俗云惊风，有阴阳二证：身热面赤而发搐搦，上视，牙关紧硬者，阳证也；因吐泻，或只吐不泻，日渐困，面色白，脾虚，或冷而发惊，不甚搐搦，微微目上视，手足微动者，阴证也。阳证用凉药，阴证用温药，不可一概作惊风治也。又有一证，欲发疮疹，先身热惊跳，或发搐搦，此非惊风，当服发散药。"

明代医家龚廷贤继其父龚信，对痫病进一步发挥，详论痫病的病机，对痫病的症状也详细解释，认识较为深刻。他提出，痫证有先天性，有后天性。其主要的病因病机为五脏失调、肾虚肝旺，或风热之邪干于阳明经、太阳经。《寿世保元·痫证》云："盖痫疾之原，得之惊，或在母腹之时，或在有生之后，必因惊恐而致疾。盖恐则气下，惊则气乱，恐气归肾，惊气归心，并于心肾，则肝脾独虚。肝虚则生风，脾虚则生痰，蓄极而通，其发也暴，故令风痰上涌而痫作矣……然所以令人仆地者，厥气并于上，上实下虚，清浊倒置，故令人仆地。闷乱无知者，浊邪上干心君，而神明塞闭也。舌者心之苗，而脾之经络，连于舌本。阳明之经络，入上下齿缝中，故风邪实于心胸，则舌自挺，风邪实于阳明，则口自噤，一挺一噤，故令嚼舌吐沫者，风热盛于内也，此风来潮涌之象。背反张，目上视者，风在太阳经也。足太阳之经，起于睛明夹脊下，风邪干之，则实而劲急，故目上视而背反张也。手足搐搦者，属肝木，肝木主筋，风热盛于肝，则一身之筋牵挛，故令手足搐搦。搐者四肢屈曲之名，搦者十指开握之义也。或作六畜声者，风痰鼓其气窍，而声自变也，譬之弄笛焉，六孔闭塞不同，宫商别异是也。""夫痫之为病，角弓反张，手足搐搦，口吐涎沫，俗云猪圈风也。亦因金衰木旺，生风外出。"

三、诊断

王肯堂《证治准绳》详辨癫、狂，从临床表现分别论述癫、狂、痫的发病特点，至此，癫、狂、痫三者的区别基本清晰。《证治准绳·癫狂痫总论》云："癫者，或狂或愚，或歌或笑，或悲或泣，如醉如痴，言语有头无尾，秽洁不知，积年累月不愈，俗呼心风。此志愿高大而不遂所欲者多有之。狂者，病之发时，猖狂刚暴，如伤寒阳明大实发狂，骂詈不避亲疏，甚则登高而歌，弃衣而走，逾垣上屋，非力所能，或与人语所未尝见之事，如有邪依附者是也。痫病，发则昏不知人，眩仆倒地，不省高下，甚而瘛疭抽掣，目上视，或口眼㖞斜，或口作六畜之声。"

四、辨证论治

（一）辨证要点

《灵枢·癫狂》提出了用针灸治疗痫病。《灵枢·癫狂》云："癫疾始生……取手太阳阳明太阴，血变而止……癫疾始作……候之手阳明太阳，左强者攻其右，右强者攻其左，血变而止……癫疾始作……候之足太阳阳明太阴，手太阳，血变而止。"又云："治癫疾者，常与之居，察其所当取之处，病至视之有过者泻之，置其血于瓠壶之中，至其发时，血独动矣，不动，灸穷骨二十壮。穷骨者，骶骨也。"

唐代医家王焘记载有"五癫方""痫方""风痫及惊痫方"等多首方剂，其对癫的论述实指痫病，与前代癫、痫不分有关。《外台秘要·五癫方三首》云："《病源》五癫者，一曰阳癫，发时如死人，遗尿有顷乃解；二曰阴癫，初生小时脐疮未愈，数洗浴，因此得之；三曰风癫，发则眼目相引，牵纵反强，羊鸣食顷方解，由热作汗出当风，因以房室过度，醉饮饱满行事，令心意逼迫短气，脉悸得之；四曰湿癫，眉头痛，身重，坐热沐发，湿馨脑，沸未止得之；五曰马癫，发作时，反目口噤，手足相引，身热，坐小时膏气脑热不和，得之皆然。"

宋代医家钱乙从症状出发提出五痫的概念，以五声类五畜，五畜对五脏，每一脏腑病变均可引发痫病，对症状描述详细，有助于辨病分类。但目前认为这种分类方法缺少辨证指导意义。《小儿药证直诀·小儿脉法五痫》云："凡治五痫，皆随脏治之，每脏各有一兽，并五色丸治其病也。"

宋代医家陈无择认为，小儿痫证的俗名为惊风，分阴阳二证。他将其分在急慢惊风条目下，指出"阳证用凉药，阴证用温药"，而"不可一概作惊风治"，但这种归类不清观点对后世影响深远，明代医家楼英有专论正痫与惊风之不同。

陈无择并给出了治阳痫方、治阴痫方，并提出鉴别诊断："欲发疮疹先身热惊跳，或发搐搦，此非惊风，当服发散药。"《三因极一病证方论·癫痫叙论》云："夫癫痫病，皆由惊动，使脏气不平，郁而生涎，闭塞诸经，厥而乃成；或在母胎中受惊，或少小感风寒暑湿，或饮食不节，逆于脏气，详而推之，三因备具。风寒暑湿得之外，惊恐震慑得之内，饮食饥饱属不内外。三因不同，忤气则一，传变五脏，散及六腑，溢诸络脉。但一脏不平，诸经皆闭，随其脏气，证候殊分，所谓象六畜，分五声，气色脉证，各随本脏所感所成而生诸证。古方有三痫、五脏痫、六畜痫，乃至一百二十种痫，以其禀赋不同，脏腑强弱，性理躁静，故诸证蜂起。推其所因，无越三条，病由都尽矣。"

元代医家朱丹溪主张痫病从痰立论，提出吐法祛痰行之有效，吐后主张以平肝之剂善后。《丹溪心法·痫》云："惊与痰宜吐，大率行痰为主，用黄连、南星、瓜蒌、半夏，寻火寻痰，分多分少，治之无不愈者分痰与热，有热者，以凉药清其心；有痰者用吐药，吐后用东垣安神丸。大法宜吐，吐后用平肝之剂，青黛、柴胡、川芎之类，龙荟丸正宜服之。且如痫，因惊而得，惊则神不守舍，舍空而痰聚也。"《丹溪手镜·惊悸》云："治惊悸癫痫狂妄，大率痰宜吐之，火则下之，血虚宜补血，平木，降火。"

明代医家汪机提出继发性痫病的观点，中风后痰火扰动心窍，痫病发作，但"痰火不能自生，必由中气不充"，因此认为痫病之本在于正虚，故治痫当调补中气为本，治痰火为标。《医学原理·痫门》云："有因中风不治，郁液成痰，痰因火动，上泛闭于心窍而致者；有因惊恐，以致神不守舍，神舍空虚，邪乘虚入袭而致者。其状卒倒无知，或口吐涎沫，随邪所入五脏而作五畜之声。丹溪谓：此症大率宜乎寻痰寻火而治，其论固是。但痰火不能自生，必由中气不充，以致津液凝结成痰，郁而为火，且惊亦是气夺邪乘虚入，皆中气亏败所致，治法必须调补中气为主，导火寻痰为标。不然，徒只知标而不知本。古方虽谓大法宜吐，但此法施于形气壮盛之人，多得获效，若用于神气怯弱之辈，必反为祸。况吐又是劫法，只可治标，不能理本。学者必须调补中气为主，苟能中气充实，其痰自除，其火自息。不然，中气愈亏，痰火愈炽。必在临症观形或标本兼治，不可执一。""子和朱砂滚痰丸，治一切痫症。盖痫症因火动痰而作，法当坠火豁痰。""宝鉴龙脑安神丸，治五脏积热，熏灼心神而成痫症。""本事人参散，治中气亏败，生痰作痫，法当补中豁痰。""三痫丸，治一切风痰惊痫，法当疏风豁痰。""东垣安神丸，治心火炎上成痫，法当清火热以安神。"

明代龚信《古今医鉴》提出，痫病虽以五畜命名，但治疗时不必拘泥于此，而应强调痰迷心窍为发病机制，因此主张治疗痫病应豁痰顺气，清火平肝。《古今医鉴·五痫》云："夫痫者有五等，而类五畜，以应五脏……皆是痰迷心窍，如痴如愚。治之不须分五，俱宜豁痰顺气，清火平肝。"

明代张景岳指出，痫病"无火者多"，无火者不可妄用凉药，主张补益剂治疗，其所载大补元煎现代用于治疗肝肾阴虚型痫病。《景岳全书·癫狂痴呆》云："癫痫证无火者多。若无火邪，不得妄用凉药，恐伤脾气，以致变生他证。且复有阴盛阳衰及气血暴脱，而绝无痰火气逆等病者，则凡四君、四物、八珍、十全大补等汤，或干姜、桂、附之类，皆所必用，不得谓癫痫尽属实邪，而概禁补剂也。若真阴大损，气不归根，而时作时止，昏沉难愈者，必用紫河车丸，方可奏效。其有虚中夹实，微兼痰火不清，而病久不愈者，《集验》龙脑安神丸最得其宜，随证增减，可为法也。"

明代医家周慎斋提出，痫病之因是先天元阴不足，从而导致肝旺，克土伤心，因此治疗时以肝为要，主张平肝祛痰，"痰消而心肝之火平，自不致浊气填塞清道而作羊声矣"，对后世从肝论治痫病有一定的启发。《慎斋遗书·羊痫风》云："羊痫风系先天元阴之不足，以致肝邪克土伤心故也。用二陈去一身之痰，加朱砂以镇心火，菖蒲以开心窍，丹、青二皮以平肝，痰消而心肝之火平，自不致浊气填塞清道而作羊声矣。"

明代医家楼英的《医学纲目》在前人基础上辨儿科痫与急慢惊风之不同。《医学纲目·癫痫》云："痰在膈间，则眩微不仆。痰溢膈上，则眩甚仆倒于地，而不知人。"《医学纲目·惊痫》云："惊痫即急慢之症。但惊痫发时，仆地作声，醒时吐沫。急慢惊则不作声，不吐沫也。"

清代张璐也提出治疗痫病时可不以五痫局限，而应以补肾为本，治痰为标。《张氏医通·痫》云："痫证古人分五痫，治法要以补肾为本，豁痰为标，随经见证用药。"

清代医家吴谦再论痫病与癫狂的区别，尤以发时出现神昏、抽搐、吐涎，而醒后或不发时则与常人类似。对其治法也不以五痫为指导，而以"痰、火、气、惊"立论，以豁痰清火镇惊为主。《医宗金鉴·癫痫总括》云："经言癫狂本一病……发意不乐，甚则神痴语不伦，狂怒凶狂多不卧，目直骂詈不识亲。痫发吐涎昏噤倒，抽搐省后若平人……盖癫疾，狂疾……俱不似痫疾，发则吐涎，神昏猝倒无知，口噤牙紧，抽搐时之多少不等，而省后起居饮食皆若平人为别也。痫虽分而为五，曰鸡、马、牛、羊、猪名者，以病状偶类故也。其实痰、火、气、惊四者而已，所以为治同乎癫狂也。"

清代医家李用粹不赞同五痫分法，而主张痫病分为阳痫、阴痫，其主要病因病机为痰、热、惊，治疗时以行痰兼清心降火为主。《证治汇补·痫病》云："痫病有阴有阳，大率属痰与热、惊三者而已，不分五等。""内因或因母腹受惊，或因卒然闻惊而得，惊则神出舍空，痰涎乘间而归之。或因饮食失节，脾胃亏损，积为痰饮，以致涎潮上涌，均能发痫。大抵肥人多痰，瘦人多火，总不外因惊而得。""痫分阴阳……先身热掣，惊啼叫喊而后发，脉浮洪者，为阳痫，病属六腑，易治。先身冷，无惊掣啼叫而病发，脉沉者，为阴痫，病在五脏，难治。阳痫痰热客于心胃，闻惊而作；若痰热甚者，虽不闻惊，亦作也，宜用寒凉。阴痫亦本乎痰热，因用寒凉太过，损伤脾胃，变而成阴，法当燥湿温补祛痰。""治法用药，大率行痰而兼清心降火。寻痰寻火，分多少治之。先以二陈加栝蒌、南星、黄连探吐，吐后服朱砂安神丸，以降南方之火。当归龙荟丸以平东方之木。但化痰先顺气，顺气先调中。顽痰胶固，非辛温何以佐其开导之功，故用之。"

清代医家王清任提出痫病的病位在脑髓，病机为脑髓无气，其临床表现均可以此解释，这对中医脑病学的形成、认识有较大的贡献，明确了脑在生理、病理过程中的重要地位。《医林改错·脑髓说》云："试看痫症，俗名羊羔风，即是元气一时不能上转入脑髓。抽时正是活人死脑袋，活人者，腹中有气，四肢抽搐；死脑袋者，脑髓无气，耳聋眼天吊如死。有先喊一声而后抽者，因脑先无气，胸中气不知出入，暴向外出也。正抽时，胸中有辘辘之声者，因津液在气管，脑无灵机之气，使津液吐咽，津液逗留在气管，故有此声。抽后头疼昏睡者，气转入于脑，尚未足也。"

清代医家叶天士遵前贤痫病三因论，但认为其痰为"积痰"，当有所诱因易触发。《临证指南医案·癫痫》云："痫病或由惊恐，或由饮食不节，或由母腹中受惊，以致脏气不平经久失调，一触积痰，厥气内风，猝焉暴逆，莫能禁止，其气反然后已。"

清代医家何梦瑶认为，癫、狂、痫三症的病机皆属于痰热，但"癫狂之痰常迷心窍"，而痫病是痰未入心，平素伏于心下，有所诱因时，如"气动则发而上乘"，当"气平则止而下退"，从而阐释了痫病为何"有发有止"。何梦瑶纠正"痫为阴寒"说，认为癫、痫并非一病，故"重阴者癫"不适用于痫病，而且阴痫寒证是误治或转为虚寒，不是初起即属阴寒；还提出痫病治法总以行痰为主，阳痫易治，阴痫难治。《医碥·狂症·狂癫痫》云："痫病亦属痰热，而有发有止，则痰未入心，不过伏于心下气动则发而上乘，气平则止而下退，与癫狂之痰常迷心窍者异矣。三证各别，皆属于热。"

清代医家陈士铎提出小儿痫病发于"胎惊"，是由于先天亏损，所以不能一概祛痰搜风，应该既补脾胃，又益命门与膻中之火，不治痰而痰自消。《辨证录·癫痫门》云："小易于发癫痫者，因饮食失宜，亦由母腹之中先受惊恐之气也，故一遇可惊之事，便跌仆吐涎，口作猪羊之声。世医谓是猪羊之痫，用祛痰搜风之药而益甚，绝不悟其先天之亏损，而大补其命门、膻中之大，所以愈不能见效也。治法宜补其脾胃之土，而更补命门之火以生脾，复补膻中之火以生胃，不必治痰而痰自消化矣。"

清代医家何书田认为，痫病当辨虚实论治，并分为惊恐痰火、火郁血滞、肝肾阴虚等证型，且给出相应治法。《医学妙谛·杂症·痫症章》曰："痫症或因惊恐，或由饮食不节，或由母腹中受惊，以致内脏不平，经久失调，一触积痰，厥气内风猝然暴逆，莫能禁止，待其气平然后已。至于主治，要在辨其虚实耳。""惊恐痰火升，发痫，黄连、山栀、广皮、胆星、黄芩、枳实、远志、菖蒲。""水火郁血滞，兼痛妇人经来紫黑，生地、紫丹参、炒山栀、丹皮、胡黄连、芫蔚子。""肝肾阳升发痫，阴人不寐，阳不潜藏，虎潜丸。"

王绍隆《医灯续焰》论述痫病与痉证的区别，辨治分为阴阳二痫，指出治疗时应分清阴阳二痫，治法各不相同。并根据脉象判断疾病的预后，以柔和为吉，强硬为凶。《医灯续焰·痫病脉证第五十九》曰："痫之始发，卒然跌仆，手足牵掣，口噤作声，或吐沃沫痰涎一饭顷，气平苏醒。与癫、痉二证，似是而非。癫证则如上文所云，痉证则多身强直，如弓反张，亦无痛证之作声也。""然有阴阳二种，正如小儿之急惊、慢惊。阳痫先身热，瘛疭惊啼而后发。其脉浮洪，病属六腑，外在肌肤，轻浅易治（宜集验龙脑安神丸、河间犀角丸之类）。阴痫身冷，不惊掣，不叫，卒然而发，略无先兆。其脉沉搏，属五脏，内在骨髓，深重难治（宜清心牛黄丸、神应丹之类）。""其脉总宜虚而不宜实，实则邪盛。若实而急，是无胃气。唯强急而不柔和，凶恶之征也。浮则痫发于阳，沉则痫发于阴，滑则痫发多痰，数则痫发多热。因病见脉，因脉知病，亦理之自然耳。"

清代汇通学派代表张锡纯提出肝为风脏，治疗时平肝木，息内风，使邪火痰饮不上逆扰动，临床应用加味磁朱丸治疗痫病，颇有效验。《医学衷中参西录·医方·治痫风方》曰："加味磁朱丸治痫风。""磁朱丸方，乃《千金方》中治目光昏耗神水宽大之圣方也。李濒湖解曰：磁石入肾，镇养真阴，使肾水不外移。朱砂入心，镇养心血，使邪火不上侵。佐以神曲消化滞气，温养脾胃生发之气。然从前但知治眼疾而不知治痫风，至柯韵伯称此方治痫风如神，而愚试之果验，然不若加赭石、半夏之尤为效验也。原方止此三味，为加赭石、半夏者，诚以痫风之证，莫不气机上逆，痰涎上涌。二药并用，既善理痰，又善镇气降气也。送以铁锈汤者，以相火生于命门，寄于肝胆，相火之暴动实与肝胆有关。此肝胆为木脏，即为风脏，内风之煽动，亦莫不于肝胆发轫。"

（二）分证论治

1. 发作期

（1）阳痫

证候：发病前常有眩晕、头昏、胸闷、乏力痰多；无明显症状，突然仆倒，不省人事，面色潮红，牙关紧闭，两目上视，四肢抽搐，口吐涎沫；或喉中痰鸣或发怪叫，移时苏醒，一如常人。舌红，苔多白腻或黄腻，脉弦数或弦滑。

治法：清化痰热，息风定痫。

方药：清热镇惊汤加减。方中石决明平肝息风；紫石英镇心定惊；龙胆草泻肝经实火；栀子、木通通达三焦利湿；生大黄泄热；反佐干姜，辛开苦降，和胃降逆；天竺黄、胆南星清热豁痰；远志、菖蒲逐痰开窍；天麻、钩藤息风止痉；柴胡引经药，兼以疏肝解郁；配用朱砂、麦冬防龙胆草等苦燥伤阴，佐以安神。

临床可根据症状加用定痫丸。定痫丸息风化痰、育阴止痉为主。方中天麻、全蝎、僵蚕平肝息风而止抽搐；川贝母、胆南星、半夏、竹沥、菖蒲化痰开窍；琥珀、茯神、远志、朱砂镇心安神而定惊；茯苓、陈皮健脾理气；丹参、麦冬养血育阴；姜汁、甘草温胃和中。可结合辨证使用，服药后如大量咳痰，或大便排出黏液样物者，属于顽痰泄化现象，为病情好转征象。

（2）阴痫

证候：面色晦暗青灰而黄，手足青冷，双眼半开半合，昏愦，拘急；或抽搐时作，口吐涎沫，一般口不啼叫；或声音微小，仅为呆木无知，不闻不见，不动不语，动作中断，手中物体落地；或头突然向前倾下，又迅速抬起；或目上吊数秒乃数分钟即可恢复；病发后对上述症状全然不知，多一日频作十数次或数十次，醒后周身乏力，或如常人。舌淡，苔白厚腻，脉多沉细或沉迟。

治法：温阳除痰，顺气定痫。

方药：五生丸加减。方中南星、半夏、白附子辛温除痰，半夏兼以降逆散结，南星兼以祛风解痉，白附子祛风痰、逐寒湿；川乌大辛大热，散沉寒，除积滞；黑豆补肾利湿，共奏温阳、化痰、定痫之功。若虚烦失眠，可加珍珠母；眩晕甚者，可加天麻；纳呆食少，加麦芽、神曲；腹胀，加枳壳、大腹皮。

2. 休止期

（1）肝火痰热

证候：急躁易怒，心烦失眠，咳痰不爽，口苦咽干，便秘溲黄；病发后，症状加重，甚则彻夜难眠，目赤。舌红，苔黄，脉弦滑数。

治法：清肝泻火，化痰宁神。

方药：龙胆泻肝汤合涤痰汤加减。方中龙胆草、木通清泻肝火；大黄、栀子、黄芩通泻上、中、下三焦之火；当归和血养肝；半夏、橘红、胆星理气化痰；麝香、菖蒲辛香走窜，清心开窍。若有肝火化风之势，可加天麻、石决明、钩藤、地龙、煅龙骨、煅牡蛎等平肝息风。

医案选析：曹十四，笑则痫厥病发，昼少夜多。思二月起病，春木正旺，内应厥阴肝藏木火，乃阳极之化。其来迅速，由内而升，神明遂乱，口吐涎沫，四肢寒冷，肝病何疑。由春病及长夏，醒则如无，纳食如昔。法以纯苦，直泄厥阴跻阳。芦荟、青黛、龙胆草、川楝子、黑山栀、白芍、青皮、当归尾、猪胆汁（叶天士.种福堂公选医案.人民卫生出版社，1992.）

（2）风痰闭阻

证候：发病前常有眩晕、头昏、胸闷、乏力痰多，心情不悦；痫病发作呈多样性，或见突然跌倒，神志不清，双目发呆，茫然若失，谈话中断，持物落地，或精神恍惚而无抽搐。舌红，苔腻，脉多弦滑有力。

治法：涤痰息风，开窍定痫。

方药：定痫丸加减。方中天麻、全蝎、僵蚕平肝息风镇痉；川贝母、胆南星、姜半夏、竹沥、石菖蒲涤痰开窍降逆；琥珀、远志、朱砂镇心安神定痫；茯苓、陈皮健脾益气化痰；丹参理气化瘀通络。眩晕、目斜视者，可加生龙骨、牡蛎、磁石、珍珠母等药物重镇安神。

（3）心脾两虚

证候：反复发作，神疲乏力，心悸气短，不寐多梦；面色苍白，形体消瘦纳呆，大便溏薄。舌淡，苔白腻，脉沉细而弱。

治法：补益心脾。

方药：六君子汤合归脾汤加减。方中人参、白术、茯苓、甘草健脾益气，以助运化；陈皮、姜半夏理气化痰降逆；当归、龙眼肉、丹参、熟地黄养血和血；酸枣仁养心安神；远志、五味子敛心气，宁心神。若痰多，可加制南星、瓜蒌；呕恶者，加竹茹、旋覆花；便溏者，加薏苡仁、白扁豆。

（4）肝肾阴虚

证候：痫病频作，神思恍惚，面色晦暗；头晕目眩，两目干涩，耳轮焦枯不泽，健忘失眠，腰膝酸软，大便干燥。舌红，苔薄，脉沉细而数。

治法：滋养肝肾。

方药：大补元煎加减。方中熟地黄、山药、山茱萸、菟丝子、枸杞子补益肝肾；鹿角胶、龟甲胶峻补精血；川牛膝补肾强腰；生牡蛎、鳖甲滋阴潜阳。神思恍惚、持续时间长者，加阿胶补益心血；心中烦热者，加炒栀子、竹叶、莲子心清热除烦；大便干燥者，加玄参、肉苁蓉、当归、火麻仁滋液润肠。

第十四节　胃　痛

一、病名

《内经》最早提出"胃脘痛"病名，但并未区分胃脘痛与心痛。《灵枢·经脉》云："脾足太阴之脉……是动则病舌本强，食则呕，胃脘痛，腹胀善噫，得后与气则快然如衰。"《素问·六元正纪大论》曰："木郁之发，民病胃脘当心而痛，上肢两胁，膈咽不通，食饮不下。"

唐宋以前多将胃脘痛称为"心下痛""心痛。"如《金匮要略·腹满寒疝宿食病脉证并治》曰："按之心下满痛者，此为实也，当下之，宜大柴胡汤。"《伤寒论·辨太阳病脉证并治》曰："伤寒六七日，结胸热实，脉沉而紧，心下痛，按之石硬，大陷胸汤主之。"唐代医家孙思邈提出"心痛"之说，实际上多指胃痛而言，在《备急千金要方》提及九种引起心痛的原因："九种心痛：一虫心痛，二注心痛，三风心痛，四悸心痛，五食心痛，六饮心痛，七冷心痛，八热心痛，九来去心痛。"

金代医家李东垣提出"脘痛"之称，并区别于厥心痛、真心痛。《东垣试效方》云："如厥心痛者，乃寒邪客于心包络也……真心痛者，寒邪伤其君也，手足青至节，甚则旦发夕死。脘痛者，太阴也，理中、建中、草豆蔻丸之类主。"

明清医家对此病的认识日臻成熟，进一步澄清了胃痛与心痛的混淆。《保命歌括·心痛》曰："胃之上口，名曰贲门。贲门与心相连，故经云胃脘当心而痛……胃脘痛者，腹胀当心而痛，上支两胁，膈咽不通。脾疼者，心下急痛，食则呕，腹胀善噫。胸痹者，喘息咳唾，胸背痛。"《证治准绳》曰："心与胃各一脏，其病形不同。因胃脘处在心下，故有当心而痛之名，岂胃脘痛即心痛者哉。"秦景明《症因脉治》言："胃脘痛，在胸之下，脐之上，两肋中间；但心胞络痛，同在心下脐上，极难分别。大抵痛而能饮食者，心胞络痛也。痛而不能饮食者，胃脘痛也。"

二、病因病机

《黄帝内经》最早论述了饮食不节是导致胃痛常见病因之一，"饮食自倍，肠胃乃伤"，也提及寒邪、痰湿也可引起胃痛。云："寒气客于肠胃之间，膜原之下，血不得散，小络急引故痛……寒气客于肠胃，厥逆上出，故痛而呕也。""太阳之胜，凝凓且至，非时水冰……寒厥入胃，则内生心痛。""湿淫所胜……民病饮积心痛。""土郁之发……故民病心腹胀，肠鸣而数为后，甚则心痛，胁䐜，呕吐霍乱，饮发注下，胕肿身重。"《金匮要略·腹胀寒疝宿食病》亦云："脉数而滑者实也，此有宿食，下之愈……宿食在上脘当吐之。"

《黄帝内经太素》中记载了虫聚于内扰动胃腑而痛的病机："心腹痛，腹作痛肿聚，往来上下行，痛有休止，腹热善渴涎出者，是蛟蛕也，以手聚按而坚持之，姑令得移，以大针刺之，久持之，虫不动，乃出针也，侪腹愦痛，形中上者。"

陈无择在《三因方》中提出胃痛的三因学说，即外感六淫、情志内伤、饮食劳逸三者，皆可致胃痛："若十二经络，外感六淫，则其气闭塞，郁于中焦，气与邪争，发为疼痛，属外所因；若五脏内动，汨以七情，则其气瘀结聚于中脘，气与血搏，发为疼痛，属内所因；饮食劳逸，触忤非类，使脏气不平，瘀隔于中，食饮遁疰，变乱肠胃，发为疼痛，属不内外因。"

宋代《圣济总录·虚劳心腹痛》指出，脾胃与本病关系密切，素体亏虚，脾胃虚弱或中阳不足皆可致胃脘痛："虚劳之人，气弱胃虚，饮食伤动，冷气乘之，邪正相干……故令心腹俱痛也。"

金代医家李东垣则认为，过劳，饮食不节，中阳不足，寒邪乘虚而入，以致胃脘疼痛大作。《东垣试效方·心胃及腹中诸痛论》云："夫心胃痛及腹中诸痛，皆因劳役过甚，饮食失节，中气不足，寒邪乘虚而入客之，故卒然而作大痛。"

元代医家朱丹溪则认为瘀血阻于胃络，不通则痛。《丹溪心法》曰："平日喜食热物，以致死血留于胃口作痛。"

明代王绍隆《医灯续焰》曰："外有瘀血痛、厥心痛、真心痛三种。瘀血痛者，痛在胃脘，或热饮食，或极呕吐，致伤胃脘，络血迸溢。瘀留于中，气为所碍，或作或止，或食下痛甚，或饮汤水作呃。"是以血凝而痛之致病之理明矣。

明代医家虞抟详细论述了本病因饮食不节，暴饮暴食，过食肥厚，或食物生硬难化，停滞胃脘，阻塞气机，而又有食积化热伤胃。《医学正传·胃脘痛》曰："初致病之由，多因纵恣口腹，喜好辛酸，恣饮热酒煎炼，复餐寒凉生冷，朝伤暮损，日积月深，自郁成积，自积成痰，痰火煎熬……妨碍升降，故胃脘疼痛，吞酸嗳气，嘈杂恶心。"

明代孙志宏的《简明医彀》也认为胃脘痛之由为饮食不节。其云："胃之下口，名曰贲门，与心相连，俗谓心痛。虽曰五运胜复之气，未有不由清痰食积，郁于中宫；七情九气，触于内腑而成者。致病之由，多因纵恣口腹，喜好辛酸热辣，煎爆酒腥，生冷溷淆。朝伤暮损，日积月深，痰积血液，妨碍升降。故酸嗳嘈杂，呕哕，噎膈，翻胃之渐也。寸口脉沉而迟，关上小紧而数。初治暂用辛温疏散，后当养正，兼以除邪。"

清代医家黄元御在《四圣心源》中指出："酒醴之性，湿热之媒，其濡润之质，入于脏腑生下湿；辛烈之气，腾于经络则生上热。"据以上诸条古代医家的论述，饮食劳倦与本病发生的密切关系可见一斑。

清代医家李用粹认为，苦寒清热及泻下剂大都易伤胃气，若过用，则易致脾胃虚弱，引起胃脘作痛。《证治汇补·心痛》曰："服寒药过多，致脾胃虚弱，胃脘作痛。"

清代医家沈金鳌在《杂病源流犀烛·胃痛》中论述："胃痛，邪干胃脘病也，胃禀冲和之气，多气多血，壮者邪不能干，虚则着而为病，偏寒偏热，水停食积，皆与真气相搏而痛。"先天不足，素体亏虚为本，而致之胃脘痛。《沈氏尊生书》中提及肝郁气滞，肝气横逆犯胃之胃脘痛。曰："胃痛，邪于胃脘病也。惟肝气相乘为尤甚，以木性暴，且正克也。痛必上支两胁，里急，饮食不下。"

清代徐春甫在《古今医统大全·心痛门》中说："胃心痛者……皆脏气不平，喜怒忧郁所致，属内因。"可见，喜、怒、忧、思过极皆可导致胃脘痛。七情所伤，多为气机之疾，清阳不升，浊阴不降，以成胃脘痛之病。

三、诊断

宋代陈无择认识到胃痛非心痛。《三因极一病证方论·九痛叙论》曰："夫心痛者，在方论则曰九痛，内经则曰举痛，一曰卒痛。种种不同，以其痛在中脘，故总而言之曰心痛，其实非心痛也。"

金代医家李东垣在《东垣试效方》中提出寒邪所伤部位不同，有厥心痛、真心痛及脘痛之别："如厥心痛者，乃寒邪客于心包络也，前人以良姜、菖蒲大辛热之味末之，酒醋调服，其痛立止，此折之耳。真心痛者，寒邪伤其君也，手足青至节，甚则旦发夕死。脘痛者，太阴也，理中、建中、草豆蔻丸之类主。"

朱丹溪提出心痛即胃脘痛之说，对后世认识胃痛造成混淆。《丹溪心法》曰："心痛即胃脘痛。"

明代医家万密斋则认为胃脘痛非心痛，提出当心而痛者有三，论述了胃脘痛、脾痛及胸痹的差别。《保命歌括·心痛》曰："胃之上口，名曰贲门，贲门与心相连，故经云胃脘当心而痛。时人未知此义，见其痛在心所，乃呼为心痛也。其在当心而痛者有三病：曰胃脘痛，曰脾疼，曰胸痹，当各求之。胃脘痛者，腹胀当心而痛，上肢两胁，膈咽不通。脾疼者，心下急痛，食则呕，腹胀善噫。胸痹者，喘息咳唾，胸背痛。"

继而明代医家王肯堂认为心与胃各为一脏，胃脘处于心下，胃痛非心痛。《证治准绳》曰："丹溪言心痛即胃脘痛，然乎？曰心与胃各一脏，其病形不同。因胃脘处在心下，故有当心而痛之名，岂胃脘痛即心痛者哉。"

四、辨证论治

（一）辨证要点

虚劳病常见胃脘时痛、喜得温按、按之痛减等症状，东汉医家张仲景以小建中汤治之。《伤寒论·辨太阳病脉证并治》曰："伤寒三日，心中悸而烦者，小建中汤主之。"此外，张仲景在《金匮要略》中以心下痛论治，论述了少阳证兼有阳明里实热证所致的胃脘部疼痛以及虚寒性胃痛的治疗。其云："按之心下满痛者，此为实也，当下之，宜大柴胡汤。""心胸中大寒痛，呕不能食，腹中寒，上冲皮起，出见有头足，上下痛而不可近，大建中汤主之。"

明代医家张景岳强调治疗胃脘痛时以理气为主，并且需根据病情，结合使用其他方法。《景岳全书·杂证谟》曰："胃脘痛证，多有因食、因寒、因气不顺者，然因食因寒，亦无不皆关于气，盖食停则气滞，寒留则气凝，所以治痛之要，但察其果属实邪，皆当以理气为主，宜排气饮加减主之；食滞者兼呼消导，寒凝者兼呼温中，若止因气逆，则但理其气，病自愈矣。其有诸药不效，气结难解者，唯神香散为妙。若气有滞逆，随触随发者，宜用后简易二方最妙。"

清代医家林珮琴在《类证治裁》中论述治疗胃痛不能一概而论，须分新病、久病。曰："治法须分新久，初病在经，久病入络，经主气，络主血也。初痛宜温散以行气，久痛则血络亦痹，必辛通以和营，未可概以香燥例治也。"

清代医家程国彭在《医学心悟》提出心痛有九种，与《备急千金要方》九种心痛有区别，要辨别气血、寒热、虚实，并提出了具体的症、脉及方药。曰："心痛有九种，一曰气，二曰血，三曰热，四曰寒，五曰饮，六曰食，七曰虚，八曰虫，九曰疰，宜分而治之。气痛者，气壅攻刺而痛，游走不定也，沉香降气散主之。血痛者，痛有定处而不移，转侧若刀锥之刺，手拈散主之。热痛者，舌燥唇焦，尿赤便闭，喜冷畏热，其痛或作或止，脉洪大有力，清中汤主之。寒痛者，其痛暴发，手足厥冷，口鼻喜冷，喜热畏寒，其痛绵绵不休，脉沉细无力，姜附汤加肉桂主之。饮痛者，水饮停积也，干呕吐涎，或咳，或嗳，甚则摇之作水声，脉弦滑，小半夏加茯苓汤主之。食痛者，伤于饮食，心胸胀闷，手不可按，或吞酸嗳腐，脉紧滑，保和汤主之。虚痛者，心悸怔忡，以手按之则痛止，归脾汤主之。虫痛者，面白唇红，或唇之上下有白斑点，或口吐白沫，饥时更甚，化虫丸主之。疰痛者，触冒邪祟，卒尔心痛，面目青暗，或昏聩谵语，脉来乍大乍小，或两手如出两人，神术散、葱白酒、生姜汤并主之。此治心痛之大法也。"

（二）分证论治

1. 寒邪客胃

证候：胃痛暴作，恶寒喜暖，得温痛减，遇寒加重。舌淡，苔薄白，脉弦紧。

治法：温胃散寒，理气止痛。

方药：良附丸加减（高良姜、香附）。若寒邪较重或胃脘突然拘急掣痛拒按，甚则隆起如拳状者，可加吴茱萸、干姜、丁香、桂枝；若气滞重者，可加木香、陈皮；若兼见恶寒，头痛等风寒表证者，可加苏叶、藿香等以疏散风寒，或内服生姜汤、胡椒汤以散寒止痛；若寒邪郁久化热，寒热错杂，可用半夏泻心汤（半夏、黄连、黄芩、干姜、甘草、大枣、人参）辛开苦降，寒热并调；若兼见胸脘痞闷，胃纳呆滞，嗳气或呕吐者，为寒夹食滞，可加枳实、神曲、鸡内金、制半夏、生姜等以消食导滞，降逆止呕。

2. 饮食停滞

证候：胃脘疼痛，胀满拒按，嗳腐吞酸，或呕吐不消化食物，其味腐臭，吐后痛减，不思饮食。

治法：消食导滞，和胃止痛。

方药：保和丸加减（神曲、山楂、莱菔子、茯苓、制半夏、陈皮、连翘）。若脘腹胀甚者，可加枳实、砂仁、槟榔等以行气消滞；若胃脘胀痛而便秘者，可合用小承气汤或改用枳实导滞丸（枳实、大黄、黄连、黄芩、六神曲、白术、茯苓、泽泻）以通腑行气；胃痛急剧而拒按，伴见苔黄燥，为食积化热，可加黄芩、黄连；伴便秘者，为食积化热成燥，则合用大承气汤以通腑泄热，荡积导滞。

3. 肝气犯胃

证候：脘腹胀满，攻撑作痛，痛连两胁，胸闷嗳气，遇烦恼郁怒则痛作或痛甚。

治法：疏肝理气，和胃止痛。

方药：柴胡疏肝散加减（柴胡、芍药、川芎、香附、陈皮、枳壳、佛手、甘草）。若胀痛明显者，可加青皮、郁金、木香助理气解郁之功；胃痛较甚者，可加川楝子、延胡索以加强理气止痛之功；嗳气较频者，可加沉香、旋覆花以顺气降逆；泛酸者，加乌贼骨、煅瓦楞子制酸止痛。

医案选析：胸脘痛已延匝月，痛引胁肋，纳少泛恶，舌质红，苔黄，脉弦而数。良由气郁化火，灼伤胃阴，胃气不降，肝升太过，书所谓暴痛属寒，久痛属热，暴痛在经，久痛在络是也。当宜泻肝理气，和胃通络。生白芍三钱，金铃子二钱，左金丸七分（包），黑山栀二钱，川石斛三钱，川贝母二钱，栝蒌皮三钱，黛蛤散四钱（包），旋覆花一钱五分（包），真新绛八分，瓦楞四钱，带子丝瓜络二钱。（丁甘仁.丁甘仁医案.人民卫生出版社，2006.）

4. 肝胃郁热

证候：胃脘灼痛，喜冷恶热，得凉则舒，心烦易怒，泛酸嘈杂。

治法：疏肝理气，泄热和中。

方药：丹栀逍遥散加减（柴胡、当归、白芍、薄荷、牡丹皮、栀子、白术、茯苓、甘草、生姜）。临证时可合用左金丸以疏肝解郁，清胃泻火，补原方之未备。若为火邪已伤胃阴，可加麦冬、石斛；若火热内盛，灼伤胃络，而见吐血，并出现脘腹灼痛痞满，心烦便秘，面赤舌红，脉弦数有力等症者，可用《金匮要略》泻心汤（大黄、黄芩、黄连），苦寒泄热，直折其火。

5. 湿热中阻

证候：胃脘灼痛，脘闷嘈杂，口干口苦，口渴而不欲饮，纳呆恶心。

治法：清化湿热，理气和胃。

方药：清中汤加减（黄连、栀子、半夏、茯苓、草豆蔻、陈皮、甘草）。湿偏重者，加苍术、藿香燥湿醒脾；热偏重者，加蒲公英、黄芩清胃泄热；伴恶心呕吐者，加竹茹、橘皮以清胃降逆；大便秘结不通者，可加大黄（后下）通下导滞；气滞腹胀者，加厚朴、枳实以理气消胀；纳呆少食者，加神曲、谷芽、麦芽以消食导滞；若寒热互结，心下痞硬者，可合用半夏泻心汤。

6. 瘀血停滞

证候：胃脘疼痛，痛有定处，按之痛甚，食后加剧，入夜尤甚。

治法：活血化瘀，和胃止痛。

方药：失笑散合丹参饮加减（蒲黄、五灵脂、丹参、檀香、砂仁）。若胃痛甚者，可加延胡索、木香、郁金、枳壳以加强活血行气止痛之功；若四肢不温，舌淡脉弱者，当为气虚无以行血，加党参、黄芪等以益气活血；若口干咽燥，舌光无苔，脉细，为阴虚无以濡养，加生地黄、麦冬以滋阴润燥；便黑，可加三七、白及化瘀止血。

7. 胃阴亏虚

证候：胃脘隐隐灼痛，似饥而不欲食，口燥咽干，大便干结。

治法：养阴益胃，和中止痛。

方药：一贯煎合芍药甘草汤加减（沙参、麦冬、生地黄、枸杞子、当归、川楝子、芍药、甘草）。若见胃脘胀痛较甚，宜加香橼、佛手等行气止痛；胃脘灼痛、嘈杂泛酸者，可加牡蛎、海螵蛸或配用左金丸以制酸止痛；大便干燥，宜加火麻仁、瓜蒌仁等润肠通便；若阴虚胃热，可加石斛、知母、黄连养阴清胃；肝肾阴虚者，加山茱萸、玄参、牡丹皮滋阴清热。

医案选析：刘某，男，46岁。自诉上腹部不适，嗳气胀痛，食欲不振，消化不良。近半年来，头昏乏力，体重减轻，曾疑虑为胃癌。经某医院胃镜检查，诊断为萎缩性胃炎，因西药治疗无效，前来就诊。患者身体消瘦，面色无华，舌体瘦小，舌中光剥无苔，脉弦细。此阴液亏乏，胃失濡养，治法：酸甘养阴，用沙参麦冬汤加减。沙参30g，麦冬10g，扁豆10g，生石斛15g，白芍12g，炙甘草5g，大枣5g，鸡内金10g，陈皮5g，乌梅12g，冰糖30g（溶兑）。

复诊三次，共服上方40余剂，舌上津回，食欲好转。唯体气未复，四肢欠温，脉象缓弱，变前法为甘温滋养，用归芪建中汤加乌梅。当归10g，黄芪10g，桂枝6g，白芍15g，炙甘草3g，生姜10g，大枣15g，乌梅12g，饴糖30g（溶化兑服）。嘱服15剂，以竟全功。药后手足转温，体气渐复，遂停药，嘱注意饮食调理。（刘祖贻.三湘医萃：医案.人民军医出版社，2013.）

8. 脾胃虚寒

证候：胃痛隐隐，绵绵不休，喜温喜按，空腹痛甚，得食则缓，劳累或受凉后发作或加重，泛吐清水，大便溏薄。

治法：温中健脾，和胃止痛。

方药：黄芪建中汤加减（黄芪、桂枝、生姜、芍药、炙甘草、饴糖、大枣）。若胃脘冷痛，里寒较甚，呕吐，肢冷，可合用理中丸（人参、干姜、甘草、白术），以温中散寒；若兼有形寒肢冷，腰膝酸软，可合用附子理中汤温肾暖脾，和胃止痛；泛吐清水较多者，宜加干姜、制半夏、陈皮、茯苓以温胃化饮；无泛吐清水及手足不温者，可改用香砂六君子汤以健脾益气，和胃止痛；泛酸者可去饴糖，加黄连、炒吴茱萸、海螵蛸、煅瓦楞子等以制酸和胃。

第十五节 痞 满

一、病名

《黄帝内经》对本病主要称为"否""满""否塞""否隔"。其曰："备化之纪……其病否……卑监之纪……其病留满否塞。""太阳之复，厥气上行……心胃生寒、胸膈不利、心痛否满。""太阴所至，为积饮否隔。"

《难经》中关于"痞"的论述见于"五十六难"。其曰："脾之积名曰痞气，在胃脘，覆大如盘。久不愈，令人四肢不收，发黄疸，饮食不为肌肤。"此论"痞气"实属积聚范畴，不属痞满范围。满病的记载可见于"十六难"。曰："假令得脾脉……其病：腹胀满，食不消，体重，节痛，怠惰，嗜卧，四肢不收。"

张仲景在《伤寒论》中首次明确提出"痞满"病名。曰："若心下满而硬痛者，此为结胸也，大陷胸汤主之。但满而不痛者，此为痞，柴胡不中与也，半夏泻心汤主之。"

隋代巢元方《诸病源候论》中有"八痞""诸痞"之名，其中包含胃痞。曰："夫八痞者，荣卫不和，阴阳隔绝，而风邪外入，与卫气相搏，血气壅塞不通，而成痞也。""诸痞者，荣卫不和，阴阳隔绝，腑脏痞塞而不宣通，故谓之痞。"

二、病因病机

《黄帝内经》中关于痞满的病因，大体可分为脾胃虚弱、饮食不节、气机失常和虚邪外受等。曰："饮食不节、起居不时者，阴受之。阳受之则入六腑，阴受之则入五脏。入六腑则身热不时卧，上为喘呼；入五脏䐜满闭塞。""味过于甘，心气喘满。""脏寒生满病。""厥或令人腹满。""脾病者，身重善肌肉痿，足不收行，善瘛，脚下痛；虚则腹满肠鸣，飧泄食不化。""诸湿肿满，皆属于脾。"痞满所病之脏腑多见于脾胃，亦可在心、胆、三焦。《素问·阴阳别论》曰："二阴一阳发病，善胀心满，善气。"《素问·至真要大论》曰："阳明之复，清气大举……甚则心痛，否满。""太阳之复……心胃生寒，胸膈不利，心痛，否满。"

张仲景在《伤寒论》及《金匮要略》中发展了《内经》关于"痞"的认识。他认为，痞满之成因有外感与内伤之分。外感之痞每因误治传变、本虚标实所致，如《伤寒论·辨太阳病脉证并治》云："脉浮而紧，而复下之，紧反入里，则作痞。按之自濡，但气痞耳。"内伤之痞多因脾胃虚弱或痰食水饮所造成，如《伤寒论·辨太阳病脉证并治》云："伤寒中风，医反下之，其人下利日数十行，谷不化，腹中雷鸣，心下痞硬而满，干呕心烦不得安。"

东汉华佗《中藏经》对痞的病机特点认识有三：一是注重天地（自然）对人的影响。曰："天地顺则人气泰，天地逆则人气痞。"二是认为痞由阴阳不和而生。曰："阳气上而不下曰痞，阴气下而不上亦曰痞……痞、格者，谓阴阳不相从也。"三是认为虚实寒热皆可致痞。曰："虚则肠鸣胀满。""中焦实热，则上下不通，腹胀而喘咳，下气不上，上气不下，关格而不通也，寒则下痢不止，食饮不消，而中满也。""病在内，太过则令人四肢沉重，语言謇涩；不及，令人中满不食，乏力，手足缓弱不遂。""又脾病，其色黄，饮食不消，心腹胀满，身体重，肢节痛。"

隋代医家巢元方于《诸病源候论·八痞候》中探讨痞之病因病机，指出："诸痞者，荣卫不和，阴阳隔绝，腑脏痞塞而不宣通，故谓之痞。""风邪外入，与卫气相搏，血气壅塞不通，而成痞也。""痞者，塞也，言腑脏痞塞不宣通也。由忧恚气积，或坠堕内损所致。"这可以认为是对痞满病因的总述。"荣卫不和，阴阳隔绝"是内因，"风邪外入，与卫气相搏"是外因。此外还有"忧恚气积，或坠堕内损"等情志和伤损因素。

金代刘完素论述痞满的病因以湿邪为主，兼论热寒。《素问玄机原病式·六气为病·湿类》曰："痞与否同，不通泰也，谓精神荣卫、血气津液，出入流行之纹理闭塞而为痞也。"这是对痞的病机总述。至于具体的六气为病,刘氏认为主要是湿邪为病,如《素问玄机原病式·六气为病·热类》曰:"而又湿主乎痞,以致气液不得宣通。"《素问玄机原病式·六气为病·湿类》曰:"诸痉强直,积饮,痞膈中满,霍乱吐下,体重,胕肿肉如泥,按之不起,皆属于湿。"刘氏对热邪致痞亦有所论及,如《素问玄机原病式·五运主病·诸湿肿满皆属脾土》云"热极盛则痞塞肿满"在湿、热之外。刘氏更论及寒邪致痞,如《素问玄机原病式·六气为病·寒类》曰:"坚痞腹满急痛,下利清白,食已不饥……皆属于寒。"

元代朱丹溪认为,其病因病机有中气虚弱、饮食痰积、湿热太甚等。《丹溪心法·痞》曰:"痞者,与否同,不通泰也。由阴伏阳蓄,气与血不运而成。处心下,位中央,满痞塞者,皆土之病也。""有中气虚弱,不能运化精微为痞者;有饮食痰积,不能施化为痞者;有湿热太甚为痞者。"

明代医家戴思恭承丹溪之说,认为痞证乃是痰气相搏之证。《秘传证治要诀及类方》曰:"诸痞塞及噎膈,乃是痰为气所激而上,气又为痰所膈而滞,痰与气搏,不能流通。"戴氏把痞证的病因分为七气所伤、冷气停滞、伤食痞塞等。曰:"因七气所伤,结滞成疾,痞塞满闷,宜四七汤,或导痰汤加木香半钱,或下来复丹;因冷气滞停中脘,痞塞,并可用挝脾汤加丁香,或丁沉透膈汤;因伤食痞塞,见诸伤门,伤食证,气虚上逆,遂成痞塞而疼者,六磨饮吞黑锡丹;若痞塞服诸药不效,大便不甚通者,宜感应丸,加巴豆或半硫丸、备急丸、木香槟榔丸通之。"

明代《普济方》中论述脾胃虚弱,脾失健运,胃纳呆滞,饮食停滞而致痞满。曰:"夫虚弱之人,气弱血虚,荣卫不足,复为寒邪所乘,食饮入胃,不能传化,停积于内,故中气痞塞,胃胀不通,故心腹痞满也。"

明代医家龚廷贤详细论述了痞满,认为七情内伤、醉饱饥饿失节、房劳过度皆可致病,中气伐伤,阴伏阳蓄为病机。《万病回春》曰:"夫痞满者,非痞块之痞也,乃胸腹饱闷而不舒畅也,有气虚中满,有血虚中满,有食积中满,有脾泄中满,有痰膈中满,皆是七情内伤,六淫外侵,或醉饱饥饿失节,房劳过度,则脾土虚而受伤,转输之官失职,胃虽受谷,不能运化,故阳自升而阴自降,而成天地不交之痞不通泰也。盖阴伏阳蓄,治用香砂养胃汤、加减枳壳丸,调养脾胃使心肺之阳下降,肝肾之阴上升而成天地交泰,是无病也。"

明代医家皇甫中指出,痞满的病因主要在食积、结痰和湿热,内因为气虚不运,病根较深。《明医指掌》曰:"胸中满闷名为痞,外面殊无胀急形。食积结痰兼湿热,气虚不运病根深。"

王肯堂认为,火郁血凝、土壅湿聚为痞病之主因,而六淫之外感,五邪之相乘,阴阳之偏负,饮食七情之过节,皆是导致痞满的重要病机。《证治准绳》曰:"因而怫郁壅塞不通为痞者,火与湿也。其论致病所由之邪,则不可一言而尽。天气之六淫外感,人气之五邪相乘,阴阳之偏负,饮食七情之过节,皆足以乱其火土之气。盖心,阳火也,主血;脾,阴土也,主湿。凡伤其阳则火怫郁而血凝,伤其阴则土壅塞而湿聚,二脏之病,相去不离分寸间。"

清代医家叶天士论及虚证痞满时提出阴虚治痞,强调肺胃阴虚。《临证指南医案》曰:

"肺胃津液枯涩，因燥而痞者。"

三、诊断

张仲景在《伤寒论》提出关于痞的特点，还指出了痞满与结胸的区别。《伤寒论·辨太阳病脉证并治》曰："伤寒五六日，呕而发热者，柴胡汤证具，而以他药下之，柴胡证仍在者，复与柴胡汤。此虽以下之，不为逆，必蒸蒸而振，却发热汗出而解。若心下满而硬痛者，此为结胸也，大陷胸汤主之。但满而不痛者，此为痞，柴胡不中与之，宜半夏泻心汤。""心下痞，按之濡。"

元代医家朱丹溪在其著作《丹溪心法》中对痞证与胀满作了区别，认为："痞者……与胀满有轻重之分。痞则内觉痞闷，而外无胀急之形者，是痞也。"这是对痞与胀满作出明确区分的最早文献记载。

明代医家虞抟认为，微、涩、弦、迟为痞满之脉，在《医学正传·脉法》在"脉法"一节，引《脉经》之说："痞，脉浮紧而下之，紧反入里，因作痞。""脉濡而弱，弱反在关，濡反在颠，微反在上，涩反在下。微则阳气不足，涩则无血，阳气反微，中风汗出，而反躁烦，涩则无血，厥而且寒，阳微不可下，下之则心下痞坚。""右关脉多弦，弦而迟者，必心下坚（此肝木克脾土，郁结涩闭于脏腑，气不舒则痞）。"

明代医家龚廷贤在《万病回春》中形象地描述了痞满为无形之积，胸腹饱闷不舒畅。曰："夫痞满者，非痞块之痞也，乃胸腹饱闷而不舒畅也。"

明代医家王肯堂在《证治准绳》中提出痞与胀的部位不同。曰："胀在腹中，其病有形；痞在心下，其病无形。"继而清代李菩也论述了痞与胀的区别。《杂症要略·痞满》曰："痞满者，中满也，与胀不同。胀者，内外俱胀，疼则内满外不胀，皆土邪也。"

明代医家张景岳在《景岳全书·痞满》中区别了痞、满之意义。曰："痞者，痞塞不开之谓；满者，胀满不行之谓，盖满则近胀，而痞则不必胀也。"认为痞只是痞塞之义，未必胀；而满则有胀满之义。

四、辨证论治

（一）辨证要点

《黄帝内经》最早提出以消导之法治疗痞满。《素问·阴阳应象大论》云："中满者，泻之于内。"

张仲景认为，痞满的病因复杂，有外感及内伤之分，临床表现不一，治疗也有所不同。痞证且表证未解时，先解表而后治痞。《伤寒论·辨太阳病脉证并治》曰："心下痞，按之濡，其脉关上浮者，大黄黄连泻心汤主之。""伤寒大下后，复发汗，心下痞，恶寒者，表未解也。不可攻痞，当先解表，表解乃可攻痞。解表宜桂枝汤，攻痞宜大黄黄连泻心汤。"痞证而兼阳虚，当扶阳散痞。《伤寒论·辨太阳病脉证并治》曰："心下痞，而复恶寒汗出者，附子泻心汤主之。"脾胃虚弱而致痞。《伤寒论·辨太阳病脉证并治》曰："伤寒汗出解之后，胃中不和，心下痞硬，干噫食臭，胁下有水气，腹中雷鸣下利者，生姜泻心汤主之。""伤寒中风，医反下之，其人下利日数十行，谷不化，腹中雷鸣，心下痞硬而满，干呕心烦不得安，医见心下痞，谓病不尽，复下之，其痞益甚，此非热结，但以胃中虚，客气上逆，故使硬也，甘草泻心汤主之。"《金匮要略·呕吐哕下利病脉证并治》曰："呕而肠鸣，心下痞者，半夏泻心汤主之。"《伤寒论·辨大阳病脉证并治》曰："伤寒发汗，若吐、若下、解后，心下痞硬，噫气不除者，旋覆代赭汤主之。"张仲景创立了五泻心汤及旋覆代赭汤治疗痞证，理法方药颇为周详，被后世视为治痞之规范。

元代医家朱丹溪治痞当消导、温补、理气、化湿等，也提出以血药治之，认为瘀血壅滞，气机阻滞，痞闷不舒。《丹溪手镜·痞》曰："因误下多将脾胃之阴亡矣。因虚而下陷于心之分野，治法：升胃气，以血药治之。有湿土乘心下，为虚满，若大便秘结、能食，厚朴枳实主之。若大便利，芍药、陈皮主之。有食积痰滞，痞膈胸中，宜消导之。"

明代医家张景岳认为，对痞满的辨治应分虚痞与实痞两大证型论治，这种虚实辨证对后世痞满的诊治颇有指导意义。《景岳全书·痞满》曰："痞者，痞塞不开之谓；满者，胀满不行之谓，盖满则近胀，而痞则不胀也。所以痞满一证，大有疑辨，则在虚实二字。凡有邪有滞而痞者，实痞也；无邪无滞而痞者，虚痞也。实痞者可散可消；虚痞者非大加温补不可，此而错用，多致误人。"

基于此，清代医家沈金鳌论述实痞治法，以痰、湿、热论之。《杂病源流犀烛》曰："虚则补其气，实则消食、豁痰、除湿、清热、消导，但不可用峻剂。"

清代医家李中梓提出痞满为本虚标实之证，脾胃虚弱为本，痰、火、郁为标。《证治汇补·痞满》曰："大抵心下痞闷，必是脾胃受亏，浊气夹痰，不能运化为患。初宜化痰降火，二陈、越鞠、芩连之类；久之固中气，参、术、苓、草之类，佐以他药。有痰治痰，有火清火，郁则兼化。若妄用克伐，祸不旋踵。又痞同湿治，惟宜上下分消其气，如果有内实之症，庶可疏导。"还提出治疗痞证时结合体质进行辨证论治。曰："肥人心下痞，湿痰也，二陈二术……瘦人心下痞，乃郁热也，宜枳实、黄连以导之，葛根、升麻以发之。"

（二）分证论治

1. 实痞

（1）邪热内陷

证候：胃脘痞满，灼热急迫，按之满甚，心中烦热，咽干口燥。

治法：理气泄热，消痞散结。

方药：大黄黄连泻心汤加减（大黄、黄连）。可酌加金银花、蒲公英以助泄热；加枳实、厚朴、木香等以助行气消痞；若便秘心烦者，可加全瓜蒌、栀子以宽中开结，清心除烦；口渴欲饮者，可加天花粉、连翘以清热生津。

医案选析：王某，女，42岁。1994年3月28日初诊。患者心下痞满，按之不痛，不欲饮食，小便短赤，大便偏干，心烦，口干，头晕耳鸣。西医诊断为自主神经功能紊乱。舌质红，苔白滑，脉沉弦小数，此乃无形邪热痞于心下之证。治当泄热消痞，当法《伤寒论》中"大黄黄连泻心汤"之法。大黄3g，黄连10g。沸水浸泡片刻，去滓而饮。服3次后，则心下痞满诸症爽然而愈。（刘渡舟，陈明.刘渡舟临证验案精选.学苑出版社，1996.）

（2）饮食停滞

证候：胃脘满闷，痞塞不舒，按之尤甚，嗳腐吞酸。

治法：消食和胃，行气消痞。

方药：保和丸加减（山楂、神曲、莱菔子、半夏、陈皮、茯苓、连翘）。若食积较重者，可加鸡内金、谷芽、麦芽以消食化积；脘腹胀满者，可加枳实、厚朴以行气除满；若食积化热、大便秘结者，可加大黄、槟榔，或合用枳实导滞丸以清热导滞通便；若脾虚食积，大便溏薄者，可加白术、白扁豆等健脾助运，化湿和中，或合用枳实消痞丸消痞和胃。

医案选析：厨师聂某，素体肥实，喜捕鱼，寒湿浸淫，初不自觉。在烹调工作中，无论鱼腥肉脍，素荤生冷，必先尝之，如是蓄积日久，痰湿食滞互阻，脾胃两伤。初起但觉脘腹痞胀，腹中间发微痛，以导滞宽中药治之，暂得缓解，照常工作。近日，新旧积垢，一举暴发，脘腹剧痛难忍，气上冲胸，欲吐不能出，嗳噫酸腐，大便坠胀不爽，矢气臭如败卵。脉见浮紧滑实，气口倍于人迎，舌苔黄滑厚腻，满腹膨胀坚实。治以散寒燥湿，导滞宽中。苍术12g，枳实12g，山楂炭12g，鸡内金6g，厚朴10g，槟榔10g，大黄10g，莱菔子10g，藿香6g，花椒6g，法半夏6g，广木香5g。水煎温服，日夜兼进两剂，大便增多而溏，腹痛大减，胃痛犹剧，胸痞未除，气口脉仍然搏指。是肠中糟粕虽去，胃内痰湿未除，消导通下，已非所宜。经曰："其高者因而越之。"其人新病体实，邪属有形，吐之并不为逆。乃以明矾3g，开水冲化，饮未三口，顿即倾盆大吐，所吐之物，稠滑如胶，馊臭难闻，一次吐一痰盂。吐后胃痛缓解，胸痞稍舒。半日后，胃痛复作，脉象与前无变，可以再吐。经涌吐4次，实邪乃去，痛不复作。（刘祖贻.三湘医萃.人民军医出版社，2013。）

（3）痰湿内阻

证候：脘腹痞满，闷塞不舒，胸膈满闷，口淡不渴。

治法：燥湿化痰，理气宽中。

方药：二陈汤加减（半夏、陈皮、茯苓、甘草）。可加前胡、桔梗、枳实以助其化痰理气，或合用平胃散（苍术、厚朴、陈橘皮、甘草）燥湿运脾，调胃和中；若气逆不降，嗳气不除者，可加旋覆花、代赭石以化痰降逆；胸膈满闷较甚者，可加薤白、菖蒲、枳实、瓜蒌以理气宽中；咳痰黄稠，心烦口干者，可加黄芩、栀子以清热化痰。

医案选析：患痞眩呕逆。向因下体畏寒，肢肘麻瞀，久服八味、参附不彻。六脉弦滑，而按之则濡，此中焦素蕴痰湿，阳气不能周于四末之象。得桂附辛热之力，有时虽可暂开，究非真阳之虚，且有地黄之滞，所以痞晕漫无止期。遂疏《局方》七气汤加沉香，服豁然，再剂神爽，食进而安。（张璐.张氏医通.山西科学技术出版社，2010.）

（4）肝郁气滞

证候：胃脘不舒，满闷痞塞，胸胁胀满，常因情志因素而加重，心烦易怒。

治法：疏肝解郁，理气消痞。

方药：越鞠丸加减（香附、川芎、苍术、神曲、栀子）。若气郁较甚，胀满明显者，可加柴胡、郁金、枳壳，或合四逆散以助疏肝理气；若气郁化火，口苦咽干者，可加黄连、黄芩、川楝子，或合用左金丸以清肝泻火；若气虚明显，神疲乏力者，可加党参、黄芪等以健脾益气。

2. 虚痞

（1）脾胃虚弱

证候：胃脘痞闷，时缓时急，喜温喜按，少气懒言，大便溏薄。

治法：健脾益气，升清降浊。

方药：补中益气汤加减（人参、黄芪、白术、甘草、升麻、柴胡、当归、陈皮）。若痞满较甚，可加木香、砂仁、枳实以理气消痞，或可合用香砂六君子汤以消补兼施。若属表邪内陷与食、水、痰相合，或因胃热而过食寒凉，或因寒郁化热而致虚实并见、寒热错杂，症见心下痞满，按之柔软，喜温喜按，呕恶欲吐，口渴心烦，肠鸣下利，舌质淡红，苔白或黄，脉沉弦者，可用半夏泻心汤加减，辛开苦降，寒热并用，补泻兼施；若中虚较甚，则重用炙甘草以调补中气，有甘草泻心汤之意；若水热互结，心下痞满，干噫食臭，肠鸣下利者，则加生姜以化饮，有生姜泻心汤之意。

医案选析：舜田臧公，吴车驾涌澜公岳也。年将六旬，为人多怒、多欲，胸膈痞胀，饮食少，时医治以平胃散、枳术丸、香砂丸，不效。复以槟榔、三棱、莪术之类消之，而大便溏泄，两足跟踝皆浮肿，渐及两手背。医又以其手足浮肿而认为黄胖者，以针砂丸与之，肿益加，面色黄且黑。自二月医至八月，身重不能动，又有以水肿治者。车驾公雅善予，因延诊之。脉沉而濡弱，予曰：此气虚中满证也，法当温补兼升提，庶清阳升，则大便可实；浊阴降，则胸膈自宽。以人参、白术各三钱，炮姜、陈皮各一钱，茯苓、黄芪各二钱，泽泻、升麻、肉桂、苍术、防风各七分，三十贴而安。客有疑而诘予曰：此证，诸家非消导则淡渗，而先生独以温补收功，腹中积而为满为肿者，从何道而去也？予曰：胀满非肿满也，故治不同。肿满由脾虚不能摄水，水渗皮肤，遍身光肿。今胀满者，先因中虚，以致皮胀外坚中空，腹皮胀紧像鼓，故俗名鼓胀。盖由气虚以成中满，若气不虚，何中满之有？气虚为本，中满为标，是以治先温补，使脾气健运，则清浊始分，清浊分而胀斯愈也。（孙一奎.孙文垣医案.中国医药科技出版社，2019.）

（2）胃阴不足

证候：脘腹痞闷，嘈杂，饥不欲食，口燥咽干。舌红，少苔，脉细数。

治法：养阴益胃，调中消痞。

方药：益胃汤加减（生地黄、麦冬、沙参、玉竹、冰糖）。可加香橼疏肝理脾，消除心腹痞满；若津伤较重者，可加石斛、天花粉等以加强生津之功；腹胀较著者，加枳壳、厚朴理气消胀；伴饮食停滞者，加谷芽、麦芽等消食导滞；便秘者，加火麻仁、玄参润肠通便。

医案选析：王某，女，58岁，退休工人。1990年5月18日初诊。主诉：胃脘痞满5年余。病史：患者自述有5年的胃病史，3年前外院经胃镜确诊为萎缩性胃炎，各医院多方治疗，症状时轻时重，反复发作，近日加重，遂来中医科就诊，要求服中药。患者形体消瘦，面色萎黄，胃脘痞满不舒，有时隐痛，饥不欲食，勉强食后胃脘胀满益甚，伴有口干舌燥，倦怠乏力，心慌气短，舌质红光无苔，脉细数。中医诊断：胃痞（气阴两虚证）。西医诊断：慢性萎缩性胃炎。治则：酸甘化阴，益气和胃。方拟生脉散加味。处方：太子参15g，麦冬10g，五味子10g，白术15g，石斛15g，沙参15g，杭白芍15g，乌梅10g，山药 15g，枸杞子 10g，谷芽 15g，竹茹 10g，甘草 10g。9 剂，水煎服。二诊：胃脘痞满、隐痛、饥不欲食、口干舌燥明显好转，精神好欲思食，自觉病减去大半，效不更方，继服上方 30 剂。三诊：诸症消失，食欲增加，活动较前有力，舌质转红润已生薄白苔。为巩固疗效，将上方化裁改配丸剂。又服两个月，症状和体征完全消失，食欲正常，体重增加 2kg，5 个月后随访无复发。（李杨，葛元靖，杨建宇．中医泰斗脾胃病医案妙方．中原农民出版社，2018.）

第十六节　呕　吐

一、病名

呕吐病名最早见于《内经》，并有详细记载，如《素问·六元正纪大论》说："土郁发之……甚则心痛胁䐜，呕吐霍乱。"呕吐又称呕，如《素问·脉解》谓："所谓食则呕者，物盛满而上溢，故呕也。"

金代成无己在《伤寒明理论·呕吐》中以"哕"代"呕。"其曰："呕者，有声者也，俗谓之哕。"对此，元代王履《医经溯洄集·呕吐干呕哕咳逆辨》说："夫哕与哕，盖字异而音义俱同者也，以之证呕亦疏矣。"认为"哕"与"哕"是同一种病名而非"呕"也。

明代吴球在《活人心统》中描述了呕与吐的区别："呕有声无物，吐无声有物，故曰呕吐。"

二、病因病机

《内经》最早论述了外感六淫之邪（风、寒、暑、热、燥、湿）侵及脾胃，气机升降功能失调，气逆而为呕吐。曰："寒气客于肠胃，厥逆上出，故痛而呕也。""诸呕吐酸，暴注下迫，皆属于热。""厥阴司天，风淫所胜……食则呕。""少阴之胜……炎暑至……呕逆。""燥淫所胜……民病喜呕，呕有苦。""太阴之复，湿变乃举，体重中满，食饮不化，阴气上厥……呕而密默，唾吐清液。"药食不当，损伤脾胃，也会导致呕吐。《灵枢·五味》曰："黄帝曰：苦走骨，多食之，令人变呕，何也？少俞曰：苦入于胃，五谷之气皆不能胜苦，苦入下脘，三焦之道皆闭而不通，故变呕。"

张仲景对呕吐病因的认识继承了《内经》的学术思想，认为引起呕吐的原因有外邪犯胃，如《伤寒论》第 3 条曰："太阳病，或已发热，或未发热，必恶寒，体痛，呕逆，脉阴阳俱紧者，名为伤寒。"邪热内郁，如《伤寒论》第 96 条曰："伤寒五六日，中风，往来寒热，胸胁苦满，嘿嘿不欲饮食，心烦喜呕……小柴胡汤主之。"寒热错杂，如《伤寒论》第 158 条曰："伤寒中风，医反腹中雷鸣，心下痞硬而满，干呕……甘草泻心汤主之。"脾胃虚寒，如《伤寒论》第 377 条曰："呕而脉弱，小便复利，身有微热，见厥者难治，四逆汤主之。"痰饮阻滞，如《伤寒论》第 40 条曰："伤寒表不解，心下有水气，干呕、发热而咳，或渴，或利，或噎，或小便不利、少腹满，或喘者，小青龙汤主之。"蛔虫上膈，如《伤寒论》第 338 条曰："伤寒，脉微而厥，至七八日肤冷，其人躁无暂安时者，此为脏厥，非蛔厥也。蛔厥者，其人当吐蛔。今病者静，而复时烦者，此为脏寒。蛔上入其膈，故烦，须臾复止，得食而呕又烦者，蛔闻食臭出，其人常自吐蛔。"诸多病理因素或单独或夹杂伤胃而导致胃气上逆，故发生呕吐。

隋代医家巢元方强调脾胃虚弱是引起呕吐的主要原因。《诸病源候论·呕吐候》曰："呕吐者，皆由脾胃虚弱。""呕吐之病者，由脾胃有邪，谷气不治所为也，胃受邪，气逆则呕。"

北宋时期《太平圣惠方》主要继承了《诸病源候论》的呕吐之病因在于脾胃虚弱的观点，但又有所发展，如补充了因五膈气引起的呕吐。曰："五膈气，呕吐酸水，胸中气滞胃有宿冷，饮水停积乘于脾胃，脾得水湿则不能消水谷，故令气逆胀满，呕吐酸水也。"又如补充了因脾胃实热，化生痰饮而致的呕吐。曰："夫脾气壅实，胃中有热，则阳气盛，阳气盛则胸膈烦满，痰饮积聚，则成呕哕。"又如补充了伤寒病后呕吐的病机。曰："病折以后，热势既退，胃气乃虚。故使胸满气逆，心腹坚痞，必呕哕也。"

北宋医家刘完素在《河间六书》中提出火热致呕之说："胃膈热甚则为呕，火气炎上之象也。""烦渴呕吐，皆热证也。""凡呕吐者，火性上炎也，无问表里，通宜凉膈散。"

北宋政府编撰《圣济总录》，初步指出了呕吐与三焦的关系，论及胃气痞塞，三焦不调，气机升降失常，浊阴之气上逆而发呕吐。曰："人之阴阳升降，三焦调顺，脾胃和匀，乃能腐熟水谷，变化糟粕，传泻行导，下走肠间。若脾胃虚冷，水谷不化，则阴阳否隔，三焦不调，浊阴之气，不能下行，奔冲于上，故发为呕吐。"

刘完素从三焦对呕吐进行分类与论治，他在《素问病机气宜保命集·吐论》中明确指出："论曰吐有三，气、积、寒也，皆从三焦论之。""上焦吐者，皆从于气，气者天之阳也，其脉浮而洪，其证食已暴吐，渴欲饮水，大便燥结，气上冲而胸发痛……中焦吐者，皆从于积，有阴有阳，食与气相假为积而痛，其脉浮而弱，其证或先痛而后吐，或先吐而后痛……下焦吐者，皆从于寒，地道也，其脉沉而迟，其证朝食暮吐，暮食朝吐，小便清利，大便秘而不通。"可知，上焦呕吐之因责之于气，中焦呕吐之因责之于积，下焦呕吐之因责之于寒。

宋代医家陈无择认为，呕吐病证虽病位在胃，但引起该病证的原因多种多样："呕吐虽本于胃，然所因亦多端，故有寒热、饮食、血气之不同，皆使人呕吐。""且如气属内因，则有七种不同；寒涉外因，则六淫分异，皆作逆，但郁于胃则致呕，岂拘于忧气而已？况有宿食不消，中满溢出，五饮聚结，随气番吐，痼冷积热及瘀血凝闭，更有三焦漏气走哺，吐利泄血，皆有此证，不可不详辨也。"

宋代医家严用和论述了饮食不节，易伤脾胃，而致呕吐，也强调了脾胃是引起呕吐的关键脏腑。《重订严氏济生方·呕吐反胃噎膈》曰："夫人受天地之中以生，莫不以胃为主。盖胃受水谷，脾主运化，生血生气，以统四体者也。若脾胃无所伤，则无呕吐之患。其或饮食失节，温凉不调，或喜餐腥脍奶酪，或贪食生冷肥腻，露卧湿处，当风取凉，动扰于胃，胃即病矣，则脾气停滞，清浊不分，中焦为之痞塞，遂成呕吐之患焉。""若脾胃无所伤，则无呕吐之患。"

南宋医家杨士瀛对呕吐按病因进行了分类，他在《仁斋直指方·呕吐》中论曰："呕吐出于胃气之不和，人所共知也。然有胃寒、有胃热、有痰水、有宿食、有脓血、有气攻，又有所谓风邪入胃，凡是数者，可不究其所自来哉？"指出呕吐的基本病机是胃失和降，并按寒、热、痰、食、脓血、气、风进行分类。

明代医家虞抟指出，呕吐病证的病因有外感伤寒，内伤饮食，还有寒热虚实之分。曰："外有伤寒，阳明实热太甚而吐逆者；有内伤饮食，填塞太阴，以致胃气不得宣通而吐者；有胃热而吐者；有胃寒而吐者；有久病气虚，胃气衰甚，闻谷气则呕哕者；有脾湿太甚，不能运化精微，致清痰留饮郁滞上中二焦，时时恶心吐清水者。宜各以类推而治之，不可执一见也。"强调多种致病因素相互作用而致呕吐。同时虞氏强调了痰涎食积于中是引起呕吐的主要因素。他指出："胃中有热，膈中有痰，令人时常呕吐清水，作嗳气吞酸等证。"

明代医家龚廷贤详细论述了有关呕吐的 8 种病因，提及外感、内伤饮食、胃气上逆、胃热、胃寒、痰湿、水饮停胃及久病胃虚均可致呕吐，并有相应的方药治疗。《寿世保元·呕吐》曰："有外感寒邪者，有内伤饮食者，有气逆者，三者俱以藿香正气散加减治之；有胃热者，清胃保中汤；有胃寒者，附子理中汤；有呕哕痰涎者，加减二陈汤；有水寒停胃者，茯苓半夏汤；有久病胃虚者，比和饮。"

明代医家孙志宏《简明医彀》论述呕吐病证总属胃气不和，又有寒、热、痰、食、风邪、气逆、久病胃虚等病因不同之差异。曰："胃寒者，恶寒恶食，朝餐暮吐，清水涎沫，喜热物，脉沉迟；胃热者，食入即呕，躁闷烦渴，吐味酸苦，思食冷物，脉洪大；痰饮则吐有痰涎；食积则胀嗳酸腐；风邪则暴发而甚；气逆则胸膈郁遏；胃虚则不能纳食。"其对不同病因呕吐症状的描述，丰富了诊断学的内容。

清代医家叶天士指出，肝气冲逆犯胃，导致胃气不降，是出现呕吐的重要原因。"不思胃司纳食，主乎通降，其所以不降而上逆呕者，皆由于肝气冲逆，阻胃之降而然也"。

三、诊断

晋代王叔和确立了寸口脉法，对于呕吐病证，其人在寸口上的脉象可见实、紧、芤、数、细等表现。如"寸口脉实，即生热，在脾肺，呕逆气塞"。"寸口脉紧而芤……关上脉数，其人则吐"。"寸紧尺涩，其人胸满，不能食而吐"。又有"寸口数，即吐""寸口脉细，发热，呕吐"，可见其对寸口脉诊断的重视。

南宋医家陈无择在《三因极一病证方论》中提出痰呕，论及因气郁或痰饮积聚可致痰呕。曰："病人素盛今瘦，肠中沥沥有声，食入即呕，食与饮并出，名曰痰呕。或因气郁，涎结于胃口，或因酒食甜冷聚饮之所为也。"

金代成无己指出："呕者，有声者也，俗谓之哕，吐者吐出其物也，故有干呕，而无干吐。是以干呕则曰食谷欲呕，及吐则曰饮食入口即吐，则呕吐之有轻重可知矣。"并认为呕分寒、热、停饮、胃中有脓，而吐则全为虚冷所致。

金代李东垣开始区别呕、吐、哕之名。《东垣试效方》谓："如呕者，阳明也。阳明多血多气，故有声有物，血气俱病也……吐者，太阳也。太阳多血少气，故有物无声，为血病也……哕者，少阳也。少阳多气少血，故有声无物，乃气病也……"

元代朱震亨在《丹溪心法·呕吐》中则将二者的区别归纳得极为简略："凡有声有物，谓之呕吐。有声无物，谓之哕。"

元末王履在其著作《医经溯洄集·呕吐干呕哕咳逆辨》中指出："夫呕者，东垣所谓声物兼出者也；吐者，东垣所谓物出而无声者也；至若干呕与哕，皆声出而无物也，东垣但以哕赅之，而无干呕之论。夫干呕与哕，其所异者，果何在哉？微甚而已矣……则干呕乃哕之微，哕乃干呕之甚。干呕者，其声轻小而短；哕者，其声重大而长，长者虽有微甚之分，盖一证也。"同时，他还对诸症的轻重作了比较，"以呕与吐较之，吐轻于呕；以吐与干呕较之，干呕轻于吐。然两者亦各有轻重，不可定拘也。但以呕、吐、干呕与哕而较，则哕之为重。"

四、辨证论治

（一）辨证要点

《中藏经》将呕吐作为脏腑寒热虚实的一个症状加以记载。如"虚实大要论"指出呕吐可见于五脏虚证。《中藏经·虚实大要论》曰："病有脏虚脏实、腑虚腑实、上虚上实、下虚下实……肠鸣气走，足冷手寒，食不入胃，吐逆无时……此五脏之虚也。"

唐代医家王焘提出了从身体状况、饮食等辨别两种呕吐病，实热呕吐与虚寒呕吐。《外台秘要·许仁则疗呕吐方》曰："呕吐病有两种，一者积热在胃，呕逆不下食；一者积冷在胃，亦呕逆不下食。二事正反，须细察之，必其食欲寝处将息伤热，又素无冷病，年壮力强，肌肉充满，此则是积热在胃，致此呕逆。如将息，饮食寝处不热，又素有冷痛，年衰力弱，肤肉瘦悴，此则积冷在胃，生此呕逆。""若是积冷呕逆经久，急需救治，不尔甚成反胃病。"

明代周之干在《慎斋遗书》中强调呕吐有虚有实，指出"吐者，物出而无声，有虚有实"，并以病人吐后所表现的寒热症状进行鉴别，"吐而足冷脉细是虚，吐而身热脉实是实"。

徐春甫在《古今医统大全》中指出，呕吐须分新久论治，大概新病者属实证居多，病久者以虚证居多，对于新病呕吐者，又可分季节进行诊断，如果"无病之人，卒然而呕吐……在长夏，暑邪所干在秋冬，风寒所犯"。

明代张景岳在《景岳全书》中全面论述了呕吐的虚实辨证，强调呕吐当首辨虚实。曰："呕吐一证，最当详辨虚实，实者有邪，去其邪则愈；虚者无邪，则全由胃气之虚也。所谓邪者，或暴伤寒凉，或暴伤饮食，或因胃火上冲，或因肝气内逆，或以痰饮水气聚于胸中，或以表邪传里，聚于少阳阳明之间，皆有呕证，此皆呕之实邪也。所谓虚者，或其本无内伤，又无外感，而常为呕吐者，此既无邪，必胃虚也。"

清代医家李菩提出了呕、吐、哕的区别，从六经及三焦辨证来治疗呕吐。《杂症要略·呕吐哕》曰："呕、吐、哕皆属于胃。呕者有声有物，气血俱病，属阳明。吐者有物无声，血病，属太阳。哕者有声无物，气病，属少阳。上焦吐者气也，脉浮而洪，食已即吐；中焦吐者积也，脉浮而匿，或吐而痛，或痛而吐；下焦吐者寒也，脉沉而迟，朝食暮吐，暮食朝吐，须分而治之。"

（二）分证论治

1. 实证

（1）外邪犯胃

证候：呕吐暴作，发热恶寒，头身疼痛，胸脘满闷。

治法：疏邪解表，化浊和中。

方药：藿香正气散加减（藿香、紫苏、白芷、大腹皮、厚朴、白术、茯苓、半夏、陈皮、生姜）。若风邪偏重，寒热无汗者，加荆芥、防风以疏风散寒；若胸闷腹胀嗳腐，为兼食滞，加鸡内金、神曲、莱菔子以消积化滞；若身痛，腰痛，头身困重，苔厚腻者，为兼外湿，加羌活、独活、苍术以祛湿健脾；若暑邪犯胃，身热汗出，可合用新加香薷饮以解暑化湿；若秽浊犯胃，呕吐剧烈，可服玉枢丹以辟秽止呕。

医案选析：郑某，女，51 岁，干部。1992 年 10 月 15 日初诊。数日前出差外地，因生活失常，又食冷物，导致胃脘不适，昨日返京，因坐车受风寒，晚到家后即发恶心呕吐，先吐清水，后吐苦水，并水泻 3 次。刻下饮水、食物即吐，形寒，肢冷，肠鸣，口干。按之腹部柔软，微感不适。舌暗红，苔薄白腻，脉弦滑。既往体健，无药物过敏史。证属风寒湿邪外干，脾胃不调。治以化湿和中，发表散寒。药用藿香 10g，苍术 10g，苏叶梗各 5g，制厚朴 6g，陈皮 10g，猪茯苓各 12g，炒泽泻 12g，法半夏 10g，焦麦、谷芽各 12g，焦神曲 12g，生姜 3 片。4 剂，每日 1 剂，水煎温服。忌食生冷油腻。二诊：水泻止，形寒除，呕恶减轻，已能饮食。惟饮水后脘部痞塞，腹部及下肢发凉。治改温化寒湿，理气和中。药用藿香 10g，苍白术各 6g，厚朴 5g，陈皮 6g，砂仁 5g（打碎，后下），木香 4g，清半夏 10g，炒枳壳 6g，旋覆花 10g（包），茯苓 20g，焦神曲 10g，生姜 2 片。续进 7 剂。嘱其药后复常，可不必再来，并在近期内慎饮食，尤忌生冷油腻，以巩固疗效。（颜正华，常章富．颜正华临证验案精选．学苑出版社，1996.）

（2）饮食停滞

证候：呕吐酸腐，大便或溏或结，脘腹胀满，嗳气。

治法：消食导滞，和胃止呕。

方药：保和丸加减（山楂、神曲、莱菔子、半夏、陈皮、茯苓、连翘）。若因肉食而吐者，重用山楂；因米食而吐者，加谷芽；因面食而吐者，重用莱菔子，加麦芽；因酒食而吐者，加蔻仁、葛花，重用神曲；因食鱼、蟹而吐者，加苏叶、生姜；因豆制品而吐者，加生萝卜汁；若食物中毒呕吐者，立即予探吐法，防止毒物吸收；若伴积滞化热、腹胀便秘者，可合用小承气汤以通腑泄热，浊气下行，呕吐自止。

医案选析：朱某，女，3 岁。9 月 22 日初诊。食滞中脘，嗳腐，腹胀，呕吐，苔腻。处方：制半夏 3g，橘皮 3g，麦芽 6g，莱菔子 4g，神曲 4.5g，枳桔各 3g，赤茯苓 4.5g，炒山楂 4.5g，广藿香 4.5g。9 月 23 日二诊：病减，原方加大腹皮绒 4.5g，减去桔梗。（陆儋辰，陆正斋．运气辨与临证录．上海中医学院出版社，1987.）

（3）痰饮内阻

证候：呕吐清水痰涎，脘腹满闷，不思饮食，脘中水声辘辘。

治法：温中祛痰，和胃降逆。

方药：小半夏汤合苓桂术甘汤加减（半夏、生姜、茯苓、白术、甘草、桂枝）。脘腹胀满，舌苔厚腻者，可去白术，加苍术、厚朴以行气除满；脘闷不思饮食者，加白蔻仁、砂仁化浊开胃；胸膈烦闷，口苦，失眠，恶心呕吐者，可去桂枝，加黄连、陈皮化痰泄热，和胃止呕；若痰浊蒙闭清阳，头晕目眩，可合用半夏白术天麻汤以健脾燥湿，化痰息风。

医案选析：叶某，男，31 岁。1972 年 1 月 10 日初诊。呕吐时作时止已 20 年，常发作于冬春季节。近时呕吐月余不止，每日午饭后必呕吐 1 次，呕吐物为酸、苦水和白痰，呕吐前有时脐腹剧痛，呕吐后其痛即止，但早晚饭后不呕吐，口干渴喜热饮，虽尚知饥思食，而口淡乏味，食下脘胀，噫气，肠鸣，大便软条色黄而日行两次，舌苔前几天黑而润滑，现已减退，仅余少许在舌心，根部黄腻，舌质红。脉稍滑。投以芩连二陈汤合小半夏汤。黄连 5g，黄芩 5g，半夏 30g，云苓 30g，陈皮 3g，生姜 15g，生甘草 10g。二诊 1 月 13 日：上方昨进第 1 剂，午饭后未呕吐，但微有恶心。今日继进第 2 剂，午饭后既未呕吐，也不恶心，肠鸣渐止，黑苔全退，黄苔亦减，守上方再进。三诊 1 月 17 日：再服上方 4 剂，连日均未再发生呕吐，胃纳增加，守上方加减以善后。（单书健 . 重订古今名医临证金鉴 . 中国医药科技出版社，2017.）

（4）肝气犯胃

证候：呕吐吞酸，嗳气频繁，情志郁闷，胸胁胀痛。

治法：疏肝和胃，降逆止呕。

方药：四逆散合半夏厚朴汤加减（柴胡、枳壳、白芍、厚朴、紫苏、半夏、茯苓、生姜、甘草）。若气郁化火，心烦咽干，口苦吞酸者，可合左金丸以清热止呕；若兼腑气不通，大便秘结者，可合用大柴胡汤清热通腑；若气滞血瘀，胁肋刺痛，可加丹参、郁金、当归、延胡索等活血化瘀止痛。

医案选析：恒氏，27 岁。初因大惊，肝气厥逆，呕吐频仍；后因误补，大呕不止，呕即避人，欲以剪刀自刎；渐至粒米不下，体瘦如柴，奄奄一息，仍不时干呕，四肢如冰，后事具备，脉弦如丝而劲。与乌梅丸法。辽参 3 钱，川椒炭 4 钱，吴茱萸 3 钱（泡淡），半夏 4 钱，姜汁 3 匙，川连 2 钱（姜炒），云苓块 5 钱，乌梅 5 钱（去核），黄芩炭 1 钱。服二贴而进米饮，服四贴而食粥，七贴后痊愈。后以两和肝胃到底而大安。（吴瑭 . 吴鞠通医案 . 中国中医药出版社，2006.）

2. 虚证

（1）脾胃虚弱

证候：易呕吐，时作时止，胃纳不佳，倦怠乏力，脘腹痞闷，便溏。

治法：温中健脾，和胃降逆。

方药：香砂六君子汤加减（人参、茯苓、白术、甘草、砂仁、木香、陈皮、半夏）。若脾阳不振，畏寒肢冷，可加干姜、附子，或用附子理中汤温中健脾；若伴胃虚气逆，心下痞硬，嗳气，可用旋覆代赭汤降逆止呕；若中气大亏，少气乏力，可合用补中益气汤；若久病及肾，肾阳不足，腰膝酸软，肢冷汗出，可合用附子理中汤加肉桂、吴茱萸等温补脾肾。

医案选析：某女，21 岁。1998 年 1 月 20 日初诊。诉饮食稍多即呕吐，时作时止，食欲不振，胸脘痞闷，神疲乏力，四肢欠温，喜暖恶寒，面白无华，形体消瘦，大便溏泄，症已数月。外院纤维胃镜、脑电图、头部 CT 等检查，诊为神经性呕吐，神经官能症，给予谷维素、维生素、甲氧氯普胺（胃复安）等药物治疗无明显效果。舌质淡，舌苔薄白，脉来细弱，证属脾胃气虚，中阳不振，不能纳谷。治拟温中健脾，和胃降逆，香砂六君丸加减主之。生黄芪 30g，党参 10g，炒白术 10g，云茯苓 10g，春砂仁 5g（打，后下），陈皮 10g，淡干姜 3g，淡吴茱萸 3g，法半夏 10g，生甘草 10g。7 剂。每日 1 剂，水煎 2 次，饭后分服。二诊诉呕吐减少，食后泛恶，食欲差，脉来细而苔薄腻。治宗前法，上方加谷芽、麦芽各 10g，炒神曲 10g。7 剂。每日 1 剂，水煎 2 次，饭后分服。三诊：药后诸症除，纳食增加，续服上方 7 剂后，随访呕吐愈解。（臧堃堂，钟洪等.臧堃堂医案医论.学苑出版社，2007.）

（2）胃阴不足

证候：呕吐反复发作，时作干呕，胃中嘈杂，似饥而不欲食。

治法：滋阴养胃，降逆止呕。

方药：麦门冬汤加减（人参、麦冬、粳米、甘草、半夏、大枣）。若阴虚甚，五心烦热者，可加石斛、天花粉、知母养阴清热；若呕吐较甚，可加橘皮、竹茹、枇杷叶以降逆止呕；若阴虚便秘，可加火麻仁、瓜蒌仁、白蜜润肠通便。

第十七节　腹　痛

一、病名

腹痛一词较早的记载见于《山海经·北山经》。其曰："又北三百五十里，曰梁渠之山……有鸟焉，其状如夸父，四翼、一目、犬尾，名曰嚣，其音如鹊，食之已腹痛，可以止痛。"

有关描述腹痛部位的称谓：①环脐而痛：如《素问·腹中论》："帝曰：人有身体髀股胻皆肿，环脐而痛，是为何病？岐伯曰：病名伏梁，此风根也。其气溢于大肠而着于肓，肓之原在脐下，故环脐而痛也。"②绕脐痛：如《伤寒论·辨阳明病脉证并治》："病人不大便五六日，绕脐痛，烦躁，发作有时者，此有燥屎，故使不大便也。"③当脐痛：如《张氏医通·腹痛》："当脐痛为肾虚、任脉为病，六味丸加龟板灰；伤寒阳脉涩，阴脉弦，法当腹中急痛，此为本虚受寒。小建中汤和之。"

有关描述腹痛性质的称谓：①腹中痛：如《中藏经·论胃虚实寒热生死逆顺脉证》曰："胃者腑也，又名水谷之海……虚则肠鸣胀满，引水，滑泄。寒则腹中痛，不能食冷物。"②腹皮痛：如《灵枢·经脉》曰："任脉之别，名曰尾翳，下鸠尾，散于腹，实则腹皮痛。"③腹冷痛：如《丹溪心法·腹痛》中指出："寒痛者，绵绵痛而无增减者是……有全不喜食，其人本体素怯弱，而又加以腹冷疼者，养胃汤。如手足俱冷，其痛绵绵不休，脉迟而微细，宜附子理中汤加吴萸、肉桂等。"④冷气腹痛：如《奇效良方》曰："雀附丸治脾肾久虚，冷气腹痛，时自泄痢，水谷不消，饮食少进，宜服之。"⑤腹暴痛：如《张氏医通》曰："若冷食停蓄。心腹暴痛作胀。当用红丸子、备急丸温下之。"

有关人体自我感觉的称谓：①腹中干痛：如《医方考·腹痛门》曰："腹中干痛有时者，虫痛也……干痛者，不吐不泻而但痛也。"②腹中绞痛：如《古今医统大全·阴阳易》曰："其候身重气乏，腹中绞痛，头不能举，足不能立，四肢拘急，百节解散，热上冲胸，眼中生花。"③腹中满痛：如《脉经·平腹满寒病宿食脉证》曰："病腹中满痛为实，当下之。"④腹中虚痛：如《素问病机气宜保命集·泻痢论》曰："诸下痢之后，小便利而腹中虚痛不可忍者，此谓阴阳交错，不和之甚也，当服神效越桃散。"⑤腹中刺痛：《脾胃论·脾胃盛衰论》曰："腹中刺痛，或周身刺痛者或里急者，腹中不宽快是也；或虚坐而大便不得者，皆血虚也，血虚则里急；或血气虚弱而目睛痛者，皆加当归身。"⑥腹中切痛：如《望诊遵经·卷上》曰："面目青黄，力乏身痛，唇舌焦干，眉发脱落，腹中切痛，或如虫啮，或如虫行者，虫疰也。"⑦腹烦痛：如《诸病源候论·伤寒阴阳毒候》曰："夫欲辨阴阳毒病者……其候身重背强，喉咽痛，糜粥不下，毒气攻心，心腹烦痛，短气，四肢厥逆，呕吐。"⑧腹内坚痛：如《太平圣惠方·卷八十》曰："治产后恶露不下，腹内坚痛不可忍，赤龙鳞散方。"⑨少腹弦急：《金匮要略·血痹虚劳病脉证并治》曰："夫失精家少腹弦急，阴头寒，目眩，发落，脉极虚芤迟，为清谷，亡血，失精。脉得诸芤动微紧，男子失精，女子梦交，桂枝龙骨牡蛎汤主之。"⑩少腹里急：《伤寒论·辨阴阳易瘥后劳复病脉证并治》曰："伤寒阴阳易之为病，其人身体重，少气，少腹里急，或引阴中拘挛，热上冲胸，头重不欲举，眼中生花，膝胫拘急者，烧裈散主之。"⑪少腹急结：如《伤寒论·辨可下病脉证并治》曰："太阳病不解，热结膀胱，其人如狂，血自下，下者愈。其外未解者，尚未可攻，当先解其外；外解已，但少腹急结者，乃可攻之，宜桃核承气汤。"

二、病因病机

马王堆汉墓出土的《足臂十一脉灸经》论述了脾胃虚寒腹痛的特点："足泰（太）阴温（脉）……其病：病足大指废，胻内兼（廉）痛，股内痛，腹痛，腹张（胀），复□，不耆（嗜）食，善意（噫），心烦，善肘。"

《素问》指出，寒、热、风、湿、燥等邪气侵入人体可引起腹痛，也有虫积、食积等病因。曰："邪在脾胃……阳气不足，阴气有余，则寒中肠鸣腹痛。""寒气客于肠胃，厥逆上出，故痛而呕也。寒气客于小肠，小肠不得成聚，故后泄腹痛矣。热气留于小肠，肠中痛，瘅热焦渴则坚干不得出，故痛而闭不通矣。""岁土不及，风乃大行，化气不令，草木茂荣，飘扬而甚，秀而不实，上应岁星；民病飧泄霍乱、体重腹痛。""岁土太过，雨湿流行，肾水受邪。民病腹痛，清厥意不乐，体重烦冤。""岁金太过，燥气流行，肝木受邪。民病两胁下少腹痛，目赤痛眦疡，耳无所闻。"《灵枢》曰："心腹痛，懊憹发作肿聚，往来上下行，痛有休止，腹热，喜渴涎出者，是蛟蛕也。""其着于缓筋也，似阳明之积，饱食则痛，饥则安。"基于此，金代医家刘完素也认为肠胃积热而致腹痛，《素问玄机原病式》曰："热郁于内，而腹满坚结痛者，不可言为寒也。"

隋代巢元方对腹痛的病因多从外感六淫，内伤七情，以及饮食、毒虫、金疮等不内外因三个方面来论述。外因：外感者主要有风、寒、热、湿等因素，如《诸病源候论·风入腹拘急切痛候》曰："风入腹拘急切痛者，是体虚受风冷，风冷客于三焦，经于脏腑，寒热交争，故心腹拘急切痛。"《诸病源候论·虚劳三焦不调候》曰："下焦有热，则大便难，有寒则小腹痛而小便数。"《诸病源候论·解散心腹痛心憟候》曰："寒气内结于心，故心腹痛而心憟寒也。其状心腹痛而战憟，不能言语是也。"《诸病源候论·伤寒脓血利候》曰："此由热毒伤于肠胃，故下脓血如鱼脑，或如烂肉汁，壮热而腹痛，此湿毒气盛故也。"内因：气虚可归为腹痛的内伤病因。《诸病源候论·冷气候》曰："夫脏气虚，则内生寒也。气常行腑脏，腑脏受寒冷，即气为寒冷所并，故为冷气。其状或腹胀，或腹痛，甚则气逆上而面青、手足冷。"食积、燥屎等积滞，以及误服药物、食物中毒、外伤等，可归为不内外因。《诸病源候论·伤寒宿食不消候》曰："此为胃内有干粪，夹宿食故也。或先患寒癖，因有宿食，又感于伤寒，热气相搏，故宿食不消。"《诸病源候论·时气烦候》曰："胃内有燥粪而烦者，则谬语，时绕脐痛，腹为之满，皆当察其证候也。"《诸病源候论·服药失度候》曰："凡合和汤药，自有限剂。"

南宋杨士瀛的《仁斋直指方》论述了气、血、痰、水、食积、风冷、虫均可致腹痛。曰："气、血、痰、水皆能作痛，而食积伤脾，风冷入脾，与夫脾间虫动，其为痛也居多。气、血、痰、水、食积、风冷诸证之痛，每每停聚而不散。惟虫痛则乍作乍止，来去无定，又有呕吐清沫之为可验焉。"

金代医家成无己提出了血瘀可致腹痛。《伤寒明理论·腹满》曰："邪气聚于下焦，则津液不得通，血气不得行，血留滞于下，是生胀满而硬痛也。"本证多因气滞不愈，久痛入络，瘀血阻滞不通。

元代医家朱丹溪论述了各种病因致脾胃升降失常为腹痛的病机。《脉因证治·心腹痛》曰："有客寒阻之不行，有热内生郁而不散，有死血、食积、湿痰结滞，妨碍升降，故痛。盖痛当分其部分，从其高下而治之。"

明代医家张景岳之《景岳全书》较全面地叙述了腹痛的病因，并指出暴痛和渐痛病因不同："痛有虚实，凡三焦痛证，惟食滞、寒滞、气滞者最多，其有因虫、因火、因痰、因血者，皆能作痛。大都暴痛者，多有前三证；渐痛者，多由后四证。"

清代医家叶天士提出了腹痛的病因分类，以有形与无形来区分。《临床指南医案·腹痛》曰："腹处乎中，病因非一，须知其无形及有形之为患，而主治之机宜，已得其要矣。所谓无形为患者，如寒凝火郁，气阻营虚，及夏秋暑湿痧秽之类是也。所谓有形为患者，如蓄血、食滞、癥瘕、蛔蛲、内疝，及平素偏好成积之类是也。"

三、诊断

张仲景的《伤寒论》按照六经分类，描述腹痛症状特征，提出证治方药：①太阳腹痛：第 102 条曰："伤寒，阳脉涩，阴脉弦，法当腹中急痛，先与小建中汤，不瘥者，小柴胡汤主之。"第 178 条曰："伤寒，胸中有热，胃中有邪气，腹中痛，欲呕吐者，黄连汤主之。"②少阳腹痛：第 93 条曰："伤寒五六日，中风，往来寒热，胸胁苦满，默默不欲饮食，心烦喜呕，或胸中烦而不呕，或渴，或腹中痛……与小柴胡汤主之。"③阳明腹痛：第 243 条曰："大下后，六七日不大便，烦不解，腹满痛者，此有燥屎也。所以然者，本有宿食故也，宜大承气汤。"第 279 条曰："本太阳病，医反下之……大实痛者，桂枝加大黄汤主之。"④太阴腹痛：第 273 条曰："太阴之为病，腹满而吐，食不下，自利益甚，时腹自痛。若下之，必胸下结硬。"第 279 条曰："本太阳病，医反下之，因而腹满时痛者，属太阴也，桂枝加芍药汤主之。"⑤少阴腹痛：第 317 条曰："少阴病，下利清谷，里寒外热，手足厥逆，脉微欲绝，身反不恶寒，其人面色赤，或腹痛……通脉四逆汤主之。"第 316 条曰："少阴病，二三日不已，至四五日，腹痛，小便不利，四肢沉重疼痛，自下利者，此为有水气，其人或咳……真武汤主之。"第 307 条曰："少阴病，二三日至四五日，腹痛，小便不利，下利不止，便脓血者，桃花汤主之。"⑥厥阴腹痛：第 318 条曰："少阴病，四逆……或腹中痛，或泄利下重者，四逆散主之。"第 333 条曰："伤寒脉迟，六七日，而反与黄芩汤彻其热。脉迟为寒，今与黄芩汤复除其热，腹中应冷，当不能食；今反能食，此名除中，必死。"第 357 条曰："伤寒四五日，腹中痛，若转气下趋少腹者，此欲自利也。"

隋代巢元方将腹痛一症单独立论，区别于心痛、心腹痛。《诸病源候论·心腹痛候》说："心腹痛者，由腑脏虚弱，风寒客于其间故也。邪气发作，与正气相击，上冲于心，则心痛；下攻于腹，则腹痛；下上相攻，故心腹绞痛。"

元代医家王好古宗李东垣之说以部位分论心腹痛，于《此事难知》提出了中脘痛、脐腹痛、少腹痛。曰："伤寒中脘痛，太阴也，理中、建中、黄芪汤之类。脐腹痛，少阴也，四逆、真武、附子汤之类。少腹痛，厥阴也，重则正阳、回阳丹之类，轻则用当归四逆汤。"他还以季节气候论之腹痛，曰："夏月腹痛，肌热恶热，脉洪疾，手太阴足阳明主之，黄芩芍药汤。秋腹痛，肌寒恶寒，脉沉疾，足太阴、足少阴主之，桂枝芍药汤。四时腹痛，芍药甘草汤主之。"

明代医家秦景明明确提出了腹痛的部位，并指出了其与胁痛、胃痛的区别所在。《症因脉治》曰："痛在胃之下，脐之四旁，毛际之上，名曰腹痛。若痛在胁肋，曰胁痛。痛在脐上，则曰胃痛，而非腹痛。"

四、辨证论治

（一）辨证要点

《内经》中记载了腹痛虚实辨证要点，在于痛之拒按为实痛；按之痛缓为虚痛、寒痛；按之无益则病位较深。如《素问·举痛论》曰："寒气客于经脉之中，与灵气相薄则脉满，满则痛而不可按也，寒气稽留，灵气从上，则脉充大而血气乱，故痛甚不可按也。寒气客于肠胃之间，膜原之下，血不得散，小络急引故痛，按之则血气散，故按之痛止。寒气客于侠脊之脉，则深按之不能及，故按之无益也。"腹痛的脉象表现多以沉为特征，外伤腹痛脉象多实，内伤腹痛脉象多虚；久病腹痛脉象多弱，新病者则脉象多疾。《素问·平人气象论》曰："寸口脉沉而弱，曰寒热及疝瘕少腹痛。寸口脉沉而横，曰胁下有积，腹中有横积痛。寸口脉沉而喘，曰寒热。脉盛滑坚者，曰病在外。脉小实而坚者，病在内。脉小弱以涩，谓之久病。脉滑浮而疾者，谓之新病。脉急者，曰疝瘕少腹痛。"《难经·十四难》也指出腹痛脉象以沉细为特征。曰："一呼四至，一吸四至，病欲甚，脉洪大者，苦烦满；沉细者，腹中痛。"西晋王叔和在《难经》"独取寸口"的诊脉方法基础之上，突出腹痛的具体脉象特点，沉弦之象多为腹痛脉象。《脉经·辨脉阴阳大法》曰："关前为阳，关后为阴。阳数则吐血，阴微则下利；阳弦则头痛，阴弦则腹痛。"《脉经·平三关阴阳二十四气脉》曰："右手关前寸口阳实者，大肠实也。苦肠中切痛，如锥刀所刺，无休息时。"

东汉医家张仲景提出了腹痛的辨证方法，以分虚实、寒热。《金匮要略·腹满寒疝宿食病脉证》曰："病者腹满，按之不痛为虚，痛者为实，可下之；舌黄未下者，下之黄自去。"

明代医家龚廷贤在《寿世保元》中指出，治疗腹痛除需辨别寒热虚实外，还要结合所伴随的症状加以辨治，并具体提出了治疗腹痛的十二条原则："治之皆当辨其寒热虚实。随其所得之证辨治，若外邪者散之，内积者逐之，寒者温之，热者清之，虚者补之，实者泻之，泄则调之，闭则通之，血则消之，气则顺之，虫则追之，积则消之，加以健理脾胃，调养气血，斯治人之要也。"

明代医家张景岳基于《金匮要略》，从诸多方面进一步阐述了腹痛的虚实辨证方法。《景岳全书·心腹痛》曰："……可按者为虚，拒按者为实；久痛者多虚，暴痛者多实；得食稍可者为虚，胀满畏食者为实；痛徐而缓，莫得其处者多虚，痛剧而坚，一定不移者为实；痛在脏腑中，有物有滞者多实；痛在胸胁经络，不干中脏而牵连腰背，无胀无滞者多虚，脉之证参，虚实自辨。"

明代医家龚信用凉水一盏来辨别寒热腹痛，提出治热以寒，治寒以热。《古今医鉴·腹痛》曰："凡腹中痛甚，饮凉水一盏，其痛稍可者属热痛，当用凉药清之。清之不已，而或绕脐硬痛，大便闭实烦渴，用凉药下之，利气丸之类。若饮水愈加作痛，属寒痛，用温药和之。和之不已，而或四肢厥冷，腹痛呕吐泻痢，急服热药救之，附子理中汤之类，须详脉力有无。"

明代医家秦景明以外感、内伤两类病因来划分腹痛类型。《症因脉治·卷四》曰："今列外感者五，内伤者十。"外感腹痛之病因包括风气、寒气、暑湿、燥火、痞胀等，内伤腹痛的病因包括热积、寒积、食积、痰积、酒积、虫积、血滞、血虚、气结、气虚等。

明代医家林珮琴认为，腹痛以寒邪、气滞为多，论述了理气活血通腑为治疗腹痛之大法。《类证治裁·腹痛》曰："大抵腹痛寒淫为多，热淫为少，以寒尤易阻塞阳气也。腹痛气滞者多，血滞者少，理气滞不宜动血，理血滞则必兼行气也。古谓痛则不通，通则不痛。故治痛大法，不外温散辛通。而其要则初用通腑，久必通络。"

（二）分证论治

1.寒邪内阻

证候：腹痛拘急，得温痛减，遇寒痛甚。

治法：散寒温里，理气止痛。

方药：良附丸合正气天香散加减（高良姜、干姜、紫苏、乌药、香附、陈皮）。若寒实积聚，大便不通者，用大黄附子汤泻积散寒；寒滞肝脉，少腹拘急冷痛者，用暖肝煎（当归、枸杞子、小茴香、肉桂、乌药、木香、茯苓）暖肝散寒。

2.湿热壅滞

证候：腹部胀痛，痞满拒按，口干，口苦。苔黄腻或黄燥，脉滑数。

治法：泄热通腑，行气导滞。

方药：大承气汤加减（大黄、芒硝、厚朴、枳实）。若腹痛剧烈，寒热往来，恶心呕吐，大便秘结者，为少阳、阳明合病，改用大柴胡汤（柴胡、黄芩、大黄、枳实、半夏、白芍、大枣、生姜）表里双解；若转移性小腹右侧疼痛，为肠痈者，用大黄牡丹皮汤。

医案选析：郑某，女，23岁。初诊1973年3月9日。昨日中午过食油荤，入夜上腹部剧烈疼痛，拒按，并向腰部放射，恶心欲吐，口干便秘，今起发热，体温38℃，白细胞17.1×10^9/L，中性82%，血淀粉酶1600U，脉小弦，苔薄黄腻。湿热积滞，互阻中焦，延及胰腺，不通则痛。急拟清热解毒通腑法，方以大承气汤加减。生大黄9g（后下），玄明粉9g（冲），枳实12g，生山楂15g（鸡血藤30g，败酱草30g，两味煎汤代水煎上药）。服1剂腹痛减，两剂腹痛除，热退，化验检查均正常。（余赢鳌，高益民，陶广正.现代名中医类案选.人民卫生出版社，1983.）

3. 饮食积滞

证候：脘腹胀满，疼痛拒按，痛而欲泻，泻后痛减，嗳腐吞酸。

治法：消食导滞。

方药：枳实导滞丸加减（大黄、枳实、神曲、黄芩、黄连、泽泻、白术、茯苓）。如食滞不重，腹痛较轻者，用保和丸。

4. 肝郁气滞

证候：脘腹疼痛，胀满不舒，痛无定处，得嗳气矢气则舒，遇忧思恼怒则剧。

治法：疏肝解郁，理气止痛。

方药：柴胡疏肝散加减（柴胡、枳壳、香附、陈皮、芍药、甘草、川芎）。若痛引少腹睾丸者，加橘核、荔枝核、川楝子；腹痛肠鸣，气滞腹泻者，加用痛泻要方；日久伤阴者，加麦冬、生地黄滋阴润燥；肝郁化热者，加牡丹皮、栀子、川楝子清肝泄热。

医案选析：汤某，女，34岁，农民。初诊1975年5月17日。脘腹经常隐痛，有时作胀，上下走窜无定，并且引及肩背。饮食、大便尚正常。去年秋季曾患菌痢。舌质紫，苔腻，脉细弦。患者平时常易情绪抑郁，肝气不疏，久痛入络。治拟疏肝理气，化瘀止痛。柴胡二钱，延胡索三钱，制香附三钱，木香二钱，郁金三钱，降香二钱，陈皮三钱，制半夏三钱，当归三钱，红花钱半，6剂。5月24日二诊：服上药后腹胀消失，疼痛明显减轻，引及肩背也少见，舌质紫，脉细弦，再守原意。原方去陈皮、半夏，加丹参三钱。6剂。（黄文汤.黄文汤医案.上海科学技术出版社，2008.）

5. 瘀血阻滞

证候：少腹疼痛，痛如针刺，痛处固定不移，拒按，腹痛经久不愈。

治法：活血化瘀。

方药：少腹逐瘀汤加减（当归、川芎、赤芍、蒲黄、五灵脂、没药、延胡索、小茴香、肉桂、干姜）。腹部术后腹痛，久治不愈者，加泽兰、红花；下焦蓄血，大便色黑者，用桃核承气汤。

医案选析：宋某，女，38岁。初诊1984年5月18日。腹痛见于下腹耻骨部，时时牵及大腿内侧，月经前后疼痛明显。日轻夜重，不能久立，带下频仍，黄白兼见，前阴胀坠牵及肛门，尿频作痛，舌色暗，舌下脉紫，脉涩，宜逐瘀解痛（某医院检诊为盆腔瘀血综合征）。方用干姜9g，生蒲黄12g，五灵脂12g，当归12g，小茴香3g，延胡索9g，没药3g，赤白芍各9g，川芎12g，官桂3g。服7剂后，腹痛渐止。又续7剂，以后略予加减而至瘥解。（何任.中国百年百名中医临床家丛书——何任.中国中医药出版社，2001.）

6. 中脏虚寒

证候：腹痛绵绵，时作时止，喜温喜按，气短懒言，大便溏薄。

治法：温中补虚，缓急止痛。

方药：黄芪建中汤加减（黄芪、桂枝、饴糖、生姜、大枣、芍药、甘草）。若腹中大寒痛，呕吐肢冷，加大建中汤温中散寒；腹痛下痢，脉微肢冷，脾肾阳虚者，加附子理中汤；大肠虚寒，积冷便秘者，加温脾汤（附子、大黄、芒硝、当归、干姜、人参、甘草）；中气大虚，少气懒言者，用补中益气汤。

7. 蛔虫扰动

证候：稚年惊恐，多烦多哭，腹中有形，升起痛楚，久泻欲呕，小便不利。

治法：苦降辛宣，酸泄驱蛔。

方药：乌梅丸加减（川黄连、白芍、乌梅、干姜、桂枝、人参、川楝、炒川椒）。

医案选析：一儿七岁，喜食肉，尝病腹痛。其父问曰：积痛虫痛何如？予曰：积痛发有常处，手不可按，恶食而口干；虫痛无常处，喜手按摩，口馋而吐清水，此儿乃虫病也。以药取之，下虫大者十余条而痛止，未一月又痛。予曰不可再取矣。如不去其虫则痛不除，积不除则虫又生，苟再取之，恐伤胃气不可也。乃立方，仍用黄连、木香、槟榔去积为主，陈皮、青皮、三棱、莪术、枳实、山楂专去其积，使君子、白芜荑、川楝子、苦楝根皮专去其虫，等份为末，神曲糊丸，麻子大，米饮下，常服之。时下小虫及下大虫如指大，约长一尺，乃虫母也。自后痛渐减。（万密斋. 万密斋医学全书. 中国中医药出版社，1999.）

第十八节　泄　泻

一、病名

本病在《内经》中称为"泄"，也称"鹜溏""濡泄""洞泄""飧泄""注泻"等。"寒气生浊，热气生清，清气在下，则生飧泄……湿盛则濡泄"。"寒邪客于小肠，小肠不得成聚，故后泄腹痛矣"。"因于露风乃生寒热，是以春伤于风，邪气留连，乃为洞泄"。"诸呕吐酸，暴注下迫，皆属于热……澄澈清冷，皆属于寒"。"病鹜溏，腹满食饮不下寒中，肠鸣泄注"。

东汉医家张仲景《伤寒论》中将泄泻和痢疾统称为"下利"，如《伤寒论·太阳病》第 32 条曰："太阳与阳明合病，必自下利，葛根汤主之。"

《难经》明确将泄泻与胃、脾、肾、大小肠联系，列"五泄"之说。《难经·五十七难》曰："泄凡有五，其名不同。有胃泄，有脾泄，有大肠泄，有小肠泄，有大瘕泄，名曰后重。胃泄者，饮食不化，色黄。脾泄者，腹胀满，泄注，食即呕吐逆。大肠泄者，食已窘迫，大便色白，肠鸣切痛。小肠泄者，溲而便脓血，少腹痛。大瘕泄者，里急后重，数至圊而不能便，茎中痛。此五泄之法也。"

宋代以后则称"泄泻"。泄泻病名的提出首见于《太平圣惠方》。《太平圣惠方·治脾劳诸方》曰："治脾劳，胃气不和，时有泄泻，食少无力，宜服松脂丸方。"

宋代医家孙文胤认为，泄与泻虽表现不一，但病因病机一致，总称为"泄泻"。《丹台玉案·泄泻门》曰："泄者，如水之泄也，势犹舒缓；泻者，势似直下，微有不同，而其病则一，故总名之曰泄泻。"

二、病因病机

《内经》中关于泄泻的病因，论及寒、热、风、湿之邪内侵及饮食，起居失宜，情志失调，脏腑功能失调，可发生泄泻。"胃中寒，则腹胀；肠中寒，则肠鸣飧泄；胃中寒，肠中热，则胀而且泄"。"因于露风乃生寒热，是以春伤于风，邪气留连，乃为洞泄"。"寒气生浊，热气生清，清气在下，则生飧泄……湿盛则濡泄"。"饮食不节，起居不时者，阴受之……阴受之则入五脏……入五脏则䐜满闭塞，下为飧泄"。"怒则气逆，甚则呕血及飧泄"。

晋代王叔和之《脉经》描述了从寸口脉象上反映脏腑与泄泻的关系。其曰："心、小肠俱虚，左手寸口人迎以前脉阴阳俱虚者，手少阴与太阳经俱虚也。病苦寒，少气，四肢寒，肠澼，洞泄。""大肠虚，右手寸口气口以前脉阳虚也，手阳明经也。病苦胸中喘，肠鸣，虚渴，唇口干，目急，善惊，泄白。""脾虚，右手关上脉阴虚者，足太阴经也。病苦泄注，腹满气逆，霍乱呕吐，黄疸，心烦不得卧，肠鸣。""脾胃俱虚，右手关上脉阴阳俱虚者，足太阴与阳明经俱虚也，病苦胃中如空状，少气不足以息，四逆寒，泄注不已。""肾、膀胱俱虚，右手尺中神门以后脉阴阳俱虚者，足少阴与太阳经俱虚也，病苦心痛，若下重不自收，篡反出，时时苦洞泄，寒中泄，肾心俱痛。"以上均为脏腑虚候之泄泻脉证。

南北朝陈延之遵《内经》之旨，重视风邪致病的认识，提出有"肝风""心风""折风""胃风"能致泄。曰："春甲乙木，汤方清风，伤之者为肝风，入头颈肝俞中。为病多汗，恶风，喜怒，两胁痛，恶血在内，饮食不下，肢节时肿，颜色苍，泄，嗌干觕䶨。""夏丙丁火，南方汤风，伤之者为心风，入胸胁腑脏心俞中。为病多汗，恶风，憔悴，喜悲，颜色赤，洞泄清谷。""西北方干之气，立冬王，为不周之风，一名折风，王四十五日。""折风为病，则因人，脉绝时而泄利……其气内舍小肠中，外在右手太阳中。""新食竟取风为胃风，其状恶风，颈多汗，膈下塞不通，食饮不下，胀满，形瘦，腹大，失衣则䐜满，食寒则洞泄。"

宋代医书《圣济总录》从三焦论治泄泻，尤重中下二焦："上焦虚则引气于肺，中焦虚则生寒，腹痛洞泄，便利霍乱，下焦虚则大小便不止。"

宋代陈无择创立了"三因论"，将风、寒、湿、热归为泄泻外因。曰："《经》云寒甚为泄；春伤风，夏飧泄。论云：热湿之气，久客肠胃，滑而利下，皆外所因。"将七情致泄归为泄泻内因。曰："喜则散，怒则激，忧则聚，惊则动，脏气隔绝，精神夺散，必致溏泄，皆内所因。"将饮食劳逸归为泄泻的不内外因。曰："饮食生冷，劳逸所伤，此不内外因。"

金代张从正从湿从脾立论，指出湿邪与风、暑、燥、热、寒相乘之变共 25 条。《儒门事亲》曰："凡此二十五变，若无湿则终不成疾。况脾胃二土，共管中州，脾好饮，脾亦恶湿，此泄之所由生也。"

元代朱丹溪着书多有泄泻专篇，指出泄泻多因湿、火、气虚、痰积所致。《丹溪心法·泄泻》曰："泄泻，有湿、火、气虚、痰积。"

明代戴思恭将泄泻分为湿、气虚、火、痰、食积五端。《金匮钩玄》曰："凡水泻腹不痛者，是湿也；饮食入胃不住，或完谷不化者，是气虚也；腹痛泻水，腹鸣，痛一阵泻一阵，是火也；或泻，时或不泻，或多或少，是痰也；腹痛甚而泻，泻后痛减者，是食积也。"

明代医家王肯堂于《证治准绳》中提出五更泄泻多因于酒积、寒积、食积、肾虚。曰："每日五更即泄泻，有酒积、有寒积、有食积、有肾虚，俗呼脾肾泄。有人每早须大泻一行，或腹痛，或不腹痛，空心服热药亦无效。有人教以夜食前又进热药一服遂安，后如此常服愈。盖暖药虽平旦服之，至夜力已尽，无以敌一夜阴气之故也。有人每五更将天明时必溏利一次，有人云此名肾泄，服五味子散顿愈。"

明代医家龚信认为，泄泻可因饮食不节或外感风寒暑湿，导致脾胃运化失常，大肠失其传送，清浊不分而发病。《古今医鉴》曰："夫泄泻者，注下之症也，盖大肠为传送之官，脾胃为水谷之海，或为饮食生冷所伤，或为暑湿风寒之所感，脾胃停滞，以致阑门清浊不分，发注于下，而为泄泻也。"

同时代医家张景岳也提出饮食、时气、寒湿等均可导致泄泻。《景岳全书·泄泻》曰："泄泻之暴病者，或为饮食所伤，或为时气所犯，无不由于口腹，必各有所因，宜察其因而治之。"张景岳认为，泄泻发生之根本，乃脾胃受伤，水谷运化失职，水湿内盛，清浊不分所致。曰："泄泻之本，无不由于脾胃。盖胃为水谷之海，而脾主运化，使脾健胃和，则水谷腐熟，而化气化血以行营卫。若饮食失节，起居不时，以致脾胃受伤，则水反为湿，谷反为滞，精华之气不能输化，乃致合污下降，而泻痢作矣。"

赵献可遵经之旨，阐发肾与泄泻的关系。《医贯》曰："经曰肾主大小便，又曰肾司开阖，又曰肾开窍于二阴。可见肾不但主小便，而大便之能开而复能闭者，肾操权也。今肾既虚衰，则命门之火息矣。火息则水独治，故令人多水泻不止。"在治疗上，他重视从"肾"论治泄泻。

清代医家沈金鳌认为，湿胜脾虚乃泄泻的重要因素，诸邪常夹湿致病。《杂病源流犀烛·泄泻源流》曰："湿胜则飧泄，乃独由于湿耳。不知风寒热虚，虽皆能为病，苟脾强无湿，四者均不得而干之，何自成泄？是泄虽有风寒热虚之不同，要未有不原于湿者也。"

同样，清代陈念祖、程国彭也认为，湿邪内盛是泄泻的主要致病因素，且常与寒热、脾虚、肾虚相兼而病。《医学三字经》曰："湿气胜，五泄成（鹜溏、濡泄、溏泄、飧泄、滑泻），胃苓散，厥功宏。湿而冷，萸附行；湿而热，芩连呈；湿夹积，楂曲迎；虚兼湿，参附苓。脾肾泻，近天明，四神服，勿纷更。""湿多成五泻，泻之属湿也，明矣。然有湿热，有寒湿，有食积，有脾虚，有肾虚，皆能致泻，宜分而治之。"

三、诊断

《难经·五十七难》中将泄泻分为五类，详细描述了五泄的特点。其曰："泄凡有五，其名不同，有胃泄、有脾泄、大肠泄、有小肠泄和大瘕泄。胃泄者，饮食不化，色黄。脾泄者，腹胀满泄注，食即呕吐逆。大肠泄者，食已窘迫，大便色白，肠鸣切痛。小肠泄者，溲而便脓血，少腹痛。大瘕泄者，里急后重，数至圊而不能便，茎中痛。此五泄之要也。"另外，初唐医家杨上善《黄帝内经太素》曰："五泄有溏泄、鹜泄、飧泄、濡泄、滑泄也，此乃五泄。"

元代著名医家朱丹溪列举了寒、热、虚、实泄泻的临床表现，并提出了积泄、痰积、水恣泄、风泄、气泄、惊泄等及其治疗法则。《丹溪手镜·泄泻》曰："泄泻，脉沉而细疾或微，欲食不下，目睛不了。又腹满泄、鹜溏，此阴寒也。脉数疾，声亮，暴注下迫，渴烦，小便赤涩，水谷消化，此阳热也。虚则无力，不禁固也，温之。实则圊不便，虚坐努积，下之。积泄，脾部脉沉弦，宜逐积。痰积，在太阴分，宜萝卜子吐之。水恣泄，乃大引饮，热在其上，水多入下，胃经无热不胜，宜五苓。风泄，久风为飧泄，水谷不化而完出也，肝病传脾，宜泄肝补脾。脾泄腹胀满，肠鸣，食不化，呕吐，宜理中汤。气泄，躁怒不常，伤动其气，肝气乘脾，脉弦而逆，宜调气。惊泄者，心受惊则气乱，心气不通水入。"

明代医家王肯堂《证治准绳·泄泻滞下总论》篇首提出："泄泻之证，水谷或化或不化，并无努责，惟觉困倦。若滞下则不然，或脓或血，或脓血相杂，或肠垢或无糟粕，或糟粕相杂。虽有痛不痛之异，然皆里急后重，逼迫恼人。"详言泻痢区别的辨证要点，泄泻责之水谷，痢疾责之脓血，辨有无脓血、是否有里急后重之感，是为要点。

明代医家董宿指出了泄与泻的不同临床表现。《奇效良方》曰："泄者，泄漏之义，时时溏薄，或作或愈；泻者，一时水去如注。"

清代医家何梦瑶于《医碥》中论述了泄泻的症状，以区别于痢疾。曰："泄泻之症，水谷或完谷不化，腹痛或不痛，并无努责，亦无脓血及里急后重，惟觉困倦耳，故与痢疾异。"

清代林珮琴从临床表现及部位对泄泻与痢疾加以鉴别。其曰："泻由水谷不分，病在中焦。痢以脂血伤败，病在下焦。"

四、辨证论治

（一）辨证要点

《内经》中治疗泄泻以标本论治，病有标本，治有逆从。《素问·标本病传论》曰："……先病而后泄者治其本，先泄而后生他病者治其本，必且调之，乃治其他病……""治病必求于本。"根据泄泻时的表现及泻下物而辨别寒热之邪所致。《素问·至真要大论》曰："诸呕吐酸，暴注下迫，皆属于热……澄澈清冷，皆属于寒。"

金代医家张元素论治泄泻，从五脏六腑的寒热虚实上认识，责之脾、胃、肺、大肠、肾、三焦，多为脉证论治相结合。曰："夫人有五脏六腑，虚实寒热，生死逆顺，皆见形证脉气，若非诊（切），无由识也。虚则补之，实则泻之，寒则温之，热则凉之，不虚不实，以经调之，此乃良医之大法也。"

明代医家戴思恭从湿论治泄泻，列湿有"五兼"。曰："夫泄有五：飧泄者，水谷不化而完出，湿兼风也；溏泄者，所下汁积黏垢，湿兼热也；鹜泄者，所下澄澈清冷，小便清白，湿兼寒也；濡泄者，体重软弱，泄下多水，湿自甚也；滑泄者，久下不能禁固，湿胜气脱也。"在治疗上应区分寒热虚实论治："若此有寒热虚实之不同，举治不可执一而言。"

明代医家李中梓在总结前人治泻经验的基础上，提出了著名的治泻九法，是治疗学上的一大发展。《医宗必读·泄泻》曰："（泄泻）治法有九：一曰淡渗……一曰升提……一曰清凉……一曰疏利……一曰甘缓……一曰酸收……一曰燥脾……一曰温肾，一曰固涩。"

明代医家张景岳提出，临证治疗泄泻时应辨其虚实寒热，于泄泻初期更应辨别孰轻孰重。其曰："盖五行之性，不病于寒则病于热，大都热者多实，虚者多寒。凡湿热之证，必其脉盛形强，声音壮亮，食饮裕如，举动轻捷者，此多阳者。虚寒之证，其脉息无力，形气少神，言语轻微，举动疲倦者，此多阴也。故必察其因，而于初泻之时，即当辨其有余不足，则治无不愈，而也不致有误矣。"因泄泻病人多由水谷不化、清浊不分所致，张景岳主张治疗时以利水为上策，但利水之法又各有不同。其曰："凡泄泻之病，多由水谷不分，故以利水为上策。然利水之法，法有不同，如湿胜无寒而泻者，宜四苓散、小分清饮之类主之，但欲攻其清浊也。如湿夹微寒而泻者，宜五苓散、胃苓汤之类主之，以微温而利之也。如湿热在脾，热渴喜冷而泻者，宜大分清饮、茵陈饮、益元散之类主之，去其湿热而利之也。"

清代医家程国彭认为泄泻因湿而发，治疗上须利小便。《医学心悟·泄泻》曰："凡治泻，须利小便，然有食积未消者，正不宜利小便，必俟食积既消，然后利之斯为合法。"

清代医家林珮琴认为应根据病程时间结合临床表现辨证论治。《类证治裁》曰："凡泄皆兼湿，初宜分理中焦，渗利下焦，久则升举，必脱滑不禁，然后以涩药固之。"

清代医家叶天士认为，五泄以湿邪致病为主，夹有其他病因，临床表现也各异。《临证指南医案》曰："泄泻，注下症也。经云：湿多或五泄，曰飧，曰溏，曰鹜，曰濡，曰滑，飧濡之完谷不化，湿兼风也；溏泄之肠垢污积，湿兼热也；鹜溏之澄澈溺白，湿兼寒也；濡泄之身重软弱，湿自胜也；滑泄之久下不能禁固，湿胜气脱也。"治则上必权衡水湿、阳气之水火平衡，曰："五泄之治，平水火者清其源，崇堤土者塞其流耳。"

（二）分证论治

1. 暴泻

（1）寒湿内盛

证候：粪便清稀，甚则如水样，腹痛肠鸣，纳呆脘闷。

治法：芳香化湿，解表散寒。

方药：藿香正气散加减（藿香、白术、茯苓、陈皮、半夏、大腹皮、紫苏、白芷、桔梗）。若表寒偏重，寒热身痛，可加荆芥、防风以增疏风散寒之力；若湿邪偏重，或寒湿在里，腹胀肠鸣，小便不利，苔白厚腻，可用胃苓汤（苍术、陈皮、厚朴、甘草、泽泻、猪苓、赤茯苓、白术、肉桂）健脾燥湿，化气利湿；若寒重于湿，腹胀冷痛者，可用理中丸加味。

医案选析：陈某，女，40岁。1979年7月23日初诊。泄泻腹痛半月不止，昨日出现双腿转筋疼痛，夜间尤甚。曾服西药疗效欠佳。刻诊：头身重困，四肢无力，尿少，舌淡红，苔薄白，脉濡缓。辨证：寒湿蕴结，郁滞不通。治法：健脾燥湿，淡渗分利。方药：胃苓汤加味。苍术10g，炒白术10g，厚朴10g，肉桂6g，茯苓10g，泽泻10g，猪苓10g，陈皮10g，甘草3g，半夏10g，黄连6g，龙骨20g，牡蛎20g。2剂，水煎服，每日1剂，日3服。7月26日二诊：药后腹泻好转，腿转筋已止。治疗效不更方，上方再进3剂，以资巩固疗效。（张效岐，魏明仙.张效岐医案集.陕西科学技术出版社，2018.）

（2）湿热伤中

证候：泄泻腹痛，泻下急迫，粪色黄褐，气味臭秽，肛门灼热。

治法：清热利湿。

方药：葛根芩连汤加减（葛根、黄芩、黄连、甘草、木香、茯苓、车前子）。若热偏重，可加金银花、马齿苋以增清热解毒之力；若湿偏重，症见胸脘满闷、口不渴、苔微黄厚腻者，可加薏苡仁、厚朴、茯苓、泽泻、车前仁以增清热利湿之力；夹食滞者，可加神曲、山楂、麦芽；如有发热头痛，脉浮等风热表证，可加金银花、连翘、薄荷；如在夏暑期间，症见发热头重、烦渴自汗、小便短赤、脉濡数等，为暑湿侵袭，表里同病，可用新加香薷饮（香薷、金银花、鲜扁豆花、厚朴、连翘）合六一散以解暑清热，利湿止泻。

（3）食滞肠胃

证候：泻下稀便，伴不消化食物，泻后痛减，脘腹胀满，不思饮食。

治法：消食导滞。

方药：保和丸加减（神曲、山楂、莱菔子、半夏、陈皮、茯苓、连翘）。若食滞较重，脘腹胀满，泻而不畅者，可因势利导，采用"通因通用"之法，加大黄、枳实、槟榔，或用枳实导滞丸（枳实、大黄、黄连、黄芩、六神曲、白术、茯苓、泽泻），消导积滞；食积化热，可加黄连清热燥湿止泻；兼脾虚，可加白术、白扁豆健脾祛湿。

2. 久泻

（1）脾胃虚弱

证候：大便时溏时泻，迁延反复，可伴不消化食物，饮食减少，脘腹胀闷不舒。

治法：健脾益气，化湿止泻。

方药：参苓白术散加减（人参、茯苓、白术、甘草、砂仁、陈皮、桔梗、白扁豆、山药、莲子肉、薏苡仁）。若脾阳虚衰，阴寒内盛，症见腹中冷痛，喜温喜按，手足不温，大便腥秽者，可用附子理中汤以温中散寒；若久泻不愈，中气下陷，症见短气肛坠，时时欲便，解时快利，甚则脱肛者，可用补中益气汤（黄芪、白术、陈皮、升麻、柴胡、人参、甘草、当归），益气升清，健脾止泻。

医案选析：章某，男，8个月，反复出现腹泻1月余，于2013年7月28日就诊。患儿1个月前腹泻，病情迁延不愈，时轻时重，每日腹泻7～10次不等，大便稀溏，甚则水样便，色淡不臭，夹有未消化之乳食，每于食后即泻，多食则痞满便多，食欲不振，面色萎黄，神疲乏力，形体消瘦，小便量少，舌淡，苔白，指纹色淡。据其证候，属于泄泻（脾虚失运）。治法：健脾益气，助运化湿。方选参苓白术散加减。处方：太子参5g，苍白术各10g，茯苓10g，山药10g，薏苡仁10g，白扁豆10g，陈皮3g，砂仁3g（后下），枳实3g，半夏3g，车前子5g，煨肉豆蔻3g，炮姜3g，焦三仙各10g，甘草3g。上方3剂，冷水浸泡1小时，大火煮沸后文火煎煮30分钟，每剂煎煮两次，每次煎50mL，分早、中、晚3次温服，每日1剂，服药期间减少1/3的母乳量，以小米稀粥代之，避免过饱。二诊8月1日上午8时：泻已渐止，大便每日3～4次，便质正常，饮食好转，舌淡，苔薄白。原方继服3副，用药方法同前。药后则大小便正常，饮食、睡眠正常，面色渐红润，6副而病愈。（赵芸，田传鑫，郭艳苓.杏林春暖　张义明医案选辑.天津科学技术出版社，2020.）

（2）肾阳虚衰

证候：每于黎明前脐腹作痛，肠鸣即泻，泻下完谷，泻后即安，腰膝酸软。

治法：温肾健脾，固涩止泻。

方药：四神丸加减（补骨脂、吴茱萸、肉豆蔻、五味子）。腰膝冷痛甚者，可加制附子、炮姜增强温肾暖脾之力；若脐腹冷痛，可加附子理中汤温中健脾；若年老体弱，久泻不止，脱肛，为中气下陷，加黄芪、党参、白术、升麻益气升阳，亦可合桃花汤（赤石脂、干姜、粳米）固涩止泻；若脾肾虚寒不显，反见心烦嘈杂，大便夹有黏冻，表现为寒热错杂证时，可改服乌梅丸。

（3）肝气乘脾

证候：腹中雷鸣，攻窜作痛，腹痛即泻，泻后痛减，每逢抑郁恼怒或情绪紧张时发生，平素常胸胁胀闷。

治法：抑肝扶脾。

方药：痛泻要方加减（白芍、白术、陈皮、防风）。若肝郁气滞，胸胁脘腹胀痛，可加柴胡、枳壳、香附；若夹有湿热，大便中有黏液，可加黄连、黄芩；若脾虚明显，神疲食少者，加黄芪、党参、白扁豆；若久泻不止，可加酸收之品，如乌梅、五倍子、石榴皮等。

第十九节　便　秘

一、病名

《内经》对本病有"大便难""后不利"之称。《素问·至真要大论》曰："太阴司天，湿淫所胜……大便难。"《素问·厥论》曰："太阴之厥，则腹满䐜胀，后不利。"

张仲景称本病为"大便难""不更衣""阳结""阴结""闭""脾约""大便硬"等。《伤寒论·辨脉法》："问曰：脉有阳结、阴结者，何以别之？答曰：其脉浮而数，能食，不大便者，此为实，名曰阳结也，期十七日当剧。其脉沉而迟，不能食，身体重，大便反鞭，名曰阴结也，期十四日当剧。""太阳病发汗，若下，若利小便，此亡津液，胃中干燥，因转属阳明，不更衣，内实，大便难者，此名阳明也。""少阳阳明者，发汗、利小便已，胃中燥烦实，大便难是也。"

宋代医家朱肱基于张仲景之阳结、阴结理论，首次提出"大便秘"一词，《类证活人书·卷之四》描述为："问：手足逆冷而大便秘，小便赤，或大便黑色，脉沉而滑，曰：此名阳证似阴也。"

清代医家吴谦以本病燥屎结在肛门，提出"直肠结"的名称，并主张用导法治之。《医宗金鉴·大便燥结总括》曰："直肠结，即燥屎巨硬，结在肛门难出之燥也，从导法治之。"

明代张景岳所论理法较简明，分为阴结、阳结两类。如《景岳全书·秘结》认为："秘结一证，在古方书有虚秘、风秘、气秘、热秘、寒秘、湿秘等说，而东垣又有热燥、风燥、阳结、阴结之说，此其立名太烦，又无确据，不得其要而徒滋疑惑，不无为临证之害也，不知此证之当辨者惟二，则曰阴结、阳结而尽之矣。"

二、病因病机

《内经》认为，便秘与热邪内郁有关，燥热内结是临床上便秘最常见的病因，"热气留于小肠，肠中痛，瘅热焦渴，则坚干不得出，故痛而闭不通矣"。"膀胱移热于小肠，膈肠不便"。

张仲景在《伤寒论》第191条中首次提出便秘因之于寒，为全面认清便秘的病机打下了基础。他说："阳明病，若中寒，不能食，小便不利，手足濈然汗出，此欲作痼瘕，必大便初硬后溏。所以然者，以胃中冷，水谷不别故也。"在《金匮要略·消渴小便利淋病脉证并治》中张仲景强调，津液亏少是导致便秘的重要原因。曰："趺阳脉浮而数，浮即为气，数即为消谷而大坚（一作紧）。气盛则溲数，溲数即坚，坚数相搏，即为消渴。""趺阳脉数，胃中有热，即消谷引食，大便必坚，小便即数。"

张仲景阐述妇人产后便秘主要是因为新产血虚，启发了后人对血虚便秘的认识。《金匮要略·妇人产后病脉证治》曰："问曰：新产妇人有三病，一者病痉，二者病郁冒，三者大便难，何谓也？师曰：新产血虚，多出汗，喜中风，故令病痉；亡血复汗，寒多，故令郁冒；亡津液，胃燥，故大便难。"

晋代医家王叔和遵循《内经》"肺与大肠相表里"的理论，《脉经》中揭示了便秘与肺的关系，对启迪后世医家从治肺治疗便秘起到了极其重要的作用。"肺脉歌曰：肺脉浮兼实，咽门燥又伤，大便难且涩，鼻内乏馨香"。"浮脉歌曰：尺部见之风入肺，大肠干涩故难通"。

隋代医家巢元方受《素问·五脏别论》"魄门亦为五脏使，水谷不得久藏"的启发，认为魄门开启依赖于大肠的传导，大肠的传导又与五脏有关。如《诸病源候论·大便病诸候》曰："大便难者，由五脏不调，阴阳偏有虚实，谓三焦不和，则冷热并结故也。""大便不通者，由三焦五脏不调，冷热之气不调，热气偏入肠胃，津液竭燥，故令糟粕否结，壅塞不通也。"指出便秘与三焦、五脏不调均有关，也明确指出津液不足、糟粕内结是便秘发生的机理。

金代医家李东垣阐明了便秘与肾有密切关系，肾精亏耗则肠道干涩，传导失常则便秘。《兰室秘藏·大便燥结》曰："夫肾主五液，津液润则大便如常，若饥饱失节，劳欲过度，损伤胃气，及食辛热味厚之物，而助火邪，伏于血中，耗散真阴，津液亏少，故大便结燥。然结燥之病不一，有热燥、有风燥、有阳结、有阴结，又有年老气虚、津液不足而结燥者。治法云：肾恶燥，急食辛以润之。"同时也说明气虚大肠传导无力，或血虚精枯，不能下润大肠皆可致便秘。

宋代医家严用和从病因角度将本病分为五类，论及风、气、湿、寒、热等使脏气壅滞，津液流通不畅，而导致便秘。《济生方·大便》曰："夫五秘者，风秘、气秘、湿秘、寒秘、热秘是也。更有发汗利小便，及妇人新产亡血，走耗津液，往往皆令人秘结，燥则润之，涩则滑之，秘则通之，寒则温利之，此一定之法也。""秘凡有五……多因肠胃不足，风寒湿热乘之，使脏气壅滞，津液不能流通，所以秘结也。"

明代医家戴思恭对冷秘的病因病机论述得较为恰当，曰："冷秘由冷气横于肠胃，凝阴固结，津液不通，胃道秘塞，其人肠内气攻，喜热恶寒。"明代医家虞抟揭示了大便不通最直接的病机为传导失常，是对病机认识的一大进步，提出便秘与脾、胃、肾有关联，同时也指出本病与房劳过度、饮食失节有关。《医学正传·燥结论》曰："肾主五液，故肾实则津液足而大便滋润，肾虚则津液竭而大便燥结，原其所由，皆房劳过度、饮食失节，或恣饮酒浆，过食辛热。饮食之火起于脾胃，淫欲之火起于命门，以致火盛水亏，津液不生，故传导失常，渐成结燥之证。"

明代医家李梴更加充实了便秘的病因，提出风燥、热燥、火燥、气血虚燥、虫积、七情气闭、痰滞不通、药石毒、脏寒、伤食等皆可致便秘。《医学入门·大便燥结》曰："燥有风燥、热燥、火燥、气血虚燥，详燥门，结有能食脉数者为阳结，不能食脉弦微者为阴结，亦有年高气血虚结者……有虫积者，槟榔丸……有药石毒者，大小便闭，气胀如鼓者……脏寒则气滞，脏冷若冰霜，则血枯，有痃癖冷气结滞者……七情气闭，后重窘迫者……痰滞有通者，陈汤加枳壳、槟榔。伤热物者三黄丸，伤寒物者丁香脾积丸，通用大黄备急丸。"

清代医家唐容川在《血证论》中提及肺与便秘的关系。曰："肺移热于大肠则便结，肺津不润则便结，肺气不降则便结。"陈士铎也指出便秘与肺有关。《石室秘录·大便闭结》曰："大便闭结者，人以为大肠燥甚，谁知是肺气燥乎？肺燥则清肃之气不能下于大肠。"

三、诊断

张仲景最早将便秘分为阳结、阴结，是一种纲领性的分类方法。《金匮要略》描述了便秘病通过望诊、切诊、问诊所得证候特征。曰："问曰，病人有气色见于面部……色黄者便难。""趺阳脉微弦，法当腹满，不满者必便难，两胁疼痛，此虚寒从下上也，以温药服之。""病者腹满，按之不痛为虚，痛者为实，可下之。舌黄未下者，下之黄自去。"

宋代《圣济总录·大便秘涩》将本病分类概括为寒、热、虚、实四个方面，描述了具体表现。曰："论曰大便秘涩，盖非一证，皆营卫不调，阴阳之气相持也。若风气壅滞，肠胃干涩，是谓风秘。胃蕴客热，口糜体黄，是谓热秘。下焦虚冷，窘迫后重，是谓冷秘。或因病后重亡津液，或因老弱血气不足，是谓虚秘。或肾虚小水过多，大肠枯竭，渴而多秘者，亡津液也，或胃实燥结，时作寒热者，中有宿食也。"

清代医家尤在泾认为，虚秘以在肾为多，然在肾之虚秘又有阴阳之分。《金匮翼·便秘》曰："虚秘有二，一以阴虚，一以阳虚也。凡下焦阳虚，则阳气不行，阳气不行，则不能传送而阴凝于下。下焦阴虚，则精血枯燥，精血枯燥，则津液不到而肠脏干槁。"两者病因病机不一，其治法各异。"治阳虚者，但益其火，则阴凝自化；治阴虚者，但壮其水，则泾渭自通"。

四、辨证论治

（一）辨证要点

金代医家张元素明确提出本病分为虚实两类，是临床概括便秘的纲领。《医学启源·六气方治》曰："凡治脏腑之秘，不可一例治疗，有虚秘，有实秘。有胃实而秘者，能饮食，小便赤，胃虚而秘者，不能饮食，小便清利。"

明代著名医家张景岳提出，治疗实证便秘应以祛邪为主，治疗虚证便秘应以扶正为先。《景岳全书·秘结》曰："盖阳结者，邪有余，宜攻宜泻者也；阴结者，正不足，宜补宜滋者也。知斯二者，即知秘结之纲领矣。"

明代医家龚廷贤认为，发病原因不同则便秘的性质也不同，清楚患者发病的病史及生活习性对于辨治便秘是很重要的。《万病回春·大便闭》曰："身热烦渴，大便不通者，是热闭也；久病人虚，大便不通者，是虚闭也；因汗出多，大便不通者，津液枯竭而闭也；风证大便不通者，是风闭也；老人大便不通者，是血气枯燥而闭也；虚弱并产后及失血，大便不通者，血虚而闭也；多食辛热之物，大便不通者，实热也。"

明代医家李用粹对本病的治则论述得简明扼要，《证治汇补》中具体指出："如少阴不得大便以辛润之，太阴不得大便以苦泄之；阳结者清之，阴结者温之；气滞者疏导之，津少者滋事润之，大抵以养血清热为先，急攻通下为次。"这对临床应用有着重要的借鉴作用。

李东垣虽有血结便秘之说，但唯独清代医家唐容川特别提出便秘有因于瘀血闭结者，治当通腑逐瘀。《血证论·便闭》曰："此外又有瘀血闭结之证，或失血之后，血未去，或跌打损伤，内有瘀血，停积不行，大便闭结，或时通利，仍不多下，所下之粪，又带黑色，腹中时时刺痛，口渴发热，脉带涩象，宜用桃仁承气汤治之，或失笑散加杏仁、桃仁、当归、白芍。"其发前贤之未逮，开通腑逐瘀治便秘之先河。

（二）分证论治

1. 实秘

（1）肠胃积热

证候：大便干结，腹中胀满，口干口臭。

治法：泄热导滞，润肠通便。

方药：麻子仁丸加减（火麻仁、大黄、杏仁、白芍、枳实、厚朴）。若津液已伤，可加生地黄、玄参、麦冬以滋阴生津；若肺热气逆，咳喘便秘者，可加瓜蒌仁、苏子、黄芩清肺降气以通便；急性热病便秘，可改用大、小承气汤急下存阴；肝火旺心烦易怒，面红耳热耳鸣，加龙胆草、栀子，或用当归龙荟丸（当归、龙胆、山栀、黄连、黄柏、黄芩、大黄、青黛、芦荟、木香、麝香）清肝泻火。

医案选析：陈某，女，35岁，2009年9月27日初诊。便秘，两天1次，约5个月，伴腹胀，痔疮下血，口疮，舌红，苔薄黄，脉细数。证属肠胃积热。治以泄热导滞，润肠通便。方用麻子仁丸合赤小豆当归散。火麻仁20g，枳壳10g，厚朴10g，杏仁10g，白芍15g，生大黄5g，赤小豆15g，当归10g，金银花10g，连翘10g，槐花15g，甘草6g。15剂，水煎服。2009年10月9日二诊：大便已畅，痔漏下血已止，口疮减轻，仍有轻度腹胀，舌红，苔薄黄，脉细略数。方用麻子仁丸合泻黄散加减。火麻仁20g，枳壳10g，厚朴10g，杏仁10g，白芍15g，生大黄3g，防风6g，生石膏20g，栀子10g，藿香10g，槐花15g，甘草6g。15剂，水煎服。追踪观察，患者大便通畅，痔血未作，口疮已愈。（单书健.重订古今名医临证金鉴.中国医药科技出版社，2017.）

（2）气机郁滞

证候：大便干结，欲便不出，腹中胀满，胸胁满闷，纳差。

治法：顺气导滞，降逆通便。

方药：六磨汤加减（木香、乌药、沉香、大黄、槟榔、枳实）。若腹部胀痛甚，可加厚朴、莱菔子以助理气；气郁日久化火者，症见口苦咽干，苔黄，脉弦数，加栀子、龙胆草清肝泻火；七情郁结，郁郁寡欢者，加柴胡、白芍、合欢皮疏肝解郁。

（3）阴寒积滞

证候：大便艰涩，腹痛拘急，胀满拒按，呃逆呕吐，手足不温。

治法：温里散寒，导滞通便。

方药：大黄附子汤加减（附子、大黄、细辛）。若心腹绞痛，口噤暴厥属大寒积聚者，可用三物备急丸（大黄、干姜、巴豆）攻逐寒积。

医案选析：胡某，男，80岁，1999年1月3日初诊。患者大便秘结4年余，伴腹部疼痛，口干喜饮，饮食不佳，曾服归芍理中汤治疗，效果不明显。平素靠开塞露解便，昨日进食苦菜后感腹部疼痛加剧，舌青，苔黄厚腻，脉细。患者1994年曾患中风，行走困难。中医诊断：冷秘（寒实内结证）。治以温阳通便为法。方用大黄附子汤加减。附片50g（先煎），生大黄10g，细辛8g，火麻仁15g，砂仁10g，枳壳10g，厚朴10g，木香10g。服药3剂，腹部疼痛、口干缓解，大便通畅，饮食增加，舌青减轻，苔白腻，厚黄腻苔已退，脉细弦。继上方加肉苁蓉25g，再服5剂而愈。（单书健.重订古今名医临证金鉴.中国医药科技出版社，2017.）

2. 虚秘

（1）气虚便秘

证候：虽有便意，临厕努争乏力，难以排出，便后乏力。

治法：补气健脾，润肠通便。

方药：黄芪汤加减（黄芪、火麻仁、陈皮、白蜜）。若排便困难，腹部坠胀者，可合用补中益气汤（黄芪、白术、陈皮、升麻、柴胡、人参、甘草、当归）升提阳气；若肢倦腰酸者，可用大补元煎（人参、熟地黄）滋补肾气；若脘腹痞满，舌苔白腻者，可加白扁豆、生薏仁健脾祛湿。

医案选析：汪某，女，43岁，2008年4月25日初诊。主诉便秘10余年，需常服"泻药"。伴见精神欠佳，面色暗黄，月经不调，有时一月两行。舌质淡暗，舌苔白润，脉细缓。证属脾虚失运，升降失司。治以补中益气、升清降浊为法，方用补中益气汤加减。处方：生黄芪15g，党参6g，当归9g，苍术9g，陈皮6g，升麻3g，柴胡3g，枳实9g，瓜蒌仁24g，炙甘草3g。7剂水煎服。2008年5月3日二诊：药后大便可维持每日1次，不需用"泻药"，腹内舒适许多，精神也有好转。上方党参改人参，继服7剂。2008年5月10日电话告知大便正常，余无不适。嘱上方隔日1剂，再服7剂后停药。（高建忠.临证传心与诊余静思：从张仲景到李东垣.中国中医药出版社，2010.）

（2）血虚便秘

证候：大便干结，努挣难下，心悸气短。舌淡，脉细。

治法：养血润燥。

方药：润肠丸加减（当归、生地黄、麻仁、桃仁、枳壳）。若手足心热，午后潮热者，可加知母、胡黄连等以清虚热；若阴血已复，便仍干燥，可用五仁丸（杏仁、桃仁、柏子仁、松子仁、郁李仁、陈皮）润滑肠道。

医案选析：虞恒德治一妇，年五十余，身材瘦小，得大便燥结不通，饮食少进，小腹作痛。虞诊之，六脉皆沉伏而结涩，作血虚治，用四物汤加桃仁、麻仁、煨大黄等药，数服不通，反加满闷。与东垣枳实导滞丸及备急丸等药，下咽片时即吐出，盖胃气虚而不能久留性速之药耳。遂以备急大黄丸外以黄蜡包之，又以细针穿一窍，令服三丸。盖以蜡匮者，制其不犯胃气，故得出幽门达大小肠也。明日下燥屎一升许，继以四物汤加减作汤使吞润肠丸，如此调理月余，得大便如常，饮食进而安。（江瓘.名医类案.人民卫生出版社，2005.）

（3）阴虚便秘

证候：大便干结，甚如羊屎状，口干心烦。舌红，少苔，脉细数。

治法：滋阴通便。

方药：增液汤加减（玄参、麦冬、生地黄）。大便干结如栗状，合芍药甘草汤治疗；口干心烦，舌质红，少苔，脉细数，加何首乌、玉竹、知母清热养阴生津；若津液已复，大便仍干结如球者，加五仁丸润肠通便；若胃阴不足，口干口渴者，可用益胃汤（沙参、麦冬、冰糖、细生地、玉竹）；若肾阴不足，腰膝酸软者，可合用六味地黄丸（熟地黄、酒萸肉、牡丹皮、山药、茯苓、泽泻）。

医案选析：某，雄村，九月十六日。疟后阴液内竭，大便虚闭，已经二十余日未更衣，形瘦，微热，脉弱。宜用育阴润燥之法，冀其便行，调补再商。胡麻仁、陈枳壳、郁李仁、瓜蒌仁、北杏仁、大麦冬、蜂蜜、梨汁、柏子仁、蒸归身、南沙参。（洪桂.新安医籍丛刊：洪桂医案选.安徽科学技术出版社，1990.）

（4）阳虚便秘

证候：大便艰涩，排出困难，四肢不温，喜热怕冷，或腹中冷痛。

治法：温阳通便。

方药：济川煎加减（肉苁蓉、当归、牛膝、枳壳、泽泻、升麻）。若寒凝气滞，腹痛较甚，加肉桂、木香温中行气止痛；若胃气不和，恶心呕吐，可加半夏、砂仁和胃降逆。

第二十节　胁　痛

一、病名

《内经》首载胁痛证，指出本证以胁肋疼痛为主要临床特征，并描述了胁痛的伴随症状，明确指出胁痛的病位是在足厥阴肝经和足少阳胆经。《素问·缪刺论》曰："邪客于足少阳之络，令人胁痛不得息。"《素问·热论》曰："三日少阳受之，少阳主胆，其脉循胁络于耳，故胸胁痛而耳聋。"《素问·六元正纪大论》曰："厥阴所至为胁痛呕泻。"《素问·脏气法时论》曰："肝病者，两胁下痛引少腹，令人善怒。"

二、病因病机

《内经》指出，肝胆湿热是胁痛的主要病因，并概括了湿热胁痛的临床症状。《素问·刺热论》曰："肝热病者，小便先黄……胁满痛，手足躁，不得安卧。"

晋代巢元方以经脉循行为据，提出胁痛的发生与肝、胆、肾的经脉有关，指出了胁痛的病因病机。《诸病源候论·胸胁痛候》曰："胸胁痛者，由胆与肝及肾之支脉为寒气所乘故也。""邪气乘于胸胁，故伤其经脉，邪气之与正气交击，令胸胁相引而急痛也。""肝气盛为血有余，则病目赤，两胁下痛引少腹，善怒……肝气不足则目不明，两胁拘急。""此由手少阳之络脉虚，为风邪所乘故也。手少阳之脉，起小指次指之端，上循入缺盆，布中，散络心包。风邪在其经，邪气迫于心络，心气不得宣畅，故烦满；乍上攻于胸，或下引于胁，故烦满而又胸胁痛也。若经久，邪气留连，搏于脏则成积，搏于腑则成聚也。"

金代张子和提出水气致胁痛。《儒门事亲》曰："夫一切沉积水气，两胁刺痛，中满不能食，头目眩者，可用茶调散，轻涌讫冷涎一二升，次服七宣丸则愈矣。"

金代李东垣提出肝木妄行是胁痛的主要病机。《脾胃论》曰："肝木妄行，胸胁痛，口苦舌干，往来寒热而呕，多怒，四肢满闭，淋溲便难，转筋腹中急痛，此为不胜乘之也。"

元代朱丹溪提出实证胁痛。《丹溪心法》曰："胁痛，肝火盛，木气实，有死血，有痰流注。"

明代孙一奎指出，胁痛与肝气郁结的关系最为密切。《医旨绪余》曰："盖人于日用之间，不能恬恢虚无，而纯合乎天和，惟不能恬恢虚无，而合乎天和，是以七情一有不遂则生郁，郁久则生火，壅遏经隧，充塞清道，而作痛矣。"

三、诊断

宋代严用和提出肝病胁痛应区分在脏在经。《济生续方》曰："肝脏既伤，积气攻注，攻于左则左胁痛，攻于右则右胁痛，移逆两胁则两胁痛。"

四、辨证论治

（一）辨证要点

张仲景提出了少阳胁痛、痰饮胁痛及肝着的辨证及治疗。《伤寒论·太阳病》第37条曰："太阳病，十日已去，脉浮细而嗜卧者，外已解也，设胸满胁痛者，与小柴胡汤。"第152条曰："太阳中风，下利呕逆，表解者，乃可攻之。其人絷絷汗出，发作有时，头痛，心下痞硬满，引胁下痛，干呕短气，汗出不恶寒者，此表解里未和也，十枣汤主之。"《金匮要略·痰饮咳嗽病脉证并治》曰："留饮者，胁下痛引缺盆，咳嗽则辄已。""心下有痰饮，胸胁支满，目眩，苓桂术甘汤主之。"《金匮要略·五脏风寒积聚病脉证并治》曰："肝着，其人常欲蹈其胸上，先未苦时，但欲饮热，旋覆花汤主之。"

唐代孙思邈将胁痛分寒热虚实。《备急千金要方》曰："左手关上脉阴实者，足厥阴经也，病苦心下坚满，常两胁痛，息忿忿如怒状，名曰肝实热也。""病苦胁下坚，寒热、腹满不欲饮食，腹胀恹恹不乐，妇人月经不利腰腹痛，名曰肝虚寒也。"

宋代朱肱提出饮致胁痛，分表里进行论治。《南阳活人书》曰："大抵胁下痛者，此为有饮，须分表里，干呕微利发热而渴，为表有水，小青龙汤加芫花主之；身体凉，表证罢，干呕而胁下痛为里有水，十枣汤主之。"

明代李梴提出了胁痛虚实异治和胁痛久病成积。《医学入门》曰："胁痛本是肝家病（痛引小腹，善怒），宜分左右，审实虚；左右者，阴阳之道路也，左肝阳血阴，右肺阴气阳。实者，肝气实也，痛则手足烦躁不安卧，小柴胡汤加芎、归、白芍、苍术、青皮、龙胆草，或单黄连丸；虚者，肝血虚也，痛则悠悠不止，耳目聩，善恐，如人将捕，四物汤加柴胡梢，或五积散去麻黄，加青木香、青皮。虚甚成损，胁下常一点痛不止者，名干胁痛，甚危。""胁痛二三年不已者，乃痰瘀结成积块。肝积肥气，肺积息贲，发作有时，虽皆肝木有余，不可峻攻，宜枳术丸加官桂、陈皮、桔梗、甘草，蜜丸服，或复元通圣散，附胁臁方。"

清代林珮琴指出治胁痛忌刚燥。《类证治裁》曰："凡胁痛，药忌刚燥，以肝为刚性，必以柔济之，乃安也。"

民国张锡纯提出升降法治胁痛。《医学衷中参西录》曰："肝气宜升，胆气宜降，然非脾气之上行，则肝气不升，非胃气之下行，则胆火不降。""《内经》有'调其中气，使之和平'。所谓调其中气者，即升降脾胃而肝自和平也。"

（二）分证论治

1. 肝气郁结

证候：胁肋胀痛，疼痛走窜不定，随情志变化而有所增减，胸闷腹胀，食少嗳气。苔薄白，脉弦。

治法：疏肝理气。

方药：柴胡疏肝散加减（柴胡、香附、枳壳、陈皮、川芎、芍药、甘草）。胁痛重者，酌加青皮、川楝子、郁金以增强理气止痛作用；若气郁化火，症见胁肋掣痛，心急烦躁，口干口苦，尿黄便秘，舌红苔黄，脉象弦数，可去川芎，加牡丹皮、栀子、黄连、川楝子、延胡索等以清肝理气，活血止痛；若气郁化火伤阴，症见胁肋隐痛，遇劳加重，心烦头晕，睡眠欠佳，舌红苔薄，少津，脉弦细，可去川芎，加当归、何首乌、枸杞子、牡丹皮、栀子、菊花等以滋阴清热；若肝气横逆，脾运失常，症见胁痛、肠鸣、腹泻者，可加白术、茯苓、泽泻、薏苡仁等以健脾止泻；若兼胃失和降，症见恶心呕吐者，可加陈皮、半夏、藿香、砂仁、生姜等以和胃止吐。

医案选析：徐某，劳怒动阳，左胁闪闪，腹中微满，诊脉弦搏，左甚。当先用苦辛。方用郁金、山栀、半夏曲、降香末、橘红、金石斛。肝喜调达而恶抑郁，怒伤肝，七情伤肝皆可导致肝气疏泄失常，气机失调，肝气郁结，气郁化火，故胁痛；肝气犯胃，故可出现腹中微满，此为气滞实证。方药中郁金、山栀、陈皮、降香行气解郁。（叶天士．临证指南医案．人民卫生出版社，2006．）

2. 湿热蕴结

证候：胁肋胀痛，牵引肩背，触痛明显、拒按，口干口苦，胸闷纳呆，恶心呕吐，目赤，目黄、身黄、小便赤黄。苔黄腻，脉弦滑数。

治法：清利湿热。

方药：龙胆泻肝汤加减（龙胆草、栀子、黄芩、木通、泽泻、车前子）。若发热、黄疸者，可加茵陈、黄柏以清热利湿退黄；若胁肋剧痛，呕吐蛔虫者，先以乌梅丸安蛔，继则除蛔；若湿热煎熬，结成砂石，阻滞胆道，症见胁肋剧痛，连及肩背者，可加金钱草、海金砂、郁金及硝石矾石散等以利胆排石；若热盛伤津，大便秘结，腹部胀满者，可加大黄、芒硝以泄热通便。

医案选析：丁，由虚里痛起，左胁下坚满，胀及脐右，大便涩滞不爽。用缓攻方法。方药用小温中丸（白术、茯苓、陈皮、半夏、甘草、神曲、香附、苦参、黄连、针砂）。（叶天士．临证指南医案．人民卫生出版社，2006.）

3. 瘀血停着

证候：胁肋刺痛，痛有定处；瘀结胁下，或见癥块，面色晦暗。舌紫暗，脉象沉涩。

治法：祛瘀通络。

方药：旋覆花汤加减（新绛、旋覆花）。若瘀血较重者，可用复元活血汤加减以活血祛瘀，通经活络；若胁肋下有癥块，而正气未衰者，可加三棱、莪术、地鳖虫等以增强破瘀消坚之力，或配合服用鳖甲煎丸。

医案选析：患者老翁，年八十余，左胁大痛，肿起如覆杯，手不可近，医以为滞冷，投肉桂、姜黄推气之剂，则见小腹急，胀痛益甚；橘泉诊为伏热瘀血所致，治以承气汤加当归、芍药、柴胡、黄连、黄柏下之，得黑瘀血两升，立愈。患者左胁痛者，乃肝受邪也。朱震亨谓："肝木气实火盛，或因怒气大逆，肝气郁甚，谋虑不决，风中于肝，皆使水木气大实生火，火盛则肝急，瘀血恶血停留于肝，归于胁下而痛……痛甚，按之益甚。"伏热瘀血停着厥阴，故左胁痛而肿起如覆杯，手不可近者为实邪所致。前医误以为寒，治用肉桂、姜黄等辛温之药疏散肝经郁滞，病情加重。患者痛肿有形，瘀热互结所致，当行泄热破瘀之法，以承气汤加味治之，痛随利减，脱然而愈。方中用承气汤通腑泄热，破瘀开结，使有形实邪从大便而出；柴胡、黄连、黄柏入肝胆条达泄热，去弥漫之无形邪热；当归、芍药养肝和血、柔肝止痛。诸药共享，泄热通腑，破瘀止痛。（江瓘．名医类案．人民卫生出版社，2005.）

4. 肝阴不足

证候：胁肋隐痛，悠悠不休，遇劳加重，口干咽燥，心中烦热，头晕目眩。舌红，少苔，脉细弦而数。

治法：养阴柔肝。

方药：一贯煎加减（生地黄、枸杞子、沙参、麦冬、当归、川楝子）。心中烦热，可加炒栀子、酸枣仁以清热安神；头晕目眩，可加黄精、女贞子、菊花以益肾清肝；若阴虚火旺，可加黄柏、知母、地骨皮等。

医案选析：薛己用六味地黄丸以补水制火，方中熟地滋阴补肾，生血生精；山茱萸温肝逐风，涩精秘气；牡丹皮泻君相之伏火，凉血退蒸；山药清虚热于肺脾，补脾固肾；茯苓渗脾中湿热而通肾交心；泽泻泻膀胱水邪而聪耳明目，壮水之主以制阳光即此方也；佐柴胡入肝胆之经，升达阳气而疏散郁结，为治胁痛之要药；使以当归养血活血，所谓通则不痛。（江瓘．名医类案．人民卫生出版社，2005.）

第二十一节 黄 疸

一、病名

黄疸病名首见于《内经》。《素问·平人气象论》曰："溺黄赤，安卧者，黄疸……黄者曰黄疸。"《灵枢·论疾诊尺》曰："身痛而色微黄，齿垢黄，爪甲上黄，黄疸也。"

"阴黄"病名最早记载于隋代巢元方所著《诸病源候论》，但此论与后世大多医家关于阴黄的认识不同，将热毒郁滞于内所致的黄疸称为阴黄，后世常将寒湿郁滞于内所致的黄疸称为阴黄。《诸病源候论》曰："阳气伏，阴气盛，热毒加之，故但身面色黄、头痛而不发热，名曰阴黄。"

二、病因病机

《内经》最早对黄疸的病因病机就进行了描述，指出炎暑湿热之邪搏结为黄疸的病因病机，这也是至今临床中最常见的病因病机。《素问·六元正纪大论》曰："溽暑湿热相搏，争于左之上，民病黄瘅而为胕肿。"

《内经》还阐述了外邪侵入人体，经过脏腑传变而发为黄疸的机制，肝病传脾，木郁克土，土郁生湿，郁而发黄，是为黄疸。《素问·玉机真脏论》曰："病入舍于肺……弗治，肺即传而行之肝……弗治，肝传之脾，病名曰脾风，发瘅，腹中热，烦心，出黄。"

黄疸的形成不仅与湿热有关，也与寒湿有关。湿热黄疸过用苦寒之品，或脾胃虚弱，或过食生冷，复感寒邪直伤脾胃；或长期过度饮酒，既病湿热，又病脾虚，加之久用苦寒，必伤阳气。寒为阴邪，寒性凝滞，使脾阳不振，水湿输布失调，肝胆疏泄失司，以致胆液不循常道，渗入血液，溢于肌肤而发生黄疸。本条所指属于本虚标实之阴黄，患者可见身目发黄，面色晦暗如烟熏，畏寒，口干不喜饮，大便稀溏，恶心呕吐，舌淡，苔白腻，或舌胖边有齿痕，多见于肝病后期。阴黄预后较阳黄为差，严重者可危及生命，如发展至积聚，甚至肝癌阶段，黄疸都是很危重的。《伤寒论·辨阳明病脉证并治》第259条曰："伤寒发汗已，身目为黄，所以然者，以寒湿在里不触故也。以为不可下也，于寒湿中求之。"

巢元方认为，黄疸的病因病机一是饮食不节，二是脏腑不和（尤其是脾胃失调），致使湿热瘀结，热气郁蒸而发黄。《诸病源候论》曰："凡诸胆病，皆由饮食过度，醉酒劳伤，脾胃有瘀热所致，其病身面皆发黄，但立名不同耳。"

唐代孙思邈最早提出某些黄疸是时行病，并指出了瘀热发黄是黄疸的病机。《千金翼方·黄疸》曰："时行热病，多必内瘀着黄。"

宋代王怀隐明确提出了"肾黄"概念。《太平圣惠方》曰："肾黄者，面色青黄，腰背疼痛，耳中飕飕，百般声响，脚膝无力，多唾呕逆，不能下食，悲而不乐。若两脚浮肿，齿黑如大豆者，难治。"

宋代《圣济总录》指出，黄疸的病因病机是因过食烟酒，饮食不节，损伤脾胃，运化失职，湿浊内生，郁而化热，熏蒸肝胆，胆汁不循常道，浸淫肌肤而发黄。《圣济总录·黄疸门》曰:"大率多因酒食过度,水谷相并,积于脾胃,复为风湿所搏,热气郁蒸,所以发生黄疸。"

三、诊断

张仲景提出,黄疸的病变不仅在肝胆,与脾胃的关系非常密切。《金匮要略·黄疸病脉证治》曰:"寸口脉浮而缓,浮则为风,缓则为痹。痹非中风,四肢苦烦,脾色必黄,瘀热以行。"

金代刘完素提出积聚可以导致黄疸,从行气活血角度进行治疗,治黄疸之法,另辟蹊径。《黄帝素问宣明论方·积聚门》曰:"脾之积,名曰痞气,在胃脘,覆大如杯。久不愈令人四肢不收,发黄疸。"

清代黄元御指出黄疸主要与肝、胆、脾相关。《四圣心源》曰:"其起于湿土,而成于风木。"

四、辨证论治

(一)辨证要点

《伤寒论》指出无汗、小便不利、湿热瘀郁不解是产生黄疸的根本原因。因为无汗则热不得外越,小便不利则湿不得下泄。湿热合邪,郁积不化,便产生黄疸。要点是"瘀热在里",治疗的原则是给邪以出路。此为后世汗、下、清三大治则治疗黄疸提供了理论基础。《伤寒论·阳明病》第 199 条曰:"阳明病,无汗,小便不利,心中懊恼者,身必发黄。"第 236 条曰:"阳明病,发热汗出者,此为热越,不能发黄也。但头汗出,身无汗,齐颈而还,小便不利,渴饮水浆者,此为瘀热在里,身必发黄,茵陈蒿汤主之。"

《金匮要略》是最早对黄疸进行分类的文献。张仲景将黄疸分为黄疸、谷疸、酒疸、女劳疸、黑疸 5 种,主要是根据病因分的,如因饮食失节、脾胃所伤的为谷疸;因饮酒过多、湿热内蕴的为酒疸。从证治看,则有湿热发黄、寒湿发黄、火劫发黄、燥结发黄、女劳发黄等。张仲景还认为,谷疸、酒疸的发病与湿热有关,受害脏腑在脾,但女劳疸则由于纵欲过度、肾虚热浮所致。《金匮要略·黄疸病脉证治》曰:"额上黑,微汗出,手足中热,薄暮即发,膀胱急,小便自利,名曰女劳疸,腹如水状不治。""心中懊恼而热,不能食,时欲吐,名曰酒疸。""阳明病,脉迟者,食难用饱,饱则发烦头眩,小便必难,此欲作谷疸。虽下之,腹满如故,所以然者,脉迟故也。""夫病酒黄疸,必小便不利,其候心中热,足下热,是其证也。酒黄疸者,或无热,靖言了了,腹满欲吐,鼻燥,其脉浮者,先吐之;沉弦者,先下之。""酒疸,心中热,欲呕者,吐之愈。酒疸下之,久久为黑疸,目青面黑,心中如啖蒜齑状,大便正黑,皮肤爪之不仁,其脉浮弱,虽黑微黄,故知之。""师曰:病黄疸,发热烦喘,胸满口燥者,以病发时火劫其汗,两热所得。然黄家所得,从湿得之。一身尽发热而黄,肚热,热在里,当下之。"

黄疸的发生多由于湿热内蕴,气化失职,小便不利,导致湿热无从排泄,日久熏蒸而成。因此,治疗黄疸的大法当以清热化湿、通利小便为主。《金匮要略·黄疸病脉证治》曰:"诸病黄家,但利其小便。"

张仲景开后世补脾法治疗黄疸之先河。《金匮要略·黄疸》曰："男子黄，小便自利，当与虚劳小建中汤。""黄疸之人，多有小便不利，今小便自利，病属里虚，乃脾土之色外观，其色黄而不泽。"

朱肱通过小便的不利与利、发热引饮与大便黑如狂来鉴别黄疸与瘀血，十分具有鉴别诊断价值。《活人书·疸病证治》曰："病人寒湿在里不敢，热蓄于脾胃，腠理不开，瘀热与宿谷相搏，郁蒸不消化，故发黄。然发黄与瘀血，外证与脉俱相似，但小便不利为黄，小便自利为瘀血。要之发黄之人，心脾蕴积，发热引饮，脉必浮滑而紧数，若瘀血证即如狂，大便必黑，此为异耳。"

成无己提出黄疸有湿和热偏重之异。《伤寒明理论》曰："湿家之黄，身黄如烟熏，虽黄但色暗不明，至于热盛之黄，必身黄如橘子色，甚者勃勃出染着衣，下黄如柏汁，是其正黄色也。"

元代罗天益根据黄疸的病因、症状，将黄疸分为阴黄与阳黄两大类，为黄疸的临床辨证论治提供了简单明了、确切有效的方向，对后世影响最大，成为黄疸辨治的纲领。《卫生宝鉴·发黄》曰："身热，不大便，发黄者……阴黄。""皮肤凉又烦热，欲卧水中，喘呕，脉沉细迟无力而发黄者……阳黄。"

明代张景岳主张将黄疸分为四类，即阳黄、阴黄、表邪发黄和胆黄。《景岳全书·杂证谟·黄疸》曰："黄疸一证，古人多言为湿热，及有五疸之分者，皆未足以尽之。亦不知黄之大约有四：曰阳黄，曰阴黄，曰表邪发黄，曰胆黄也。""知此四者，则黄疸之证无余义矣。""凡病黄疸而绝无阳证阳脉者，便是阴黄。""胆伤则胆气败，而胆液泄，故为此证。"

明代楼英提出了黄疸与黄胖的鉴别诊断。《医学纲目》曰："食劳疳黄，一名黄胖。夫黄疸者，暴病也。"

清代林珮琴指出了脾与黄疸的关系，对阴黄和慢性黄疸而言，健脾益气具有重要意义。《类证治裁》曰："阴黄系脾脏寒湿不运，与胆液浸淫，外渍肌肤，则发而为黄。""疸久不愈当补脾。"

清代叶天士提出阳黄治胃，阴黄治脾，对黄疸的治疗有指导意义。《临证指南医案》曰："阳黄之作，湿从火化，瘀热在里胆热液泄，与胃之浊气共并，上不得越，下不得泄，熏蒸遏郁，侵于肺则身目俱黄，热流膀胱，溺色为之变赤，黄如橘子色。阳主明，治在胃。阴黄之作，湿从寒化，脾阳不能化湿，胆液为湿所阻；责于脾，浸淫肌肉，溢于肌肤，色如熏黄。阴主晦，治在脾。"

清代钱镜湖开肝气之郁治肝疸。《辨证奇闻·五疸门》曰："开肝气之郁而佐之分散湿热之剂，则黄疸自愈矣。"

（二）分证论治

1. 阳黄

（1）热重于湿

证候：黄色鲜明，发热口渴，小便短少黄赤，大便秘结，腹部胀满，心中懊憹，恶心欲吐，口干而苦。苔黄腻，脉弦数。

治法：清热利湿，佐以泄下。

方药：茵陈蒿汤加减（茵陈、青蒿、大黄、栀子）。可加黄连、龙胆草，还可加黄柏、连翘、垂盆草、蒲公英，清热泻下；加茯苓、猪苓、滑石等渗湿之品，使湿热之邪从二便而去。

医案选析：朱墅田，绵茵陈三钱，大豆卷三钱，鸡内金三钱，冬瓜皮三钱，赤苓四钱，白蔻仁八分，新会皮钱半，生米仁四钱，防己钱半，滑石四钱，光杏仁三钱。清煎三贴。介按：湿与热合，瘀郁不解，未能达表通里，势必蒸发为黄。兹用辛淡泄湿，使内瘀之湿热下趋，则黄从小便而解。（邵兰荪．重订邵兰荪医案．中国中医药出版社，2019．）

（2）湿重于热

证候：身目色黄，头重身困，胸脘痞闷，纳呆呕恶，厌食油腻，口黏不渴，便溏。苔厚腻微黄，脉弦滑或濡缓。

治法：利湿化浊，佐以清热。

方药：茵陈五苓散合甘露消毒丹加减（茵陈、连翘、木通、滑石、茵陈、白术、茯苓、猪苓、泽泻、藿香、石菖蒲、豆蔻、薄荷、射干、知母）。湿困脾胃，加厚朴、苍术、鸡内金；阳黄初起见表证者，宜先用麻黄连轺赤小豆汤（麻黄、连轺、赤小豆、杏仁）以解表利湿；如热留未退，乃因湿热未得透泄，可加用栀子柏皮汤（栀子、黄柏、甘草）以增强泄热利湿作用；病程中如见阳明热盛，灼伤津液，积滞成实，大便不通，宜用大黄硝石汤（黄柏、硝石、大黄、栀子）泄热去实，急下存阴。

医案选析：褚左，躬耕南亩，曝于烈日，复受淋雨，又夹食滞，湿着于外，热郁于内，遂致遍体发黄，目黄溲赤，寒热骨楚，胸闷脘胀，苔腻布，脉浮紧而数。急仿麻黄连轺赤豆汤意。（丁甘仁．丁甘仁医案．人民卫生出版社，2006．）

（3）胆腑郁热

证候：身目发黄，尿黄，便秘，口苦咽干，呕吐呃逆，右胁胀闷、疼痛，牵引肩背；身热不退，或寒热往来。舌红，苔黄，脉弦滑数。

治法：疏肝泄热，利胆退黄。

方药：大柴胡汤加减（大黄、枳实、柴胡、法半夏、黄芩、生姜、大枣、白芍、甘草）。湿热重者，加茵陈、金钱草、郁金以疏肝利胆，清热退黄；胁痛重者，加木香、佛手、郁金以理气止痛；若沙石阻滞，可加鸡内金、金钱草、海金砂利胆化石。

医案选析：张某，女，56岁，2005年秋因胆结石症疼痛加重住本院外科，准备手术时发现黄疸，来门诊要求中药治疗。患者身体壮实，一身面目悉黄，巩膜黄染，右胁胀满，口干口苦，恶心欲吐，食不下，见旁人吃饭就恶心，尿茶色，便干，色灰白，谷丙转氨酶、谷草转氨酶均超过600U，予大柴胡汤合茵陈蒿汤加生石膏。（段治钧，冯世纶，廖立行．胡希恕医论医案集粹．中国中医药出版社，2014．）

（4）疫毒炽盛（急黄）

证候：黄疸加深，其色如金，胁痛腹满，神昏谵语，可见衄血、便血，或肌肤瘀斑。舌红绛，苔黄而燥，脉弦滑数或细数。

治法：清热解毒，凉营开窍。

方药：犀角散加减（水牛角、黄连、升麻、栀子、茵陈、生地黄、牡丹皮、玄参、石斛等）。如神昏谵语，可配服安宫牛黄丸或至宝丹以凉开透窍；如衄血、便血或肌肤瘀斑重者，可加地榆炭、柏叶炭等凉血止血之品；如小便短少不利，或出现腹水者，可加白茅根、车前草、大腹皮等清热利尿之品。

2. 阴黄

（1）寒湿阻遏

证候：黄色晦暗，或如烟熏。纳少，脘闷，腹胀，大便不实，口淡不渴。舌淡，苔腻，脉濡缓或沉迟。

治法：健脾和胃，温化寒湿。

方药：茵陈术附汤加味（茵陈、附子、白术、干姜、甘草）。若脘腹胀满、胸闷、呕恶显著者，加苍术、厚朴、半夏、陈皮，以健脾燥湿，行气和胃；若胁痛明显，加泽兰、郁金、赤芍活血止痛；便溏者，加茯苓、泽泻、车前子利湿。

医案选析：久居山洼之地，又值春雨连绵，雨渍衣湿，劳而汗出，内外交杂，遂成黄疸。前医用清热利湿退黄之剂，经治月余，毫无功效，几欲不支。就诊时，黄疸指数85U，转氨酶高达500U。察其全身色黄而暗，面色晦滞如垢。问其二便，大便溏，日行二三次，小便甚少。全身虚浮似肿，神疲短气，无汗而身凉。视舌质淡，苔白而腻，诊脉沉迟。脉证合参，辨为寒湿阴黄之证。治法：温阳化湿退黄。方选茵陈术附汤加减。（刘渡舟，陈明.刘渡舟临证验案精选.学苑出版社，1996.）

（2）脾虚虚滞

证候：阳黄失治，或过用苦寒药物，面目及肌肤淡黄，甚则晦暗不泽，纳呆，腹胀，神疲乏力。舌淡，苔白腻，脉濡细。

治法：健脾养血，利湿退黄。

方药：黄芪建中汤加减（黄芪、桂枝、生姜、白术、当归、白芍、甘草、大枣、茵陈、茯苓）。如气虚乏力明显者，重用黄芪，并加党参，增强补气作用；畏寒肢冷，加附子温阳祛寒；心悸不宁、脉细弱者，加熟地黄、首乌、当归、枣仁等补血养心。

医案选析：卫左饥饱劳役，脾胃两伤，湿自内生，蕴于募原，遂致肌肤色黄，目黄溲赤，肢倦乏力，纳谷衰少，脉濡，舌苔黄。谚谓脱力黄病，即此类也。已延两载，难许速效，仿补力丸意，缓缓图之。（丁甘仁.丁甘仁医案.人民卫生出版社，2006.）

第二十二节 鼓 胀

一、病名

《内经》中最早记载了鼓胀的病名。《素问·腹中论》曰："黄帝问曰：有病心腹满，且食则不能暮食，此为何病？岐伯对曰：名为鼓胀。帝曰：治之奈何？岐伯曰：治之以鸡矢醴，一剂知，二剂已。帝曰：其时有复发者，何也？岐伯曰：此饮食不节，故时有病也。虽然其病也已时，故当病气聚于腹也。"

戴思恭提出了蛊胀之名。《证治要诀·蛊胀》曰："盖蛊与臌同，以言其急实如鼓……俗称之为膨脝，有谓之蜘蛛病。"

张景岳提出了单腹胀之名。《景岳全书·气分诸胀论治》曰："单腹胀者，名为鼓胀，以外虽坚满，而中空无物，其象如鼓，故名鼓胀。又或以血气结聚，不可解散，其毒如蛊，亦名蛊胀。且肢体无恙，胀惟在腹，故又名为单腹胀。"

二、病因病机

《内经》提出鼓胀的病因病机为热邪所致。《素问·至真要大论》曰："诸胀腹大，皆属于热……诸病有声，鼓之如鼓，皆属于热。""热淫所胜……民病腹中常鸣，气上冲胸……少腹中痛，腹大。"

张仲景提出石水病机关键在于阴之盛而造成水之聚。《金匮要略·水气病脉证治》曰："石水，其脉自沉，外证腹满不喘。"

隋代巢元方最早提出血吸虫感染后引起鼓胀。《诸病源候论·水肿病》曰："此由水毒气结聚于内，令腹渐大，动摇有声，长欲饮水，皮肤粗黑，如似肿状，名水蛊也。"《诸病源候论·水毒候》曰："山谷溪源有处有水毒病，春秋辄得。"《诸病源候论·射工候》曰："人行水上，及以水洗浴，或因大雨潦时，仍逐水便流入人家。"《诸病源候论·水毒候》曰："水毒有阴阳，觉之急视下部。若有疮正赤如截肉者为阳毒，最急；若疮如鲤鱼齿者，为阴毒，犹小缓。皆杀人，不过二十日。"

巢元方提出石水的病机且石水为鼓胀的重症，预后很差。《诸病源候论·石水候》曰："肾主水，肾虚则水气妄行，不依经络，停聚结在脐间，小腹肿大硬如石，故云石水。""肝起脐下至少腹垂垂然，上至胃脘则死不治。"

金代李东垣强调脾虚为胀病之本。《兰室秘藏·中满腹胀论》曰："皆由脾胃之气虚弱，不能运化精微而制水谷，聚而不散而成胀满。"

元代朱丹溪认为，鼓胀形成与情志过极、六淫外侵、饮食不节、房事不节有关，并对脾为湿困，化热成胀的机制做了详尽描述。《丹溪心法·鼓胀》曰："七情内伤，六淫外侵，饮食不节，房劳致虚，脾土之阴受伤，转运之官失职，胃虽受谷，不运化，故阳自升，阴自降，而成天地不交之痞，清浊相混，隧道壅塞，郁而为热，热留为湿，湿热相生，遂成胀满。经曰鼓胀是也。"

明代孙一奎指出，虚寒是鼓胀发病的主要原因之一。《赤水玄珠·鼓胀》曰："是肿满之疾，起于下元虚寒也……夫人之胃如釜甑然，釜底火旺，则热气熏蒸，甑饮易熟。若徒有水而无火，则无气上升，物何由熟。"

三、诊断

《内经》中最早对鼓胀的症状进行了描述。《灵枢·水胀》曰："帝问曰：鼓胀如何？岐伯曰：腹胀，身皆大，大与肤胀等也，色苍黄，腹筋起，此其候也。"

清代陈士铎提出了水臌、气臌、虫臌及血臌的特点。《石室秘录·鼓胀治法》曰："水臌满身皆水，按之如泥是也。若不急治，水留四肢而不得从膀胱出，则变为死证。""气臌皆气虚作肿，似水臌而非水臌也，其证一如水臌之状，但按之皮肉不如泥耳。""虫臌惟小腹作痛，而四肢肿胀不十分之甚，面色红而带点如虫蚀之象，眼下无卧蚕微肿之形，此是虫臌。""血臌之证，其由蛊渐矣，或跌闪而瘀血不散，或忧郁而血不行，或内邪而血离不发，遂至因循时日，留在腹中。饮食入胃，不变精血反去助邪，久则胀，胀则成臌矣。"

四、辨证论治

（一）辨证要点

张仲景提出逐水法治疗鼓胀。《金匮要略·水气病脉证治》曰："夫水病人，目下有卧蚕，面目鲜泽，脉伏，其人消渴。病水腹大。小便不利，其脉沉绝者，有水，可下之。"

宋代刘完素从三焦论治鼓胀。《素问病机原病式·肿胀论》曰："因于气肿者，橘皮煎丸。因于湿为肿，煎防己黄汤，调五苓散。因于热为肿者，服八正散。又一法，燥热于肺为肿者，乃绝水之源也，当清肺除燥，水自生矣，于豉栀汤中加黄芩；如热在下焦，阴消使气不得化者，当益阴，则阳气自化也，黄柏、黄连是也。"

元代李东垣提出用中满分消法治热胀。《兰室秘藏》曰："诸腹胀大，皆属于热。此乃八益之邪，有余之证，自天外而入，是感风寒之邪传里，寒变为热，作胃实，日晡潮热，大渴引饮谵语，是太阳阳明并大实大满者，大承气下之。少阳阳明微满实者，小承气下之。泄之则胀已，此之谓也。"

明代朱震亨倡言塞因塞用，用补中益气健脾治疗腹水，在立法用药上反对一味峻攻，主张稳妥取效。《格致余论·鼓胀论》曰："予曰气无补法，世俗之言也。以气之为病，痞闷壅塞似难于补，恐增病势。不思正气虚者不能营运，邪滞所著而不出，所以为病。经曰壮者气行则愈，怯者着而成病。苟或气怯不用补法，气何由行？""此病之起，或三五年，或十余年，根深矣，势笃矣，欲求速效，自求祸耳。"

明代李梴对虚胀和实胀进行鉴别。《医学入门·鼓胀》曰："虚胀阴寒为邪，吐利不食，时胀时减，按之则陷而软；实胀，阳热为邪，身热咽干，常胀内痛，按之不陷而硬。"

明代方隅提出肿与胀治疗有异。《医林绳墨·鼓胀》曰："肿当利水而实脾，胀宜清气而升郁，此治肿胀之大端也。"

清代叶天士同样对肿与胀进行鉴别，并且提出通阳也是治疗鼓胀的主要治法之一。《临证指南·肿胀》曰："肿本乎水，胀由乎气。""胀不必兼肿，而肿必兼胀。""治胀名家，必以通阳为务。"

清代喻昌提出了治鼓禁忌。《医门法律》曰："胀病与水病，非两病也。水气积而不行，必至于极胀，胀病亦不外水裹气结血凝，而以治水诸法施之。百中无一愈者，失于师承无人，妄施妄投耳。""凡治胀病，而用耗气散气，泻肺泻膀胱诸药者，杀人之事也。治病之药，贵得其宜，病有气结而不散者，当散其结；甚有除下荡涤，而其气之结仍未遽散者，渐积使然也。今胀病乃气散而不收，更散其气，岂欲直裂其腹乎？收之不能遽收，亦渐积使然，缓缓图成可也。"

（二）分证论治

1.气滞湿阻

证候：腹胀按之不坚，叩之如鼓，饮食减少，食后胀甚；胁下胀满或疼痛，嗳气不适，小便短少。苔白腻，脉弦。

治法：疏肝理气，除湿散满。

方药：柴胡疏肝散合胃苓汤加减（柴胡、香附、枳壳、川芎、苍术、厚朴、陈皮、茯苓、猪苓、泽泻）。气滞偏甚，脘闷腹胀，嗳气为快者，加佛手、木香、沉香调畅气机；湿浊偏甚，尿少，腹胀，苔腻者，加砂仁、大腹皮、车前子化湿行气，利水消胀；胁腹痛甚，气滞血瘀者，酌加郁金、青皮、延胡索、丹参、莪术等理气活血止痛。

2. 寒湿困脾

证候：腹大胀满，按之如囊裹水，面浮肢肿，小便少，精神困倦，怯寒懒动；脘腹痞胀，得热稍舒，大便溏。苔白腻，脉缓。

治法：温中健脾，行气利水。

方药：实脾饮加减（附子、干姜、白术、木香、厚朴、茯苓、草果、木瓜）。脘痞腹胀，加砂仁、陈皮、大腹皮行气消胀；浮肿甚，小便少，阳虚湿盛者，加肉桂、猪苓、泽泻、车前子温阳化气，利水消肿；胁痛甚者，加青皮、香附、郁金、延胡索等理气和络止痛；气虚息短，倦怠乏力者，加黄芪、党参、黄精等补气健脾，扶助正气。

3. 湿热蕴结

证候：腹大坚满，脘腹撑急，烦热口苦，渴不欲饮，面目、皮肤发黄，大便秘结或溏垢，小便赤涩。舌边尖红，苔黄腻，脉弦数。

治法：清热利湿，攻下逐水。

方药：中满分消丸合茵陈蒿汤加减（茵陈、栀子、黄芩、大黄、厚朴、砂仁、陈皮、白术、茯苓、泽泻、车前子）。热势较重者，加连翘、龙胆草、半枝莲清热解毒；水湿较甚者，加白茅根、通草清热利水；小便赤涩不利者，加陈葫芦、蟋蟀粉（另吞服）行水利窍；腹部坚胀撑急者，可暂用舟车丸攻下逐水，得泄即止。

4. 肝脾血瘀

证候：腹大坚满，青筋暴露，胁腹刺痛；面颈胸臂出现血痣，手掌赤痕，大便色黑，口干不欲饮水，面色暗黑。舌紫暗或有瘀斑，脉细涩。

治法：活血化瘀，行气利水。

方药：调营饮加减（当归、川芎、赤芍、延胡索、莪术、大腹皮、茯苓、葶苈子）。瘀水互结，腹胀甚者，加丹参、泽兰、王不留行、泽泻、防己活血通络利水；胁下有癥块者，加生牡蛎、地鳖虫、穿山甲、鳖甲化瘀消癥；若久病脾气虚弱者，酌加黄芪、白术、人参、山药、黄精等补脾运中；见齿鼻衄血，或大便色黑者，加参三七、茜草根、侧柏叶等化瘀止血。

5. 脾肾阳虚

证候：腹大胀满、形似蛙腹、朝宽暮急，神倦怯寒肢冷，小便短少，下肢浮肿，脘闷纳呆，面色苍黄。舌体胖、淡紫，脉沉细无力。

治法：温补脾肾，化气利水。

方药：附子理苓汤或济生肾气丸加减（附子、肉桂、干姜、人参、白术、白术、茯苓、猪苓、泽泻、车前子）。偏于肾阳虚，症见面色㿠白，怯寒肢冷，腰膝酸软，下肢浮肿，酌加仙茅、淫羊藿、巴戟天、肉苁蓉、鹿角片等温补肾阳；少气乏力，便溏者，加黄芪、山药、薏苡仁、白扁豆等益气健脾；脘闷纳呆者，加砂仁、鸡内金、谷麦芽健脾消食和胃；腹胀较甚者，加厚朴、大腹皮行气消胀。

6.肝肾阴虚

证候：腹大胀满，小便短少，青筋暴露，面色晦滞，唇紫，口干而燥，心烦不寐，鼻衄，牙龈出血。舌红绛少津，脉弦细数。

治法：滋肾柔肝，养阴利水。

方药：六味地黄丸合一贯煎加减（沙参、麦冬、生地黄、枸杞子、当归、茯苓、泽泻）。津伤口干明显者，酌加石斛、玄参、麦冬养阴生津；青筋暴露，唇舌紫暗，小便短少明显者，加丹参、泽兰、益母草、鸡血藤化瘀通络利水；腹胀甚者，加枳壳、大腹皮行气消胀；齿鼻衄血者，酌加白茅根、仙鹤草、茜草根等凉血化瘀止血；兼潮热烦躁者，酌加地骨皮、银柴胡、栀子以清虚热；阴虚阳浮，耳鸣，面赤颧红者，加龟甲、鳖甲、牡蛎滋阴潜阳。

第二十三节　水　肿

一、病名

本病《内经》称之为"水"。《灵枢·水胀》曰："水始起也，目窠上微肿，如新卧起之状，其颈脉动，时咳，阴股间寒，足胫肿，腹乃大，其水已成矣。以手按其腹，随手而起，如裹水之状，此其候也。"

《内经》还提出了"涌水""石水"的概念。《灵枢·气厥论》曰："肺移寒于肾为涌水。涌水者，按腹不坚，水气客于大肠，疾行则鸣濯濯，如囊裹浆，水之病也。"《素问·阴阳病》曰："阴阳结邪，多阴少阳曰石水，少腹肿。"《素问·大奇论》曰："肾肝并沉，为石水。"

二、病因病机

《内经》认为，水肿的发病与肺、脾、肾有关。《素问·水热穴论》曰："勇而劳甚，则肾汗出，肾汗出，逢于风，内不得入于脏腑，外不得越于皮肤，客于玄府，行于肉里，传为胕肿。""故其本在肾，其末在肺。"《素问·至真要大论》曰："诸湿肿满，皆属于脾。"

隋代巢元方强调脾胃虚弱为水肿病因。《诸病源候论·水肿病诸候》曰："水病者，由肾脾俱虚故也。""风水病者，由脾肾气虚弱所为也。""夫水肿病者，皆由荣卫痞涩，肾脾虚弱所为。"

三、诊断

张仲景将水肿病分为风水、皮水、正水、石水、黄汗五大类。《金匮要略·水气病脉证并治》曰："病有风水、有皮水、有正水、有石水、有黄汗。风水，其脉自浮，外证骨节疼痛，恶风；皮水，其脉亦浮，外证胕肿，按之没指，不恶风，其腹如鼓，不渴，当发其汗；正水，其脉沉迟，外证自喘；石水，其脉自沉，外证腹满不喘；黄汗，其脉沉迟，身发热，胸满，四肢头面肿，久不愈，必致痈脓。"

张仲景论述了水肿病的基本脉证及对应的治法。《金匮要略·水气病脉证并治》曰："脉得诸沉，当责有水，身体肿重。水病脉出者死。""病水腹大，小便不利，其脉沉绝者，有水，可下之。"

唐代孙思邈提出了水肿预后的表现。《千金翼方·杂病中》曰："凡水肿有五不治：一面肿苍黑，是肝败不治；二掌肿无纹理，是心败不治；三腹肿无纹理，是肺败不治；四阴肿不起，是肾败不治；五脐满肿反者，是脾败不治。"

宋代严用和提出了水肿病的两个病因病机，分别是脾肾阳虚致积寒化水和血热生疮转化为水肿。《济生方·水肿门》曰："水肿为病，皆由真阳怯少，劳伤脾胃，脾胃既寒，积寒化水。""又有年少，血热生疮，变为肿满，烦渴，小便少，此为热肿。"

明代朱丹溪强调了脾虚与水肿的密切关系。《丹溪心法·水肿》曰："水肿之因，盖脾虚不能制水，肾为胃关，不利则水渍妄行，渗透经络。"

明代张景岳认为，纵酒能损伤脾肾，故而导致水肿。《景岳全书·肿胀总论》曰："少年纵酒无节，多成水臌。"

明代张景岳明确提出水肿"其本在肾，其标在肺，其制在脾"。《景岳全书·肿胀》曰："凡水肿等证，乃脾、肺、肾三脏相干之病。盖水为至阴，故其本在肾；水化于气，故其标在肺；水惟畏土，故其制在脾。今肺虚则气不化精而化水，脾虚则土不制水而反克，肾虚则水无所主而妄行。"

四、辨证论治

（一）辨证要点

《内经》提出了水肿的治疗原则。《素问·汤液醪醴论》曰："平治于权衡，去菀陈莝，微动四极，温衣缪刺其处，以复其形。开鬼门，洁净府。"

张仲景提出了治疗水肿的原则。《金匮要略》曰："诸有水者，腰以下肿，当利小便，腰以上肿，当发汗乃愈。"

唐代孙思邈最早提出水肿病人要行清淡饮食。《备急千金要方·水肿》曰："大凡水病难治，瘥后特须慎于口味。又复水病人多嗜食，所以此病难愈也。"

宋代严用和首次将水肿分为阴水、阳水两大类。《济生方·水肿门》曰："阴水为病，脉来沉迟，色多青白，不烦不渴，小便涩少而清，六腑多泄，此阴水也，则宜用温暖之剂，如实脾散、复元丹是也；阳水为病，脉来沉数，色多黄赤，或烦或渴，小便赤涩，六腑多闭，此阳水也，则宜用清平之药，如疏凿饮子、鸭头丸是也。"

明代朱丹溪强调治疗水肿病当以参、术补脾。《丹溪心法·水肿》曰："水肿，因脾虚不能制水，水渍妄行，当以参、术补脾，气得实则自能健运，自能升降，运动其枢机，则水自行，非五苓之行水也。"

明代对水肿病与胀满病进行了较详细的鉴别。《古今医统大全·胀满门》曰："胀满与水肿不同，胀满只是腹胀中满，虽主于脾，有湿热寒暑气血之殊异，而非四肢肿胀，为水溢经络皮肤之下。治以消水，《内经》所谓开鬼门、洁净府者是也。水肿之病轻而易治，胀满之病重而难治。"

明代李梴提出了水肿病禁忌。《医学入门》曰："水肿初起，其势方锐，最忌甘温助湿作满之药，尤戒针刺，犯之流水而死，当绝酒色，却盐酱，戒忿怒，以全太和，否则不治。"

明代朱橚主张治水肿不可峻利。《普济方》曰："大凡治水，只可徐徐轻取，不要暴使过峻之药，以残病人之肾气。"

清代唐宗海明确提出"瘀血化水"的理论，为活血化瘀法治疗水肿提供了理论依据。《血证论·阴阳水火气血论》曰："瘀血化水，亦发水肿，是血病而兼水也。"《血证论·汗血》曰："水病不离血。""水病则累血，血病则累气。"

清代程国彭提出水肿和鼓胀的区别。《医学心悟》曰："问曰：水肿、鼓胀何以别之？答曰：目窠与足先肿，后腹大者，水也；先腹大，后四肢肿者，胀也。然水肿亦有兼胀者，胀亦有兼水者，须按其前后多寡而治之，今分为两门。"

（二）分证论治

1. 阳水

（1）风水相搏

证候：全身浮肿，小便不利，水肿起于面目，很快遍及肢体，恶寒，发热，肢节酸重，咳嗽而喘，苔薄白、脉浮滑或浮紧乃风水偏寒之象；咽喉红肿疼痛、舌质红、脉浮滑数为风水偏热之证。

治法：散风清热，宣肺行水。

方药：越婢加术汤加减（麻黄、杏仁、防风、浮萍、白术、茯苓、泽泻、车前、石膏、桑白皮、黄芩）。风寒偏盛，去石膏，加苏叶、桂枝、防风以祛风散寒；风热偏盛，可加连翘、桔梗、板蓝根、鲜芦根，以清热利咽，解毒散结；若咳喘较甚，可加杏仁、前胡，以降气定喘；如有汗出恶风，可用防己黄芪汤加减，以益气行水。

医案选析：某，暴肿气急，小溲涩少。此外邪壅肺，气分不通。治当从风水皮水，宣其经隧。以能食能寝为佳，勿得诛伐无过之地。前胡、蜜炙麻黄、牛蒡子、姜皮、紫菀、杏仁、茯苓皮、广皮。（叶天士．临证指南医案．人民卫生出版社，2006.）

（2）湿毒浸淫

证候：肿起眼睑，延及周身，有恶风发热之象；身发疮痍，尿少色赤，大便不爽。舌红，苔薄黄，脉浮数或滑数。

治法：宣肺解毒，利湿消肿。

方药：麻黄连轺赤小豆汤合五味消毒饮加减（麻黄、杏仁、连轺、赤小豆、桑白皮、金银花、野菊花、紫花地丁、蒲公英、紫背天葵）。脓毒甚者，重用蒲公英、紫花地丁；湿盛而糜烂者，加苦参、土茯苓；风盛而瘙痒者，加白鲜皮、地肤子；血热盛而红肿者，加牡丹皮、赤芍；大便不通，加大黄、芒硝。

（3）水湿浸渍

证候：小便短少，肢体浮肿不退，按之没指，身重神疲，胸闷，纳呆，泛恶。苔白腻，脉沉缓。

治法：健脾化湿，通阳利水。

方药：五皮散合胃苓汤加减。方中桑白皮、大腹皮、茯苓皮、陈皮、生姜皮、白术、茯苓健脾化湿；苍术、厚朴、猪苓、泽泻、肉桂利水祛湿和胃。肿甚而喘，可加麻黄、杏仁、葶苈子宣肺泻水而平喘。

医案选析：吴，平昔湿痰阻气为喘。兹因过食停滞，阴脏之阳不运，阳腑之气不通，二便不爽，跗肿腹满，诊脉沉弦。犹是水寒痰滞，阻遏气分，上下皆不通调，当从三焦分治。用河间分消定议，大杏仁、莱菔子、猪苓、泽泻、葶苈子、浓朴、桑白皮、广皮、细木通。（叶天士 . 临证指南医案 . 人民卫生出版社，2006.）

（4）湿热壅盛

证候：遍身浮肿而皮肤绷紧光亮，胸脘痞闷，热邪偏重者，见烦渴，小便短赤，大便干结。苔黄腻，脉沉数或濡数。

治法：分利湿热。

方药：疏凿饮子加减（羌活、秦艽、防风、茯苓皮、大腹皮、生姜皮、猪苓、茯苓、泽泻、椒目、赤小豆、黄柏、槟榔、生大黄）。尿痛、尿血可酌加凉血止血药，如大小蓟、白茅根等；若腹满不减，大便不通者，可合己椒苈黄丸，以助攻泻之力，使水从大便而泻；若湿热久羁，化燥伤阴，症见口燥咽干、大便干结，可用猪苓汤以滋阴清热利水。

医案选析：毕，湿热，由腑滞及肠中，大便不爽，食入不适，平昔肝木易动，厥阴不主疏泄，少腹形胀，无非滞气之壅，久则凝瘀日剧。小温中丸三钱，十服。（叶天士 . 临证指南医案 . 人民卫生出版社，2006.）

2. 阴水

（1）脾阳虚衰

证候：身肿，腰以下尤甚，按之凹陷不起，脘腹胀闷，纳减便溏，面色萎黄，神疲肢冷，小便短少。舌淡，苔白腻或白滑，脉沉缓或沉弱。

治法：温运脾阳，以利水湿。

方药：实脾饮加减（干姜、附子、草果仁、桂枝、白术、茯苓、炙甘草、生姜、大枣、茯苓、泽泻、车前子、木瓜、木香、厚朴、大腹皮）。如气短声弱，气虚甚者，可加人参、黄芪健脾补气；若小便短少，可加桂枝、泽泻，以助膀胱化气行水。

医案选析：某，三七，肿胀由足入腹，诊脉细软，不能运谷，当治少阴太阴。生白术、浓朴、茯苓、淡附子、淡干姜、荜茇。（叶天士 . 临证指南医案 . 人民卫生出版社，2006.）

（2）肾阳衰微

证候：腰以下肿甚，按之凹陷不起，心悸、气促，腰痛酸重，尿量减少，或多尿，浮肿与多尿并见，四肢厥冷，怯寒神疲，面色晦滞或㿠白。舌胖淡，苔白，脉沉细或沉迟无力。

治法：温肾助阳，化气行水。

方药：济生肾气丸合真武汤加减（附子、肉桂、巴戟天、淫羊藿、白术、茯苓、泽泻、车前子、牛膝）。

医案选析：殷氏，行动气坠于下，卧着气壅于上，跗肿昼甚，头胀夜甚，总是中年阳微，最有腹大喘急之事。济生丸十服。（叶天士．临证指南医案．人民卫生出版社，2006．）

（3）瘀水互结

证候：腰部刺痛，或伴血尿；皮肤瘀斑、脉络显露，面色暗滞。舌紫暗有瘀点，脉沉细涩。

治法：活血祛瘀，化气行水。

方药：桃红四物汤合五苓散加减（当归、赤芍、川芎、丹参、益母草、红花、凌霄花、路路通、桃仁、桂枝、附子、茯苓、泽泻、车前子）。全身肿甚，气喘烦闷，小便不利，此为血瘀水盛，肺气上逆，可加葶苈子、椒目、泽兰以逐瘀泻肺；下肢肿甚，伴脉络显露者，为脉络瘀阻，可加用虻虫、水蛭、地龙等以破血除瘀；腰膝酸软、神疲乏力乃脾肾亏虚之象，可合用济生肾气丸以温补脾肾，利水肿；对气阳虚者，可配黄芪、附子益气温阳，以助化瘀行水之功。

医案选析：马，三四，脉实，久病瘀热在血，胸不爽，小腹坠，能食不渴，二便涩少。两进苦辛宣腑，病未能却。此属血病，用通幽法。桃仁、郁李仁、归尾、小茴、红花、制大黄、桂枝、川楝子。（叶天士．临证指南医案．人民卫生出版社，2006．）

第二十四节　淋　证

一、病名

《内经》最早论述"淋"。《素问·六元正纪大论》曰："阳明司天之政，初之气，小便黄赤，甚则淋。"

二、病因病机

张仲景将淋证的病因病机归为"热在下焦"。《金匮要略·五脏风寒积聚病脉证并治》曰："热在下焦，则尿血，亦令淋秘不通。"《金匮要略·消渴小便不利淋病脉证并治》曰："淋之为病，小便如粟状，小腹弦急，痛引脐中。"

隋代巢元方将淋证的病因病机概括为"肾虚膀胱热"。《诸病源候论·解散热淋候》曰："肾虚则小便数，热结则小便涩，涩则茎内痛，故淋沥不快也。"《诸病源候论·淋候》曰："淋者，肾虚而膀胱热也……腑脏不调，为邪所乘，肾虚则小便数，膀胱热则小便数。其状小便疼痛涩数，淋沥不宣，故谓之淋也。"

三、诊断

华佗根据淋证表现，对淋证进行分类，是淋证分类的雏形。《中藏经·论诸淋及小便不利》曰："诸淋与小便不利者，皆由五脏不通，六腑不和，三焦痞涩，荣卫耗失，冒热饮酒，过醉入房，竭散精神，劳伤气血，或因女色兴而败精不出，或因迷宠不已而真髓多输，或惊惶不次，或思虑未宁，或饥饱过时，或奔驰才定，或隐忍大小便，或发泄久兴，或寒入膀胱，或暑中胞囊，伤兹不慎，致起斯疾。状候变异，名亦不同，则有冷、热、气、劳、膏、砂、虚、实之八种耳。"

隋代巢元方也对淋证进行了分类。《诸病源候论·诸淋候》曰："诸淋者，由肾虚膀胱热故也。膀胱与肾为表里，俱主水。水入小肠，下于胞，行于阴，为溲便也。肾气通于阴，阴，津液下流之道也。若饮食不节，喜怒不时，虚实不调，则腑脏不和，致肾虚而膀胱热也。膀胱，津液之府，热则津液内溢而流于睾，水道不通，水不上不下，停积于胞，肾虚则小便数，膀胱热则水下涩。数而且涩，则淋沥不宣，故谓之为淋。其状，小便出少起数，小腹弦急，痛引于脐是也。又有石淋、劳淋、血淋、气淋、膏淋。"

四、辨证论治

（一）辨证要点

张仲景提出"淋证忌发汗"的学术思想。《金匮要略·消渴小便不利淋病脉证并治》曰："淋家，不可发汗，发汗必便血。"

元代李东垣认为，淋证治疗分在气在血。《兰室秘藏·小便淋闭论》曰："难经云，病有关有格，关则不得小便。又云，关，无出之谓，皆邪热为病也，分在气在血而治之，以渴与不渴而辨之。如渴而小便不利者，是热在上焦肺之分，故渴而小便不利也，夫小便者是足太阳膀胱经所主也，长生于申，申者西方金也。肺合生水，若肺中有热不能生水，是绝其水之源。"

元代朱丹溪提到血淋与尿血的鉴别。《丹溪心法·淋》曰："大凡小肠有气，则小便胀；小肠有血，则小便涩；小肠有热，则小便痛。痛者为血淋，不痛者为尿血，败精结者为沙，精结散者为膏，金石结者为石，小便涩常有余沥者为气，揣木揍原，各从其类也。执剂之法，并用流行滞气，疏利小便，清解邪热。其调平心火，又三者之纲领焉。心清则小便自利，心平则血不妄行。最不可用补气之药，气补而愈胀，血得补而愈涩，热得补而愈盛。水窦不行，加之谷道闭遏，未见其有能生者也。"《丹溪心法·溺血》曰："溺血，痛者为淋，不痛者为溺血。"

清代周慎斋提出淋证虚实的鉴别要点。《周慎斋遗书》曰："凡淋痛者为实，不痛者为虚。"

（二）分证论治

1. 热淋

证候：小便量少黄赤，小腹拘急胀痛，腰痛拒按，湿热郁蒸，恶寒发热，口干口苦，恶心呕吐，大便秘结。舌红，苔黄腻，脉滑数或濡数。

治法：清热利湿通淋。

方药：八正散加减（瞿麦、萹蓄、车前子、滑石、萆薢、大黄、黄柏、蒲公英、紫花地丁）。

医案选析：一卒病渴，日饮水斗许，不食者三月，心中烦闷，时已十月。辨证心经有伏热。方药火府丹，数服。（龚廷贤.寿世保元.山西科学技术出版社，2006.）

2. 石淋

证候：小便艰涩或排尿时中断，尿道窘迫疼痛，少腹拘急，腰腹绞痛难忍，尿中带血。舌红，苔薄黄，脉弦或弦数。

治法：清热利湿，排石通淋。

方药：石韦散加减（瞿麦、萹蓄、通草、滑石、金钱草、海金沙、鸡内金、石韦、穿山甲、虎杖、王不留行、牛膝、青皮、乌药、沉香）。

3. 血淋

证候：小便出血，尿色深红，甚或夹有血块；血块阻塞尿道，不通则痛，故排尿疼痛，牵引小腹，其疼痛满急加剧。

治法：实证清热通淋，凉血止血；虚证滋阴清热，补虚止血。

方药：实证以小蓟饮子合导赤散加减（小蓟、生地黄、白茅根、旱莲草、生地黄、甘草梢、栀子、滑石、当归、蒲黄、土大黄、三七、马鞭草）；虚证以知柏地黄丸加减（六味地黄丸加知母、黄柏）。

4. 气淋

证候：少腹坠胀，尿有余沥，面色苍白。舌淡，脉虚细无力。

治法：实证疏肝理气通淋；虚证补中益气通淋。

方药：实证沉香散加减（沉香、青皮、乌药、香附、石韦、滑石、冬葵子、车前子）利水通淋；虚证补中益气汤加减（黄芪、白芍、党参、升麻、柴胡）。

医案选析：夏月热淋，医用香薷饮、益元散。五日不应，淋涩转甚，反加心烦不寐。乃弟广文彦可，相邀往诊。见其唇赤齿燥，多汗喘促，不时引饮，脉见左手微细，右手虚数。辨证热伤元气，气阴两伤。处方生脉散，频进代茶。复有溲数，再服前方，调理五日。（张璐. 张氏医通. 山西科学技术出版社，2010.）

5. 膏淋

证候：小便浑浊如米泔水，或置之沉淀如絮状，尿道热涩疼痛等；可见尿血，甚至尿中夹有血块。

治法：实证清利湿热，分清泌浊；虚证补虚固涩。

方药：实证程氏萆薢分清饮加减（萆薢、石菖蒲、黄柏、车前子、莲子心、连翘心、牡丹皮、灯心）；虚证膏淋汤加减（山药、党参、芡实、白芍、龙骨、牡蛎）。

6. 劳淋

证候：小便淋沥不已，赤涩疼痛不甚，时轻时重，时作时止；气虚，神疲乏力；劳则耗气，遇劳即发。

治法：健脾益肾。

方药：无比山药丸加减（党参、黄芪、怀山药、莲子肉、茯苓、薏苡仁、泽泻、扁豆衣、山茱萸、菟丝子、芡实、金樱子、煅牡蛎）。

医案选析：儒者发热无时，饮水不绝，每登厕，小便涩痛，大便牵痛。辨证精竭。方药六味丸加五味子加补中益气汤。（龚廷贤. 寿世保元. 山西科学技术出版社，2006.）

第二十五节　癃　闭

一、病名

癃闭病名首见于《内经》，也分述了癃和闭。《素问·宣明五气》曰："膀胱不利为癃，不约为遗溺。"《素问·标本病传论》曰："膀胱病，小便闭。"《素问·六元正纪大论》曰："阳明司天之政……民病癃闭。"《素问·奇病论》曰："有癃者，一日数十溲，此不足也。"

二、病因病机

《内经》阐述了癃闭的病位在膀胱、肾，与三焦、肝、脾有关，病机主要为膀胱、肾、三焦有实热，也与中气不足有关。《素问·气厥论》曰："胞移热于膀胱，则癃溺血。"《灵枢·邪气脏腑病形》曰："肾有热，则为小便闭癃。"《灵枢·经脉》曰："足少阴之别，名曰太钟，实则闭癃，虚则腰痛。"《素问·五常政大论》曰："涸流之纪，其病癃闭，邪伤肾也。"《灵枢·本输》曰："三焦者，约下焦，实则闭癃，虚则遗溺，遗溺则补之，闭癃则泻之。"《灵枢·口问》曰："中气不足，溲便为之变。"

张仲景论述了水气闭于下可致癃闭。《金匮要略·水气病脉证并治》曰："郁于心而烦躁，闭于下而小便不通利也，此其进退微甚之机。不同如此，而要皆水气伤心之所致。"

华佗提出下焦实热可致癃闭。《中藏经》曰："下焦实热，则小便不通。"

唐代孙思邈认为，瘀血可致小便不通，并用桃仁汤加以治疗。《备急千金要方·诸般伤损》曰："桃仁汤……又方，治腹中瘀血，痛在腹中不出，满痛短气，大小便不通方。"

明代鲁伯嗣认为，小儿小便不通，因心经愈热。《婴童百问》曰："凡小儿小便不通，皆因心经不顺，或伏热，或惊起，心火上攻，不能降济，肾水不能上升，故使心经愈热，而小肠与心合，所以小便不通。"

清代陈复正提出，小儿小便不通由脏气虚而受热所致。《幼幼集成》曰："小便不通，乃由脏气虚，受热壅滞，宣化不行，非塞非痛，但闭而不通，腹胀紧满。宜五苓散加车前、灯心。"

三、诊断

隋代巢元方论述了癃闭的一种特殊证候——胞转。《诸病源候论·小便病诸候》曰："胞转者，由是胞屈辟，小便不通，名为胞转。其病状脐下急痛，小便不通是也。此病或由小便应下，便强忍之，或为寒热所迫。此二者，俱令水气还迫于胞，使胞屈辟不得充张，外水应入不得入，内溲应出不得出，外内相壅塞，故令不通。此病至四五日，乃有致死者。饱食、食讫，应小便而忍之，或饱食讫而走马，或小便急因疾走，或忍尿入房，亦皆令胞转，或胞落，并致死。"

明代张景岳首次提到"膀胱无水"证出现的小便不通，并且与水道不通的癃闭不同。《景岳全书·癃闭》曰："膀胱无水等证，有因泄泻，水归大肠而小水不通者，此当但治泄泻，泄泻止而水自利也。有因大汗多汗，气从汗泄而小水不利者。此当调治营卫，表气收而小便自利也。有虚劳亡血伤精，水随液去，五内枯燥而小水不利者。此当调补真阴，血气渐充而小水渐利也。凡此数者，皆膀胱无水枯涸之证。水泉既涸，故不可再加分利。内惟泄泻证亦有可分利者，然亦不过十之三耳。诸如此者，当于各门详察治之，皆非有水不通而为癃闭之类也。"

四、辨证论治

（一）辨证要点

隋代巢元方论述了关格与癃闭的鉴别诊断。《诸病源候论·小便病诸候》曰："关格者，大小便不通也。大便不通谓之内关，小便不通谓之外格，二便俱不通为关格也。由阴阳气不和，荣卫不通故也。阴气大盛，阳气不得荣之，曰内关。阳气大盛，阴气不得荣之，曰外格。阴阳俱盛，不得相荣，曰关格。关格则阴阳气痞结，腹内胀满，气不行于大小肠，故关格而大小便不通也。"

唐代孙思邈首次提出导尿法治疗癃闭。《备急千金要方·膀胱腑脉论》曰："胞囊者，肾膀胱候也，贮津液并尿。若脏中热病者，胞涩，小便不通……为胞屈辟，津液不通。以葱叶除尖头，内阴茎孔中深三寸，微用口吹之，胞张，津液大通，即愈。"

金代李东垣提出小便不通在气在血辨治。《兰室秘藏·小便闭淋门》曰："难经云：病有关有格，关则小便不通。又云：关，无出之谓，皆邪热为病也，分在气在血而治之，以渴与不渴而辨之。如渴而小便不利者，是热在上焦肺气分……不渴而致小便不利，热在下焦血分。""渴而小便不利者，热在上焦气分也……宜清肺而滋其源也……茯苓、泽泻、琥珀、灯心、通草、车前子、木通、瞿麦、萹蓄之类，以清肺之气，泄其火，资水之上源也。""不渴而小便不利者，热在下焦血分也……须用感北方寒水之化气之味俱阴之药，以除其热，泄其闭塞……也须用感地之水运而生太苦之味，感天之寒药而生大寒之气……夫用大苦寒之药治法当寒因寒用。"

明代朱丹溪提出吐法治疗癃闭。《丹溪心法·小便不通》曰："小便不通，有气虚、血虚、有痰、风闭、实热。气虚，用参、升麻等，先服后吐，或参药中探吐之；血虚，四物汤，先服后吐，或芎归汤中探吐亦可；痰多，二陈汤，先服后吐。以上皆用探吐。若痰气闭塞，二陈汤加木通（一作木香）、香附探吐之，以提其气。气升则水自降下，盖承载其水也。有实热者当利之，砂糖汤调牵牛末二三分，或山栀之类。有热、有湿、有气于下，宜清、宜燥、宜升。有孕之妇，多患小便不通，胞被胎压下故也。"

明代赵献可提出升举肺气法治疗癃闭。《医贯·郁病论》曰："肺为肾水上源，凡水道不通者，升举肺气，使上窍通则下窍通。"

清代陈念祖提出用补虚法治疗癃闭。《医学从众录》曰："癃闭用利水之药，人所知也。若愈利而愈闭，胀闷欲死，宜治其本。《经》云：膀胱者，州都之官，津液藏焉，气化则能出矣。今小水点滴不能出，病在气化可知。桂性直走太阳而化气，此症实不可缺。阴虚不化，热逼膀胱，小腹胀痛，尺脉旺，宜服滋肾丸主之；阳虚不化，寒结膀胱，小腹不痛，尺脉弱，宜加减肾气丸主之。然犹恐未能即效，又有巧法以施。譬之滴水之器，闭其上而倒悬之，点滴不能下也。去其上之闭，而水自通流，宜以补中益气汤提之。即以此药再煮服尽，以手探吐，顷刻即通。而更有启其外窍，即所以开其内窍之法。麻黄力猛，能通阳气于至阴之下。肺主皮毛，配杏仁以降气，肺气下达州都，导水必自高原之义也。"

（二）分证论治

1. 膀胱湿热

证候：小便点滴不通，或小便短赤，量少而灼热，小腹胀满不舒，口黏腻不爽，大便溏垢不爽。舌红，苔黄腻，脉数或濡数。

治法：清利湿热，通利小便。

方药：八正散加减（黄柏、栀子、大黄、滑石、瞿麦、萹蓄、茯苓、泽泻、车前子）。

2. 肺热壅盛

证候：小便不畅，甚至点滴不通，呼吸急促甚或咳嗽，咽干，烦渴欲饮。舌红，苔薄黄，脉数。

治法：清泄肺热，通利水道。

方药：清肺饮加减（黄芩、桑白皮、鱼腥草、麦冬、芦根、天花粉、地骨皮、车前子、茯苓、泽泻、猪苓）。

3. 肝郁气滞

证候：小便不通或通而不爽，胁肋胀满，善太息，情志抑郁，多烦易怒。舌红，苔薄黄，脉弦。

治法：理气解郁，通利小便。

方药：沉香散加减（沉香、橘皮、柴胡、青皮、乌药、当归、王不留行、郁金、石韦、车前子、冬葵子、茯苓）。

4. 浊瘀阻塞

证候：小便点滴而出，时有排尿中断，甚则点滴不通，小腹急胀疼痛。舌紫暗或有瘀点瘀斑，脉涩。

治法：行瘀散结，通利水道。

方药：代抵当丸加减（当归尾、山甲片、桃仁、莪术、大黄、芒硝、郁金、桂枝）。

5. 脾气不升

证候：时欲小便而不得出，或小便量少而不爽，小腹坠胀，神疲乏力，少气懒言，食欲不振。舌淡，脉细弱。

治法：升清降浊，化气行水。

方药：补中益气汤合春泽汤加减（人参、党参、黄芪、白术、桂枝、升麻、柴胡、茯苓、猪苓、泽泻、车前子）。

6. 肾阳衰惫

证候：小便点滴不通，或点滴不爽，排尿无力，面白神萎，神气怯弱，畏寒肢冷，腰膝冷而酸软无力。舌淡或淡胖，苔薄白，脉沉细弱。

治法：温补肾阳，化气利水。

方药：济生肾气丸加减（附子、桂枝、地黄、山药、山茱萸、车前子、茯苓、泽泻）。

第二十六节　血　证

一、病名

早在《内经》即对衄血、咯血、呕血、溲血、便血等病证进行了记载，并初步认识了血的生理及病理特点。《金匮要略》最早记载了泻心汤、柏叶汤、黄土汤等治疗吐血、便血的方剂。《医学正传》则首先将各种出血病证归纳在一起，并以"血证"之名概之。《景岳全书》将引起出血的病机提纲挈领地概括为"火盛"及"气伤"两个方面。经过历代医家的不断完善，中医血证的理法方药已成体系，而且颇具特色。

二、病因病机

《素问·六元正纪大论》曰："火郁之发……民病……血溢流注。"血为人之阴精，循行于脉道，火热之邪其性属阳，最易伤阴，不仅损伤阴血而且灼伤脉道，致血不循经而外溢。这是对血证病机最早的文献记载。此外，火热伤络、迫血外溢也是现今临床上血证最常见的病因病机。

《素问·百病始生》曰："起居不节，用力过度，则络脉伤，阳络伤则血外溢，血外溢则衄血。阴络伤则血内溢，血内溢则后血。"指出血证多因起居不节、用力过度、损伤络脉所致。根据损伤失血之源分伤阳、伤阴两类，开创血证分类施治之先河。

后世医家柯韵伯对此有较详细的注解，并给出具体的辨证论治及有关方药。他认为："气亢于上焦之阳分则阳络伤，血随气而上溢于口鼻而成衄血，即血出上七窍为血溢，桃仁承气汤以下之；血随气下陷于二便而成后血，即二便下血为血泄，补中益气汤以举之。气有余必夹火，当用苦寒以凉其气；气不足，便夹寒，宜用甘温以益其气。此调气之大法。血自心来者，补心丹主之；脾来者，归脾汤主之；肺来者，生脉散主之；肾来者，肾气丸主之。此补血之大法也。"

《中藏经·便血证脉》曰："大肠热极则便血，又风中大肠则下血。"

所谓肠风者，风毒也，其性仍为阳热，热极络伤则血外溢，血溢大肠，顺谷道而下故为便血。

《三因极一病证方论·失血叙论》曰："夫血犹水也，水由地中行，百川皆理，则无壅决之虞；血之周流于人身荣经府俞，外不为四气所伤，内不为七情所郁，自然顺适。万一微爽节宣，必至壅闭，故血不得循经流注，荣养百脉，或泣或散或下而亡反，或逆而上溢，乃有吐、衄、便、利、汗、痰诸证生焉。十种走失，无重于斯，随证别之，乃可施治。"

《济生方·吐衄》曰："夫血之妄行也，未有不因热之所发，盖血得热则淖溢，血气俱热，血随气上，乃吐衄也。"

南宋医家严用和认为，火为阳热之邪，其性炎上。气为血之帅，气有余便是火，气火相互为助为患，夹血上行溢于脉道而致吐衄，即血热气逆是吐衄常见病机，验之临床，确乎如此。此说启发了后世医家创清气降气法论治血证。

《景岳全书·血证》曰："凡治血证，须知其要，而血动之由，惟火惟气耳。故察火者，但察其有火无火，察气者，但察其气虚气实，知此四者而得其所以，则治血之法无余义矣。""血本阴精不宜动也，而动则为病。血主营气，不宜损也，而损即为病。盖动者多由于火，火盛则逼血妄行。损者多由于气，气伤则血无以存。""暴吐暴衄，失血如涌，多致血脱气也脱，危在顷刻者……当此之际，速以益气为主，盖有形之血不能即生，无形之气所当急顾，但使气不尽脱，则命犹可保，血渐可生。"

张景岳认为，血证与气火关系密切，气为血之帅，气旺上冲则血随之上逆为溢，气亡则血无以存而外脱。急救时应以益气固脱为主，气存则血亦可存，对临床抢救血证提供了极为重要的理论指导。张氏以温补为宗旨，力主人之生气以阳为主，难得易失，自成一家之言，在理论上和临床实践上均丰富了血证治疗。

清朝医家尤怡详述了常见的失血种类，并分别指出其主要病机，是对当时关于血证病机的最好概括，对临床有较好的指导价值。《金匮翼·诸血统论》曰："失血诸证，妄行于上则吐衄，衰涸于内则虚劳，妄返于下则便红。积热膀胱则癃闭、溺血，渗透肠间，则为肠风。阴虚阳搏，则为崩中；湿蒸热瘀，则为滞下。热极腐化，则为脓血；火极似水，则血色紫黑；热胜于阴，则发为疡；湿滞于血，则发为痛痹；癜疹皮肤，则为冷痹。蓄之在上，其人喜狂；蓄之在下，其人喜忘。"

三、诊断

血证具有明显的证候特征，即表现血液或从口、鼻，或从尿道、肛门，或从肌肤而外溢。出血是一个常见的重要主症。

《金匮要略·惊悸吐衄下血胸满瘀血病脉证治》曰："寸口脉弦而大，弦则为减，大则芤，减则为寒，则为虚，虚寒相搏，此名曰革。妇人则半产漏下，男子则亡血。"本条论述虚寒亡血时的脉象，弦、大俱是重按无力，为血失而阳气亦脱之征。

东汉医家王叔和《脉经》本于《内经》，辅以扁鹊、华佗、张仲景及古代有关诊法的文献，汇归众说，加以阐述，独具一格。血证多是急症，本条提出血证的危脉证候，以脉断证，凭脉推测预后，临证时可与张仲景的虚寒亡血脉象互参，将有助于临床医生明了病情、判断预后，对临床具有较好的指导意义。

《脉诀·危脉》中指出："芤时眼暗或吐血，四肢瘫痪不能行。咳而唾血羸瘦形，其脉疾大必难任。吐血但出不能止，命应难反没痊平。鼻衄吐血脉沉细，忽然浮大即危顷。"

《丹溪心法·咳血》曰："咳血者，嗽出痰内有血者是也。呕血者，呕全血者是也。"

王怀隐《太平圣惠方·治尿血诸方》曰："夫尿血者，是膀胱有客热，血渗于脬故也。血得热而妄行，故因热流散，渗于脬内而尿血也。"

尿血也是血证中较为常见的一种，古代文献一般指肉眼血尿。随着检测手段的发展，现在也包括"镜下血尿"。本条指出尿血最常见的一种证型，即膀胱实热，相当于西医学的尿路感染。

《类证治裁·血症总论》曰："气和则血循经，气逆则血越络。"气为血之统帅，血的正常运行依赖于气机和调。血能流行全身，环周不息，依赖于气的推动作用；血能循经而行，不溢出脉外，依赖于气的固摄作用。因此，气机和顺则血液正常运行于脉中，一旦气机逆乱，则血失统摄，奔逸脉外而成血证。

四、辨证论治

（一）辨证要点

《金匮要略·惊悸吐衄下血胸满瘀血病脉证治》曰："吐血不止者，柏叶汤主之。心气不足，吐血衄血，泻心汤主之。""下血先便后血，此远血也，黄土汤主之。下血先血后便，此近血也，赤小豆当归散主之。"

《金匮要略》最早记载了吐血之名，按便与血先后顺序对便血进行鉴别也是最早的文献记载，并首创柏叶汤、泻心汤、黄土汤以及赤小豆当归散等方剂，疗效较好，至今在临床上仍被广泛使用。其中关于吐血病机的阐述，即"心气不足"是承接《内经》火热出血理论，因阳热盛致心之阴气相对不足，迫血不循常道，上溢于口，以大黄、黄芩、黄连、柏叶等苦寒清热之品，直折火势，正本清源；关于便血病机的阐述，则是对《内经》出血病机的补充，即提出虚寒性出血的病机，以伏龙肝、白术、附子温中止血，再佐以生地黄、阿胶滋阴养血，"甘苦合用，刚柔互济"。

明朝医家张三锡《医学六要》曰："血证有四：曰虚，曰瘀，曰热，曰寒。治法有五：曰补，曰下，曰破，曰凉，曰温。"张三锡认为，血证可分为虚、瘀、热、寒四证型，血虚者宜用补法；血瘀者宜用下法，女子经停腹痛者则用破法；血热者宜用凉法；血寒者宜用温法，对于吐、衄、便血久而不止，宜用姜附温中焦、桂附温命门，即温补脾肾二经，也属温法。此说自成一系，对临床诊治血证有参考价值。《仁斋直指方》中称"一切血证经久不愈，每以胃药收功"，可予薄味调养胃阴甘温建立中阳，常选用麦门冬汤、人参建中汤、四君子汤等。

《先醒斋医学广笔记·吐血》曰："吐血三要法，宜行血不宜止血。血不循经络者，气逆上壅也，行血则血循经络，不止自止。止之则血凝，血凝则发热恶食，病日痼矣。宜补肝不宜伐肝。经曰：五脏者，藏精气而不泻者也。肝为将军之官，主藏血。吐血者，肝失其职也。养肝则肝气平而血有所归，伐之则肝虚不能藏血，血愈不止矣。宜降气不宜降火。气余即是火，气降即火降，火降则气不上升，血随气行，无溢出上窍之虞矣。降火用寒凉之剂，反伤胃气，胃气伤则脾不能统血，血愈不能归经矣。"

明朝医家缪希雍的吐血三要法独辟蹊径，从血与气、血与肝的关系论治血证，注重从本论治，为临床证治提供了很好的思路，对后世医家治疗吐血影响深远，而且丰富了吐血的治疗方法。《景岳全书·血证》曰："凡治血证，须知其要，而血动之由，惟火惟气耳。故察火者，但察其有火无火，察气者，但察其气虚气实，知此四者而得其所以，则治血之法无余义矣。"

明朝医家张景岳指出，治疗血证应针对各种血证的病因病机及受损伤脏腑的不同，结合证候虚实及病情轻重而辨证论治，具体来说就是辨清有火无火、气虚气实。此论可谓深得血证辨治之关键。

（二）分证论治

1.鼻衄

（1）热邪犯肺证

证候：鼻燥衄血，口干咽燥，或兼有身热，恶风，头痛，咳嗽，痰少等。质红，苔薄脉数。

治法：清泄肺热，凉血止血。

方药：桑菊饮加减。肺热盛而无表证者，去薄荷、桔梗，加黄芩、栀子清泄肺热；阴伤较甚，口、鼻、咽干燥显著者，加玄参、麦冬、生地黄养阴润肺。

（2）胃热炽盛证

证候：鼻衄，或兼齿衄，血色鲜红，口渴欲饮，鼻干，口干臭秽，烦躁，便秘。舌红，苔黄，脉数。

治法：清胃泻火，凉血止血。

方药：玉女煎加减。热势甚者，加山栀、牡丹皮、黄芩清热泻火；大便秘结，加生大黄通腑泄热；阴伤较甚，口渴，舌红，苔少，脉细数者，加天花粉、石斛、玉竹养胃生津。

（3）肝火上炎证

证候：鼻衄，头痛，目眩，耳鸣，烦躁易怒，两目红赤，口苦。舌红，脉弦数。

治法：清肝泻火，凉血止血。

方药：龙胆泻肝汤加减。若阴液亏耗，口鼻干燥，舌红少津，脉细数者，可去车前子、泽泻、当归，酌加玄参、麦冬、女贞子、旱莲草滋阴凉血止血；阴虚内热，手足心热，加玄参、龟甲、地骨皮、知母滋阴清热。

2. 齿衄

（1）胃火炽盛证

证候：齿衄，血色鲜红，齿龈红肿疼痛，头痛，口臭。舌红，苔黄，脉洪数。

治法：清胃泻火，凉血止血。

方药：加味清胃散合泻心汤加减。前方清胃凉血，后方泻火解毒，二方合用，有较强的清胃泻火、凉血止血作用。烦热，口渴者，加石膏、知母清热除烦。

（2）阴虚火旺证

证候：齿衄，血色淡红，起病较缓，常因受热及烦劳而诱发，齿摇不坚。舌红，苔少，脉细数。

治法：滋阴降火，凉血止血。

方药：六味地黄丸合茜根散加减。前方滋阴补肾，后方养阴清热，凉血止血，合用于阴虚火旺的血证。可酌加白茅根、仙鹤草、藕节以加强凉血止血的作用；虚火较甚而见低热、手足心热者，加地骨皮、白薇、知母清退虚热。

医案选析：操劳过度，肝用之火上升，齿衄势如涌泉，血色鲜红，脉数不匀，证防汗厥生变，拟玉女煎法。生地黄、怀牛膝、白茅根、犀角、石斛、地骨皮、牡丹皮、荷叶。（秦伯未.清代名医医案精华·赵海仙医案.上海科学技术出版社，2011.）

3. 咯血

（1）燥热伤肺证

证候：喉痒咳嗽，痰中带血，口干鼻燥，或有身热。舌红少津，苔薄黄，脉数。

治法：清热润肺，宁络止血。

方药：桑杏汤加减。兼见发热、头痛、咳嗽、咽痛等症，为风热犯肺，加金银花、连翘、牛蒡子以辛凉解表，清热利咽；津伤较甚，见干咳无痰，或痰黏不易咳出，苔少，舌红少津者，可加麦冬、玄参、天冬、天花粉等养阴润燥；痰热蕴肺，肺络受损，症见发热，面红，咳嗽，咳血，咳痰黄稠，舌红，苔黄，脉数者，可加桑白皮、黄芩、知母、山、大蓟、小蓟、茜草等，以清肺化痰，凉血止血；热势较甚，咯血较多者，加连翘、黄芩、白茅根、芦根，冲服三七粉。

（2）肝火犯肺证

证候：咳嗽阵作，痰中带血或纯血鲜红，胸胁胀痛，烦躁易怒，口苦。舌红，苔薄黄，脉弦数。

治法：清肝泻火，凉血止血。

方药：泻白散合黛蛤散加减。前方清泄肺热，后方泻肝化痰，合用并加止血药适用于肝火犯肺的咯血。肝火较甚，头晕目赤，心烦易怒者，加牡丹皮、栀子清肝泻火；若咯血量较多，纯血鲜红，可用犀角地黄汤加三七粉冲服，以清热泻火，凉血止血。

（3）阴虚肺热证

证候：咳嗽痰少，痰中带血，或反复咯血，血色鲜红，口干咽燥，颧红，潮热盗汗。舌红，脉细数。

治法：滋阴润肺，宁络止血。

方药：百合固金汤加减。本证可合用十灰散凉血止血。反复及咯血量多者，加阿胶、三七养血止血；潮热，颧红者，加青蒿、鳖甲、地骨皮、白薇等清退虚热；盗汗，加糯稻根、浮小麦、五味子、牡蛎等收敛固涩。

医案选析：情志久郁，气逆痰喘，入夏咯血，都因五志阳升，况脘有聚气，隐曲不伸，论理治在肝脾，然非药饵奏功。降香末、枇杷叶、苏子、郁金、瓜蒌皮、黑栀皮、茯苓、苡仁。（叶天士.临证指南医案.人民卫生出版社，2006.）

4. 吐血

（1）胃热壅盛证

证候：脘闷，嘈杂不适，甚则作痛，吐血色红或紫暗，常夹有食物残渣，口臭，便秘，大便色黑。舌红，苔黄腻，脉滑数。

治法：清胃泻火，化瘀止血。

方药：泻心汤合十灰散加减。前方清开泻火；后方清热凉血，收涩止血，为治疗血证的常用方剂。两方合用适于胃热盛的吐血。胃气上逆而见恶心呕吐者，可加代赭石、竹茹、旋覆花和胃降逆；热伤胃阴而表现口渴、舌红而干、脉象细数者，加麦冬、石斛、天花粉养胃生津。

（2）肝火犯胃证

证候：吐血色红或紫暗，口苦胁痛，心烦易怒，寐少梦多。舌红绛，脉弦数。

治法：泻肝清胃，凉血止血。

方药：龙胆泻肝汤加减。胁痛甚者，加郁金、制香附理气活络定痛；血热妄行，吐血量多，加犀角、赤芍清热凉血止血。

（3）气虚血溢证

证候：吐血缠绵不止，时轻时重，血色暗淡，神疲乏力，心悸气短，面色苍白。舌淡，脉细弱。

治法：健脾益气摄血。

方药：归脾汤加减。若气损及阳，脾胃虚寒，症见肤冷、畏寒、便溏者，治以温经摄血，可改用柏叶汤。方中以侧柏叶凉血止血，艾叶、炮姜炭温经止血，童便化瘀止血，共奏温经止血之效。

医案选析：先吐血而后咳逆喘急，延及半载。寒热无序，营卫两亏。舌色光红，阴精消涸，不能右卧为肺伤，大便不实为脾伤。水落石出之时，难免致剧。北沙参、茯苓、白扁豆、玉竹、五味子、金石斛、川贝、百合、麦冬、功劳叶。（王泰林.四家医案·环溪草堂医案.中国中医药出版社，1997.）

5. 便血

（1）肠道湿热证

证候：便血色红黏稠，大便不畅或稀溏，或有腹痛，口苦。舌红，苔黄腻，脉濡数。

治法：清化湿热，凉血止血。

方药：地榆散合槐角丸加减。两方均能清热化湿，凉血止血，但地榆散清化湿热之力较强，槐角丸兼能理气活血，可根据临床需要酌情选用或合用。若便血日久，湿热未尽而营阴已亏，应清热除湿与补益阴血双管齐下，虚实兼顾，扶正祛邪，可酌情选用清脏汤或脏连丸。

（2）气虚不摄证

证候：便血色红或紫暗，食少，体倦，面色萎黄，心悸，少寐。舌淡，脉细。

治法：益气摄血。

方药：归脾汤加减。中气下陷，神疲气短，肛坠，加柴胡、升麻、黄芪益气升陷。

（3）脾胃虚寒证

证候：便血紫暗，甚则黑色，腹部隐痛，喜热饮，面色不华，神倦懒言，便溏。舌淡，脉细。

治法：健脾温中，养血止血。

方药：黄土汤加减。阳虚较甚，畏寒肢冷者，去黄芩、地黄之苦寒滋润，加鹿角霜、炮姜、艾叶等温阳止血。

医案选析：脾统血，肝藏血。湿热伤阴，阴络伤，则血流大肠，或鲜或紫，魄门坠胀，谷食不香。脾肾两亏，中虚气陷，血不循经而入络。拟扶土养营，兼以理气渗湿之治。黄柏炭、当归、牡丹皮、党参、木香、赤白芍、炙草、炒黑蒲黄、淮药、白术炭、荷叶炭、红枣。（秦伯未.清代名医医案精华·马培之医案.上海科学技术出版社，2011.）

6. 尿血

（1）下焦湿热证

证候：小便黄赤灼热，尿血鲜红，心烦口渴，面赤口疮，夜寐不安。舌红，脉数。

治法：清热利湿，凉血止血。

方药：小蓟饮子加减。热盛而心烦口渴者，加黄芩、天花粉清热生津；尿血较甚者，加槐花、白茅根凉血止血；尿中夹有血块者，加桃仁、红花、牛膝活血化瘀；大便秘结，酌加大黄通腑泄热。

（2）肾虚火旺证

证候：小便短赤带血，头晕耳鸣，神疲，颧红潮热，腰膝酸软。舌红，脉细数。

治法：滋阴降火，凉血止血。

方药：知柏地黄丸加减。颧红潮热者，加地骨皮、白薇清退虚热。

（3）脾不统血证

证候：久病尿血，甚或兼见齿衄、肌衄，食少，体倦乏力，气短声低，面色不华。舌淡，脉细弱。

治法：补中健脾，益气摄血。

方药：归脾汤加减。气虚下陷而且少腹坠胀者，可加升麻、柴胡，配合原方中的党参、黄芪、白术，以益气升阳。

（4）肾气不固证

证候：久病尿血，血色淡红，头晕耳鸣，精神困意，腰脊酸痛。舌淡，脉沉弱。

治法：补益肾气，固摄止血。

方药：无比山药丸加减。尿血较重者，可加牡蛎、金樱子、补骨脂等固涩止血；腰脊酸痛，畏寒神怯者，加鹿角片、狗脊温补督脉。

医案选析：尿血之症，痛者为血淋，不痛者为尿血。肾阴不足，君相之火下移小肠，迫血下行，小溲带血，溺管不通，脉象细小而数。王太仆曰，壮水之主，以制阳光。当宜育坎藏之真阴，清离明之相火。大生地三钱，抱茯神三钱，小川连四分，蒲黄炭三钱，粉丹皮钱半，玄武板四钱，生甘草六分，生白芍二钱，山药三钱，阿胶珠三钱，黄柏炭一钱，藕节炭二枚。（丁甘仁. 丁甘仁医案. 人民卫生出版社，2006.）

7. 紫斑

（1）血热妄行证

证候：皮肤出现青紫斑点或斑块，或伴有鼻衄、齿衄、便血、尿血，或有发热，口渴，便秘。舌红，苔黄，脉弦数。

治法：清热解毒，凉血止血。

方药：十灰散加减。热毒炽盛，发热，出血广泛者，加生石膏、龙胆草、紫草，冲服紫雪丹；热壅胃肠，气血郁滞，症见腹痛、便血者，加白芍、甘草、地榆、槐花，缓急止痛，凉血止血；邪热阻滞经络，兼见关节肿痛者，酌加秦艽、木瓜、桑枝等舒筋通络。

（2）阴盛火旺证

证候：皮肤出现青紫斑点或斑块，时发时止，常伴鼻衄、齿衄或月经过多，颧红，心烦，口渴，手足心热，或潮热，盗汗。舌红，苔少，脉细数。

治法：滋阴降火，宁络止血。

方药：茜根散加减。阴虚较甚者，可加玄参、龟甲、女贞子、旱莲草养阴清热止血；潮热，可加地骨皮、白薇、秦艽清退虚热；若表现肾阴亏虚而火热不甚，症见腰膝酸软，头晕乏力，手足心热舌红少苔，脉细数者，可改用六味地黄丸滋阴补肾，酌加茜草根、大蓟、槐花、紫草等凉血止血，化瘀消斑。

（3）气不摄血证

证候：反复发生肌衄，久病不愈，神疲乏力，头晕目眩，面色苍白或萎黄，食欲不振。舌淡,脉细弱。

治法:补气摄血。

方药:归脾汤加减。若兼肾气不足而见腰膝酸软者,可加山茱萸、菟丝子、续断补益肾气。

第二十七节 虚 劳

一、病名

虚劳又称虚损、劳伤,是由多种原因引起,以脏腑功能衰退、气血阴阳不足为主要病机的多种慢性虚弱证候的总称。它是气血津液病证中涉及脏腑及表现证候最多的一种病证,临床较为常见。凡禀赋不足、后天失养、病久体虚、积劳内伤、久虚不复等所致的多种以脏腑气血阴阳亏损为主要表现的病证,均属于本病证的范围,包括西医学中多个系统的多种慢性、消耗性疾病。

有关虚劳的论述最早见于《内经》。历代中医典籍中还有"五劳""七伤""六极""干血劳""童子劳""内损""外损"等名称。张仲景在《金匮要略》中首先提出虚劳病名,并沿用至今。巢元方在《诸病源候论》中对虚劳的病因及各类症状进行了较详细的论述。汪绮石《理虚元鉴》为虚劳专书,对虚劳的病因、病机、治疗、预防及护理均有较好的论述。经过历代医家的补充完善,虚劳的辨证诊疗体系逐渐建立,从而使其疗效、预后得以不断提高。

二、病因病机

《素问·宣明五气》曰:"五劳所伤,久视伤血,久卧伤气,久坐伤肉,久立伤骨,久行伤筋。"《灵枢·百病始生》曰:"忧思伤心,重寒伤肺,忿怒伤肝,醉酒不以入房,汗出当风伤脾,用力过度,若入房汗出,浴则伤肾。"多种病因均可导致虚劳。

《素问·通评虚实论》曰:"精气夺则虚。"《素问·调经论》曰:"阳虚则外寒,阴虚则内热。"

虚劳的基本病机为五脏功能衰退,气血阴阳亏损,即《通评虚实论》中所言"精气夺",此可谓虚劳证的提纲。《灵枢·五禁》则阐述了形成"精气夺"的主要病因,"形肉已夺""大夺血之后""大汗出之后""大泄之后""新产及大血之后"。《调经论》进一步把虚劳证分为阳虚、阴虚,并指出其主症分别为"外寒""内热"。以上所论有利于后世医家更深入地认识虚劳病证。

《难经·十四难》曰:"一损损于皮毛,皮聚而毛落;二损损于血脉,血脉虚少,不能荣于五脏六腑也;三损损于肌肉,肌肉消瘦,饮食不能为肌肤;四损损于筋,筋缓不能自收持;五损损于骨,骨痿不能起于床。反此者,至脉之病也。从上下者,骨痿不能起于床者死;从下上者,皮聚而毛落者死……损其肺者,益其气;损其心者,调其荣卫;损其脾者,调其饮食,适其寒温;损其肝者,缓其中;损其肾者,益其精。此治损之法也。"

五损实指肺、心、脾、肝、肾五脏受损而致的虚劳证。本条论述了五损的病机、主症、转归及治则。肺主一身之气，肺气虚弱，则全身之气皆虚，故肺脏功能虚损（即肺损）的病人，当补其气。心主一身之脉，心气虚弱，可导致营卫不和，气血失调，故心脏功能虚损（即心损）的病人，当调和营卫。脾主运化，脾脏虚弱，运化失职，会导致食饮停滞，故脾脏功能虚损（即脾损）的病人，当调节饮食，注意寒温适宜，以保养脾胃，恢复其功能。肝藏血，体阴而用阳，肝损则阴虚，阳亢而拘急，且横逆侮脾，故肝脏功能虚损（即肝损）的病人，当滋养肝阴，和中缓急。肾主藏精，肾精亏损则五脏六腑精气皆衰，全身的生理功能都受影响，故肾脏功能虚损（即肾损）的病人，当填补肾精。

后世医家张景岳在《景岳全书》中指出："盖凡思虑、劳倦、外感等症则伤阳，伤于阳者，病必自上而下也。色欲、醉饱、内伤等症则伤阴，伤于阴者，病必自下而上也。"其可作为五损转归的注释。后世医家方隅在《医林绳墨》中指出："虚者，血气之空虚也；损者，脏腑之损坏也。"可与本条互参。

隋唐医家巢元方认为，五劳、六极、七伤均为虚劳，并从病因角度、证候角度把五劳分为两类，又在《难经》"五损"基础上进一步提出五脏劳的病因与主症，具体治疗可参考《难经》中"五损"治则。

《诸病源候论·虚劳病诸候》曰："夫虚劳者，五劳、六极、七伤是也。五劳者：一曰志劳，二曰思劳，三曰心劳，四曰忧劳，五曰瘦劳。又，肺劳者，短气而面肿，鼻不闻香臭。肝劳者，面目干黑，口苦，精神不守，恐畏不能独卧，目视不明。心劳者，忽忽喜忘，大便苦难，或时鸭溏，口内生疮。脾劳者，舌本苦直，不得咽唾。肾劳者，背难以俯仰，小便不利，色赤黄而有余沥，茎内痛，阴湿，囊生疮，小腹满急。""六极者，一曰气极，令人内虚，五脏不足，邪气多，正气少，不欲言。二曰血极，令人无颜色，眉发堕落，忽忽喜忘。三曰筋极，令人数转筋，十指爪甲皆痛，苦倦不能久立。四曰胃极，令人酸削，齿苦痛，手足烦疼，不可以立，不欲行动。五曰肌极，令人羸瘦，无润泽，饮食不为肌肤。六曰精极，令人少气吸吸然，内虚，五脏气不足，发毛落，悲伤喜忘。"

六极的具体内容是指气极、血极、筋极、骨极、肌极、精极。根据"有诸内必形之于外"的中医传统观点，六极实为从形体方面，阐述脏腑功能虚损的临床表现。《圣济总录》则指出"劳作之甚，身体瘦极，则为六极"，可作参考。

《诸病源候论·虚劳病诸候》曰："七伤者，一曰阴寒，二曰阴萎，三曰里急，四曰精连连，五曰精少、阴下湿，六曰精清，七曰小便苦数，临事不卒。又，一曰大饱伤脾，脾伤，善噫，欲卧，面黄。二曰大怒气逆伤肝，肝伤，少血目暗。三曰强力举重，久坐湿地伤肾，肾伤，少精，腰背痛，厥逆下冷。四曰形寒寒饮伤肺，肺伤，少气，咳嗽鼻鸣。五曰忧愁思虑伤心，心伤，苦惊，喜忘善怒。六曰风雨寒暑伤形，形伤，发肤枯夭。七曰大恐惧，不节伤志，志伤，恍惚不乐。"本条从阴精受损的角度把七伤分为阴寒、阴痿、里急、精连连、精少、精清、小便苦数；又从外邪、七情长期侵袭机体角度，并结合五脏生理功能把七伤分为脾伤、肝伤、肾伤、肺伤、心伤、形伤、志伤，并分别论述其主要临床表现，有利于后世医家更深地认识虚劳病。

《圣济总录》指出，对于五劳、六极、七伤，尽管其有较多变证，但其治疗关键为"皆以补养为宜，形不足者温之以气，精不足者补之以味，气味相得，合而服之，以补精益气"，可作为《诸病源候论》的补充。

《明医指掌·虚损劳瘵证》曰："夫男子之劳，起于伤精；女子之劳，起于经闭；小儿之劳，得于母胎。"论述了 3 种虚劳的致病特点。

《景岳全书·虚损》曰："凡虚损之由，无非酒色、劳倦、七情、饮食所致。"认为虚劳主要与酒色无度、劳倦太过、七情内伤、饮食不节有关。《素问·上古天真论》曰："以酒为浆，以妄为常，醉以入房，以欲竭其精，以耗散其真……年半百而衰。"可见劳逸过度，皆可导致虚劳。七情内伤，则耗血伤气，损及五脏。

《医家四要·病机约论》说："曲运神机则劳心，尽心谋虑则劳肝，意外过思则劳脾，预事而忧则劳肺，色欲过度则劳肾。"若一脏受损，累及他脏，而引起脏腑失调，脏精亏损，致成虚劳。至于饮食不节，饥饱失调，则可损伤脾胃，致精微不能化生，气血生化无源，内不能和调于五脏六腑，外不能洒陈于经脉肌腠，渐至虚损无疑。

三、诊断

《金匮要略·血痹虚劳脉症并治》曰："夫男子平人，脉大为劳，极虚亦为劳。"其总的病机是五脏气血阴阳俱虚。气虚则无力推动血行，血虚则不能充盈脉道，故临床上虚劳病人多见两类虚性脉象，或大而无力之脉，或为轻按则软、重按无力之极虚之脉。脉大与脉极虚，虽然形态有所区别，但其本质基本相同，都是脏腑气血不足、精气虚损之反映。

《金匮要略·血痹虚劳脉症并治》曰："男子脉虚沉弦，无寒热，短气里急，小便不利，面色白，时目瞑兼衄，腹满，此为劳使之然。"本条指出了气血两虚的虚劳脉症。虚劳病见到沉取带弦而无力的脉象，又无外感寒热的症状，是气血两虚的征象。面白、时目瞑、兼衄是肝脾血虚所致；短气、里急、小便不利、少腹满，是肾阳不足，不能温化水液所引起。凡此脉症，均属虚劳范畴。

《医宗金鉴》云："脉虚沉弦，阴阳俱不足也；无寒热，是阴阳虽不足而不相乘也；短气面白，时瞑兼衄，乃上焦虚而血不荣也；里急小便不利，少腹满，乃下焦虚而气不行也，凡此脉症，皆因劳而病也，故曰劳使之然。"

《临证指南医案·虚劳》曰："久虚不复谓之损，损极不复谓之劳。"本条对文献中较常提到的虚、虚损概念给予明确的鉴别。清朝医家叶天士认为，虚、损、劳均指元气虚弱、脏腑亏损所致的多种慢性疾病。古人云"虚者可补，损者难复"，表明虚者尚属病轻，损者便为病重。《内经》有"损者益之""劳者温之"的治法，说明损与劳有一定区别。按本条所云，机体亏损程度由轻至重，可分别谓之"虚""损""劳"。目前，凡见禀赋不足、后天失调、病久失养、积劳内伤、身体羸弱、久虚不复而表现为各种亏损证候的均统称为"虚损劳伤"，或简称为"虚劳""虚损。"

四、辨证论治

（一）辨证要点

张仲景《金匮要略》论述了阴阳两虚的虚劳证治，《金匮要略·血痹虚劳病脉证并治》曰："虚劳里急，悸，衄，腹中痛，梦失精，四肢酸痛，手足烦热，咽干口燥，小建中汤主之。"虚劳病的发展往往阴虚及阳，阳虚及阴，从而导致阴阳两虚之证。由于人体阴阳的偏盛偏衰可产生偏热偏寒的证候，所以当阴阳两虚时，就会出现寒热错杂之证。如阴虚生热，则衄血、手足烦热、咽干口燥；阳虚生寒，则里急，腹中痛；心营不足则心悸；肾虚则阴精不能内守而梦遗失精；气血虚衰不能营养四肢，则四肢酸痛。

《金匮要略·血痹虚劳脉证并治》曰："劳之为病，其脉浮大，手足烦，春夏剧，冬秋瘥，阴寒精自出，酸削不能行。"指出虚劳（以阴虚为主）与季节的关系。阴虚则阳浮于外，故脉浮大；阴虚生热，四肢为诸阳之本，故手足烦热。证本阴虚阳亢，春夏木火正盛，阳气外浮，则阴愈出，故病加重；秋冬金水相生，阳气内藏，故病减轻。由于阴虚及阳，精关不固，故阴寒精自出。肾藏精而主骨，精失则肾虚，肾虚则骨弱，故两腿酸痛瘦削，不能行动。

《金匮要略·血痹虚劳脉证并治》曰："五劳虚极，羸瘦腹满，不能饮食，食伤、忧伤、饮伤、房室伤、饥伤、劳伤，经络荣卫伤，内有干血，肌肤甲错，两目黯黑，缓中补虚，大黄䗪虫丸主之。"

干血，血干枯瘀滞之谓，俗称"干血劳"，为虚劳证候之一，多见于妇女。虚劳日久不愈，经络气血的运行受到影响，从而产生瘀血；新血难以生成，肌肤失其营养，以致枯干粗糙如鳞甲状；眼目失其滋荣，故双目暗黑。同时，干血患者往往肌肉消瘦，骨蒸。

明朝医家张景岳认为，虚劳的根本病机为阴阳不足，而治疗关键为阴阳之辨，即"培其不足，不可伐其有余"。由于阴阳相偶，二者之间具有相互依存、相互转化的关系，阳虚会损及阴，阴虚亦可损及阳，故临证往往不能单纯地补阴或补阳，而是补阳当于阴中求阳气之生，补阴当于阳中求阴精之长。因为阳气的功能活动需要以阴精为物质基础，故补阳的同时佐以滋阴，则阳气得到阴精的资助而生生不息；阴精的不断化生需要阳气的推动温煦，故在补阴的同时佐以补阳，则阴精得到阳气的鼓动气化而源源不绝。张景岳创立的左归丸、右归丸等方剂即是此理，从而丰富了肾阴虚、肾阳虚的理论与方药治疗。《景岳全书·补略》曰："善补阳者于阴中求阳，则阳得阴助而生化无穷；善补阴者，于阳中求阴，则阴得阳升而泉源不竭。"

虚劳的五大危证，即心脏之败、肺脏之败、脾脏之败、肝脏之败、肾脏之败，张景岳指出了其主要症状，并认为出现此类情况，预后较差，提示要尽可能提前防治。

《景岳全书·虚损》曰："一凡病虚损者其有患虚证别无邪热，而谵妄失伦者，此心脏之败，神去之兆也，必死；二劳嗽、喑哑声不能出，或喘急气促者，此肺脏之败，必死；三劳损肌肉脱尽者，此脾脏之败，必死。四筋为疲极之本，凡病虚损者，多有筋骨疼痛。若痛有至极不可忍者，乃血不能荣筋，此肝脏之败，必死。五劳损既久，再及大便、泄泻不能禁止者，此肾脏之败，必死。"

清朝医家陈修园将虚劳分为阳虚、阴虚两类，并进一步指出阳虚主要为胃阳虚、肾阳虚两种证型，阴虚主要为肺胃阴虚、心脾血虚、肝肾阴虚三种证型，该分类方法促进了后世医家对虚劳的认识。阳虚主要与先天不足、后天失调有关；阴虚则指津液、血、精的亏损不足。人体阴虚根据所病脏腑的不同，阴液的损耗也有所不同。如热病邪热炽盛，最易耗伤肺、胃津液，因此肺胃阴虚以津液耗伤为主要表现。肺津伤可见干咳无痰，鼻燥，痰带血丝；胃津伤则见口燥咽干，渴饮不止。心主血，脾统血，故心脾阴液不足主要以血虚见证为主，如心悸怔忡、失眠多梦、健忘等。肝和肾在生理上互相滋生，关系密切，故肝肾阴虚症状常同时出现。真精即真阴，温热病或重病日久往往使肝肾真阴受伤，表现为手足心灼热、遗精、眩晕、消瘦、口干舌燥或颧红、舌干绛等症。就临床而言，肺胃津伤，病势相对较轻浅，及时救治，阴液恢复也快；心脾血虚则病程稍长，阴血恢复较慢；肝肾真阴亏损，病势最重，阴液恢复的时间相对来说更长。

《医学从众录·虚劳》曰："所谓阳虚有二者，有胃中之阳，后天所生者也。有肾中之阳，先天所基者也……所谓阴虚有三者，如肺胃之阴，则津液也；心脾之阴，则血脉也；肝肾之阴，则真精也。液生于气，惟清润之品，可以生之。精生于味，非黏腻之物，不能填之。血生于水谷，非调补中州不能化之。"

（二）分证论治

1. 气虚

（1）肺气虚证

证候：咳嗽无力，痰液清稀，短气自汗，声音低怯，时寒时热，平素易于感冒，面白。

治法：补益肺气。

方药：补肺汤加减。自汗较多者，加牡蛎、麻黄根固表敛汗；若气阴两虚而兼见潮热、盗汗者，加鳖甲、地骨皮、秦艽等养阴清热；若气虚卫弱，外邪入侵，寒热，身重，头目眩冒，表现正虚感邪者，当扶正祛邪，仿《金匮要略》薯蓣丸意，佐以防风、豆卷、桂枝、生菱、杏仁、桔梗。

（2）心气虚证

证候：心悸，气短，劳则尤甚，神疲体倦，自汗。

治法：益气养心。

方药：七福饮加减。自汗多者，可加黄芪、五味子益气固摄；饮食少思，加砂仁、茯苓开胃健脾。

（3）脾气虚证

证候：饮食减少，食后胃脘不舒，倦怠乏力，大便溏薄，面色萎黄。

治法：健脾益气。

方药：加味四君子汤加减。胃失和降而兼见胃脘胀满，嗳气呕吐者，加陈皮、半夏和胃理气降逆；食少运迟而见脘闷腹胀，嗳气，苔腻者，加神曲、麦芽、山楂、鸡内金消食健胃；气虚及阳，脾阳渐虚而兼见腹痛即泻，手足欠温者，加肉桂、炮姜温中散寒。若中气不足，气虚下陷，脘腹坠胀，气短，脱肛者，可改用补中益气汤补气升陷。

（4）肾气虚证

证候：神疲乏力，腰膝酸软，小便频数而清，白带清稀。舌淡，脉弱。

治法：益气补肾。

方药：大补元煎加减。神疲乏力甚者，加黄芪益气；尿频较甚及小便失禁者，加菟丝子、五味子、益智仁补肾固摄；脾失健运而兼见大便溏薄者，去熟地黄、当归，加肉豆蔻、补骨脂温补固涩。

2. 血虚

（1）心血虚证

证候：心悸怔忡，健忘，失眠，多梦，面色不华。

治法：养血宁心。

方药：养心汤加减。失眠、多梦较甚，可加合欢花、首乌藤养心安神。脾血虚常与心血虚同时并见，故临床常称心脾血虚。除前述的养心汤外，归脾汤为补脾与养心并进、益气与养血相融之剂，具有补益心脾、益气摄血的功能，是治疗心脾血虚的常用方。

（2）肝血虚证

证候：头晕，目眩，胁痛，肢体麻木，筋脉拘急，或筋惕肉瞤，妇女月经不调，甚则闭经，面色不华。

治法：补血养肝。

方药：四物汤加减。血虚甚者，加制首乌、枸杞子、鸡血藤增强补血养肝之功；胁痛，加丝瓜络、郁金、香附理气通络；目失所养，视物模糊，加楮实子、枸杞子、决明子养肝明目；若干血瘀结，新血不生，羸瘦，腹满，腹部触有癥块，硬痛拒按，肌肤甲错，状如鱼鳞，妇女经闭，两目暗黑，舌有青紫瘀点、瘀斑，脉细涩者，可同服大黄蟅虫丸祛瘀生新。

3. 阴虚

（1）肺阴虚证

证候：干咳，咽燥，甚或失音，咯血，潮热，盗汗，面色潮红。

治法：养阴润肺。

方药：沙参麦冬汤加减。咳嗽甚者，加百部、款冬花肃肺止咳；咯血，加白及、仙鹤草、小蓟凉血止血；潮热，加地骨皮、银柴胡、秦艽、鳖甲养阴清热；盗汗，加五味子、乌梅、瘪桃干敛阴止汗。

（2）心阴虚证

证候：心悸，失眠，烦躁，潮热，盗汗，或口舌生疮，面色潮红。

治法：滋阴养心。

方药：天王补心丹加减。火热偏盛而见烦躁不安，口舌生疮者，去当归、远志之辛温，加黄连、木通、淡竹叶清心泻火，导热下行；潮热，加地骨皮、银柴胡清退虚热；盗汗，加牡蛎、浮小麦敛汗止汗。

（3）脾胃阴虚证

证候：口干唇燥，不思饮食，大便燥结，甚则干呕，呃逆，面色潮红。

治法：养阴和胃。

方药：益胃汤加减。口干唇燥，津亏较甚者，加石斛、花粉滋养胃阴；不思饮食甚者，加麦芽、白扁豆、山药益胃健脾；呃逆，加刀豆、柿蒂、竹茹降逆止呃；大便干结，用蜂蜜润肠通便。

（4）肝阴虚证

证候：头痛，眩晕，耳鸣，目干畏光，视物不明，急躁易怒，或肢体麻木，筋惕肉瞤，面部潮红。

治法：滋养肝阴。

方药：补肝汤加减。头痛、眩晕、耳鸣较甚，或筋惕肉瞤，为风阳内盛，加石决明、菊花、钩藤、刺蒺藜平肝息风潜阳；目干涩畏光，或视物不明者，加枸杞子、女贞子、决明子养肝明目；急躁易怒，尿赤便秘，舌红、脉数者，为肝火亢盛，加夏枯草、丹皮、栀子清肝泻火。

（5）肾阴虚证

证候：腰酸，遗精，两足痿弱，眩晕，耳鸣，甚则耳聋，口干，咽痛，颧红。舌红，少津，脉沉细。

治法：滋补肾阴。

方药：左归丸加减。遗精，加牡蛎、金樱子、芡实、莲须固肾涩精；潮热，口干咽痛，脉数，为阴虚火旺，去鹿角胶、山茱萸，加知母、黄柏、地骨皮滋阴泻火。

4. 阳虚

（1）心阳虚证

证候：心悸，自汗，神倦嗜卧，心胸憋闷疼痛，形寒肢冷，面色苍白。

治法：益气温阳。

方药：保元汤加减。心胸疼痛者，酌加郁金、川芎、丹参、三七活血定痛；形寒肢冷，为阳虚较甚，酌加附子、巴戟、仙茅、淫羊藿、鹿茸温补阳气。

（2）脾阳虚证

证候：面色萎黄，食少，形寒，神倦乏力，少气懒言，大便溏薄，肠鸣腹痛，每因受寒或饮食不慎而加剧。

治法：温中健脾。

方药：附子理中汤加减。腹中冷痛较甚，为寒凝气滞，可加高良姜、香附或丁香、吴茱萸温中散寒，理气止痛；食后腹胀及呕逆者，为胃寒气逆，加砂仁、半夏、陈皮温中和胃降逆；腹泻较甚，为阳虚寒甚，加肉豆蔻、补骨脂、薏苡仁温补脾肾，涩肠除湿止泻。

（3）肾阳虚证

证候：腰背酸痛，遗精，阳痿，多尿或不禁，面色苍白，畏寒肢冷，下利清谷或五更泄泻。舌淡胖，有齿痕。

治法：温补肾阳。

方药：右归丸加减。遗精，加金樱子、桑螵蛸、莲须，或金锁固精丸以收涩固精；脾虚以致下利清谷者，减熟地黄、当归等滋腻滑润之品，加党参、白术、薏苡仁益气健脾，渗湿止泻；命门火衰以致五更泄泻者，合四神丸温脾暖肾，固肠止泻；阳虚水泛以致浮肿、尿少者，加茯苓、泽泻、车前子，或合五苓散利水消肿；肾不纳气而见喘促短气，动则更甚者，加补骨脂、五味子、蛤蚧补肾纳气。

第二十八节 消 渴

一、病名

中医学对消渴病的认识历史悠久，源远流长。消渴一病首见于《黄帝内经》，称之为"消瘅""肺消""膈消""消中""肾消"等，并对其主要病机作了初步分析。《金匮要略》立专篇讨论，并首创肾气丸、白虎加人参汤治疗本病。《外台秘要》指出"每发即小便至甜"为本病的临床特点。《宣明论方》论述消渴一证"可变为雀目或内障"。《证治准绳》首先规范了"三消"的临床分类，"渴而多饮为上消（《内经》谓膈消），消谷善饥为中消（《内经》谓消中），渴而便数有膏为下消（《内经》谓肾消）。"

二、病因病机

《素问·奇病论》云："帝曰：有病口甘者，病名为何？何以得之？岐伯曰：此五气之溢也，名曰脾瘅。夫五味入口，藏于胃，脾为之行其精气，津液在脾，故令人口甘也，此肥美之所发也，此人数食甘美而多肥也。肥者，令人内热，甘者，令人中满，故其气上溢，转为消渴，治之以兰，除陈气也。"

《素问·阴阳别论》中也提出"二阳结，谓之消"之论点，即饮食所伤，气结化热，导致胃肠热结，进而烁耗阴液，遂发消渴。故《素问·通评虚实论》中称消渴病为"膏粱之疾"。

《灵枢·五变》曰："五脏皆柔弱者，善病消瘅。"因五脏的生理性能不同，各种因素损伤五脏而引起消渴的机制也各异。如心为君主之官，主血脉，心虚则血虚，血虚不能濡养周身则诸脏皆虚；又因津血同源，血虚则津枯，阴血不足亦可导致消渴的发生。

《素问·经脉别论》曰："脾气散精，上归于肺，通调水道，下输膀胱。"脾居中属土，为后天之本，气血生化之源，主运化水谷，脾虚则诸脏皆虚，水津运化失常，而易发消渴。肺为水之上源，肺虚不能通调水道，致水液直趋于下，表现为多尿肺津不足，则口干渴、多饮而发生消渴。肾为先天之本，主藏精，肾亏易出现肾阴亏虚，津液不足。肾为水脏，肾虚则水不制火，虚火内生，发为消渴。肝为将军之官，性喜条达，肝虚则情志失调，肝病及脾，脾虚致水津代谢失常；肝肾同源，肝血不足则肾精亏虚，两者皆易发生消渴。

《灵枢·五变》曰："其心刚，刚则多怒，怒则气上逆，胸中蓄积，血气逆留，皮充肌，血脉不行，转而为热，热则消肌肤，故为消瘅。"论述了情志失调、郁而化火导致消渴的病机。因长期精神刺激，或暴怒，或抑郁，终致气机郁结，内火郁炽，消烁阴津，而发为消渴。

《素问·通评虚实论》曰："消瘅虚实何如？岐伯曰：脉实大，病久可治；脉悬小坚，病久不可治。"指出消渴病预后主要取决于邪正盛衰。若气血不虚，虽病久亦可治疗；若气血已衰、邪气盛实，则正不胜邪，病久而不可治。同时强调了该病治疗应注意补益气血、扶培正气的重要性。

《诸病源候论·渴利候》曰："内消病者，不渴而小便多是也。由少服五石，石热结于肾，内热之所作也。"阐述了内消之病机。

魏晋时期服石之法蔚然成风，服石不当常可致病，对隋唐医家认识消渴的病因病机有很大影响和启发，也是他们从阴虚燥热论治消渴的理论基础。

清代医家叶天士在《临证指南医案·三消》中指出，"心境愁郁，内火自燃，乃消渴大病"，强调了五志过极、郁热伤津是诱发消渴病的重要因素。

唐容川《血证论·发渴》曰："有瘀血则发渴。"血瘀是消渴病的重要病机之一，而且与消渴病多种并发症的发生密切相关。病久入络，血脉瘀滞，气机运行不畅，水津不能随气上布而发消渴。此外，消渴是一种病及多个脏腑的疾患，影响气血的正常运行，且阴虚内热，耗伤津液，亦使血行不畅而致血脉瘀滞。二者相互影响，加重消渴的发展。

三、诊断

东汉医家张仲景认为，消渴本虚在肺胃，因寸口脉候肺，肺主气属卫，心主血属营，浮为阳虚、卫气不足之象，迟为营血亏虚之候，浮迟并见，表明消渴病本虚的实质。《金匮要略·消渴小便不利淋病脉证并治》曰："寸口脉浮而迟，浮即为虚，迟即为劳。虚则卫气不足，劳则营气竭。趺阳脉浮而数，浮即为气，数即消谷而大坚。气盛则溲数，溲数则坚，坚数相搏，即为消渴。""男子消渴，小便反多，以饮一斗，小便一斗，肾气丸主之。"

巢元方《诸病源候论·消渴候》曰："其病变多发痈疽。"消渴常病及多个脏腑而变证百出。消渴常见的并发症为痈疽脓疡。隋唐医家巢元方认为，其病机在于热灼津液，津液竭则经络涩，经络涩则营卫不行，营卫不行、热气留滞而气血壅滞，脉络瘀阻，蕴毒成脓。

孙思邈在《备急千金要方》中也指出："消渴之人，必于大骨节间发痈疽而卒，所以戒之在大痈也，当预备痈药以防之。"

唐朝医家王焘《外台秘要》的记载还表明，隋唐时期的医家不仅已经认识到消渴病人有小便甜的症状，并将其作为诊断和判断预后的标准，而且认识到"肾气不足，不能蒸腾五谷之气以上濡五脏，谷气下泄而为小便，故小便甜"这一深刻的理论基础。《外台秘要·消中消渴消瘅》曰："渴而饮水多，小便数，有脂，似麸片甜者，皆是消渴也……每发即小便至甜。"

四、辨证论治

（一）辨证要点

孙思邈《备急千金要方·消渴》曰："所慎有三：一饮酒，二房室，三咸食及面。能慎此者，虽不服药，而自可无他。不知此者，纵有金丹，亦不可救，深思慎之。"

隋唐医家认为，消渴的病因主要是服石不当、饮食不节、房劳过度所致，而且已认识到情志失调可引发消渴诸症，并强调"肾虚"和"燥热"在消渴病理机制中的重要地位。其中"热"又分为实热、虚热两类。实热多由饮食不节，多食肥甘厚腻之品，久而酝酿化热；或由服石不当，及至年老时下焦亏虚而使热独盛所致。虚热多由房劳过度，或服石伤肾，肾阴亏损，终成虚热耗津之候。

这一时期的医家对消渴的预防及治疗禁忌已经有了较为深入的认识，尤其表现在注重平时的摄生调养方面，孙思邈在本条已明确指出饮食是消渴能否控制的关键因素。此外，《儒门事亲·三消之说当从火断》中也有类似论述："（消渴）不减滋味，不戒嗜欲，不节喜怒，病已而复作。能从此三者，消渴亦不足忧矣。"

明朝医家王肯堂根据消渴的临床特点和脏腑病机的不同将其分为上、中、下三消论述，是在前人论述的基础上对其分类的进一步规范。其中上消症见烦渴多饮，口干舌燥，舌边尖红，苔薄黄，脉洪数，为肺热津伤所致；中消以多食易饥、口渴、尿多、形体消瘦、大便干燥、苔黄、脉滑实有力为发病特点，病机为胃热炽盛；下消尿多、尿频，浑浊如脂膏，或尿甜，腰膝酸软，乏力，头晕耳鸣，口干唇燥，皮肤干燥，舌红少苔，脉细数，是肾阴亏虚所致。其"三消"分类、分治观点为后世医家广泛接受。

王肯堂《证治准绳·消瘅》曰："渴而多饮为上消（《内经》谓膈消）；消谷善饥为中消（《内经》谓消中）；渴而便数有为下消（《内经》谓肾消）。"

《景岳全书·三消干渴》曰："凡治消之法最当先辨虚实。若察其脉证，果为实火致耗津液者，但去其火则津液自生，消渴自止。若由真水不足，则悉属阴虚，无论上中下急宜治肾，使阴气渐充，精血渐复，则病自愈。若但知清火，则阴无以生，而日见消败，益以困矣。"肾为先天之本，主藏精而寓真阴真阳。肾阴亏损则虚火内生，上燔心肺则多饮；中灼脾胃则消谷；阴虚阳亢、固摄失职，故小便量多。故此处指出消渴虽有上、中、下三消之分，但因其本在肾，且有虚实之别，故治法不同，治以补肾阴和清实火。

程钟龄《医学心悟·三消》曰："三消之症，皆燥热结聚也。大法治上消者，宜润其肺，兼清其胃，二冬汤主之；治中消者，宜清其胃，兼滋其肾，生地八物汤主之；治下消者，滋其肾，兼补其肺，地黄汤、生脉散并主之。夫上消清胃者，使胃火不得伤肺也；中消滋肾者，使相火不得攻胃也；下消清肺者，滋上源以生水也。三消之法，不专执本经，而滋其化源，则病易痊矣。"

叶天士《临证指南医案·三消》曰："三消一症，虽有上、中、下之分，其实不越阴亏阳亢、津涸热淫而已。"

（二）分证论治

1. 上消

证候：肺热津伤证，见口渴多饮，口舌干燥，尿频量多，烦热多汗。舌边尖红，苔薄黄，脉洪数。

治法：清热润肺，生津止渴。

方药：消渴方加减。烦渴不止，小便频数，而脉数乏力者，为肺热津亏，气阴两伤，可选用玉泉丸或二冬汤。玉泉丸中人参、黄芪、茯苓益气，天花粉、葛根、麦冬、乌梅、甘草等清热生津止渴。二冬汤重用人参益气生津，天冬、麦冬、天花粉、黄芩、知母清热生津止渴。两方同中有异，前者益气作用较强，而后者清热作用较强，可根据临床需要选用。

医案选析：滑伯仁治一人，患消渴，众医以为肾虚水渴，津不能上升，合附子大丸服之，既服渴甚，旧有目疾兼作。其人素丰肥，因是顿瘦损，仓惶请滑视之。曰阴阳之道，相为损益，水不足则济之以水，未闻水不足而以火济之，不焦则枯。乃令屏去前药，更寒剂下之，荡去火毒，继以苦寒清润之剂，竟月平复。（江瓘．名医类案．人民卫生出版社，2005.）

2. 中消

（1）胃热炽盛证

证候：多食易饥，口渴，尿多，形体消瘦，大便干燥。苔黄，脉滑实有力。

治法：清胃泻火，养阴增液。

方药：玉女煎加减。大便秘结不行，可用增液承气汤润燥通腑，"增水行舟"，待大便通后，再转上方治疗。本证亦可选用白虎加人参汤。方中生石膏、知母清肺胃，除烦热；人参益气扶正；甘草、粳米益胃护津。

（2）气阴亏虚证

证候：口渴引饮，能食与便溏并见，或饮食减少，精神不振，四肢乏力，体瘦。舌淡红，苔白而干，脉弱。

治法：益气健脾，生津止渴。

方药：七味白术散加减。《医宗金鉴》等将本方列为治消渴的常用方之一，并可合生脉散益气生津止渴。肺有燥热，加地骨皮、知母、黄芩清肺；口渴明显，加天花粉、生地黄养阴生津；气短汗多，加五味子、山萸肉敛气生津；食少腹胀，加砂仁、鸡内金健脾助运。

医案选析：族女，频食易饥，手足瞤动，此消中症。经云瘅成为消中，以初病胃热，消谷而瘦，煎熬日久，胃热内消，水液不为宣布，下注直降，势必延为燥涸，局方甘露饮宜之。（林珮琴．类证治裁．人民卫生出版社，2005.）

3. 下消

（1）肾阴亏虚证

证候：尿频量多，混浊如脂膏，或尿甜，腰膝酸软，乏力，头晕耳鸣，口干唇燥，皮肤干燥，瘙痒。舌红，苔少，脉细数。

治法：滋阴固肾。

方药：六味地黄丸加减。阴虚火旺而烦躁，五心烦热，盗汗，失眠者，可加知母、黄柏滋阴泻火；尿量多而混浊者，加益智仁、桑螵蛸等益肾缩尿；气阴两虚而伴困倦，气短乏力，舌质淡红者，可加党参、黄芪、黄精益气；若烦渴，头痛，唇红舌干，呼吸深快，阴伤阳浮者，用生脉散加天冬、鳖甲、龟甲等育阴潜阳；如见神昏、肢厥、脉微细等阴竭阳亡危象者，可合参附龙牡汤益气敛阴，回阳救脱。

医案选析：省中周公者山左人也，年逾四旬，因案牍积劳，致成羸疾，神困食减，时多恐惧，自冬春达夏，通宵不寐者，半年余矣。而上焦无渴，不嗜汤水，或有少饮，则沃而不行，然每夜必去溺二三升，莫知其所从来。且半皆如膏，庶羸至极，自分必死。予诊之，脉犹带缓，肉亦未脱，如其胃气尚存，乃用归脾汤去木香，及大补元煎之属，一以养阳，一以养阴，出入间用。至三百余剂，计人参二十斤，乃得痊愈。此神消于上，精消于下之证也，可见消有阴阳，不得尽言为火也。（张景岳．景岳全书．中国中医药出版社，

1994.）

（2）阴阳两虚证

证候：小便频数，混浊如膏，甚至饮一溲一，面容憔悴，耳轮干枯，腰膝酸软，四肢欠温，畏寒肢冷，阳痿或月经不调。苔淡白而干，脉沉细无力。

治法：滋阴温阳，补肾固涩。

方药：金匮肾气丸加减。尿量多而混浊者，加益智仁、桑螵蛸、覆盆子、金樱子等益肾收摄；身体困倦，气短乏力者，可加党参、黄芪、黄精补益正气；阳痿，加巴戟天、淫羊藿、肉苁蓉；阳虚畏寒者，可酌加鹿茸粉冲服，以启动元阳，助全身阳气之生化。

医案选析：初诊上中下三消症具，肌削色黄，左脉弦细，右浮濡。营气两亏，恐其加剧。潞党三钱，山药三钱，金石斛三钱，大熟地五钱，炙五味三分，橘红七分，生绵芪三钱，麦冬二钱，云苓三钱，乌梅肉一钱，胡桃肉三钱，湘莲肉十粒。二诊上下消症减，咳甚痰稠。金烁已极，内伏郁火，脉弦细而促。滋养金脏，兼泄离火之用，以火乘金位之下也。生地四钱，麦冬一钱，知母一钱，熟地三钱，元参一钱半，橘白八分，生绵芪二钱，山栀一钱半，稆豆三钱，灯心一扎。（何炫.何嗣宗医案.学林出版社，1982.）

第二十九节　郁　证

一、病名

郁病，古医籍称"郁"，首载于《素问·六元正纪大论》。根据致病原因，其可分为木、火、土、金、水五郁，即"五郁学说"，并包括相应的治疗大法。

《金匮要略》记载了属于郁病的脏躁和梅核气两种病证，认为其多发于女性，所创的半夏厚朴汤、甘麦大枣汤沿用至今。

元朝朱丹溪从病机着眼，提出气、血、痰、火、湿、食之六郁论，创立了越鞠丸等名方。明清时期医家则进一步阐释了外感、内伤诸因素均可致郁，并指出情志之郁较为多见。同时依据五行理论，从脏腑病位上突出五脏之郁，并充分注意到精神治疗对郁病具有重要意义，从而使郁病理论得以发展，并趋于成熟完善。

二、病因病机

《黄帝内经》论述五郁。《素问·六元正纪大论》曰："郁极乃发，待时而作。"又曰："木郁之发……民病胃脘当心而痛，上肢两胁，膈咽不通，食饮不下，甚则耳鸣眩转，目不识人，善暴僵仆。"阐述了木郁主症。木郁为风气大行，病机多为肝气郁滞。肝气失于疏泄，故脘胁疼痛；气逆犯胃，故咽膈痞塞不通、食饮难下；气郁而上逆，故头眩耳鸣，甚则昏仆。

《素问·六元正纪大论》曰："火郁之发……民病少气，疮疡痈肿，胁腹胸背，面首四肢，膜愤胪胀，疡痱呕逆，瘛疭骨痛……血溢流注，精液乃少，目赤心热，甚则瞀闷懊侬，善暴死。"阐述了火郁主症。火郁为炎火流行，病机为火盛闭郁。表现为胸腹、头面、四肢胀痛；甚则火热伤心、血，出现血溢流注、疮疡、目赤、烦躁、神昏等症，易突发死亡。

《素问·六元正纪大论》曰："土郁之发……民病心腹胀，肠鸣而为数后，甚则心痛胁䐜，呕吐霍乱，饮发注下，胕肿身重。"阐述了土郁主症。土郁为湿气盛行，病机为湿郁脾土、脾气壅滞，表现为腹胀、呕吐、下利、身重、浮肿等症。

《素问·六元正纪大论》曰："金郁之发……民病咳逆，心胁满引少腹，善暴痛，不可反侧，嗌干面尘色恶。"阐述了金郁主症。金郁为凉燥之气盛行，病机为肺气郁闭，表现为咳逆、心胁满、嗌干、面尘等症。

《素问·六元正纪大论》曰："水郁之发……民病寒客心痛，腰脽痛，大关节不利，屈伸不便，善厥逆，痞坚腹满。"阐述了水郁主症。水郁为水寒之气盛行，病机为寒邪郁滞肾气，表现为心痛、腰椎痛、关节不利、腹满。

东汉医家张仲景在《金匮要略》论述了梅核气与脏躁。《金匮要略·妇人杂病脉证并治》："妇人咽中如有炙脔，半夏厚朴汤主之。"梅核气是郁病中较为常见的一种病证，张仲景首先提出其证治。妇人自觉咽中如有异物感，咯之不出，吞之不下，但于饮食无碍，即后世所称梅核气。本病发生多由七情郁结，气机不畅，津聚为痰，与气搏结，上逆咽喉所致。

《金匮要略·妇人杂病脉证并治》曰："妇人脏躁，喜悲伤欲哭，象如神灵所作，数欠伸，甘麦大枣汤主之。"脏躁也是郁病中较为常见的一种病证，其证治方法也是张仲景首先提出。本病多由情志不舒或思虑过多，肝郁化火，伤阴耗液，心脾两虚所致。一般表现为情志不宁，无故悲伤欲哭，情绪易于波动，频作欠伸，神疲乏力等。

《医宗金鉴》曰："脏，心脏也，心静则神藏，若为七情所伤，则心不得静，而神躁扰不宁也，故喜悲伤欲哭，是神不能主情也，象如神灵所凭，是心不能主神明也，即今之失志癫狂病也。"

金元医家李东垣提出"中焦致郁"之说，即将郁之病位定于脾胃，不同于后世医家认为"郁之病位在肝、肝气郁滞乃致郁主要病机"之观点。《脾胃论》曰："凡有六淫七情，劳役妄动，故上下所属之脏气，致有虚实克胜之变。而过于中者，其中气则常先四脏，一有不平，则中气不得其和而先郁，更因饮食失节，停积痰饮，寒湿不通，而脾胃自受者，所以中焦致郁多也。"李东垣为"补土派"的代表人物，论病多从脾胃入手，郁病亦不例外，其行为或有偏颇，但郁病表现为土郁之症确实极为常见，故此论点对指导郁病的临床诊治具有一定的指导意义。

元代医家朱丹溪认为，郁病形成的根本原因是气机不利，升降失常，气血失和。《丹溪心法·六郁》曰："气血冲和，万病不生，一有怫郁，诸病生焉。故人身诸病，多生于郁。或寒热之交侵，或雨湿之浸淫，或酒浆之积聚，而成郁疾。凡郁皆在中焦，以苍术、抚芎开提其气以升之。假如食在气上，提其气则食自降矣。余皆仿此。"本条首次提出气、血、食、痰、热、湿六郁之说，表明其已认识到外感、内伤均可致郁，是对郁病病因的重大发展。

明朝医家张景岳在《景岳全书》中论述了情志三郁。《景岳全书·郁证》曰："凡五气之郁，则诸病皆有，此因病而郁也；至若情志之郁，则总由乎心，此因郁而病也。"根据郁病的起病特点，张景岳将之分为"因病而郁"和"因郁而病"，相当于西医学原发性和继发性疾病。"因郁而病"之"郁"即情志之郁，现代中医内科学将之视为狭义郁病。此外，张景岳在《类经》一书详述了郁病的病机特点为："结聚不行，乃致当升不升，当降不降，当化不化。或郁于气，或郁于血，或郁于表，或郁于里，或因郁而生病，或因病而生郁。"

《景岳全书·郁证》曰："予辨其三证，庶可无误，盖一曰怒郁，二曰思郁，三曰忧郁。怒郁者，方其大怒气逆之时，则实邪在肝，多见气满腹胀……又若思郁者，思则气结，结于心而伤于脾也。及其既甚，则上连肺胃而为咳喘，为失血，为膈噎，为呕吐；下连肝肾，则为带浊，为崩淋，为不月，为劳损……又若忧郁病者，则全属大虚，本无邪实……此其戚戚悠悠，精气但有消索，神志不振，心脾日以耗伤。"

清朝医家叶天士主张"郁而成病"，认为郁病主要为"七情之郁"，病机关键是"气之升降开阖枢机不利"。《临证指南医案·郁证》曰："情志之郁……隐情曲意不伸，是为心疾，此草木攻病，难以见长，乃七情之郁损……内伤情怀起病，务以宽怀解释……郁证全在病者能移情易性。"

三、诊断

《素问·六元正纪大论》最早对郁病进行了分类，依据自然界风、热、湿、燥、寒五气异常变化对人体的影响，将郁病分为木郁、火郁、土郁、金郁、水郁，并对五郁所致之病进行阐述，后世对五郁的论述及发挥皆基于此说。

元代医家朱丹溪认为，郁病形成的根本原因是气机不利，升降失常，气血失和。即"当升者不得升，当降者不得降，当变化者不得变化也，此为传化失常"。而病因论述表明其已认识到外感、内伤均可致郁，是对郁病病因的重大发展。朱丹溪根据气血津液运化失常将郁病分为气郁、血郁、食郁、痰郁、热郁和湿郁，并对其证候特点进行描述，指出气郁的主症为"胸胁痛，脉沉涩"；湿郁为"周身走痛，或关节痛，遇阴寒则发，脉沉细"；痰郁为"动则喘，寸口脉沉滑"；热郁为"瞀闷，小便赤，脉沉数"；血郁为"四肢无力，能食便红，脉沉"；食郁为"嗳酸，腹饱不能食，人迎脉平和，气口脉繁盛"。

四、辨证论治

（一）辨证要点

《素问·六元正纪大论》曰："木郁达之，火郁发之，土郁夺之，金郁泄之，水郁折之。"此为郁病治疗的五个大法，亦是郁病治则的最早文献记载。其后历代不少医家又对《内经》五郁的治法进行阐述和解释，并有所发挥，其中以王冰对《内经》的注释较为全面。他认为："木郁达之，达谓吐之，令其条达也；火郁发之，发谓汗之，令其疏散也；土郁夺之，夺谓下之，令无拥碍也；金郁泄之，泄谓渗泄之，解表得小便也；水郁折之，折谓抑之，制其冲逆。"

朱丹溪在《丹溪心法·六郁》提出气、血、食、痰、热、湿六郁之说，并指出"苍术、抚芎总解诸郁，随证加入诸药。"创越鞠丸以解诸郁，流传后世。郁病证治论述为后世医家治疗本病提供了较好的参考。朱丹溪从病机角度出发，大胆开拓了专题研究郁病论治的先河，颇得后世医家推崇。从《内经》提出的五气之郁，到朱丹溪阐释的六郁论，反映了对郁病认识的不断深化，在郁病的认识上可谓是里程碑式的发展。

张景岳对情志三郁的具体证候特点进行详细分析，并指出治疗关键为必须从病因出发，重视精神心理疗法，即"若思郁不解而致病者，非得情舒愿遂，多难取效"。

怒郁的治疗要点为：①"暴怒伤肝，逆气未解者"宜选取解肝煎，或六郁汤，或越鞠丸。②"怒气伤肝，因而动火者"宜化肝煎。③"怒郁不解或生痰者"宜温胆汤。④"怒后逆气既散，肝脾受伤者"宜五味异功散，或五君子煎，或归脾汤。

思郁的治疗要点为：①"初有郁结滞逆不开者"宜和胃煎加减主之，或二陈汤，或沉香降气散，或启脾丸。②"妇人思郁不解，致伤冲任之源者"宜逍遥饮，或大营煎。③"思忆不遂，心肺不摄者"宜秘元煎。④"思虑过度，肝肾不固者"宜固阴煎。⑤"思郁动火，经脉错乱者"宜保阴煎。⑥"思郁动火，阴虚肺热者"宜四阴煎，或一阴煎。⑦"思结枯肠，心脾受伤者"宜寿脾煎，或七福饮。⑧"心膈气有不顺或微见疼痛者"宜归脾汤，或加砂仁、白豆蔻、丁香等以"微顺之"。

忧郁的治疗要点为：①"初郁不开，未至内伤者"宜二陈汤、平胃散，或和胃煎，或调气平胃散，或神香散，或六君子汤。②"忧郁伤脾者"宜温胃饮，或神香散。③"忧郁伤脾肺者"宜归脾汤，或寿脾煎。④"忧思伤心脾者"宜五福饮、七福饮，甚者大补元煎。

（二）分证论治

1. 肝气郁结

证候：精神抑郁，情绪不宁，胸部满闷，胁肋胀痛，痛无定处，脘闷嗳气，不思饮食，大便不调。苔薄腻，脉弦。

治法：疏肝解郁，理气畅中。

方药：柴胡疏肝散加减。肝气犯胃，胃失和降，而见嗳气频作，脘闷不舒者，可加旋覆花、代赭石、法半夏和胃降逆；兼有食滞腹胀者，可加神曲、麦芽、山楂、鸡内金消食化滞；肝气乘脾而见腹胀、腹痛、腹泻者，可加苍术、厚朴、茯苓、乌药健脾化湿，理气止痛；兼有血瘀而见胸胁刺痛，舌质有瘀点瘀斑，可加当归、丹参、郁金、红花活血化瘀。

2. 气郁化火

证候：性情急躁易怒，胸胁胀满，口苦而干，或头痛，目赤，耳鸣，或嘈杂吞酸，大便秘结。舌红，苔黄，脉弦数。

治法：疏肝解郁，清肝泻火。

方药：丹栀逍遥散加减。热势较甚，口苦，大便秘结者，可加龙胆草、大黄泄热通腑；肝火犯胃而见胁肋疼痛苦，嘈杂吞酸，嗳气，呕吐者，可加黄连、吴茱萸（即左金丸）清肝泻火，降逆止呕；肝火上炎而见头痛，目赤，耳鸣者，加菊花、钩藤、刺蒺藜清热平肝；热盛伤阴，而见舌红少苔，脉细数者，可去原方中当归、白术、生姜之温燥，酌加生地黄、麦冬、山药滋阴健脾，或改用滋水清肝饮养阴清火。

3. 痰气郁结

证候：精神抑郁，胸部闷塞，胁肋胀满，咽中如有物梗，吞之不下，咳之不出。苔白腻，脉弦滑。《医宗金鉴》将本证称为梅核气。

治法：行气开郁，化痰散结。

方药：半夏厚朴汤加减。自《金匮要略》以来，即将本方作为治疗本证的主要方剂。湿郁气滞而兼胸脘痞闷，嗳气，苔腻者，加香附、佛手片、苍术理气除湿；痰郁化热而见烦躁，舌红苔黄者，加竹茹、瓜蒌、黄芩、黄连清化痰热；病久入络而有瘀血征象，胸胁刺痛，舌质紫暗或有瘀点瘀斑，脉涩者，加郁金、丹参、降香、姜黄活血化瘀。

4. 心神失养

证候：精神恍惚，心神不宁，多疑易惊，悲忧善哭，喜怒无常，或时时欠伸，或手舞足蹈，骂詈喊叫等。舌质淡，脉弦。多见于女性，常因精神刺激诱发。临床表现多样，同一患者每次发作多为同样几种症状的重复。

治法：甘润缓急，养心安神。

方药：甘麦大枣汤加减。血虚生风而见手足蠕动或抽搐者，加当归、生地黄、珍珠母、钩藤养血息风；躁扰失眠者，加酸枣仁、柏子仁、茯神、制首乌等养心安神；喘促气逆者，可合五磨饮子开郁散结，理气降逆。

5. 心脾两虚

证候：多思善疑，头晕神疲，心悸胆怯，失眠健忘，纳差，面色不华。舌淡，苔薄白，脉细。

治法：健脾养心，补益气血。

方药：归脾汤加减。本方是治心脾两虚证的首选方剂。心胸郁闷，情志不舒者，加郁金、佛手片理气开郁；头痛，加川芎、白蒺藜活血祛风而止痛。

6. 心肾阴虚

证候：情绪不宁，心悸，健忘，失眠，多梦，五心烦热，盗汗，口咽干燥。舌红少津，脉细数。

治法：滋养心肾。

方药：天王补心丹合六味地黄丸加减。前方滋阴降火，养心安神；后方滋补肾阴，合用适宜于心肾阴虚之心悸，失眠，腰酸，遗泄。心肾不交而见心烦失眠，多梦遗精者，可合交泰丸交通心肾；遗精较频者，可加芡实、莲须、金樱子补肾固涩。

第三十节　内伤发热

一、病名

内伤发热的记载最早见于《内经》。《金匮要略》首创小建中汤治疗虚劳手足烦热，开后世甘温除热治法之先河。钱乙提出五脏热证的方药，并创六味地黄丸，为阴虚内热的治疗提供了一首重要方剂。李东垣创补中益气汤，推动了气虚发热辨证及治疗的进展。张景岳进一步发展了阳虚发热理论，并创右归饮、理中汤、大补元煎等方剂。《症因脉治》最先明确提出"内伤发热"的病名。《医林改错》及《血证论》则对瘀血发热的辨证及治疗作出了重要贡献。历代医家在《内经》的基础上，结合自己的临床实践不断完善内伤发热的理论认识及治法方药，逐渐形成了内伤发热的中医诊治特色。

二、病因病机

《内经》论述了内伤发热与五脏热病。《素问·阴阳应象大论》曰："气厚者为阳，厚则发热。"《素问·逆调论》曰："阴气少，而阳气胜，故热而烦满也。"这两条为内伤发热的最早记载，指出内伤发热产生的机理是阳气亢盛，既可为实证，也可为虚证，即阴虚阳亢而发热，表现为发热、心烦、口干。至于寒极发热，非真热，而是真寒假热，临证时尤要注意鉴别。后世医家巢元方在《诸病源候论》中称虚劳发热为"阴气不足，阳气有余"，钱乙在金匮肾气丸的基础上予以化裁，创六味地黄丸，专治阴虚发热，从而丰富了《内经》阴虚发热理论。

东汉医家张仲景对虚劳发热的主证和病机进行详细论述，并首创小建中汤治疗虚劳手足烦热，开创后世甘温除热治法的先声。李东垣在《内外伤辨惑论》中提出"内伤脾胃，乃伤其气。惟当以辛甘温之剂，补其中，升其阳，甘寒以泻其火则愈。盖温能除大热，大忌苦寒之药泻胃土耳"，并创补中益气汤治疗气虚发热，使甘温除热法具体化。其"温能除大热"理论是对张仲景虚劳发热理论的进一步丰富和完善。《金匮要略·血痹虚劳病脉证并治》曰："虚劳，里急，悸衄，腹中痛，梦失精，四肢酸疼，手足烦热，咽干，口燥，小建中汤主之。"

元朝医家朱丹溪认为，阴虚发热的治疗关键是保养阴精，即养阴清热。"阳在外，为阴之使；阴在内，为阳之守"，提示阴阳相互为用，缺一不可。阴虚发热的关键是"阴气耗散，阳无所附"，治疗也应大补阴精为主，佐以清热。可选用六味地黄丸、大补元煎、火郁汤、四物汤加黄柏、黄芩、龟甲等，进一步丰富了《内经》阴虚发热理论。《格致余论·恶寒非寒病恶热非热病论》曰："精神外驰，嗜欲无节，阴气耗散，阳无所附，遂致浮散于肌表之间而恶热也。实非有热，当做阴虚治之，而用补养之法可也。"

明朝医家徐春甫根据临床经验将内伤发热分3种情况：白天发热、夜晚安静者系阳盛所致；白天安静、夜晚发热者系热入血室所致；白天与夜晚均发热，则为阳亢阴绝所致，故病情最重，应峻补阴精，并泄其伏热。他在《古今医统大全·滋阴退热剂》中指出，内伤发热的治疗应根据不同病机特点而遣方用药，阴虚发热可选用（东垣）滋肾丸、补阴丸、六味地黄丸；内伤暑热宜选黄连香薷饮；气郁发热则选丹溪火郁汤。

《古今医统大全·卷三》曰："问其昼则发热，夜则安静，是阳气自旺于阳分也。昼则安静，夜则发热烦躁，是阳气下陷入阴中也，名曰热入血室。昼则发热烦躁，夜则发热烦躁，是重阳无阴也，当亟泻其阳，峻补其阴。"

《景岳全书·寒热》曰："内生之热，则有因饮食而致者，有因劳倦而致者，有因酒色而致者，有因七情而致者，有因药饵而致者，有因过暖而致者，有因阴虚而致者，有偶感而致者，有积累而致者。"

三、诊断

金元医家李东垣指出了内伤发热与外感发热的鉴别要点。《内外伤辨惑论·辨寒热》曰:"外伤寒邪,发热恶寒,寒热并作。其热也,翕翕发热,又为之拂拂发热,发于皮毛之上,如羽毛之拂,明其热在表也。内伤不足之病,其躁热发于肾间者,间而有之,与外中寒邪,略不相似。"外感发热为皮毛间发热,系由外感寒邪,卫气被郁,阳不得伸而发热,主要表现为起病较急,病程较短,发热的热度大多较高,发热的类型随病种的不同而有所差异。发热初期大多伴有恶寒,且恶寒得衣被而不减,常伴有头身疼痛、鼻塞流涕、咳嗽、脉浮等,属实证者较多。内伤发热为"上彻头顶,旁彻皮毛,浑身躁热,作须待袒衣露居,近寒凉处即已",系由脏腑功能失调、气血阴阳亏虚所致,主要表现为起病缓慢,病程较长,多为低热,或自觉发热,表现为高热者较少。不恶寒,或虽有怯冷,但得衣被则温,常伴有头晕、神疲、自汗、盗汗、脉弱等,属虚证者较多。徐春甫在《古今医统大全·虚烦》中称:"此烦热者,盖虚也。表既虚,不可汗;里不实,不可下;若攻之者多死,惟宜竹叶石膏汤。虚烦不止者,栀子升麻汤、白虎汤。"可与本条互参。

四、辨证论治

(一) 辨证要点

《素问·刺热》曰:"肝热病者,小便先黄,腹痛,多卧,身热,热争则狂言及惊,胁满痛,手足躁,不得安卧……刺足厥阴少阳……心热病者,先不乐,数日乃热,热争则卒心痛,烦闷,善呕,头痛面赤,无汗……刺手少阴太阳。脾热病者,先头重,颊痛,心烦颜青,欲呕身热,热争则腰痛,不可用俯仰,腹满泄,两颔痛……刺足太阴阳明。肺热病者,先淅然厥起毫毛,恶风寒,舌上黄,身热。热争则喘咳,痛走胸膺背,不得太息,头痛不堪,汗出而寒……刺手太阴阳明……肾热病者,先腰痛胻酸,苦渴,数饮,身热,热争则项痛而强,胻寒且酸,足下热,不欲言……刺足少阴太阳。"本条详述五脏热病的主要症状、病机及主治方法,指出五脏热病可采用"寒疗"方法,主要包括4种措施:"饮寒水"使其内寒;"刺于穴"令其脉寒;"着寒衣"使其外寒;"居寒处"令其体寒,即"热以寒治"。

后世医家钱乙在此基础上提出了五脏热证的具体方药,即肝热用泻青丸,心热用导赤散,脾热用泻黄散,肺热用甘桔汤,虚热用泻白散,肾热用地黄丸。

张景岳则进一步指出,"治五脏之热,当察微甚。如心经之微热者,宜二阴煎、安神丸、天王补心丹、导赤散之类,皆可随证酌用。其热甚者,如泻心汤、黄连解毒汤、八正散、《直指》黄芩汤及犀角地黄汤,皆其类也。肺经微热者,宜加减一阴煎、《正传》麦门冬汤、泻白散之类主之。其热甚者,宜黄芩清肺饮、黄芩知母汤之类主之。肝经微热者,宜化肝煎、保阴煎;热甚者,宜加味龙胆泻肝汤、芍药清肝散、七正散。脾胃微热者,宜清化饮、黄芍药汤。阳明热甚者,宜白虎汤、太清饮、泻黄散、玉泉散。肾经微热者,宜一阴煎、滋阴八味丸;热甚者,宜正气汤、丹溪大补阴丸;肾虚兼胃火者,玉女煎。膀胱微热者,宜五淋散;热甚者,大分清饮、化阴煎。三焦微热者,宜徙薪饮;热甚者,宜抽薪饮、大连翘饮、凉膈散、三补丸、大金花丸之类，择宜用之"，从而完善了五脏热病的证治。

《景岳全书·论诸热证治》曰："阴虚之热者，宜壮水以平之。无根之热者，宜益火以培之。"本条指出阴虚发热与阳虚发热的治则，前者需"壮水"，即养阴；后者需"益火"，即补阳。阳虚发热轻者可选用五君子煎、理阴煎、六气煎、温胃饮、寿脾煎等，重者则选用大补元煎、右归饮、右归丸、四味回阳饮、六味回阳饮、海藏八味地黄丸等。阴虚发热可根据五脏热病的特点选用，具体方药可参见《内经》五脏热病相关内容。

《景岳全书·火证》曰："实火宜泻，虚火宜补，固其法也。然虚中有实者，治法以补为主，而不得不兼乎清。若实中有虚者，治法以清为主，而酌兼乎补。"

《症因脉治·发热总论》曰："内伤发热分气分、血分发热。"明末清初医家秦景明首次明确提出"内伤发热"这一病证名称，并将其分为气分发热、血分发热两种，前者主症为"夜则安静，昼则烦热，唇焦口渴，饮水多汗"，可选用羌活柴胡汤、地骨皮散、桔梗汤、气虚柴胡汤、气实柴胡汤；后者主症为"昼则安静，夜则发热，唇焦口干，反不饮水，睡中盗汗"，选用天王补心丹、栀连四物汤、犀角地黄汤、血虚柴胡汤、血实柴胡汤等。

《医林改错·气血合脉说》曰："后半日发烧，前半夜更甚，后半夜轻，前半日不烧，此是血府血瘀；血瘀之轻者，不分四段，惟日落前后烧两时，再轻者，或烧一时，此内烧兼身热而言。"本条详述了瘀血发热的临床特点。情志郁结、劳倦过度、外伤等原因可导致瘀血，瘀血阻滞经络，气血运行不畅，壅遏不通，从而引起发热。清朝医家王清任认为，血瘀发热又称心里热、灯笼病，特点是身外凉、心里热。如作虚热而论，则愈补愈瘀；如作实火而言，则愈凉愈凝，故创血府逐瘀汤治疗。

（二）分证论治

1. 阴虚发热

证候：午后潮热，或夜间发热，不欲近衣，手足心热，烦躁，少寐多梦，盗汗，口干咽燥。舌红，或有裂纹，苔少甚至无苔，脉细数。

治法：滋阴清热。

方药：清骨散加减。盗汗较甚者，可去青蒿，加牡蛎、浮小麦、糯稻根固表敛汗；阴虚较甚者，加玄参、生地黄、制首乌滋养阴精；失眠者，加酸枣仁、柏子仁、首乌藤养心安神；兼有气虚而见头晕气短、体倦乏力者，加太子参、麦冬、五味子益气养阴。

2. 血虚发热

证候：发热，热势多为低热，头晕眼花，身倦乏力，心悸不宁，面白少华，唇甲色淡。舌淡，脉细弱。

治法：益气养血。

方药：归脾汤加减。血虚较甚者，加熟地黄、枸杞子、制首乌补益精血；发热较甚者，可加银柴胡、白薇清退虚热；因慢性失血所致血虚，若仍少许出血，可酌加三七粉、仙鹤草、茜草、棕榈炭等止血；脾虚失健，纳差腹胀者，去黄芪、龙眼肉，加陈皮、神曲、谷麦芽等健脾助运。

医案选析：张观察如夫人经期不调，先天禀薄，情志欠舒，心脾抑郁，诊脉细涩，细为气少，涩主血虚。问寝食如常，惟月事失调，每值经期，洒淅寒热，腰膂酸疼。按冲为血海，任主胞胎，二脉交通，乃能有子。脉证若此，即无他患，恐难孕育。间进加味归脾汤，调养心脾血气之源，常服毓麟珠，补益冲任，阴阳和谐，冲任调匀，则合浦珠还，蓝田玉苗，可预必也。（程文囿.程杏轩医案.中国医药科技出版社，2018.）

3. 气虚发热

证候：发热，热势或低或高，常在劳累后发作或加剧，倦怠乏力，气短懒言，自汗，易于感冒，食少便溏。舌淡，苔白薄，脉细弱。

治法：益气健脾，甘温除热。

方药：补中益气汤加减。自汗较多者，加牡蛎、浮小麦、糯稻根固表敛汗；时冷时热，汗出恶风者，加桂枝、芍药调和营卫；脾虚夹湿，而见胸闷脘痞，舌苔白腻者，加苍术、茯苓、厚朴健脾燥湿。

医案选析：殷凌霄兄令眷，年近年十，体肥便血，先医皆用芩连凉血寒中之剂，将两月而未痊。仲秋忽遍身发麻，合目更甚，因不敢合目，遂不寐者半月矣。诸医作风痰治疗，用星夏、天麻、秦艽，病益甚。请余求治，病人畏怖，许以重酬。诊其脉虚大而濡，便血犹未止，胃弱不能食，面上时有火起，此气随血下而虚也。盖卫气行阳则寤，行阴则寐，卧则卫气行于阴，气虚行于阴，遂不能周于阳，故合目则身麻也。正合东垣补气升阳和中汤证，即用补中益气汤，加苍术、黄柏、干姜、麦冬、芍药各五分。二剂病知，四剂病减，十剂血止病痊。予再往诊，病者托故他出，以避药矣。夫对证合方，其应如响，于此可见。（郑重光.素圃医案.人民军医出版社，2012.）

4. 阳虚发热

证候：发热而欲近衣，形寒怯冷，四肢不温，少气懒言，头晕嗜卧，腰膝酸软，纳少便溏，面色㿠白。舌淡胖，或有齿痕，苔白润，脉沉细无力。

治法：温补阳气，引火归原。

方药：金匮肾气丸加减。短气甚者，加人参补益元气；阳虚较甚者，加仙茅、淫羊藿温肾助阳；便溏腹泻者，加白术、炮干姜温运中焦。

5. 气郁发热

证候：发热多为低热或潮热，热势常随情绪波动而起伏，精神抑郁，胁肋胀满，烦躁易怒，口干而苦，纳食减少。舌红，苔黄，脉弦数。

治法：疏肝理气，解郁泄热。

方药：丹栀逍遥散加减。气郁较甚，可加郁金、香附、青皮理气解郁；热象较甚，舌红，口干，便秘者，可去白术，加龙胆草、黄芩清肝泻火；妇女若兼月经不调，可加泽兰、益母草活血调经。

6. 痰湿郁热

证候：低热，午后热甚，心内烦热，胸闷脘痞，不思饮食，渴不欲饮，呕恶，大便稀薄或黏滞不爽。苔白腻或黄腻，脉濡数。

治法：燥湿化痰，清热和中。

方药：黄连温胆汤合中和汤加减。前方理气化痰，燥湿清热，适用于痰湿郁而化热之证；后方清热燥湿，理气化痰，适用于湿痰气热证。呕恶，加竹茹、藿香、白蔻仁和胃泄浊；胸闷、苔腻，加郁金、佩兰芳化湿邪；湿热阻滞少阳枢机，症见寒热如疟，寒轻热重，口苦呕逆者，加青蒿、黄芩清解少阳。

医案选析：张童，风自外来，温从内发，风性属阳，温易化热，热盛生痰，风善上升，风温痰热，互蕴肺胃，发热旬余，口干欲饮，咳嗽气粗，胁肋牵痛，热痰蒙蔽清窍，灵机堵室，心主神明之所，变为云雾之乡，神识模糊，谵语妄言，起坐如狂。前医迭投犀羚不应，其邪在气，不在营也。况按胸腹之间，似觉闷胀，内夹宿食，又可知也。舌尖红，苔薄腻黄，唇焦，脉滑数。《伤寒大白》云：唇焦属食积，腑行溏薄，不得径用下达明矣。脉诊参合，痉厥之险，不可不虑。姑拟辛凉清疏，以解伏气，温胆涤痰，而通神明，苟能神清热减，自有转机。薄荷一钱，朱茯神三钱，广郁金一钱五分，天竺黄二钱，荸荠汁冲，银花四钱，枳实一钱五分，象贝母三钱，鲜石菖蒲五分，保和丸三钱，连翘二钱，竹茹一钱五分，活芦根（去节）一尺，冬瓜子三钱。一剂神清，二剂热减，三剂热退而愈。（丁甘仁．丁甘仁医案．人民卫生出版社，2006.）

7. 血瘀发热

证候：午后或夜晚发热，或自觉身体某些部位发热，口燥咽干，但不多饮，肢体或躯干有固定痛处或肿块，面色萎黄或晦暗。舌青紫或有瘀点瘀斑，脉弦或涩。

治法：活血化瘀。

方药：血府逐瘀汤加减。发热较甚者，可加秦艽、白薇、牡丹皮清热凉血；肢体肿痛者，可加丹参、郁金、延胡索活血散肿定痛。

第三十一节 腰 痛

一、病名

腰痛是指因外感、内伤或挫闪导致腰部气血运行不畅，或失于濡养，引起腰脊或脊旁部位疼痛为主要症状的一类病证。腰痛古代中医文献称之为"厥腰痛""肾着""腰腿痛""腰胯痛""腰痹""腰脊痛"，最早可追溯到《阴阳十一脉灸经》。其中有"要（腰）痛"的描述，曰："钜阳脉……北（背）痛，要（腰）痛，尻痛。"《内经》最早以腰痛为病名，《素问·刺腰痛》专门论治腰痛。其曰："足太阳脉令人腰痛，引项脊尻背如重状。"汉代张仲景《金匮要略》提出"肾着"病名，成为"肾着腰痛"之名来源。隋代巢元方《诸病源候论》以"腰背病诸候"为专卷论述腰痛。《备急千金要方》《太平圣惠方》《圣济总录》《针灸资生经》《证治要诀》《普济方》《医学纲目》《证治准绳》《景岳全书》《医宗必读》《傅青主男科》《证治汇补》《张氏医通》《症因脉治》《医宗金鉴》《类证治裁》《杂病广要》等均单独成篇论述腰痛。

对于腰痛，历代医家有两种认识，一是将其独立于痹病之外，另列"腰痛门"；二是将其归入"痹病门"。清代董西园《医级》最早提出"腰痹"之名。其曰："痹之为病随所著而命名，故有胸痹、腰痹之论。"王清任《医林改错》首次明确把腰痛归为痹病论述，曰："凡肩痛、臂痛、腰疼、腿疼，或周身疼痛，总名曰痹症。"现代娄多峰《痹证治验》以"腰部痹证"对腰部痹痛等统称。腰痛是本病最主要的症状，故也成为历代文献中最常用的称谓。即使现代文献也多以"腰痛"作为病名来代替"腰痹",甚至比腰痹之名应用更广。

此外,根据疼痛的具体部位不同,腰痛又有不同的称谓:如腰痛连及背部,称为腰背痛;腰痛连及骶尻部,称为腰尻(骶)痛;腰痛影响脊部,称为腰脊痛;腰痛连及髋部,称为腰髋(胯)痛;腰痛影响腿部,称为腰腿痛;腰痛影响脚部,称为腰脚痛等。以上均以腰痛为主要临床表现,其他部位的疼痛是由于腰痛而引起,故可统称为腰痛。《医林改错》明确把腰痛归为痹病。

二、病因病机

《内经》将腰痛的病因病机归纳为肾精亏虚、寒湿外邪、外伤瘀血、脏腑经络病变和情志内伤。《素问·脉要精微论》指出:"腰者,肾之府,转摇不能,肾将惫矣……肾脉搏坚而长,其色黄而赤者,当病折腰。"首次提出肾精亏虚可致腰痛活动受限,强调肾在腰痛发病中起主导作用,说明腰痛的病变在肾,病理以虚为主,并与督脉相关。《素问·骨空论》曰:"督脉为病,脊强反折。"又如《素问·热论》曰:"伤寒一日……腰脊强。"《素问·六元正纪大论》曰:"感于寒,则病人关节禁锢,腰椎痛,寒湿推于气交而为疾也。"指出寒湿外邪亦是引起腰痛之因。《素问·刺腰痛》中提及"衡络之脉令人腰痛,不可以俯仰……恶血归之",描述外伤后瘀血而引起的腰痛。《素问·脏气法时论》曰:"心病者,虚则胸腹大,胁下与腰相引而痛。"《灵枢·本神》曰:"肾盛怒而不止则伤志,志伤则喜忘其前言,腰脊不可以俯仰屈伸。"分别指出脏腑病变和情志内伤而导致腰痛。

《内经》还论述了带脉在腰痛发病过程中的重要作用。"足之三阴三阳及奇经八脉"皆因"带脉横束于其间",故"诸脉"病则经气阻滞于带脉而见腰痛。《黄帝内经素问注解》曰:"足之三阴三阳及奇经八脉,有从腰脊而上循于头项,有从胸腹而上属于膺喉,今独主腰痛者,何也?曰:腰以上为天,腰以下为地,带脉横束于其间,是以无病则天地交而经脉调,病则经气阻滞于其间而为痛,故诸脉皆令人腰痛也。"

隋代巢元方继承《内经》关于肾精亏虚导致腰痛的认识,认为腰痛与肾虚关系密切。《诸病源候论·腰背病诸候》认为,腰痛是由于"肾经虚,风冷乘之""劳损于肾,动伤经络,又为风冷所侵,血气击搏,故腰痛也"。同时认为三阴三阳、十二经、八脉,皆贯肾络于腰脊者,如若劳损于肾,而后又为风冷所侵,血气击搏,终致腰痛。《诸病源候论·腰背病诸候》曰:"饭了勿即卧,久成气病,令腰疼痛。""大便勿强努,令人腰疼目涩。""笑多,即肾转腰痛。""腰者,谓卒然伤损于腰而致痛也。"指出饭后即卧、大便强努、笑多和猝然伤损皆可令人腰痛。

唐代王焘的《外台秘要》论述腰痛病因病机主要因肾脏亏虚、外邪侵袭所致,并描述了"邪客足少阴之络"所致的证候。《外台秘要·腰痛方六首》曰:"病源肾主腰脚,肾经虚损,风冷乘之,故腰痛也。又邪客于足少阴之络,令人腰痛引少腹,不可以仰息,诊其尺脉沉主腰背痛,寸口脉弱腰背痛,尺寸俱浮直下,此为督脉腰强痛。"

唐代孙思邈论述腰痛的成因有五种,少阴腰痛、肾虚腰痛、风寒腰痛、外伤腰痛、寒湿腰痛。《备急千金要方·腰痛第七》曰:"凡腰痛有五:一阴,少阴肾也,十月万物阳气皆衰,是以腰痛。二曰风痹,风寒着腰,是以腰痛。三曰肾虚,役用伤肾,是以腰痛。四曰肾腰，坠堕伤腰，是以腰痛，五曰取寒眠地，为地气所伤，是以腰痛，痛不止，引牵腰脊皆痛。"

宋代杨士瀛《仁斋直指方》指出腰痛一症以肾虚为主，诱因有外邪、外伤、气滞、血瘀等，并列举了冲风、受湿、伤冷等发病机制："腰者，肾之外候，一身所恃，以转移阖辟者也。盖诸经皆贯于肾而络于腰脊，肾气一虚，凡冲风、受湿、伤冷、蓄热、血沥、气滞、水积、堕伤，与夫失志作劳，种种腰痛，迭见而层出矣。冲风者，汗出乘风，风邪风毒之胚胎也。受湿者，践雨卧湿，重着肿滞之萌蘖也。腰间如水为伤冷，发渴便闭为蓄热，血沥则转侧如锥之所刺，气滞则郁郁闷闷而不伸，积水沉重则小肠不得宣通，坠堕损伤则瘀血为之凝结。"他还认为，腰痛除涉及脏腑以肾为主外，脾胃及肝的病变同样会引起腰痛的发生。"肝者，肾之同系""脾者，肾之仓廪"者，"为腰痛之寇"，故并及之。"腰者，肾之府，转摇不能，肾将惫矣。审如是，则痛在少阴，必究其受病之源，而处之为得。虽然宗筋聚于阴器，肝者，肾之同系也。五脏皆取气于谷，脾者，肾之仓廪也。郁怒伤肝，则诸筋纵弛，忧思伤脾，则胃气不行，二者又能为腰痛之寇，故并及之"。

宋代陈无择《三因极一病证方论》曰："夫腰痛，虽属肾虚，亦涉三因所致，在外则脏腑经络受邪，在内则忧思恐怒，以至房劳坠堕，皆能致之。"指出腰痛主要病因病机是肾虚，在外因脏腑经络感受外邪，在内因情志内伤、房劳坠堕而引起腰痛。

金元时期朱丹溪在《丹溪心法》中指出，腰痛病因有"湿热、肾虚、瘀血、挫闪、痰积"，首次提出湿热、痰饮留滞，气血不通可引起腰痛，并着重指出肾虚的重要作用。脉若弦而沉者为虚，沉者为滞，涩者瘀血，缓者为湿，滑与伏者是痰。此外，朱丹溪在《脉因证治》还提出气滞腰痛的病因病机，"盖失志伤肾，郁怒伤肝，忧思伤脾，皆致腰痛。故使气结不行，血停不禁，遂成虚损，血气去之。又有房劳过者多矣。"论述了肝气不疏、气滞所致腰痛之机制。

张景岳在《景岳全书》中指出，除了外感和湿热之外，凡劳苦、酒色、七情所伤致腰痛者，皆"属真阴虚证"，认为腰痛以真阴虚证为主，实邪较为少见。《景岳全书·腰痛》曰："所以凡病腰痛者，多由真阴之不足，最宜以培补肾气为主。其有实邪而为腰痛者，亦不过十中之二三耳，腰痛之虚证十居八九，但察其既无表邪，又无湿热，而或以劳苦，或酒色斫伤，或七情忧郁所致者，则悉属真阴虚证。"他还认为，伤肝腰痛是为气滞之实证，伤脾腰痛是为气虚之虚证，"郁怒而痛者，气之滞者。忧愁思虑而痛者，气之虚也"，延续了《内经》中的脏腑病变及情志内伤引起的腰痛，并认为肝脾病变亦能引起腰痛。

明代王肯堂在《证治准绳》中云："腰痛有风、有湿、有寒、有热、有挫闪、有瘀血、有滞气、有痰积、皆标也。肾虚其本也。"认为肾虚是根本，余者皆为标也。如有房室劳伤，肾虚腰痛者，是因阳气虚弱不能运动故也。亦言"郁怒伤肝则诸筋纵弛，忧思伤脾则胃气不行"，二者亦为腰痛之重要病因，指出郁怒伤肝发为腰痛，宜调肝散主之，忧思伤脾发为腰痛，宜沉香降气汤与调气散。

明代徐春圃在腰痛病因上提出"腰痛诸候总为虚起"，并强调过多的房室是当时引起肾虚腰痛的主要原因，告诫众人节制房室，生活有度。《古今医统大全》曰："举世之人，每每醉以入房，欲竭其精，耗散其真，务快其心，恬不知养，其不虚者几希。予见房室劳伤肾气，腰脊兼痛，久则髓减骨枯，发为骨痿者有矣，岂直腰痛已哉！养生君子不可以不慎于斯也。甫年时，常有腰痛及闪挫之病，每服补肾汤丸，仅得不甚而易愈，尚不知房室之害也。"

清代李用粹论述腰痛的病因分为内因、外因。内因是由于肾气虚伤，外因是感受风寒湿热所致。"肾气虚伤"连及"膀胱之府"，所以腰痛。《证治汇补·腰痛》曰："腰为肾府，精气所藏，有生之根蒂也。假令作强伎巧之官，谨其闭势封藏之本，则州都之地，真气布护，虽六气苛毒，勿之能害。以欲竭其精，以耗散其真，则肾气虚伤，膀胱之府安能独足，所以作痛。"

清代吴谦以歌诀的形式归纳了腰痛的9种病因。《医宗金鉴》曰："腰痛肾虚风寒湿，痰饮气滞与血瘀，湿热闪挫凡九种，面忽红黑定难医。"傅山《傅青主女科》曰："由女人肾位系胞，腰为肾府，产后劳伤肾气，损动胞络，或虚未复而风乘之也。"陈士铎《辨证录》设"腰痛门"，按病因病机分为六则：一则房劳力役，又感风湿；二则肾虚无火；三则膀胱水闭，水入肾宫；四则病后脾湿，又误服补肾之药，湿入肾宫；五则跌打闪挫；六则露宿感犯寒湿之气。黄元御在《四圣心源》中曰"腰痛者，水寒而木郁也"，指出脾湿肝郁致腰痛的病机。肾水寒，则脾土必湿，脾土湿则肝木郁，郁则阳气陷，陷而不已，而致腰痛发作。

三、诊断

《素问·刺腰痛》从六经来辨腰痛，提出不同经络受邪所致腰痛症状不同，也是最早把腰痛分类在经络病中。《素问·刺腰痛》曰："足太阳脉令人腰痛，引项脊尻背如重状……少阳令人腰痛，如以针刺其皮中，循循然不可以俯仰，不可以顾……阳明令人腰痛，不可以顾，顾如有见者，善悲……足少阴令人腰痛，痛引脊内廉……厥阴之脉令人腰痛，腰中如张弓弩弦。"此外，《内经》还提及除了肾脏以外，脾脏病变亦可引起腰痛，还将脾热病和肾热病进行了区分。《素问·刺热》曰："脾热病者，先头重颊痛，烦心颜青，欲呕身热，热争则腰痛不可用俯仰，腹满泄，两颔痛……肾热病者，先腰痛胻酸，苦渴数饮，身热，热争则项痛而强，胻寒且酸，足下热，不欲言，其逆则项痛员员澹澹然……"

汉代张仲景论述了虚劳腰痛和寒湿腰痛的临床特点，并提出相应治法。《金匮要略·血痹虚劳病脉证并治》曰："虚劳腰痛，腹拘急，小便不利者，八味肾气丸主之。"《金匮要略·五脏风寒积聚病脉证并治》曰："肾着之病，其人身体重，腰中冷，如坐水中，形如水状，反不渴，小便自利，饮食如故，病属下焦，身劳汗出，衣里冷湿，久久得之，腰以下冷痛，腹重如带五千钱，甘姜苓术汤主之。"

隋代巢元方在《诸病源候论》中详细论述了腰痛的证候，并分别描述普通腰痛候、腰痛不得俯仰候、风湿腰痛候、卒腰痛候、久腰痛候、肾着腰痛的临床证候、脉证及病因病机。《诸病源候论·腰痛候》曰："肾主腰脚，肾经虚损，风冷乘之，故腰痛也……诊其尺脉沉，主腰背痛。寸口脉弱，腰背痛。尺寸俱浮，直上直下，此为督脉腰强痛。"《诸病源候论·腰痛不得俯仰候》曰："肾主腰脚，而三阴三阳、十二经、八脉，有贯肾络于腰脊者。劳损于肾，动伤经络又为风冷所侵，血气击搏，故腰痛也。阳病者，不能俯；阴病者，不能仰；阴阳俱受邪气者，故令腰痛而不能俯仰。"《诸病源候论·风湿腰痛候》曰："劳伤肾气，经络既虚，或因卧湿当风，而风湿乘虚搏于肾经，与血气相击而腰痛，故云风湿腰痛。"《诸病源候论·卒腰痛候》曰："夫劳伤之人，肾气虚损，而肾主腰脚，其经贯肾络脊，风邪乘虚卒入肾经，故卒然而患腰痛。"《诸病源候论·久腰痛候》曰："夫腰痛，皆由伤肾气所为。肾虚受于风邪，风邪停积于肾经，与血气相击，久而不散，故久腰痛。"《诸病源候论·肾着腰痛候》曰："肾主腰脚，肾经虚则受风冷，内有积水，风水相搏，浸积于肾，肾气内着，不能宣通，故令腰痛。其病状，身重腰冷，腹重如带五千钱，如坐于水，形状如水，不渴，小便自利，饮食如故。"

宋代医家陈自明认为，女性妊娠腰痛，既有属生理现象的，也有属病理现象的。他在《妇人大全良方》分"动胎气"和"胎堕"两种证候加以论述。"妊娠腰痛：论曰：肾主腰足，因劳伤损动，其经虚则风乘之，则腰痛；冷气乘虚入腹，则腹痛，故令腰腹相引而痛。其痛不止，多动胎气。妇人肾以系胞，妊娠而腰痛甚者，则胎堕也。"

《普济方》分别论述了太阳腰痛、阳明腰痛、少阳腰痛、太阴腰痛、少阴腰痛、厥阴腰痛六经腰痛的证候特点，以及六经腰痛的病因。曰："太阳腰痛，引项脊尻背如重状。阳明腰痛，不可以顾，顾如有见者，善悲。少阳腰痛，如以针刺其皮，循循然不可俯仰，不可以顾。太阴腰痛，烦热，腰下如有横木居其中，甚则羸瘦。少阴腰痛，痛引脊内廉。厥阴腰痛，腰中如张弩弦状。此举六经，以为外因治备，大抵太阳、少阴多中寒，少阳、厥阴多中风热，太阴、阳明多燥湿。"

程国彭详细说明了因风、寒、湿、热所致腰痛的证候特点及治法方药。《医学心悟·腰痛》曰："腰痛拘急，牵引腿足，脉浮弦者，风也；腰冷如冰，喜得热手熨，脉沉迟，或紧者，寒气，并用独活汤主之。腰痛如坐水中，身体沉重，腰间如带重物，脉濡细者，湿也，苍白二陈汤主之。若腰重疼痛，腰间发热，痿软无力，脉弦数者，湿热也，恐成痿证，前方加黄柏主之。若因闪挫跌仆，瘀积于内，大抵腰痛，悉属肾虚，既夹邪气，必须祛邪，如无外邪，则惟补肾而已。"

四、辨证论治

（一）辨证要点

严用和在《严氏济生方》中提出腰痛的治疗要注意辨虚实，不能每见腰痛必用补法，不能犯"虚虚实实"之戒，并批评了当时治疗腰痛的弊病。《济生方·腰痛论治》曰："夫腰痛者属乎肾也，多因劳役伤肾，肾脏气虚，风寒冷湿得以袭之，恚郁忧思得以伤之，皆致腰痛。前论悉已备载，但堕坠闪肭，血气凝滞而痛者未有药也，庵䕡丸主之。今之人每患腰痛，不问虚实，多牵牛之药，殊不知牵牛之为性，能伤肾气，服之未见作效，肾气先有所损矣。倘若是气滞腰痛，进一二服则可。如服之不效，用橘核入盐炒，浸酒放温，送下小七香丸最佳。所谓看不上面，自有奇功，万一肾虚腰痛，牵牛岂宜服也？谨之，谨之。"

朱丹溪在《症因脉治·腰痛总论》中以外感内伤辨证，列有症因脉治，详细论述。曰："《内经》论腰痛，诸条不一。其曰太阳所至为腰痛，少阳腰痛如针刺，阳明腰痛不可顾，此数者，乃论外感腰痛也；其曰用力举重，入房过度，转摇不能，肾将惫矣，此论内伤腰痛也。今立外感三条，以该六气，内伤五条，以该七情。"

张景岳在书中分析了外感、内伤各种病因所致腰痛的证候特点，指出腰痛的治疗应当辨明原因后再分而治之。《景岳全书·腰痛》曰："腰痛证凡悠悠戚戚，屡发不已者，肾之虚也；遇阴雨天或久坐痛而重者，湿也；遇诸寒而痛，或喜暖而恶寒者，寒也；遇诸热而痛及喜寒而恶热者，热也；郁怒而痛者，气之滞也；忧愁思虑而痛者，气之虚也；劳动即痛者，肝肾之衰也。当辨其所因而治之。"

徐春甫在《古今医统大全》中列举了肾虚型、瘀血型、寒湿型、湿热型等腰痛的治疗方药。在初治腰痛中还提出"当察其所因"的治则，由不同病因引起的腰痛应该辨证施治。曰："日夜悠悠痛而不已者，肾虚也，宜鹿茸丸、煨肾丸、青娥丸之类。日轻夜重者，瘀血也，宜如神汤、元戎加味四物汤。遇天阴或久坐而痛者，湿也，独活寄生汤、羌活汤之类。四肢缓、足寒逆、腰冷如冰、冷汗精滑、腰痛者，湿热也，苍术汤、拈痛汤之类。又有六气乘虚而外入，七情所感而内伤，如失志伤肾，郁怒伤肝，或负重伤损，血蓄而不行，皆使气停血滞，宜当审分其所因而治之。"

明代虞抟在《医学正传》中论述腰痛治疗应考虑多个方面，不应只抓一个方面，如只补虚或只泻实，应补泻兼施，并列举了具体药物。《医学正传·腰痛》曰："若夫腰痛之证，有六经见候之不同，挫闪肾着之之异，或瘀血，或风寒，或湿痰流注，种种不一，原其所由，未不因房室过度、负重劳伤之所致也，经曰邪之所凑，其气虚是也。治法，虚者补之，杜仲、黄柏、肉桂、当归、五味、菟丝子、天门冬、熟地之类。风者散之，麻黄、防风、羌活、独活……之类。宜各类推而治之，不可执一论也。"

清代李用粹在腰痛的治疗上，崇尚"补肾为先"以及"急则治标"的治疗原则。具体治法新病以祛邪为主，久病以补虚为先。《证治汇补·腰痛》指出："治惟补肾为先，而后随邪之所见者以施治，标急则治标，本急则治本，初痛宜疏邪滞、理经隧，久痛宜补真元、养血气。"在治疗禁忌上，必以温散为主，切不可太过寒凉，又不可纯用大补，否则痛愈甚。《证治汇补》曰："凡诸痛本虚标热，寒凉不可峻用温散之药，又不可纯用参、芪大补，大补则气旺不通而痛愈甚。"

郑树珪《七松岩集》对腰痛常见的病因和分型做了概括，具体分为虚实两型，并指出应当辨证论治。《七松岩集·腰痛》曰："然痛有虚实之分，所谓虚者，是两肾之精气血虚也，凡言虚证，皆两肾自病耳。所谓实者，非肾家自实，是两腰经络血脉之中为风、寒、湿之所侵，闪肭挫气之所碍，腰内空腔之中为湿痰瘀阻，凝滞不通而为痛，当依据脉证辨悉而分治之。"

（二）分证论治

1. 寒湿腰痛

证候：腰部冷痛重着，转侧不利，逐渐加重，静卧病痛不减，寒冷和阴雨天则加重。舌淡，苔白腻，脉沉而迟缓。

治法：散寒除湿，温经通络。

方药：甘姜苓术汤加减。方中干姜、桂枝、甘草、牛膝温经散寒，通络止痛；茯苓、白术健脾渗湿；杜仲、桑寄生、续断补肾壮腰。若寒邪偏胜，腰部冷痛，拘急不舒，可加熟附片、细辛以温经散寒；若湿邪偏胜，腰痛重着，苔厚腻，可加苍术、薏苡仁燥湿散邪；年高体弱或久病不愈，肝肾虚损，气血亏虚，兼见腰膝酸软无力、脉沉弱等症，宜独活寄生汤加附子。

医案选析：曹，三九，湿郁，少腹痛引腰，右脚酸。木防己、晚蚕沙、飞滑石、茯苓皮、杏仁、浓朴、草果、萆薢。

俞，五五，劳倦夹湿，腰疼。川桂枝尖、木防己、生苡仁、茯苓皮、晚蚕沙、草薢。（叶天士．临证指南医案．人民卫生出版社，2006.）

2. 湿热腰痛

证候：腰部疼痛，重着而热，遇冷痛减，暑湿阴雨天气症状加重，活动后或减轻，口渴不欲饮，小便短赤，或午后身热，微汗出。苔黄腻，脉濡数或弦数。

治法：清热利湿，舒筋活络。

方药：四妙丸加减。方中苍术、黄柏、薏苡仁清利下焦湿热；木瓜、络石藤舒筋通络止痛；川牛膝通利筋脉，引药下行，兼能强壮腰膝。小便短赤不利，舌质红，脉弦数，加栀子、草薢、泽泻、木通以助清利湿热；湿热蕴久，耗伤阴津，腰痛，伴咽干、手足心热，治当清利湿热为主，佐以滋补肾阴，酌加生地黄、女贞子、旱莲草，选用药物要注意滋阴而不恋湿。

医案选析：余尝治一董翁者，年逾六旬，资禀素壮，因好饮火酒，以致湿热聚于太阳，忽病腰痛不可忍，至求自尽，其甚可知。余为诊之，则六脉洪滑之甚，且小水不通而膀胱胀急，遂以大厘清饮（用茯、泽、猪、通、栀、车、枳壳），倍加黄柏、龙胆草，一剂而小便顿通，小水通而腰痛如失。按：《颐生微论》载"方鲁儒腰膝异痛不可忍，阳盛格阴，用黄柏、龙胆、芩、连、栀子，加姜，乘热顿饮，三剂而痛若失，用人参固本丸，一月而痊。正与景岳意同。"（日·丹波元坚．杂病广要．中医古籍出版社，2002.）

3. 瘀血腰痛

证候：痛处固定，或胀痛不适，或痛如锥刺，日轻夜重，或持续不解，活动不利；病程迁延，常有外伤、劳损史，面晦唇暗。舌隐青或有瘀斑，脉多弦涩或细数。

治法：活血化瘀，理气止痛。

方药：身痛逐瘀汤加减。方中当归、川芎、桃仁、红花活血祛瘀，疏通经脉；香附、没药、五灵脂、地龙行气活血，通络止痛，祛瘀消肿；牛膝活血化瘀，引药下行并能强壮腰脊。若兼有风湿者，肢体困重，阴雨天加重，加独活、秦艽、狗脊；腰痛日久肾虚者，兼见腰膝酸软无力，眩晕、耳鸣，小便频数，加桑寄生、杜仲、续断、熟地黄；腰痛引胁，胸胁胀痛不适，加柴胡、郁金；有跌仆、扭伤、挫闪病史，加乳香、青皮行气活血止痛；瘀血明显，腰痛入夜更甚，加全蝎、蜈蚣、白花蛇等虫类药以通络止痛。

医案选析：天津李某，年三十四岁，得腰疼证。病因劳心过度，数日懒食，又勉强远出操办要务，因得斯证。证候：其疼剧时不能动转，轻时则似痛非痛，绵绵不已，亦恒数日不痛，或动气或劳力时则痛剧。心中非常发闷，其脉左部沉弦，右部沉牢，一息四至强。观其从前所服之方，虽不一致，大抵不外补肝肾强筋骨诸药，间有杂似祛风药者。自谓得病之初，至今已三年，服药数百剂，其痛卒未轻减。诊断：《内经》谓通则不痛，此证乃痛则不通也。肝肾果系虚弱，其脉必细数，今左部沉弦，右部沉牢，其为腰际关节经络有瘀而不通之气无疑，拟治以利关节通经络之剂。处方：生怀山药一两，大甘枸杞八钱，当归四钱，丹参四钱，生明没药四钱，生五灵脂四钱，穿山甲（炒捣）二钱，桃仁（去皮捣碎）二钱，红花钱半，土鳖虫（捣碎）五枚，广三七（轧细）二钱。连服三剂，腰已不疼，心中亦不发闷，脉象虽有起色，仍未复常。原方去山甲，加川续断、生杭芍各三钱。连服数剂，脉已复常，自此病遂除根。（张锡纯.医学衷中参西录.人民卫生出版社，2006.）

4. 肾虚腰痛

证候：腰痛以酸软为主，喜按喜揉，腿膝无力，遇劳则甚，卧则减轻，常反复发作；少腹拘急，面色㿠白，手足不温，少气乏力，舌淡，脉沉细；或心烦失眠，口燥咽干，面色潮红，手足心热，舌红，少苔，脉弦细数。

治法：偏阳虚者，温补肾阳；偏阴虚者，滋补肾阴。

方药：偏阳虚者右归丸加减；偏阴虚者左归丸加减。方中熟地黄、山药、山茱萸、枸杞子、龟甲胶培补肾精；附子、肉桂、杜仲、菟丝子、鹿角胶、牛膝温肾壮腰。若虚火甚者，可酌加大补阴丸送服；如腰痛日久不愈，无明显的阴阳偏虚者，可服用青娥丸补肾以治腰痛；若肾虚日久，不能温煦脾土，常致脾气亏虚，甚则下陷，临床除有肾虚见证外，可兼见气短乏力，语声低弱，食少便溏或脏器下垂等，治当补肾为主，佐以健脾益气，升举清阳，酌加党参、黄芪、升麻、柴胡、白术等补气升提之药。

医案选析：孙，中年，肾阳虚，腰痛溶溶如坐水中，形色苍，不胜刚燥，用温养少阴，兼理奇脉。杞子、补骨脂、核桃肉、当归、牛膝（酒蒸）、续断、杜仲（炒）、沙苑子（炒）、酒浸服，效。（林珮琴.类证治裁.人民卫生出版社，2005.）

第三十二节　痹　证

一、病名

痹证是由于风、寒、湿、热等邪气闭阻经络，影响气血运行，导致肢体筋骨、关节、肌肉等处发生疼痛、重着、酸楚、麻木，或关节屈伸不利、僵硬、肿大、变形等症状的一种疾病。《内经》最早提出了痹之病名，并专辟"痹论"篇，如《素问·痹论》指出："风、寒、湿三气杂至，合而为痹。其风气胜者为行痹，寒气胜者为痛痹，湿气胜者为着痹也。"《素问·四时刺逆从论》云："厥阴有余病阴痹，不足病生热痹。"《内经》中有"行痹""痛痹""着痹""五体痹""五脏六腑痹""周痹""众痹"等病名。

汉代张仲景《金匮要略》有风湿、湿痹、血痹、风痹、历节之名。《金匮要略》曰："病者一身尽痛，日晡所剧者，名风湿。"《金匮要略·痉湿暍病脉证治》曰："太阳病，关节疼痛而烦，脉沉而细者，此名湿痹。"《金匮要略·血痹虚劳病脉证并治》曰："血痹，阴阳俱微，寸口关上微，尺中小紧，外证身体不仁，如风痹状。"《金匮要略·中风历节病脉证并治》曰："病历节不可屈伸，疼痛，乌头汤主之。"其中历节病的特点是遍历关节疼痛，所创桂枝芍药知母汤、乌头汤等方，至今仍为临床常用。

隋代巢元方《诸病源候论》有"历节风"之名称。其曰："历节风之状，短气，自汗出，历节疼痛不可忍，屈伸不得是也。由饮酒腠理开，汗出当风所致也。亦有血气虚，受风邪而得之者。风历关节，与血气相搏交攻，故疼痛。血气虚，则汗也。风冷搏于筋，则不可屈伸，为历节风也。"

唐代王焘述其症状痛如虎咬，昼轻夜重，而称"白虎病"。《外台秘要》曰："白虎病者，其疾昼静而夜发，发即彻髓酸疼，乍歇。其病如虎之啮，故名曰白虎之病也。"

宋代严用和《济生方》则称"白虎历节"。

金元时期，朱丹溪弃"痹""历节""白虎"之名而另立"痛风"病名。《格致余论》曰："痛风者，四肢百节走痛是也，他方谓之白虎历节证。"

明代张景岳首次定义"鹤膝风"。《景岳全书》曰："凡肘膝肿痛，臂细小者，名为鹤膝风，以其象鹤膝之形而名之也。"此后鹤膝风作为专门一类疾病名称固定下来。明清以后的论著多有单独章节论述鹤膝风。

清代随着温病学说的兴起，多有暑热致痹的新观点出现，如吴鞠通《温病条辨》中就有"暑热痹"的记载。《温病条辨·中焦》曰："暑湿痹者，加减木防汤主之。"同时，王清任在《医林改错》中明确指出，"凡肩痛、臂痛、腰痛、腿痛，或周身疼痛，总名曰痹证"，至此"痹证"之完整病名才得以首次记载。

二、病因病机

《内经》提出风寒湿等邪气是致痹的重要因素。《素问·痹论》曰："风、寒、湿三气杂至，合而为痹也。其风气胜者为行痹，寒气胜者为痛痹，湿气胜者为着痹也。"素体气血亏虚、后天失养气血两虚、大病重病之后气血虚弱、素体虚弱或劳倦思虑过度等，均可导致风、寒、湿之外邪乘虚而入，流注筋骨血脉，搏结于关节而发生关节痹痛。《灵枢·阴阳十五人》曰："血气皆少，感于寒湿，则善痹骨痛。""血气皆少，善痿厥足痹。"《灵枢·五变》曰："粗理肉不坚，善病痹。"从病因上看，风寒湿之邪只是本病发生的外因，而气血不足、营卫失调才是痹证的内因，是病情发展变化的主要机制。

华佗《中藏经》首次提出七情致痹的概念。曰："气痹者，愁忧思喜怒过多，则气结于上，久而不消则伤肺，肺伤则生气渐衰，则邪愈胜留于上，则胸腹痹而不能食，注于下，则腰脚重而不能行。"并在外感痹病中提出了暑邪致痹的理论。《中藏经·论痹》曰："痹者，风寒暑湿之气中于人脏腑之为也。"

张仲景认为，本病是肝肾虚弱，卫阳不固，腠理不密，风邪水湿乘虚而入，侵犯脏腑，郁于筋脉，留于关节而成。《金匮要略·中风历节病脉证并治》曰："寸口脉沉而弱，沉即主骨，弱即主筋；沉即为肾，弱即为肝。汗出入水中，如水伤心，历节黄汗出，故曰历节。"同时指出体质因素及饮食偏嗜易诱发本病。曰："盛人脉涩小，短气，自汗出，历节痛，不可屈伸，此皆饮酒汗出当风所致。""少阴脉浮而弱，弱则血不足，浮则为风，风血相搏，即疼痛如掣。"盛人即身体肥胖之人，肥人多气虚，往往有余于外，不足于内，气虚卫外不足，易感受风寒湿邪。少阴脉弱为阴血不足者，因气血互根，血虚则气亦虚，不能充养经络筋骨，风邪乘虚外袭，使经脉痹阻。饮食偏嗜可致肝肾亏虚，导致痹病发生。"味酸则伤筋，筋伤则缓，名曰泄。咸则伤骨，骨伤则痿，名曰枯，枯泄相搏，名曰断泄。营气不通，卫不独行，营卫俱微，三焦无所御，四属断绝，身体羸瘦，独足肿大……假令发热，便为历节也"。

唐代王焘认为，本病多属风寒暑湿之邪乘虚所致。《外台秘要·卷十三》曰："白虎病者大都是风寒暑湿之毒，因虚所致，将摄失理，受此风邪，经脉结滞，血气不行，蓄于骨节之间，或在四肢，肉色不变。"

朱丹溪在《格致余论》中分析痛风的病因病机是湿痰浊血流注，突出内因。其曰："彼痛风者，大率因血受热已自沸腾，其后或涉冷水，或立湿地，或扇取凉，或卧当风，寒凉外搏，热血得寒，汗浊凝涩，所以作痛。夜则痛甚，行于阴也。"

明代医家秦景明在《症因脉治》中论述了风痹、寒痹、湿痹、热痹的病因。曰："风痹之因：或元气不充，或病后体虚，或饥饿劳役，风邪乘之，则风痹之症作矣……寒痹之因：营气不足，卫外之阳不固，皮毛空疏，腠理不充，或冲寒冒雨，露卧当风，则寒邪袭之，而寒痹作矣……湿痹之因：或身居卑湿，湿气袭人，或冲风冒雨，湿留肌肉，内传经脉，或雨湿之年，起居不慎，而湿痹之症作矣……热痹之因：阴血不足，阳气偏旺，偶因热极见寒，风寒外束。"

清代王清任《医林改错》提出"痹证有瘀血说"，为痹证的病因病机做了补充。叶天士论痹病成因，可为气血亏虚，风寒湿三气乘虚外袭所致，外邪入经络，内邪入脏腑。《临证指南医案·痹》曰："痹者，闭而不通之谓也……皆由气血亏损，腠理疏豁，风寒湿三气得以乘虚外袭，留滞于内，致湿痰浊血，流注凝涩而得之。""风寒湿邪混入经髓而为痹。""外来之邪着于经络，内受之邪着于脏腑。"

清代周学海《读医随笔·证治总论》认为，卫气、荣气、宗气功能失调，可导致痹病的发生。"凡人之身，卫气不到则冷，荣气不到则枯，宗气不到则痿痹不用"。

三、诊断

《内经》有五痹之分，根据感邪季节、患病部位的不同，分为骨痹、筋痹、脉痹、肌痹、皮痹。《素问·痹论》曰："以冬遇此者为骨痹，以春遇此者为筋痹，以夏遇此者为脉痹，以至阴遇此者为肌痹，以秋遇此者为皮痹。"他还以整体观阐述了痹与五脏的关系。"五脏皆有合，病久而不去者，内舍于其合也。故骨痹不已，复感于邪，内舍于肾。筋痹不已，复感于邪，内舍于肝。脉痹不已，复感于邪，内舍于心。肌痹不已，复感于邪，内舍于脾。皮痹不已，复感于邪，内舍于肺"。若久病不愈、正虚邪恋或反复感邪，则可内传脏腑产生脏腑痹，如肾痹、肝痹、心痹、脾痹、肺痹、肠痹、胞痹等。

《灵枢》根据临床症状的不同，分为众痹和周痹。《灵枢·周痹》云："黄帝曰：愿闻众痹。岐伯对曰：此各在其处，更发更止，更居更起，以右应左，以左应右，非能周也，更发更休也。""周痹者，在于血脉之中，随脉以上，随脉以下，不能左右，各当其所。"众痹以身痛抽掣、疼痛部位游走不定、时发时止、或左或右、起伏不定、发作迅速、缓解亦快为特点。周痹以周身上下游走性疼痛、沉重麻木为主要特点。根据病程长短，又可分为暴痹和久痹。《灵枢·九针论》指出，"虚邪客于经络而为暴痹也"。认为外邪乘虚侵袭于十二经脉，引起经脉气血痹阻，不通则痛而突发痹证，故称其为暴痹。而《灵枢·寿夭刚柔》则把邪气久留，病程长久，且反复发作，缠绵难愈的痹证称为"久痹"。

汉代张仲景另立"历节病"。历节即指关节，所谓历节病是言关节疼痛，属于痹证。《金匮要略·中风历节病脉证并治》曰："历节疼不可屈伸，此皆饮酒汗出当风所致。"并指出，寒湿痹阻型痹证的临床表现为肢体关节冷痛重着，痛有定处，屈伸不利，昼轻夜重，遇寒痛剧，得热痛减或痛处肿胀。舌淡胖，苔白腻，脉沉紧或弦缓。《伤寒论》曰："少阴病，身体痛，手足寒，骨节痛，脉沉者，附子汤主之。"

隋代巢元方《诸病源候论》把痹证分为风湿痹、风不仁、风痹、风冷等，均为痹证的不同证候体现，四者不同点在于程度轻重不一，以及风、寒、湿邪的感邪多少不一。"风湿痹病之状，或皮肤顽厚，或肌肉酸痛……其风湿气多而寒气者，为风湿痹也"。"风不仁者，由荣气虚，卫气实，风寒入于肌肉，使血气行不宣流。其状，搔之皮肤如隔衣是也。诊其寸口脉缓，则不仁"。"病在阳曰风，在阴曰痹；阴阳俱病曰风痹"。"风冷者，由脏腑虚，血气不足，受风冷之气……冷折于气血，使人面青心闷，呕逆吐沫，四肢痛冷，故谓之风冷"。

唐代孙思邈指出，痹证晚期可出现骨关节变形，与西医学中的类风湿关节炎、强直性脊柱炎等患者后期临床表现是一致的。《备急千金要方·诸风》曰："夫历节风着人，久不治者，令人骨节蹉跌。"

宋代《太平圣惠方》详细论述了筋痹、脉痹、肌痹、皮痹、骨痹等各种痹病的不同症状。《太平圣惠方·治风痹诸方》曰："其以春遇痹者，为筋痹。筋痹不已，又遇邪者，则移入于肝也。其状，夜卧则惊，饮食多，小便数。夏遇痹者为脉痹，则血脉不流，经络令人萎黄，脉痹不已。又遇邪者，则移入于心，其状心下鼓气，肢体病证卒然逆喘不通，咽干喜噫。仲夏遇痹为肌痹，肌痹不已，复遇邪者，则入于脾，其状四肢懈惰，发咳呕吐。秋遇痹者为皮痹，则皮肤无所知觉。皮痹不已，则入于肺，其状气奔喘痛。冬遇痹者为骨痹，骨重不可举，不遂而痛。骨痹不已，又遇邪者，则移入于肾，其状喜胀，诊其脉大涩者为痹。"

清代李用粹《证治汇补·痛风》描述了痛风的证候表现。其曰："轻则骨节疼痛，走注四肢，难以转移，肢节或红或肿，甚则遍体瘰块或肿如匏，或痛如掣，昼静夜剧，以其痛循历节，曰历节风，甚如虎咬，曰白虎风。"

四、辨证论治

（一）辨证要点

张仲景指出，痹证乃风邪与湿邪合而为病，以关节疼痛、不能屈伸、汗出恶风、小便不利或身微肿为辨证要点，故用甘草附子汤。方中白术、附子固里胜寒湿，桂枝、甘草固表胜风。以甘草冠名，意在缓行，风湿同驱。若驱之太急，风祛而湿尤存，患不除。其曰："伤寒八九日，风湿相搏，身体疼烦，不能自转侧，不呕，不渴，脉浮而涩者，桂枝附子汤主之。若其人大便硬，小便自利者，去桂加白术汤主之。""伤寒八九日，风湿相搏，骨节烦疼掣痛，不得屈伸，近之则痛剧，汗出短气，小便不利，恶风不欲去衣，或身微肿，甘草附子汤主之。"治疗湿痹，他强调湿有内湿外湿，外湿者汗之，内湿者利之。"太阳病，关节疼痛而烦，脉沉而细者，此名湿痹。湿痹之候，小便不利，大便反快，但当利其小便"。又云若治风湿者，"发其汗，但微微似欲出汗者，风湿俱去也"。

秦景明在《症因脉治》强调辨病邪特点，"走注疼痛，上下左右，而不定，故名行痹……疼痛苦楚手足拘紧，得热稍减，得寒愈甚，名曰痛痹……或一处麻痹不仁，或四肢手足不举，或半身不能转侧，或湿变为热，热变为燥，收引拘挛作痛，蜷缩难伸，名曰着痹……肌肉热极，唇口干燥，筋骨痛不可按，体上如鼠走状，此《黄帝内经》所云阳气多，阴气少，阳独盛，故为热痹之症"。他在《症因脉治·痹证论》论述热痹治疗时，根据邪在经络、气分、血分不同而采用不同的治法方药。"热痹之治，热在经络者，四味舒筋汤；热已深入，潜行散；气分有热者，苍柏二妙丸；热在血分者，虎潜丸"。

汪蕴谷《杂症会心录》提出要分清痹病虚实。其曰："医家认作风寒湿三气杂至之说，概以外邪为治。病势渐增，阴液渐耗，虚虚之祸。有不可胜言者矣。盖风自内动，湿热内生者，属阴虚而有火，表之清之，症变虚损者居多。寒自内发，寒湿内生者，属阳虚而无火，表之消之。"

叶天士论述了各种痹证的治疗大法。曰："风邪入络而成痹者，以宣通经脉、甘寒去热为主。有经脉受伤，阳气不为护持而为痹者，以温养通补、扶持生气为主。有暑伤气湿热入络而为痹者，用舒通脉络之剂，使清阳流行为主。有风湿肿痛而为痹者，用参术益气，佐以风药壮气为主。有湿热伤气及温热入血络而成痹者，用固卫阳以却邪，及宣通营络，兼治奇经为主。有肝阴虚，疟邪入络而为痹者，以咸苦滋阴，兼以通逐缓攻为主。有寒湿入络而成痹者，以微通其阳，兼以通补为主。有气滞热郁而成痹者，从气分宣通为主。有肝胃虚滞而成痹者，以两补厥阴阳明为治。有风寒湿入下焦经隧而为痹者，用辛温以宣通经气为主。有肝胆风热而成痹者，用甘寒和阳，宣通脉络为主。有血虚络涩及营虚而成痹者，以养营养血为主。又有周痹、行痹、肢痹、筋痹及风寒湿三气杂合之痹，亦不外乎流畅气血，祛邪养正，宣通脉络诸法。""久邪入血络者，岂区区汤散可效。""须以搜剔动药。"其痹久不愈，邪入于络，用活血化瘀法治疗，并重用虫类药剔络搜风均对临床具有指导意义。

张骥《内经方集释》在治疗寒痹上提出"熨药方"外治法。"刺寒痹内热奈何……刺布衣者，以火淬之。刺大人者，以药熨之。用醇酒二十斤，蜀椒一升，干姜一斤，桂心一斤"。

（二）分证论治

1. 风寒湿痹

（1）行痹

证候：肢体关节、肌肉疼痛酸楚，屈伸不利，活动受限，可涉及肢体多个关节，疼痛呈游走性；初起可见恶风、发热等表证。苔薄白，脉浮或缓。

治法：祛风通络，散寒除湿。

方药：防风汤加减。方中防风、麻黄、桂枝、葛根祛风散寒，解肌通络止痛；当归养血活血通络；茯苓、生姜、大枣、甘草健脾渗湿，调和营卫。若以肩肘等上肢关节为主者，可加羌活、白芷、桑枝、威灵仙、姜黄、川芎祛风通络止痛；若以膝、踝等下肢关节为主者，酌加独活、牛膝、防己、萆薢等祛湿止痛；以腰背酸痛为主者，多与肾气虚有关，酌加杜仲、桑寄生、淫羊藿、巴戟天、续断等补肾壮腰；若见关节肿大，苔薄黄，邪有化热之象者，宜寒热并用，投桂枝芍药知母汤加减。

医案选析：吴，十一岁，行痹。防己二钱，桂枝三钱，炙甘草一钱，杏泥三钱，茯苓皮二钱，生石膏五钱，片姜黄钱半，海桐皮钱半，牛膝钱半，生苡仁三钱。（吴瑭．吴鞠通医案．中国中医药出版社，2006.）

（2）痛痹

证候：肢体关节疼痛，痛势较剧，部位固定，遇寒则痛甚，得热则痛缓；关节屈伸不利，局部皮肤或有寒冷感，时而肌肉酸楚疼痛。舌淡，苔薄白，脉弦紧。

治法：散寒通络，祛风除湿。

方药：乌头汤加减。方中制川乌、麻黄温经散寒，通络止痛；芍药、甘草、蜂蜜缓急止痛；黄芪益气固表，利血通痹。若寒湿甚者，制川乌可改用生川乌或生草乌；关节发凉，疼痛剧烈，遇冷更甚，加附子、细辛、桂枝、干姜温经散寒，通脉止痛。

医案选析：钱，三十四岁，五月二十九日。寒痹，脉弦短涩而紧，由腿上连少腹，痛不可忍，甚至欲厥，兼有痰饮胃痛。桂枝六钱，广皮三钱，防己四钱，川乌头三钱，川椒炭三钱，小茴香（炒）三钱，云苓皮五钱，片姜黄三钱，生苡仁五钱，海桐皮三钱。六月初一日，左脉稍长，仍然紧甚，再服二贴。丸方，寒湿为病。萆薢四两，小茴香（炒）四两，川椒炭三两，苡仁八两，苍术（炒）六两，云苓皮八两，川楝子三两，熟附子二两，木通四两。共为细末，神曲糊丸，小梧子大，每服三钱，姜汤下。（吴瑭．吴鞠通医案．中国中医药出版社，2006.）

（3）着痹

证候：肢体关节、肌肉酸楚、重着、疼痛，肿胀散漫；关节活动不利，肌肤麻木不仁。舌淡，苔白腻，脉濡缓。

治法：除湿通络，祛风散寒。

方药：薏苡仁汤加减。方中薏苡仁、苍术、甘草益气健脾除湿；羌活、独活、防风祛风除湿；麻黄、桂枝、制川乌温经散寒，祛湿止痛；当归、川芎养血活血通脉。若关节肿胀甚者，加萆薢、五加皮以利水通络；若肌肤麻木不仁，加海桐皮、豨莶草以祛风通络；若小便不利、浮肿，加茯苓、泽泻、车前子以利水祛湿；若痰湿盛者，加半夏、胆南星。久痹风寒湿偏盛不明显者，可选用蠲痹汤作为治疗风寒湿痹基本方剂，该方具有益气和营、祛风胜湿、通络止痛功效，临证可根据感受外邪偏盛情况随症加减。

医案选析：州守张天泽，左膝肿痛，胸膈痞闷，饮食少思，时欲作呕，头晕痰壅，日晡益倦，此脾肺气虚也。用葱熨，及六君加炮姜，诸症顿退，饮食少进。用补中益气加蔓荆子，头目清爽。间与大防风汤十余剂，又用补中益气汤，三十余剂而消。（张景岳．景岳全书．中国中医药出版社，1994.）

2. 风湿热痹

证候：游走性关节疼痛，可涉及一个或多个关节，活动不便，局部灼热红肿，痛不可触，得冷则舒，可见皮下结节或红斑；常伴发热、恶风、汗出、口渴、烦躁不安等全身症状。舌红，苔黄或黄腻，脉滑数或浮数。

治法：清热通络，祛风除湿。

方药：白虎加桂枝汤合宣痹汤加减。方中生石膏、知母、黄柏、连翘清热除烦；桂枝疏风解肌通络；防己、杏仁、薏苡仁、滑石、赤小豆、蚕沙清利湿热，通络宣痹。若皮肤有红斑者，加牡丹皮、赤芍、生地黄、紫草以清热凉血，活血化瘀；发热、恶风、咽痛者，加荆芥、薄荷、牛蒡子、桔梗疏风清热，解毒利咽；热盛伤阴，症见口渴心烦者，加元参、麦冬、生地黄以清热滋阴生津；如热毒炽盛，化火伤津，深入骨节，而见关节红肿、触之灼热，疼痛剧烈如刀割，筋脉拘急抽挛，入夜尤甚，壮热烦渴，舌红少津，脉弦数，宜清热解毒，凉血止痛，可选用五味消毒饮合犀黄丸。

医案选析：孙汤宿治行人孙质庵患痛风，手足节骱，肿痛更甚，痛处热，饮食少，诊之脉皆弦细而数，面青肌瘦，大小腿肉皆削……以五加皮、苍术、黄柏、苍耳子、当归、红花、苡仁、羌活、防风、秦艽、紫荆皮。二十剂而筋渐舒，肿渐消，痛减大半。更以生地、龟甲、牛膝、当归、苍术、黄柏、晚蚕沙、苍耳子、秦艽、苡仁、海桐皮，三十剂而肿痛全减，行人大喜。（俞震．古今医案按．中国中医药出版社，1998.）

3. 痰瘀痹阻

证候：关节肿大、僵硬、变形、刺痛；关节肌肤紫暗、肿胀，按之较硬，肢体顽麻或重着，屈伸不利，或有硬结、瘀斑，面色暗黧，眼睑浮肿，或胸闷痰多。舌紫暗或有瘀斑，苔白腻，脉弦涩。

治法：化痰行瘀，蠲痹通络。

方药：双合汤加减。方中桃仁、红花、当归、川芎、白芍活血化瘀，通络止痛；茯苓、半夏、陈皮、白芥子、竹沥、姜汁健脾化痰。痰浊滞留，皮下有结节者，加胆南星、天竺黄；瘀血明显，关节疼痛、肿大、强直、畸形，活动不利，舌质紫暗，脉涩，可加莪术、三七、土鳖虫；痰瘀交结，疼痛不已者，加穿山甲、白花蛇、全蝎、蜈蚣、地龙搜剔络道；有痰瘀化热之象者，加黄柏、牡丹皮。

医案选析：黄左，髀部痹痛，连及腿足，不能步履，有似痿之状，已延两月之久。痿不痛，痛则为痹。脉左弦滑，右濡滑，风寒湿三气杂至，合而为痹。痹者闭也，气血不能流通所致。拟蠲痹汤加减，温营祛风，化湿通络。全当归二钱，大白芍一钱五分，桂枝六分，清炙草六分，紫丹参二钱，云茯苓三钱，秦艽二钱，牛膝二钱，独活一钱，海风藤三钱，防己二钱，延胡索一钱，嫩桑枝三钱，陈木瓜三钱。（丁甘仁．丁甘仁医案．人民卫生出版社，2006.）

4. 肝肾两虚

证候：痹证日久不愈，关节屈伸不利，肌肉瘦削，腰膝酸软；畏寒肢冷，阳痿，遗精，或骨蒸劳热，心烦口干。舌淡红，苔薄白或少津，脉沉细弱或细数。

治法：补益肝肾，舒筋止痛。

方药：独活寄生汤加减。方中独活、防风、秦艽、细辛、肉桂祛风除湿，散寒止痛；人参、茯苓、甘草、当归、地黄、芍药补益气血；杜仲、牛膝、桑寄生补养肝肾。肾气虚，腰膝酸软乏力较著者，加鹿角霜、续断、狗脊；阳虚，畏寒肢冷，关节疼痛拘急者，加附子、干姜、巴戟天或合用阳和汤加减；肝肾阴亏，腰膝疼痛，低热心烦，或午后潮热者，加龟甲、熟地黄、女贞子或合用河车大造丸加减；痹久内舍于心，心悸、短气，动则尤甚，面色少华，舌质淡，脉虚数或结代，可用炙甘草汤加减。

医案选析：汪左，风寒湿三气杂至，合而为痹。风胜为行痹，寒胜为痛痹，湿胜为着痹。骨酸痛，入夜尤甚，亦痹之类。脉象沉细而涩，肝脾肾三阴不足，风寒湿三气入络，与宿瘀留恋，所以酸痛入夜尤甚也。拟独活寄生汤加味。全当归二钱，西秦艽二钱，浓杜仲三钱，云茯苓三钱，大白芍二钱，青防风一钱，川独活一钱，五加皮三钱，紫丹参二钱，川桂枝四分，桑寄生三钱，嫩桑枝四钱，炙甘草五分，小活络丹一粒（入煎髀），怀牛膝二钱。（丁甘仁．丁甘仁医案．人民卫生出版社，2006.）

第三十三节　痉　证

一、病名

痉证是以项背强直、四肢抽搐，甚至口噤、角弓反张为主要临床表现的一种病证。"痉"作为病名沿用至今，散在"痉""子冒""瘛疭""惊风""破伤风""抽搐"等论述中，早在《五十二病方》中就有记载。书中根据不同病因将其分为"伤痉"和"婴儿索痉"两类。如《五十二病方·伤痉》云："痉者，伤，风入伤，身信（伸）而不能诎（屈）。"又载："索痉者，如产时居湿地久，其（冒）直而扣（拘），筋挛（挛）难以信（伸）。"《黄帝内经》记载了"风痉"和"柔痉"病名。《灵枢·热病》云："风痉身反折，先取足太阳及腘中及血络出血。"《素问·气厥论》曰："肺移热于肾，传为柔痉。"

《金匮要略》根据表实无汗与表虚有汗分痉病为"刚痉"和"柔痉"。如《金匮要略·痉湿暍病脉证并治》曰："太阳病，发热无汗，反恶寒者，名曰刚痉。""太阳病，发热汗出，而不恶寒者，名曰柔痉。"《金匮要略》最早记录了于"产后痉"，如《金匮要略·妇人产后病脉证治》有"新产血虚多汗出，喜中风，故令病痉"的描述。

皇甫谧提出新生儿破伤风与断脐不洁、感染风毒有关，第一次提出"小儿脐风"的病名，使得痉病小儿分类更加准确。隋代巢元方首创"金疮痉"病名，并将"妊娠发痉"命名为"子痫"或"子冒"。其言："夫金疮痉者，此由血脉虚竭，饮食未复，未满月日，荣卫伤穿，风气得入，五脏受寒，则痉。""妊娠而发者，闷冒不识人，须臾醒，醒复发……亦名子痫，亦名子冒也。"

唐代窦桂芳在《黄帝明堂灸经》中首次记载了"急惊风"和"缓惊风"。《黄帝明堂灸经》云："小儿急惊风，灸前顶一穴，三壮。在百会前一寸。"又云："小儿缓惊风，灸尺泽各一壮，在肘中横纹约上动脉中，炷如小麦大。"

宋代《太平圣惠方》根据病情预后，首现"阴痉""阳痉"之名。曰："阳痉即易瘥，阴痉即难瘥。"陈无择在《三因极一病证方论》中首次将"破伤风"归类为痉病范畴，并提出"风寒痉"。曰："以发热恶寒不恶寒、有汗无汗分刚柔者，风寒痉也。""疮疡未合，风入，为破伤风。"

明代龚廷贤独创"风痰痉"及"痰火痉"。《万病回春·痉病》曰："眼牵嘴扯，手足战摇伸缩者，是风痰痉。""若发热喘嗽生痰，脉滑数者，名痰火痉。"

清代温病学家吴鞠通所著《温病条辨》详尽地描述了"寒痉""风温痉""温热痉""暑痉""湿痉""燥痉""内伤饮食痉""客忤痉""本脏自病痉"等九种痉病。

中医学里尚有"瘛疭"一症，瘛，即抽搐。清代张璐《张氏医通·瘛疭》说："瘛者，筋脉拘急也。疭者，筋脉弛纵也，俗谓之搐。"吴鞠通《温病条辨·痉病瘛疭总论》中说："痉者，强直之谓，后人所谓角弓反张，古人所谓痉也。瘛者，蠕动引缩之谓，后人所谓抽掣、搐搦，古人所谓瘛也。"可见瘛疭既可为痉证的症状之一，也可单独出现而为病。

二、病因病机

《内经》首先提出痉病的产生与外邪（风、寒、湿）的入侵有密切关系。如《素问·至真要大论》认为："诸痉项强，皆属于湿。""诸暴强直，皆属于风。"《灵枢·经筋》也说："经筋之病，寒则反折筋急。"《素问·骨空论》又说："督脉为病，脊强反折。"

《金匮要略》正式提出外邪致痉理论，并沿用至今，如"太阳病，其证备，身体强，几几然，脉反沉迟，此为痉"，并明确了外感表实无汗为刚痉，表虚有汗为柔痉。其提出伤亡津液而致痉，认为表证过汗，风寒误下，疮家误汗以及产后血虚等误治、失治也可以致痉，不仅是对《内经》理论的发挥，同时也丰富了对内伤致痉的认识。《金匮要略·痉湿暍病脉证治》曰："太阳病，发汗太多，因致痉。""夫风病下之则痉，复发汗，必拘急。""疮家虽身疼痛，不可发汗，汗出则痉。""新产妇人有三病，一者病痉……新产血虚，多汗出，喜中风，故令病痉。"

隋代巢元方《诸病源候论》阐明了热邪致痉的病因病机，热盛伤津，筋脉失养，发为痉病。"热病者伤寒之类也。冬伤于寒，至春变为温病，夏变为暑病。暑病者，热重于温也……九曰，热而痉者死"，并创新地提出"外伤血脉亏虚，感受风邪"为金创痉的主要病因。

南宋陈自明《妇人大全良方》阐述了妇女在妊娠期间或产后皆可出现"风痉"，是体虚外感风邪或宿有风毒攻心所致。《妇人大全良方·妊娠风痉方论》曰："夫妊娠体虚，受风而伤太阳之经络，后复遇风寒相搏，发则口噤背强，名之曰痉。"《妇人大全良方·产后心惊中风方论》曰："产后心闷气绝，眼张口噤，遍身强直，腰背反偃，状如痫疾……皆是宿有风毒，因产心气虚弱，发成风痉。"

南宋杨士瀛总结了"妊娠发痉"的病因病机，认为妇人产前产后易伤气耗血，若不注意饮食起居，如"多啖生冷"，使正气更为不足，则虚而生风，风动发而为痉。《仁斋直指方论·发痉详证》曰："怀胎时多啖生冷，脾胃受湿，复经乳卧之后，津液内竭，履地太早，脱着不时，以致风邪乘虚入于足太阳之经……如摸物之状加以项背强直，或哑或叫，目睛直视，肠滑不禁，身如反弓……谓太阳发痉是尔。"

金元时期朱丹溪在《丹溪心法·痉》中提出痉病的病因是"气虚有火，兼痰"，认为本病病机"有因痰火塞窒经隧，以致津血不荣者"。同时在《医学明理·痉门论》指出，"方书皆谓感受风湿而致，多用风药，予细详之，恐仍未备，当作气血内虚，外物干之所致"，认为痉证也可由于气血亏虚所致。

明代张景岳强调阴虚精血亏损致痉，如《景岳全书·痉证》说："凡属阴虚血少之辈，不能养营筋脉，以致抽挛僵仆者，皆是此证。如中风之有此者，必以年力衰残，阴之败也；产妇之有此者，必以去血过多，冲任竭也；疮家之有此者，必以血随脓出，营气涸也……凡此之类，总属阴虚之证。"在小儿惊风中，提出"一曰风，二曰火，三曰痰，四曰阳虚，五曰阴虚。"

随着温病学说的发展，清代对痉证的认识日趋完善。华岫云在《临证指南医案·肝风》按语中首先阐述了痉证与肝脏的关系，认为："肝为风木之脏，因有相火内寄，体阴用阳，其性刚，主动主升……倘精液有亏，肝阴不足，血燥生热，热则风阳上升，窍络阻塞，头目不清，眩晕跌仆，甚则瘈疭厥矣。"吴鞠通则进一步将痉证概括为虚、实、寒、热四大纲领，如《温病条辨·痉有寒热虚实四大纲论》曰："六淫致病，实证也；产后亡血，病久致痉，风家误下，温病误汗，疮家发汗者，虚痉也。风寒、风湿致痉者，寒证也；风温、风热、风暑、燥火致痉者，热痉也。"

清代程文囿《医述》概述了痉病之标本。《医述·痉》曰："痉病，虚为本，风为标。"他认为，痉病虽缘于外邪，其实皆由过汗、误汗，汗下伤其津液，以致津枯血少，不能柔养筋脉所致。

王清任《医林改错》总结提炼出"气虚血瘀致痉"的理论。《医林改错·论抽风不是风》曰："其所以言风者，因见其病发作之时，项背反张，两目天吊，口噤不开，口流涎沫，咽喉痰声，昏沉不省人事，以为中风无疑。殊不知项背反张，四肢抽搐，手足握固，乃气虚不固肢体也；两目天吊，口噤不开，乃气虚不上升也；口流涎沫，乃气应不固津液也；咽喉往来痰声，非痰也，乃气虚不归原也……以抽风之两目天吊，口味流涎，痰声拽锯，互相参看，则抽风之症，气虚无疑。元气既虚，必不能达于血管，血管无气，必停留而瘀。"

三、诊断

《金匮要略·痉湿暍病脉证治》中，张仲景根据有汗无汗与是否恶寒的症状将痉病分为"刚痉"和"柔痉"两类，如："太阳病发热无汗，反恶寒者，名曰刚痉。""太阳病发热汗出，而不恶寒，名曰柔痉。"宋代《伤寒类证活人书》云："痉亦作痓，阳痓属刚痉，阴痓属柔痉。"提出"阳痉""阴痉"实为"刚痉""柔痉"之别称。《活人续集解惑论》之"合面而卧为阴痉，仰目者为阳痉"则进一步细化了阴痉、阳痉的特征性表现。"金元四大家"朱丹溪亦支持上述观点，在《丹溪心法·痉》中指出："阳痉曰刚无汗，阴痉曰柔有汗，亢则害，承乃制，故湿过极反兼风化制之。然兼化者虚象，实非风也。"明代虞传继承了"刚为阳痉，柔为阴痉"的观点，《医学正传·痉病》曰"若夫太阳发热，无汗恶寒，脉弦长劲急，胸满口噤，手足挛急，咬牙眼开，甚则搐搦，角弓反张，此为刚痉。太阳微热，多汗不恶寒，脉迟涩弦细，四体不收，时时搐搦，闭目合口，此为柔痉"，并指出"仲景有刚柔二痉之分，不可不辨"，认为："大抵因风湿二气，袭于太阳之经，亦有轻重之分。其风气胜者为刚，风性刚急故也。湿气胜者为柔，湿性柔和故也。"

唐代孙思邈《千金方》指出，其易患人群集中在"新产妇人及金疮血脉虚竭、小儿脐风、大人凉湿"者。《备急千金要方·妇人方中》论及新产妇百日内"忧畏勿纵心犯触及即便行房""若有所犯，必身反强直，犹如角弓反张，名曰蓐风，则是其犯候也"。同卷更有以"甘草汤"治疗"产后痉"的描述："治在蓐中风，背强不得转动，名曰风痉方。"

元代王好古详细记载了三阳痉的临床表现。"海藏云：发汗太多因致痉，身热足寒，项强恶寒，头热面肿目赤，头摇口噤，背反张者，太阳痉也。若头低视下，手足牵引，肘膝相构，阳明痉也。若一目或左右斜视，并一手一足搐搦者，少阳痉也。"

明代张景岳指出了痉病以项背强急、角弓反张、四肢抽搐为临床特点。《景岳全书·痉病》曰："痉之为病，强直反张病也。其病在筋脉，筋脉拘急，所以反张；其病在血液，血液枯燥，所以筋挛。"

明代医家鲁伯嗣在其著作《婴童百问》中从症状表现区分刚痉、柔痉、刚柔不分之痉。《婴童百问·痉病》曰："其面红眼赤，牙紧手张，痰涎壅盛，昏聩烦渴，小便赤涩，先谵语而发者，此刚痉也。无汗当发汗……其大便滑泄，不语不渴，先手足冷而发者，此柔痉也。有汗当解肌……其间一症，身体壮热，谵语口干，手足反微寒，大便反滑泄，此为刚柔不分之痉，无汗葛根汤主之，有汗桂枝加葛根汤主之。"

清代《张氏医通》继王好古分经论治"三阳痉"后，对足"三阴痉"的症状进行了详细描述。曰："手足厥冷，筋脉俱急，汗不止，项强脉沉。太阴则四肢不收，少阴则闭目合面，厥阴则头摇口噤。"

清代医家吴谦认为，六经都可以发生痉病，补充完善了"三阴痉"的特征性表现。《医宗金鉴·订正仲景全书伤寒论论注》："六经皆有痉证，亦不专在太阳一经也。盖身以后，属太阳，凡头项强急，项背几几，脊强反张，腰似折，髀不可以曲，腘如结，皆太阳痉也。身以前属阳明，头面动摇，口噤齿龂，缺盆纽痛，脚挛急，皆阳明痉也。身之侧属少阳，口眼喎邪，手足牵引，两胁拘急，半身不遂，皆少阳痉也。至若腹内拘急，因吐利后而四肢挛急者，未尝非太阴痉也。恶寒蜷卧，尻以代踵，脊以代头，俯而不能仰者，未尝非少阴痉也。睾丸上升，宗筋下注，少腹里急，阴中拘挛，膝胫拘急者，未尝非厥阴痉也。"

清代喻嘉言《医门法律》深入探讨了痉病的脉象，详细论述了痉病转变的各种脉象，对现代临床研究具有积极意义。《医门法律·痉脉论》曰："痉病之显者后世且并其名而失之，况痉脉之微乎？然而可得言也。痉病异于常证，痉脉必异于常脉，是故体强其脉亦强，求其柔软和缓，必不可得。况强脉恒杂于阴脉之内，所以沉弦沉紧，邪深脉锢，难于呕夺。紧实之脉转为微弱，而现剧病之本象，乃可渐返平脉，不遽解也。"

清代叶天士主张厥、痉皆为卒病重证，临床上往往容易混淆，鉴别诊断是很重要的。如《临证指南医案·痉厥》曰："厥者，从下逆上之病也；痉者，明其风强之状也。"两者在症状上虽有相似之处，都有突然倒地、四肢抽搐的临床表现，但厥证主要是由于气血逆乱上犯脑府而导致突然昏厥不省人事的一类病证，痉病是因风邪入侵经络脉隧而导致经脉拘挛的一类病证。厥证多出现四肢逆冷，而无颈背强急等风强之证。

四、辨证论治

（一）辨证要点

《五十二病方·伤痉》即有以藋兑酒内服，随即温衣复被，"令汗出至足"的方法治疗痉病，开痉病内服药物发汗之先河，后世得到承袭和发展，《金匮要略》分别以葛根汤和瓜蒌桂枝汤治疗痉病体现驱邪外出之理。《金匮要略方论本义·痉病总论》提出，"脉者人之正气正血所行之道路也，杂错乎邪风、邪湿、邪寒，则脉行之道路必阻塞壅滞，而拘急痉挛之症见矣"，故采用祛风散寒除湿等法祛邪以解痉。

明代薛立斋在《女科撮要》中注意到产后痉病，其病机为"亡血过多，筋无所养"，因此采用"大补血气"法，以"多保无虞"。

明代张景岳在治疗慢惊风治法上强调"但当速培元气""但当以温补脾胃为主"。在痉病治疗上强调"必当先以气血为主。"《普济方·婴孩诸风门》曰"治法先与消痰顺气为上，痰消则风止，顺气则神醒，病势稍定。然后审其热之轻重"，提出针对痰浊阻络的痉病以消痰顺气为治疗大法。张景岳也认为，急惊风"大抵此证多属肝胆脾肾阴虚血燥，风火相搏而然"；"但得痰火稍退，即当调补血气"，指出痰火为标，气血亏虚为本，注重祛痰退火和调补气血的结合运用。

清代李用粹《证治汇补》将痉病从症状上划分为刚痉和柔痉，并分析其病因病机及如何辨证施治。《证治汇补·痉病》曰："发热恶寒，搐搦无汗者，刚痉也；不热恶寒，厥冷汗出者，柔痉也。大抵刚痉，必先伤寒，而后伤湿；柔痉，必先伤湿，而后伤风也。""阳极则为刚痉，多类风痉，宜清热化痰祛风；阴极则为柔痉，多类厥症，宜温补化痰降火。"同时，强调痉病虚为本时，不可滥用风药，否则会加重阴血虚损的证候。"痉病虚为本，痰为标，切不可纯用风药。故血药在所必加，盖血虚则火旺，火旺则风生，风胜则燥作，能滋其阴，则风自息，而燥自除"。

清代吴谦在《医宗金鉴》中阐述了痉病按刚柔分治的原则。《医宗金鉴》曰："痉病反张摇头噤，项强拘急转侧难，身热足寒面目赤，须审刚柔治法全，均以小续命汤主之，刚痉去附子，柔痉去麻黄；表实者去参附，加羌活、独活，里实者去参、附，加芒硝、大黄，甚者则以葛根汤、桂枝加葛根汤发之。此治痉之大略也，详在痉门。"风湿寒之邪合而为痉，其证则背反张，摇头口噤，项强拘急，转侧艰难，身热足寒，面目赤色也，须审刚柔治之可痊也。风湿盛者，则有汗为柔痉。风寒盛者，则无汗为刚痉。

清代何梦瑶在《医碥·痉》对痉病的辨证论治中提出以寒热虚实为纲，治疗上分清寒热虚实。曰："痉，强直也，谓筋之收引紧急，而不舒纵也。其所以致此者有二：一曰寒，筋得寒则血冻而坚凝，故紧急，观物之寒凝者必强硬可见，所谓寒则收引也。湿亦寒之属，故《经》谓诸痉皆属于湿也。一曰热，热甚则灼其血液干枯，干枯则短缩，观物之干者缩可见也。又《经》谓诸强直皆属于风者。风有内外，内风则从乎热，外风则从乎寒也……合观之，不出寒热端，虚实两途，治者取衷焉可也。"在寒热辨证上，《医碥》还指出，痉病的致病因素中热邪致痉比寒邪致痉要多，"按寒热皆足以致痉而多由于热，以热者火之有余也"。

清代王清任首提"气虚血瘀致痉"之说，故采用活血化瘀法治疗痉病。久病不愈，气血亏虚，血行不畅，瘀血内阻，经脉失养而发痉病，故治疗当活血化瘀，通络止痉。如"夫抽风一症，今人治之不效者，非今人错治，乃古方误人。此证多由于伤寒温疫，或痘疹吐泻等证，病久而抽……元气既虚，必不能达于血管，血管无气，必停留而瘀，以一气虚血瘀之证，反用散风清火之方，服散风药，无风则散气；服清火药，无火则凝血；再服攻伐克消之方，气败血亡，岂能望生"，强调益气活血化瘀法治疗痉病的重要性。

清代喻嘉言指出："从阴治之宜急温，从阳治之宜急下。"外感热邪不解，邪热内传阳明，销铄津液，阴液耗伤，筋脉失于濡养而发痉病，治当清泄胃热，存阴止痉。王孟英在《湿热病》中曰"木旺由于水亏，故得引火生风，反焚其本，以致痉厥"，提示医家在治疗痉病时应注重滋阴清热及滋水涵木之法。

（二）分证论治

1. 邪壅经络

证候：头痛，项背强直，甚至口噤不能语，四肢抽搐；恶寒发热，无汗或汗出，肢体酸重。苔薄白或白腻，脉浮紧。

治法：祛风散寒，燥湿和营。

方药：羌活胜湿汤加减。方中羌活、独活、防风、藁本、川芎、蔓荆子祛风胜湿；葛根、白芍、甘草解肌和营，缓急止痉。若寒邪较甚，项背强急，肢痛拘挛，无汗，属刚痉，以葛根汤为主方；若风邪偏盛，项背强急，发热不恶寒、汗出、头痛者，属柔痉，以栝楼桂枝汤为主方；若湿热偏盛，筋脉拘急，胸脘痞闷，身热，渴不欲饮，溲短赤，苔黄腻，脉滑数，用三仁汤加地龙、丝瓜络、威灵仙清热化湿，通经和络。

医案选析：马左，形寒畏冷，遍身骨楚，头项强痛，泛泛作恶，小溲短少，脉紧急，苔薄腻。太阳阳明两经同病，急与葛根汤散其寒邪，不致缠绵是幸。粉葛根一钱五分、云苓三钱、炒谷芽三钱、川桂枝五分、姜半夏三钱、陈佩兰一钱五分、净麻黄五分、陈广皮一钱五分、炒香豉三钱、煨姜两片。二诊：昨进葛根汤，得汗甚多，头项痛、骨楚均舒，泛泛作恶已止。身热头眩，口干欲饮，脉象弦数，苔薄腻黄，舌质红。太阳之邪已解，阳明之热内炽，幸喜素体强盛，不致迁延。今与桂枝白虎，一以清阳明之热，一以肃太阳之邪。川桂枝三分、赤苓三钱、炒谷芽三钱、生石膏三钱、江枳壳一钱五分、省头草一钱五分、天花粉三钱、苦桔梗八分、炒竹茹一钱五分、干芦根（去节）五钱。（丁甘仁.丁甘仁医案.人民卫生出版社，2006.）

2. 热甚发痉

证候：项背强急，手足挛急，甚则口噤，角弓反张；壮热，烦躁，胸闷，腹胀便秘；口渴，咽干，喜冷饮，甚而神昏谵语。苔黄腻，脉弦数。

治法：泄热存阴，增液柔筋。

方药：白虎汤合增液承气汤加减。方中生石膏、知母，玄参、生地黄、麦冬清热养阴生津，濡润筋脉；大黄、芒硝软坚润燥，荡涤胃腑积热；粳米、甘草和胃养阴。若热邪伤津而无腑实证者，可用白虎加人参汤，以清热救津；若抽搐甚者，加天麻、地龙、全蝎、菊花、钩藤等息风止痉之品或易用羚角钩藤汤；若热传心营，症见高热烦躁，神昏谵语，舌质红绛，可用清营汤，并加服安宫牛黄丸或至宝丹，以清热开窍止痉。

医案选析：杨，暑由上受，先入肺络，日期渐多。气分热邪逆传入营，遂逼心胞络中，神昏欲躁，舌音缩，手足牵引，乃暑热深陷，谓之发痉。热闭在里，肢体反不发热，热邪内闭则外脱，岂非至急。考古人方法，清络热必兼芳香，开里窍以清神识。若重药攻邪，直走肠胃，与胞络结闭无干涉也。犀角、元参、鲜生地、连翘、鲜菖蒲、银花，化至宝丹四丸。（叶天士.临证指南医案.人民卫生出版社，2006.）

3. 痰瘀阻络

证候：项背强直，四肢抽搐；头痛如刺，痛有定处，形瘦神疲或胸脘满闷，呕吐痰涎。舌紫暗，边有瘀斑，苔薄白或白腻，脉细涩或弦滑。

治法：活血豁痰，通络止痉。

方药：通窍活血汤合导痰汤加减。前者麝香、老葱活络通窍；桃仁、红花、川芎、赤芍活血化瘀；后者陈皮、半夏、茯苓、制胆星、枳实、甘草豁痰化浊。可加全蝎、蜈蚣、僵蚕、钩藤等通络息风止痉；若兼形瘦神疲之症，也可加人参、黄芪、白术、木香、砂仁补脾理气以扶正，并助活血豁痰之力。

医案选析：一男子二十余岁，患痘疮，靥谢后，忽患口噤不开，四肢强直不能屈，时或绕脐腹痛一阵，则冷汗如雨，痛定则汗止，时作时止，其脉极弦紧而急。此因劳倦伤血，山居多风寒乘虚而感。又因痘疮，其血愈虚。遂用当归身、芍药为君，川芎、青皮、钩藤为臣，白术、陈皮、甘草为佐，桂枝、木香、黄连为使，更加红花少许，煎十二贴而安。（王肯堂．证治准绳．中国中医药出版社，1997.）

4. 阴血亏虚

证候：项背强急，四肢麻木，蠕动无力，时作时止；唇舌干燥，皮肤干枯，头晕目眩，面色不华，小便短少，大便干结。舌干红，苔薄而少津，脉细数。

治法：养血滋阴，息风止痉。

方药：四物汤合大定风珠加减。方中生熟地黄、白芍、麦冬、阿胶、五味子、当归、麻子仁补血滋阴柔肝；龟甲、生鳖甲、生牡蛎息风止痉；鸡子黄养阴宁心。若阴虚内热，手足心烦者，加白薇、青蒿、黄连、淡竹叶；抽动不安，心烦失眠者，加栀子、首乌藤、炒枣仁、生龙骨、生牡蛎；阴虚多汗、时时欲脱者，加人参、沙参、麦冬、五味子；气虚自汗，卫外不出，加黄芪、浮小麦；久病，阴血不足，气虚血滞，瘀血阻络，加黄芪、丹参、川芎、赤芍、鸡血藤，或用补阳还五汤加减；虚风内动，肢体拘急挛缩，重用养阴润筋之品，加全蝎、天麻、钩藤。

医案选析：妇人新产之后，忽然手足牵搐，口眼㖞斜，头摇项强，甚则角弓反张，人以为产后惊风，谁知是亡血过多而成痉乎。方用救产止痉汤。人参五钱，当归一两，川芎三钱，荆芥一钱（炒黑），水煎服。一剂病轻，二剂又轻，三剂痉愈。（日·丹波元坚．杂病广要．中医古籍出版社，2002.）

第二章 外科病证 ▷▷▷

第一节 瘾 疹

一、病名

瘾疹是皮肤上出现鲜红色或苍白色风团、时隐时现的瘙痒性、过敏性皮肤病。瘾疹之名首见于《素问·四时刺逆从论》，"少阴有余，病皮痹瘾疹"。本病又称"风疹块"或"瘾㾦"，如发生在眼睑、口唇等组织疏松部位，水肿明显者则称"游风"。其临床特点是突然发病，常先有皮肤瘙痒，随即出现大小和形态不一的风团，发作时间不定，发无定处，可迅速消退，而后不留任何痕迹。可发生在任何年龄、季节，男女皆可发病。本病相当于西医学的荨麻疹，临床常分为急性荨麻疹、慢性荨麻疹、特殊类型荨麻疹。

二、病因病机

本病病因较复杂，总由禀赋不耐、毒邪侵袭而致；或因气血虚弱，卫外不固，风邪乘虚侵袭所致；或因饮食不慎，如食海鲜、辛辣刺激等腥发动风之物而发；或由七情内伤，营卫失和等导致。

1.外邪侵袭 引起本病之外邪以风邪最为常见。"风为百病之长，善行而数变"，风邪常与寒或热相兼。风寒之邪外侵，客于肌表，致营卫不和；风热之邪郁于腠理，引起营卫失调。此外，外邪亦包括昆虫叮咬、接触花粉及其他过敏物质等。

2.饮食不慎 因食海鲜、辛辣刺激等物，致使湿热内蕴，化热动风；或因饮食不洁，湿热生虫，虫积伤脾；或因服用某种药物，致使毒热蕴结，郁于肌肤。

3.情志内伤 情志不遂，肝郁不疏，气机壅滞不畅，郁而化火，致使阴血不足，营卫失调。

4.气血虚弱 平素体弱，气血不足，或久病气血耗伤，因血虚生风，气虚卫外不固，风邪乘虚而入。

5.冲任失调 肝肾不足，冲任失调，营卫失和，生风生燥，肌肤失养。

西医学认为，本病的发生与食物、药物、感染、物理因素、动植物因素、精神因素、某些系统性疾病、妊娠及月经周期均有一定的关系，发病机制可分为超敏反应与非超敏反应两类。

三、诊断

1. 可发生于任何年龄和季节，男女皆可发病。

2. 初起常先出现瘙痒，随即皮肤上突然出现风团，色白或红或正常肤色，大小不等，形态不一，可为圆形、类圆形或不规则形，边界清楚。发作不定时，持续时间长短不一，消退后不留任何痕迹。

3. 自觉剧烈瘙痒，或有烧灼、刺痛感，可伴有发热、恶寒等全身症状；如发生在眼睑、口唇、阴部的游风，在水肿的基础上可伴有局部痒感、麻木胀感；如侵犯消化道黏膜可伴恶心、呕吐、腹痛、腹泻等症状；如发生在咽喉和支气管黏膜，可导致喉头水肿及有明显的憋闷感，严重者可发生晕厥甚至窒息。

4. 属急性者，发病急，风团骤起骤消，随之瘙痒消失；慢性者，病程可达数月以上，反复发作，经久不愈。

5. 血常规示血液中可有嗜酸性粒细胞增高，或有白细胞总数及淋巴细胞数增多，多有皮肤划痕阳性。

四、辨证论治

（一）分证论治

治疗以疏风解表、调和营卫为基本原则。治疗上积极寻找并去除病因，避免诱发因素。以内治为主，情况紧急时对症处理。

1. 风寒束表证

证候：风团色白，遇冷或风吹后皮疹加重，得温则缓，冬重夏轻，伴恶寒、无汗、怕冷，口不渴。舌淡，苔薄白，脉浮紧。

治法：疏风，散寒，止痒。

方药：桂枝麻黄各半汤加减（麻黄、桂枝、杏仁、甘草、白芍、生姜、大枣）。关节痛者，加威灵仙、独活等通络止痛。

2. 风热犯表证

证候：风团色红，灼热剧痒，遇热加重，得冷则缓，多夏秋季发病，伴发热恶寒、咽痛口干。舌红，苔薄黄，脉浮数。

治法：疏风，清热，止痒。

方药：消风散加减（当归、生地黄、防风、蝉蜕、知母、苦参、胡麻仁、荆芥、牛蒡子、石膏、通草、甘草）。风团鲜红灼热者，加牡丹皮、赤芍等清热凉血；口渴，加玄参、天花粉等清热生津止渴；大便秘结者，加大黄等泻下攻积；瘙痒剧烈者，加蒺藜等疏风止痒。

3. 肠胃湿热证

证候：风团片大、色红，瘙痒剧烈，可伴脘腹疼痛，神疲纳呆，恶心呕吐，大便秘结或泄泻。舌红，苔黄腻，脉滑数。

治法：疏风解表，通腑泄热。

方药：防风通圣散合平胃散汤加减（防风、荆芥、连翘、薄荷、白芍、黄芩、苦参、白鲜皮、蒺藜、苍术、厚朴、陈皮、砂仁）。大便燥结者，加枳实等破气消积；大便稀者，加薏苡仁、白术等以健脾利湿；恶心呕吐者，加半夏、竹茹等降逆止呕；有肠道寄生虫者，加乌梅、使君子、槟榔等以驱虫消积。

4. 气血两虚证

证候：皮疹色淡红，反复发作，瘙痒不甚，迁延数月或数年，日轻夜重，劳累后加重，兼见神疲乏力、失眠等症。舌淡，苔薄，脉沉细。

治法：调补气血，息风潜阳。

方药：八珍汤加减（当归、川芎、熟地黄、白芍、人参、白术、茯苓、甘草）。心烦失眠者，加酸枣仁、首乌藤等养心安神；瘙痒重者，加蒺藜、龙骨、牡蛎等润燥疏风止痒。

（二）外治

1. 薄荷膏外搽，每日 3～5 次。

2. 艾叶或荆芥穗或香樟木煎汤，先熏后洗，每日 1～2 次。

3. 荆芥、苦参、苍耳子、川椒各 20g，水煎外洗，每日数次。

4. 炉甘石洗剂外搽，每日数次。

第二节　湿　疮

一、病名

湿疮是一种常见的由于禀赋不耐，因内外因素作用而引起的过敏性炎症性皮肤病。其临床特点为皮损形态多样，对称分布，剧烈瘙痒，有渗出倾向，反复发作，易成慢性等。男女老幼皆可发病，无明显季节差异。

本病根据病程可分为急性、亚急性、慢性三类。急性者常泛发全身，以丘疹、水疱、糜烂、渗出为主；慢性者以干燥、脱屑、苔藓样变为主，易反复发作；亚急性者介于两者之间。

本病根据皮损形态不同，名称各异，如浸淫全身、滋水较多者称为"浸淫疮"，以丘疹为主者称为"血风疮"或"粟疮"；根据发病部位不同，其名称也不同，如发于耳部者为"旋耳疮"，发于手足部者称为"病疮"，发于阴囊部者称为"肾囊风"或"绣球风"，发于脐部者称为"脐疮"，发于肘、膝弯曲处者称为"四弯风"，发于乳头者称为"乳头风"等。本病相当于西医学的湿疹。

二、病因病机

湿疮病因复杂，可由多种内、外因素引起。常因禀赋不耐，饮食失节，或过食辛辣刺激荤腥动风之物，脾胃受损，失其健运，湿热内生又兼外受风邪，内外两邪相搏，风湿热邪犯于肌表所致。其发生与心、肺、肝、脾四经关系密切。

1. 急性者，以风湿热邪浸淫肌肤为主。

2. 亚急性者，多由脾虚湿恋或阴血已伤、湿热仍存所致。

3. 慢性者，多因久病耗伤阴血，血虚风燥，引起肌肤甲错。发于小腿者则常由经脉松弛、青筋暴露，气血运行不畅，湿热蕴阻，肤失濡养所致。

西医学认为，本病的病因尚不明确，可能与慢性感染病灶、内分泌及代谢改变、血液循环障碍、神经精神因素、遗传因素等内部因素相关。本病的发生可由外部因素诱发或加重，如食物、吸入物、动物毛皮、生活或工作环境、各种化学物质等。

三、诊断

本病发病前常无明显的外因接触史，发病部位可局限，亦可泛发全身。皮疹一般具有多形性、对称性、瘙痒性、渗出性、反复性、易成慢性等特点，不同时期或不同部位有其相应的特点。

1. 急性湿疮 相当于西医学的急性湿疹。本病起病较快，皮疹呈原发性和对称性，可有红斑、丘疹、丘疱疹、水疱、脓疱、流滋、结痂等多形性表现，可发于身体的任何部位，亦可泛发全身，但常发于颜面、耳后、手足、肘窝、腘窝、阴囊、外阴、肛门等处。初起皮损为多数密集的粟粒大小的丘疹、丘疱疹或小水疱，基底潮红，自觉瘙痒，常因搔抓而致流滋、糜烂及结痂，皮损中心较重，外周散在丘疹、红斑、丘疹，病变常呈片状或弥漫性，无明显边界。病程中因搔抓、肥皂热水烫洗、饮酒、食辛辣发物使皮疹加重，瘙痒加剧。搔抓染毒者可致皮损处化脓，并可发疖、臖核肿痛等全身症状。若不转为慢性，病程一般为 1～2 个月，痂皮脱落而愈。

2. 亚急性湿疮 相当于西医学的亚急性湿疹。多由急性湿疮未能及时治疗或处理不当迁延而来，亦有初发即呈亚急性湿疮者。皮疹较急性湿疮轻，以丘疹、结痂、鳞屑为主，有少量水疱和轻度糜烂浸润，自觉瘙痒剧烈，夜间尤甚，一般无全身不适感。

3. 慢性湿疮 相当于西医学的慢性湿疹。常因急性和亚急性湿疮长期不愈，多次反复发作而成，亦有少数起病即表现为慢性湿疮者。皮损多局限某一部位，患处皮肤增厚粗糙，触之较硬，色暗红或紫褐，皮纹显著，或呈苔藓样变，常有搔痕、鳞屑、血痂及色素沉着，甚者伴有溃疡。部分皮损处可出现新的丘疹或水疱，破后有少量流滋。自觉有明显瘙痒，夜间、精神紧张、饮酒、食辛辣发物时瘙痒加剧。病变在手足关节部位者，易出现皲裂、疼痛等。慢性湿疮病程较长，时轻时重，易反复发作。

四、辨证论治

（一）分证论治

本病的治疗以利湿止痒为原则，重视对于"湿"的辨证，同时标本兼顾，内外并治。急性者以清热利湿为主，亚急性者以健脾利湿或滋阴除湿为主，慢性者以养润肤为主。

1. 湿热蕴肤证

证候：多见于急性湿疮。发病突然，病程短，皮损面积大。皮疹以红斑、丘疹、丘疱疹、小水疱为主，灼热瘙痒，搔破滋水淋漓，浸淫成片。伴心烦口渴，身热不扬，纳呆，腹胀便溏，小便短赤。舌红，苔黄腻，脉滑数。

治法：清热利湿，解毒止痒。

方药：龙胆泻肝汤合萆薢渗湿汤加减（龙胆草、黄芩、栀子、牡丹皮、泽泻、车前子、萆薢、薏苡仁、苦参、当归、防风）。热胜者，加大青叶、蒲公英等清热解毒；瘙痒剧者，加刺蒺藜、白鲜皮等祛风止痒；水疱破后流滋多者，加土茯苓、茯苓等利湿排脓；皮疹鲜红灼热者，加玄参、赤芍等清热凉血。

2. 脾虚湿蕴证

证候：多见于亚急性湿疮。发病较缓，病程较长。皮损潮红，有丘疹、水疱、鳞屑、瘙痒，搔后糜烂渗出，伴纳差，腹胀便溏，易疲乏。舌淡胖，苔白腻，脉缓。

治法：健脾，利湿，止痒。

方药：除湿胃苓汤或参苓白术散加减（苍术、厚朴、陈皮、猪苓、泽泻、茯苓、白术、薏苡仁、白扁豆、地肤子、白鲜皮）。

3. 阴虚湿热证

证候：多见于亚急性湿疮。发病缓慢，病程较长。皮肤浸润，干燥脱屑，瘙痒剧烈，略见出水。伴午后颧红，心烦盗汗，口干口苦，小便短赤。舌红，少苔或无苔，脉细弦滑。

治法：滋阴养血，除湿止痒。

方药：滋阴除湿汤加减（生地黄、玄参、当归、丹参、茯苓、泽泻、白鲜皮、蛇床子）。

4. 血虚风燥证

证候：多见于慢性湿疮。病程长久，反复发作。皮损为暗红色斑或斑丘疹，色素沉着，粗糙肥厚，剧痒难忍，遇热或肥皂水洗后瘙痒加重。伴口干不欲饮、乏力、纳差、腹胀。舌淡，苔白，脉弦细。

治法：养血润肤，祛风止痒。

方药：当归饮子或四物消风饮加减（当归、白芍、川芎、生地黄、蒺藜、防风、荆芥穗、黄芪、何首乌、蝉蜕、地肤子、乌梢蛇）。皮肤粗糙肥厚者，加丹参、益母草、鸡血藤等活血通络；痒甚难眠者，加首乌藤、酸枣仁等养心安神。

（二）外治

外治宜用药温和，避免刺激皮肤而加重病情。

1. 急性湿疮 初起仅有潮红、丘疹，或少数水疱而无渗液时，外治宜清热安抚，避免刺激，可选用清热止痒之剂，如苦参、黄柏、地肤子、荆芥等煎汤温洗，或用三黄洗剂、炉甘石洗剂外搽、10%黄柏溶液。若水疱糜烂、渗出明显时，外治宜选用清热解毒收敛的中药，如黄柏、生地榆、马齿苋、野菊花等煎汤，三黄洗剂、10%黄柏溶液冷敷，待渗液干后再用青黛散麻油调搽。急性湿疮后期滋水减少时，外治宜保护皮损，避免刺激，可选用黄连膏、青黛膏外搽。

2. 亚急性湿疮 外治原则为燥湿、收敛、止痒，选用三黄洗剂、青黛膏、3%黑豆馏油、5%黑豆馏油软膏、10%复方地榆氧化锌油等外搽。

3.慢性湿疮 外治以止痒、润肤为主要原则，可选用各种软膏剂、乳剂等，可外搽青黛膏、5%硫黄膏、10%～20%黑豆馏油软膏。

第三节 风瘙痒

一、病名

风瘙痒是一种无明显原发皮损而以瘙痒为主要症状的皮肤感觉异常的皮肤病，又称"痒风""血风疮"等。《诸病源候论·风瘙痒候》曰："风瘙痒者，是体虚受风，风入腠理与血气相搏而俱，往来于皮肤之间，邪气微不能冲击为痛，故但瘙痒也。"《外科证治全书·发无定处证·痒风》曰："遍身瘙痒，并无疥疮，搔之不止。"其临床特点是皮肤阵发性瘙痒，搔后常出现搔痕、鳞屑、血痂、色素沉着、苔藓样变等继发性损害。本病好发于老年，青壮年亦可罹患，且多见于秋末及冬季，少数亦有夏季发作。本病相当于西医学的皮肤瘙痒症。临床上一般分为局限性和泛发性两种，局限性以阴部、肛门周围多见，泛发性可泛发全身。

二、病因病机

本病可由多种内外因素所致，多与风邪有关。风邪或从外感，或由内生，风邪与气相搏，内不得疏泄，外不得透达，郁于皮肤腠理，往来于皮肤之间而引起瘙痒。且风邪常与热、湿、燥、毒等相合为病。

1.风热血热，蕴于肌肤 禀赋不耐，素体血热，风邪侵袭，内外合邪，郁于肌肤不得疏泄，而致瘙痒。

2.湿热内蕴，郁于皮肤 饮食不节，过食辛辣肥甘、腥发炙煿，脾失健运，湿热内生，熏蒸肌肤，加之腥荤发物本属动风之物，故发为瘙痒。

3.气血亏虚，生风化燥 久病体虚，气血不足，血虚生风，肌肤失养而致瘙痒。

4.情志失调，五志化火 忧思恚怒、焦虑紧张等均可致脏腑气机失调，五志化火，生热动风，而致瘙痒。

西医学认为，本病内因与肝胆疾患、肾功能不全、内分泌障碍、感染、内脏肿瘤、肠道寄生虫、精神神经因素、妊娠等有关，外因与气候、环境、药物或食物、生活习惯、衣物摩擦、物理与化学刺激等有关。

三、诊断

1.好发于老年，也可见于青壮年，多见于秋末及冬季，亦有夏季发作者。

2.初始表现为无原发性皮损的皮肤瘙痒，而后因反复搔挠，可致搔痕、鳞屑、血痂、色素沉着、苔藓样变等继发性皮肤损害，部分亦可继发湿疹样变。

3.泛发性皮肤瘙痒者，瘙痒多先由一处开始，呈阵发性，夜间尤甚，而后波及全身。

4.局限性皮肤瘙痒者，以肛门、阴囊及女阴等部位最为常见。

5.病情可因气候变化、精神紧张、饮食不节、衣物摩擦等原因而诱发或加重，患者常因瘙痒剧烈而影响睡眠，伴有头晕、食欲不振等症状。

6.患有严重风瘙痒疾病的患者，应注意检查肝功能、肾功能、空腹血糖等，以排除系统性疾病。

四、辨证论治

（一）分证论治

以止痒为主，配合祛风、清热、利湿、润燥等法。若因内部疾病引起瘙痒者，要及时寻找原因，采用标本兼顾、内外兼治的方法。

1.风热血热证

证候：病属新起，一般以青年患者多见，皮肤瘙痒剧烈，遇热加重，皮肤搔破后有血痂，伴心烦、口渴、便干、溲赤。舌红，苔薄黄，脉浮数。

治法：疏风清热，凉血止痒。

方药：消风散合四物汤加减（荆芥、防风、当归、生地黄、白芍、苦参、苍术、蝉蜕、知母、石膏、蒺藜、甘草）。风盛者，加全蝎等息风通络止痒；血热盛者，加牡丹皮、白茅根等清热凉血；夜间痒甚者，加龙骨、牡蛎、珍珠母等平肝潜阳，镇心安神。

2.湿热内蕴证

证候：瘙痒不止，搔破后滋水淋漓，继发感染或湿疹样变，或外阴、肛周潮湿瘙痒，伴口干口苦，胸胁胀满，大便燥结或黏腻，小便黄赤。舌红，苔黄腻，脉滑数或弦数。

治法：清热，利湿，止痒。

方药：龙胆泻肝汤加减（柴胡、黄芩、栀子、龙胆草、生地黄、当归、车前子、通草、泽泻、牛蒡子、苦参、白鲜皮、蒺藜）。兼血热者，加牡丹皮、白茅根等清热凉血；大便燥结者，加大黄等泄热通便。

3.血虚肝旺证

证候：病程日久，以老年或素有慢性病者多见，皮肤干燥，可有脱屑，搔破后血痕累累，情绪波动可引起瘙痒发作或加剧，伴头晕眼花，失眠多梦。舌红，苔薄，脉细数或弦数。

治法：养血平肝，祛风止痒。

方药：当归饮子加减（荆芥、防风、当归、生地黄、白芍、白蒺藜、何首乌、黄芪、地肤子、乌梢蛇）。年老体弱者，重用黄芪益气生血；瘙痒甚者，加白鲜皮、乌梢蛇等祛风止痒；皮损肥厚者，加鸡血藤、丹参等养血活血润燥；夜寐不安者，加首乌藤、酸枣仁、五味子等宁心安神。

（二）外治

1.周身皮肤瘙痒者，可选百部酊外搽，每日3～4次。

2.有湿疹样变者，可用三黄洗剂外搽，每日3～4次。

3.皮肤干燥瘙痒者，可外用黄连膏等各种润肤膏薄搽。

4.各型瘙痒症，均可用药浴、熏洗或熏蒸疗法，常用药物有苦参、黄柏、枯矾、花椒、百部、防风、当归、茵陈、藿香、马齿苋、蛇床子、苍耳子等组方煎水外洗，亦可用矿泉浴。

第四节 粉 刺

一、病名

粉刺是一种以毛囊、皮脂腺为中心的慢性炎症性皮肤病，多见于青年男女，好发颜面、胸背等处。因初期皮损能挤出白黄色棘刺状脂栓，故称为粉刺。该病皮损特点是粉刺、丘疹、脓疱、结节及囊肿，多伴有皮脂溢出。《素问·生气通天论》云："劳汗当风，寒薄为渣，郁乃痤。"明代《内经知要·病能》解释曰："形劳汗出，坐卧风，寒气薄之，液凝为渣，即粉刺也。若郁而稍重，乃若小疖，其名曰痤。"清楚阐明了该病不同时期的皮损特点和病机。本病相当于西医学的痤疮。

二、病因病机

1. 肺经风热 素体血热偏盛，肺经蕴热，复受风邪，熏蒸胸面。

2. 肠胃湿热 饮食不节，过食辛辣肥甘厚味，生湿化热，湿热互结，循经上蒸。

3. 痰湿瘀滞 脾虚失运，湿浊内停，郁久化热，灼津成痰，湿热浊痰阻络，瘀滞肌肤。

素体血热偏盛是本病发生的内因；饮食不节、外邪侵袭是致病的条件。若湿热浊痰阻络，则使病程缠绵，皮疹加重。西医学认为，本病发生主要与雄激素增高、皮脂腺分泌增加、毛囊皮脂腺开口处过度角化和痤疮丙酸杆菌感染等原因相关。

三、诊断

1. 好发于颜面、颈、胸背部。

2. 多发于青春期男女，常在饮食不节时或月经前后加重。

3. 皮损初起为针头大小的粉刺，多为白头粉刺、黑头粉刺，可挤出白色或淡黄色脂栓，白头粉刺可发展为红色丘疹，顶端可出现小脓疱；愈后可留暂时性色素沉着或轻度凹陷性瘢痕。严重者可出现紫红色结节、脓疱、囊肿，甚至破溃形成窦道和瘢痕，或面部皮肤橘皮样改变。常伴皮脂溢出增多。

4. 自觉轻度瘙痒或无自觉症状，炎症明显时感疼痛。

5. 病程长短不一，一般青春期后可逐渐痊愈；女性痤疮可迁延至 30 ~ 40 岁。

四、辨证论治

（一）分证论治

丘疹、脓疱型粉刺以疏风清肺、除湿解毒为主；结节、囊肿、瘢痕型粉刺以除湿化痰、活血散结为主。

1. 肺经风热证

证候：散在粉刺、丘疹色红，或痒痛，或有脓疱，或伴口渴喜饮，大便秘结，小便短赤。舌红，苔薄黄，脉细滑或滑。

治法：疏风清肺。

方药：枇杷清肺饮加减（枇杷叶、黄芩、桑白皮、金银花、连翘、甘草）。伴口渴喜饮者，加生石膏、天花粉；大便秘结者，加生大黄；丘疹多者，加紫花地丁、白花蛇舌草；经前加重者，加香附、益母草、当归。

2. 肠胃湿热证

证候：颜面、胸背部皮肤油腻，皮疹红肿疼痛，多有脓疱，伴口臭便秘、溲黄。舌红，苔黄腻，脉滑数。

治法：清热，除湿，解毒。

方药：茵陈蒿汤加减（茵陈、栀子、大黄、苍术、连翘、白花蛇舌草等）。伴腹胀，舌苔厚腻者，加生山楂、鸡内金、枳实、薏苡仁；脓疱较多者，加紫花地丁、野菊花、蒲公英。

3. 痰湿凝滞证

证候：皮疹颜色暗红，以结节、脓肿、囊肿、瘢痕为主，或见窦道，经久难愈，伴纳呆腹胀。舌暗红，苔黄腻或白腻，脉弦滑。

治法：除湿化痰，活血散结。

方药：海藻玉壶汤加减（海藻、浙贝母、夏枯草、赤芍、生地黄、牡丹皮、丹参、白花蛇舌草）。伴囊肿成脓者，加皂角刺、野菊花、连翘；伴结节、囊肿难消者，加三棱、莪术、皂角刺。

（二）外治

1. 白头粉刺、黑头粉刺和丘疹，颠倒散纯净水调涂患处，每日 1～2 次。
2. 红色丘疹、脓疱，复方黄柏液外搽或稀释后冷湿敷，每日 1～2 次。
3. 脓肿、囊肿、结节较甚者，外敷金黄膏，每日两次。

第五节　面游风

一、病名

面游风是一种与皮脂分泌过多有关的皮肤出现红斑、上覆鳞屑的慢性炎症性皮肤病，因多发于面部，表现为皮肤瘙痒，故称为面游风；因脱屑明显又称白屑风。清《医宗金鉴·外科心法要诀·面游风》云："面游风……由平素血燥，过食辛辣厚味，以致阳明胃经湿热受风而成。痒甚者，宜服消风散；痛甚者，宜服黄连消毒饮。"明《外科正宗·杂疮毒门·白屑风》云："白屑风，多生于头面、耳、项、发中，初起微痒，久渐生白屑，叠叠飞起，脱之又生，此皆起于热体当风，风热所化，治当消风散。"

本病的临床特点是头发、皮肤多脂发亮，油腻，瘙痒，或头发干枯，迭起白屑，脱去又生。患者以壮年为多，婴儿期也有发生。好发于皮脂腺较丰富的部位。本病相当于西医学的脂溢性皮炎。

二、病因病机

1. 风热血燥 风热之邪外袭，久郁生燥，耗伤阴血，或平素阴虚血燥之体，复感风热之邪，风热燥邪蕴阻肌肤，肌肤失于濡养而致。

2. 湿热蕴阻 恣食肥甘油腻、辛辣之品，以致脾胃运化失常，或素体脾虚失运，生湿化热，湿热蕴阻肌肤而成。

西医学认为，本病病因及发病机理尚不清楚，可能与遗传、马拉色菌感染、精神因素、饮食习惯、维生素 B 族缺乏、嗜酒等因素有一定关系。

三、诊断

1. 多发于皮脂腺丰富的部位，如头皮、前额、眉弓、鼻唇沟、胡须部，并可自头皮开始，向下蔓延至颈后、腋窝、胸部、肩胛部等部位。

2. 干性面游风皮损为大小不一的斑片，基底微红，上有白色糠秕状或片状鳞屑，在头皮部可堆叠很厚，头皮瘙痒剧烈，梳头或搔抓时头屑易于脱落而呈白屑纷飞状，毛发干枯，伴有脱发。

3. 湿性面游风皮脂分泌旺盛，皮损红斑、糜烂、流滋，有油腻性痂屑，常有臭味。耳后和鼻部可有皲裂，毛发可因搔抓折断而稀疏，头部损害早期皮脂多，或头屑多，瘙痒，继而头发细软、脱落、秃顶。严重者泛发全身，成为湿疹样皮损。

4. 病程缓慢，常有急性发作。

四、辨证论治

（一）分证论治

本病临床以清热除湿、祛风润燥为主要治法。

1. 风热血燥证

证候：多发于头面部，为淡红色斑片，干燥、脱屑、瘙痒，受风加重，或头皮瘙痒，头屑多，毛发干枯脱落，伴口干口渴，大便干燥。舌偏红，苔薄白，脉细数。

治法：祛风清热，养血润燥。

方药：消风散合当归饮子加减（荆芥、防风、当归、生地黄、苦参、苍术、蝉蜕、牛蒡子、知母、石膏、川芎、白蒺藜、何首乌、黄芪、甘草等）。皮损颜色较红者，加牡丹皮、紫花地丁、白茅根；瘙痒较重者，加白鲜皮、皂角刺；皮损干燥明显者，加玄参、麦冬、天花粉。

2. 肠胃湿热证

证候：皮损为潮红斑片，有油腻性痂屑，甚至糜烂、渗出，或伴口苦口黏，脘腹痞满，小便短赤，大便臭秽。舌红，苔黄腻，脉滑数。

治法：健脾除湿，清热止痒。

方药：参苓白术散合茵陈蒿汤加减（白扁豆、党参、白术、茯苓、甘草、山药、莲子肉、桔梗、薏苡仁、砂仁、茵陈、栀子、大黄等）。糜烂渗出较甚者，加土茯苓、苦参、马齿苋；热盛者，加桑白皮、黄芩。

（二）外治

1.干性皮损发于头皮者，白屑风酊外搽，每日3次，发于面部者，黄连膏外搽，每日两次。

2.湿性皮损渗出明显者，马齿苋、苦参、大青叶各30g，石菖蒲15g，煎汤，放凉后外洗或湿敷患处，每次30分钟，每日2～3次。湿敷后，外搽青黛膏。

第六节　白驳风

一、病名

白驳风是指皮肤出现大小不等、形态各异的局限性或泛发性色素脱失斑的皮肤病。古代文献中又有"白癜""白驳""斑白""斑驳"等名称。"白癜"之名，首见于隋代《诸病源候论·白癜候》。其曰："白癜者，面及颈项身体皮肤肉色变白，与肉色不同，亦不痒痛，谓之白癜。"其临床特点是皮肤白斑可发生于任何部位、任何年龄，大小不等，形态各异，边界清楚；可局限亦可泛发全身，病程慢性，易诊难治，影响美观。本病相当于西医学的白癜风。

二、病因病机

本病总由气血失和、脉络瘀阻所致。

1.情志内伤，肝气郁结，气机不畅，气血失和，复感风邪，搏于肌肤而发。

2.素体肝肾亏虚，或亡精失血而伤及肝肾，致肝肾不足，精亏血少，水火不济，气血不和，皮毛腠理失于濡养而致病。

3.跌打损伤，化学灼伤，致络脉瘀阻，毛窍闭塞，肌肤腠理失养，而成白斑。

西医学目前认为其发病原因不明，有自身免疫病学说、黑素细胞自毁学说、神经学说、遗传学说等。

三、诊断

1.本病可发生于任何年龄、任何部位。局限型的白斑单发或群集某一部位；散发型的白斑散在，大小不一，多对称分布；泛发型的总面积大于体表50%以上，甚至波及全身，只余少数正常色素皮肤，甚或色素全无；肢端颜面型的白斑发生于面部、手足部暴露部位；节段型的白斑按皮节或某一神经分布区分布。

2.皮损呈白色或乳白色斑点或斑片，逐渐扩大，大小不等，形态各异，边界清楚，周边皮肤色素常反见增加，患处毛发也可变白。患处皮肤光滑，无脱屑、萎缩等变化，有的皮损中心可出现褐色斑点，即色素岛。进展期正常皮肤可出现"同形反应"，无自觉症状。

3.病程慢性，少数可自行好转或消退。即便皮损扩大，亦无其他变症。

4.皮肤病理学检查示，表皮明显缺少黑素细胞及黑素颗粒。

四、辨证论治

（一）分证论治

本病治疗以调和气血、疏通脉络为法。

1.肝郁气滞证

证候：常有情志失调史。白斑散在渐起，数目不定，伴有心烦易怒或抑郁焦虑，胸胁胀痛，夜眠不安，女子月经不调。舌质正常或淡红，苔薄，脉弦。

治法：疏肝理气，活血祛风。

方药：逍遥散加减（柴胡、白芍、当归、白术、甘草、生姜、薄荷）。心烦易怒者，加牡丹皮、栀子；月经不调者，加益母草；发于头面者，加川芎、菊花、蔓荆子；发于下肢者，加木瓜、牛膝；泛发者，加蝉蜕。

2.肝肾不足证

证候：多见于体虚或有家族史患者。病史较长，白斑局限或泛发，伴头晕耳鸣，失眠健忘，腰膝酸软。舌红，少苔，脉细弱。

治法：滋补肝肾，养血祛风。

方药：六味地黄丸加减（熟地黄、山茱萸、山药、牡丹皮、茯苓、泽泻）。神疲乏力者，加党参、白术；真阴亏损者，加阿胶、女贞子、旱莲草；夜寐不安者，加磁石、首乌藤。

3.气血瘀滞证

证候：多有外伤史，病程缠绵。白斑局限或泛发，边界清楚，局部可有刺痛。舌紫或有瘀斑瘀点，苔薄白，脉涩。

治法：活血化瘀，通经活络。

方药：通窍活血汤加减（赤芍、川芎、鸡血藤、桃仁、生姜、红枣）。跌打损伤后而发者，加乳香、没药；局部有刺痛者，加红花、白芷；发于下肢者，加牛膝、木瓜；病久者，加苏木、白蒺藜、补骨脂。

（二）外治

1.30%补骨脂酊外用，同时可配合日光照射或紫外线照射，照射强度以皮肤出现轻度红斑为宜，隔日1次。

2.密陀僧散干扑患处，或用醋调成糊状外搽。

3.用铁锈水或白茄子蘸硫黄细末搽患处。

第七节　黧黑斑

一、病名

黧黑斑是一种发生在面部的色素沉着性皮肤病。其临床特点是面部出现黄褐色或黑褐色斑片，对称分布，无自觉症状，日晒后加重。本病多发生于孕妇或经血不调妇女，部分患者可伴有其他慢性病，涂搽不适当的化妆品及紫外线照射，与黄褐斑的加重也有关系。

明《外科正宗·女人面生黧黑斑》曰："黧黑斑者，水亏不能制火，血弱不能华肉，以致火燥结成斑黑，色枯不泽。"清代《外科大成·分治部下（小疵）·面部》曰："黧黑斑多生于女子之面，由……疑事不决所致。宜服肾气丸以滋化源，洗玉容散，兼戒忧思方可。一云风邪入皮肤，痰饮渍腑脏，则面皯，又当随其因而调之也。"本病当于西医学的黄褐斑。

二、病因病机

本病多与肝、脾、肾三脏功能失调有关，气血运行滞涩，不能上荣于面为主要病机。

1.情志不畅，肝郁气滞血瘀，或气郁化热，熏蒸于面，灼伤阴血而生。

2.冲任失调，肝肾不足，水火不济，虚火上炎所致。

3.慢性疾病，营卫失和，气血运行不畅，气滞血瘀，面失所养而成。

4.饮食不节，忧思过度，损伤脾胃，脾失健运，湿停阻络，或湿热内生上熏而致。

西医学认为，内分泌失调是黄褐斑发病的重要内在因素，促黑素激素、雌激素和孕激素等均可使皮肤黑素增多。诱发原因有紫外线照射、热辐射、皮肤炎症、体内某些营养缺乏和长期精神紧张等。

三、诊断

1.男女均可发生，女性多见。因妊娠而发病者，多开始于孕后 2 ～ 5 个月，分娩后逐渐消失，但也有皮损不退者。

2.对称发生于颜面，以两颊、额、颧及鼻唇间等处为多见。

3.皮损为淡褐色至深褐色、淡黑色斑片，大小不等，形状各异，孤立散在或融合成片，边缘较明显，表面光滑无鳞屑。

4.无自觉症状，慢性病程。

四、辨证论治

（一）分证论治

本病治疗以疏肝、健脾、补肾、活血为基本法则。

1.肝郁气滞证

证候：多见于女性，斑色黄褐，弥漫分布，伴有烦躁不安，胸胁胀满，经前乳房胀痛，或月经不调，或口苦咽干。舌红，苔薄，脉弦细。

治法：疏肝，理气，消斑。

方药：逍遥散加减（柴胡、白芍、当归、白术、茯苓、甘草、生姜、薄荷等）。伴口苦咽干、大便秘结者，加牡丹皮、栀子；月经不调者，加女贞子、香附、益母草。

2. 脾虚湿蕴证

证候：斑色灰褐，状如尘土附着，伴疲乏无力，纳呆困倦，月经色淡，白带量多。舌淡胖边有齿痕，苔白，脉濡或细。

治法：健脾益气，祛湿消斑。

方药：参苓白术散加减（白扁豆、人参、白术、茯苓、炙甘草、山药、莲子肉、桔梗、薏苡仁、砂仁等）。伴月经量少色淡者，加当归、鸡血藤、益母草。

3. 血瘀证

证候：斑色黑褐，或伴慢性肝病，或月经色暗有血块，或痛经。舌暗红或有瘀斑，脉涩。

治法：活血，化瘀，消斑。

方药：桃红四物汤加减（当归、赤芍、生地黄、川芎、桃仁、红花等）。胸胁胀痛者，加柴胡、郁金；痛经者，加香附、乌药、益母草、延胡索。

（二）外治

1. 玉容散，研成细粉洗面或搽面，早晚各 1 次。
2. 珍珠粉，洗面或搽面，早晚各 1 次。

第八节　乳　痈

一、病名

乳痈是发生在乳房部的急性化脓性疾病。乳痈之名首见于晋《针灸甲乙经·妇人杂病》。古代文献中又称"妒乳""吹妳""吹乳""乳毒"等。

其临床特点是乳房结块，红肿热痛，溃后脓出稠厚，伴恶寒发热等全身症状。好发于产后 1 个月以内的哺乳妇女，尤以初产妇为多见。发生于哺乳期的称"外吹乳痈"，发生于妊娠期的称"内吹乳痈"；非哺乳期和非怀孕期发生的称为"不乳儿乳痈"。本病相当于西医学的急性化脓性乳腺炎。

二、病因病机

外吹乳痈总因肝郁胃热，或夹风热毒邪侵袭，引起乳汁郁积，乳络闭阻，气血瘀滞，热盛肉腐而成脓。内吹乳痈多由妊娠期胎气上冲，结于阳明胃络而成。色红者多热，色白者气郁而兼胎旺。

1. 乳汁郁积　乳汁郁积是临床最常见的原因。因乳头破碎，怕痛拒哺，或乳头内陷等先天畸形，妨碍乳汁排出，或乳汁多而少饮，或初产妇乳络不畅，或断乳不当，均可引起乳汁郁积，乳络阻塞结块，郁久化热酿脓。

2. 肝郁胃热　女子乳头属肝，乳房属胃。新产伤血，肝失所养，若忿怒郁闷，肝气不疏，则肝之疏泄失畅；或饮食不节，胃中积热，或肝气犯胃，肝胃失和，郁热阻滞乳络，气血凝滞，热盛肉腐。

3. 外邪侵袭　新产体虚，腠理疏松，哺乳露胸，感受风邪；或乳头破碎，外邪乘隙而入；或乳儿含乳而睡，口中热气从乳窍吹入，导致邪热蕴结于肝胃之经，闭阻乳络，热盛肉腐。

西医学认为，本病多因产后乳汁郁积，或乳头破损，细菌沿淋巴管、乳管侵入乳房，继发感染而成。其致病菌多为金黄色葡萄球菌，其次为白色葡萄球菌和大肠杆菌。

三、诊断

1. 本病多见于哺乳期妇女，尤其是初产妇。

2. 初起乳房局部肿胀疼痛，皮肤不红或微红，乳汁排出不畅，可有乳头破烂皲裂。化脓时乳房肿痛加剧，肿块变软，有应指感，破溃或切开引流后，肿痛减轻。如脓液流出不畅，肿痛不消，可有"传囊"之变。溃后不收口，渗流乳汁或脓液，可形成乳漏。

3. 伴恶寒发热，头痛骨楚，或胸闷不舒，纳少泛恶，大便干结等；患侧腋窝淋巴结肿大压痛。

4. 若初起大量使用抗生素或过用寒凉中药，可导致乳房局部结块质硬，迁延难消。部分僵块也可再次染毒酿脓。若邪热鸱张则可发展为乳发、乳疽，甚至出现热毒内攻脏腑的危象。

5. 血常规、C-反应蛋白（CPR）、脓液培养等检查有助于明确病情。B超检查有助于确定深部脓肿的位置、数目和大小。

四、辨证论治

（一）分证论治

乳痈的治疗以疏肝清热、通乳散结为原则。以消为贵，以通为用，尤贵早治。切不可滥投苦寒药物，应注重辨脓之有无。

1. 肝郁胃热证

证候：乳房肿胀疼痛，结块或有或无，皮色不变或微红，排乳不畅，伴恶寒发热，头痛骨楚，胸闷呕恶，大便干结等。舌红，苔薄白或薄黄，脉浮数或弦数。

治法：疏肝清胃，通乳消肿。

方药：瓜蒌牛蒡汤加减。

2. 热毒炽盛证

证候：乳房肿痛加重，结块增大，皮肤焮红灼热，继之结块中软应指；或溃后脓出不畅，或切开后引流不畅，红肿热痛不消，伴壮热不退，口渴喜饮，便秘溲赤。舌红，苔黄腻，脉洪数。

治法：清热解毒，托里透脓。

方药：瓜蒌牛蒡汤合透脓散加减。

3. 正虚毒恋证

证候：溃后乳房肿痛虽轻，但疮口脓液清稀，淋沥不尽，日久不愈，或乳汁从疮口溢出，伴面色少华，神疲乏力，或低热不退，纳谷不馨。舌淡，苔薄，脉细。

治法：益气和营，托毒生肌。

方药：托里消毒散加减。

（二）外治

1. 初起　因乳汁郁积而局部肿痛者，可热敷加乳房按摩，以疏通乳络。先轻揪乳头，然后用手指从乳房四周轻柔向乳头方向按摩，渐渐推出淤乳。皮肤红热明显者，可用金黄散（膏）或玉露散（膏）调敷；或鲜菊花叶、鲜蒲公英、仙人掌去刺单味适量捣烂外敷；亦可用50%芒硝溶液湿敷。皮色微红或不红者，用冲和膏外敷。

2. 成脓　脓肿形成时，宜在波动感及压痛最明显处及时切开排脓。切口应按乳络方向且与脓腔基底大小一致，切口位置应选择脓肿稍低的位置，使引流通畅，不至于形成袋脓。脓肿在乳房部做放射状切口或循皮纹切开，乳晕部脓肿宜在乳晕旁做弧形切口，乳房后位脓肿宜在乳房下方皱褶部做弧形切口。若脓肿小而浅者，可用针吸穿刺抽脓。

3. 溃后　切开排脓后，用药线蘸八二丹或九一丹引流，外敷金黄膏。脓腔较大者可用红油膏纱布蘸八二丹或九一丹填塞。待脓净流出黄稠滋水，改用生肌散、红油膏或白玉膏盖贴。若有袋脓，可用垫棉法加压绷缚包扎。若传囊乳痈，红肿疼痛明显则按初起处理；若局部已成脓，宜再做一辅助切口进行引流或用拖线法。形成乳房窦道者，先用七三丹药捻插入窦道腐蚀管壁，至脓尽改用生肌散、红油膏盖贴至愈合。

第九节　乳　癖

一、病名

乳癖是乳腺组织的良性病变。其临床特点是单侧或双侧乳房疼痛并出现肿块，乳痛和肿块与月经周期及情志变化密切相关。乳房肿块大小不等，形态不一，边界不清，质地不硬，推之活动。

本病好发于25～45岁的中青年妇女，育龄期女性本病发病率在70%左右，是临床上最常见的乳房疾病。本病相当于西医学的乳腺增生病。

二、病因病机

1. 由于情志不遂，久郁伤肝，或受到精神刺激，急躁恼怒，导致肝气郁结，气机阻滞于乳房，经脉阻塞不通，不通则痛，而引起乳房疼痛；肝气郁久化热，热灼津液为痰，气滞、痰凝、血瘀，即可形成乳房肿块。

2. 因肝肾不足，冲任失调，致使气血瘀滞，脾肾阳虚，痰湿内结，经脉阻塞而致乳房结块、疼痛，常伴月经不调。

三、诊断

1. 本病多发生于 25 ～ 45 岁妇女，城市妇女的发病率高于农村。社会经济地位高或受教育程度高、月经初潮年龄早、低经产状况、初次怀孕年龄大、未授乳和绝经迟的妇女为本病的高发人群。

2. 乳房疼痛以胀痛为主，或为刺痛或牵拉痛。疼痛常在月经前加剧，月经后减轻，或随情绪波动而变化，痛甚者不可触碰，行走或活动时也有乳痛。乳痛以乳房肿块处为甚，常涉及胸胁部或肩背部。可伴有乳头疼痛或瘙痒。

3. 乳房肿块可发生于单侧或双侧，多位于乳房的外上象限，也可见于其他象限。肿块的质地中等或质硬不坚，表面光滑或颗粒状推之活动，大多伴有压痛。肿块的大小不一，形态和（及）分布常可分为以下数种类型。

（1）片块型：肿块呈厚薄不等的片块状，圆盘状或长圆形，数目不一，质地中等或有韧性，边界清楚，推之活动。

（2）结节型：肿块呈结节状，形态不规则，边界欠清，质地中等或偏硬，推之活动。亦可见肿块呈米粒或砂粒样结节。

（3）混合型：有结节、条索、片块样等多种形态肿块混合存在者。

（4）弥漫型：肿块分布超过乳房 3 个象限以上者。

乳房肿块可于经前期增大变硬，经后稍见缩小变软。个别患者挤压乳头可有多孔溢出浆液样或乳汁样或清水样的液体。乳房疼痛和乳房肿块可同时出现，也可先后出现，或以乳痛为主，或以乳房肿块为主。伴月经失调、心烦易怒等。

4. 本病极大部分患者较长时间内均属良性增生性病变，预后好。部分年轻患者有可能在乳腺增生病变基础上形成纤维腺瘤。少数病变要警惕恶变可能。

5. 乳房钼靶 X 线摄片、超声波检查及乳腺 MRI 检查有助于诊断和鉴别。对于肿块较硬、活动度差或保守治疗无效者，可考虑做组织病理学检查。

四、辨证论治

（一）分证论治

止痛与消块是本病治疗的主要目的，辨证论治有助于提高疗效。对于长期服药肿块不消反而增大且质地较硬、疑有恶变者，应手术切除。

1. 肝郁痰凝证

证候：多见于青壮年妇女。乳房疼痛、肿块随喜怒消长，伴有胸闷胁胀，善郁易怒，失眠多梦，心烦口苦。舌尖红，苔薄黄，脉弦滑。

治法：疏肝解郁，化痰散结。

方药：逍遥蒌贝散加减（柴胡、当归、白芍、茯苓、白术、瓜蒌、贝母、半夏、陈皮、王不留行、山慈菇）。胸闷胁胀，善郁易怒者，加川楝子、八月札、延胡索；失眠多梦者，加合欢皮、酸枣仁。

2. 冲任失调证

证候：多见于中年妇女。乳房疼痛、肿块月经前加重，经后缓减，伴腰酸乏力，神疲倦怠，月经失调，量少色淡，或闭经。舌淡，苔白，脉沉细。

治法：调摄冲任，理气活血。

方药：二仙汤合四物汤加减（淫羊藿、仙茅、当归、白芍、熟地黄、川芎等）。月经量少者，加益母草、鸡血藤；经前乳痛明显者，加莪术、延胡索。

（二）外治

中药局部外敷于乳房肿块处，如用阳和解凝膏掺黑退消或桂麝散盖贴；或以生白附子或鲜蟾蜍皮外敷，或用大黄粉以醋调敷。若对外敷药过敏者应忌用。

第十节 肠 痈

一、病名

肠痈属中医学内痈范畴，肠痈之病名最早见于《素问·厥论》。曰："少阳厥逆……发肠痈不可治，惊者死。"

二、病因病机

中医学认为，本病总由气机不畅，气滞血瘀，瘀久化热，积热腐肉而成。《圣济总录》论曰："肠痈由恚怒不节，忧思过甚，肠胃虚弱，寒温不调，邪热交攻，故营卫相干，血为败浊，流渗入肠，不能传导，蓄结成痈，津液腐化，变为脓汁，其候少腹硬满，按之内痛，小或脓出脐中，或大便下脓血，宜急治之，不尔则邪毒内攻，腐烂肠胃，不可救矣，诊其脉洪数者，脓已成，设脉迟紧虽脓未就，已有瘀血也。"

三、诊断

1. 辨病要点 转移性右下腹疼痛并拒按，伴发热、恶心、呕吐为本病的特点。

2. 辨证要点 转移性右下腹痛，右下腹局限性压痛或拒按，低热，苔白腻，脉弦滑多见于瘀滞证；右下腹或全腹压痛、反跳痛，腹皮挛急，右下腹可扪及包块，壮热，舌红苔黄腻，脉弦数多见于湿热证；上述诸证伴高热不退或恶寒发热，烦渴，恶心呕吐，腹胀，舌红绛而干，苔黄厚干燥或黄糙，脉洪数或细数多见于热毒证。

四、辨证论治

（一）分证论治

六腑以通为用，通腑泄热是治疗肠痈的主要法则，及早应用清热解毒、活血化瘀法可以缩短疗程。初期（单纯性阑尾炎）、酿脓期轻证（轻型急性化脓性阑尾炎）及右下腹出现包块者（阑尾周围脓肿），采用中药治疗效果较好，能免除手术和并发症带来的痛苦。

反复发作或病情严重者，应及时采取手术和中西医结合治疗。

1. 瘀滞证

证候：转移性右下腹痛，呈持续性、进行性加剧，右下腹局限性压痛或拒按；伴恶心纳差，可有轻度发热。苔白腻，脉弦滑或弦紧。

治法：行气活血，通腑泄热。

方药：大黄牡丹汤合红藤煎剂加减。

2. 湿热证

证候：腹痛加剧，右下腹或全腹压痛、反跳痛，腹皮挛急；右下腹可扪及包块；壮热，纳呆，恶心呕吐，便秘或腹泻。舌红，苔黄腻，脉弦数或滑数。

治法：通腑泄热，利湿解毒。

方药：复方大柴胡汤加减。

3. 热毒证

证候：腹痛剧烈，全腹压痛、反跳痛，腹皮挛急；高热不退或恶寒发热，时时汗出，烦渴，恶心呕吐，腹胀，便秘或似痢不爽。舌红绛而干，苔黄厚干燥或黄糙，脉洪数或细数。

治法：通腑排脓，养阴清热。

方药：大黄牡丹汤合透脓散加减。

（二）外治法

无论脓已成或未成，均可选用金黄散、玉露散或双柏散，用水或蜜调成糊状，外敷右下腹；或用消炎散加黄酒或醋调敷。还可采用通里攻下、清热解毒等中药肛滴，如大黄牡丹汤、复方大柴胡汤等煎剂 150～200mL，直肠内缓慢滴入（滴管插入肛门内 15cm 以上，药液 30 分钟左右滴完），使药液直达下段肠腔，加速吸收，以达到通腑泄热排毒的目的。

（三）特殊类型肠痈的治疗

1. 小儿肠痈　中医学认为，小儿为稚阳之体，脏腑薄，藩篱疏，易传变，加之小儿接受中药治疗合作程度差，一般多主张早期手术。

2. 老年肠痈　中医学认为，患者年老体弱，气血两虚，应尽量少用苦寒攻下药物，适当加入益气养阴、扶正托里药物，可取得明显疗效。

3. 妊娠期急性肠痈　由于肠痈对孕妇和胎儿危害较大，一般主张应早期手术治疗。

4. 异位肠痈　症状及体征多不典型，可按一般肠痈的治疗原则，选择手术或非手术疗法。

（四）针刺疗法

针刺疗法可作为辅助治疗方法，具有促进肠蠕动、促使停滞物排出、改善血运、止痛、退热、提高人体免疫功能等作用。

主穴：双侧足三里或阑尾穴。配穴：发热加曲池、合谷或尺泽放血。恶心呕吐加内关、中脘；痛剧加天枢；腹胀加大肠俞、次髎。均取泻法，每次留针 0.5～1 小时，每隔 15 分钟强刺激 1 次，每日两次。加用电针可提高疗效。

第十一节 肛 痈

一、病名

肛痈属中医学"脏毒""悬痈""盘肛痈""跨马痈""坐马痈"等范畴。明代《疮疡经验全书·脏毒证篇》曰:"大肠尽头是脏头,一曰肛门;毒者,其势凶也。"《外科正宗》曰:"夫悬痈者,乃三阴亏损,湿热结聚而成。此穴在于谷道之前、阴器之后,又谓海底穴也。"生于尾骨前长强穴者名涌泉疽、鹳口疽等。

二、病因病机

中医学认为,本病多因过食肥甘、辛辣、醇酒等物,湿热内生,下注大肠,蕴阻肛门;或肛门破损染毒,致经络阻塞,气血凝滞而成;也可因肺、脾、肾三阴亏损,湿热乘虚下注而成。《外科医案汇编·肛痈篇》曰:"肛痈者,即脏毒之类也,始起则为肛痈,溃后即为痔漏。病名虽异,总不外乎醉饱入房,膏粱厚味,炙煿热毒,负重奔走,劳碌不停,妇人生产努力,以上皆能气陷阻滞,湿热瘀毒下注,致生肛痈。"《外科正宗·脏毒论》曰:"又有虚劳久嗽,痰火结肿、肛门如栗者,破必成漏。"

三、诊断

1. 辨病要点 本病主要特点是发病急骤,易肿、易脓、易溃,但不易敛口,溃后多形成漏。

2. 辨证要点 本病初起局部质硬,红肿、触痛明显,伴有发热、恶寒、尿黄、便秘,多为热毒蕴结证。成脓期触之有波动感,痛如鸡啄,多为火毒炽盛证。溃后脓出稀薄,疮口难敛则多为阴虚毒恋证。

四、辨证论治

(一) 分证论治

古代医家都认识到,肛痈早期发现,早期治疗,辨证论治效果较好,一旦成脓,治疗的重点则转向早期切开引流,这是控制感染和减少肛漏形成的关键。

《医门补要·肛痈辨》曰:"肛门四周红肿作痛,速宜凉血利湿药消之。若消不去,一处出脓者,为肛痈,每易成漏。有数处溃开者,名盘肛痈,甚至大小便不通。须早顺下流势之处开门,免使溃大淌粪,不可收拾。如在大小便之介中处溃孔者,即海底漏,极难收口,总当培养本元,外插提脓药,往往获痊者不一而足。"《外科证治全书·痈疽治法统论》曰:"初起者,审其症而消之;成脓者,因其势而逐之;毒尽者,益其所不足而敛之,此治痈之大旨也。于是乎,未出脓前,痈则宜其阳毒之滞,疽则解其阴寒之凝;已出脓后,痈则毒滞未尽宜托,疽有寒凝未解宜温。"

1. 热毒蕴结证

证候：肛门周围突然肿痛，持续加剧，伴有恶寒、发热、便秘、溲赤，肛周红肿，触痛明显，质硬，皮肤焮热。舌红，苔薄黄，脉数。

治法：清热解毒。

方药：仙方活命饮、黄连解毒汤加减。若有湿热之象，可合用萆薢渗湿汤。

2. 火毒炽盛证

证候：肛周肿痛剧烈，持续数日，痛如鸡啄，难以入寐，伴有恶寒发热，口干便秘，小便困难，肛周红肿，按之有波动感或穿刺有脓。舌红，苔黄，脉弦滑。

治法：清热解毒透脓。

方药：透脓散加减。

3. 阴虚毒恋证

证候：肛周肿痛，皮色暗红，成脓时间长，溃后脓出稀薄，疮口难敛，伴午后潮热，心烦口干，夜间盗汗。舌红，苔少，脉细数。

治法：养阴清热，祛湿解毒。

方药：青蒿鳖甲汤合三妙丸加减。

（二）外治法

1. 初起　实证用金黄膏、黄连膏外敷，位置深隐者，可用金黄散调糊灌肠；虚证用冲和膏或阳和解凝膏外敷。

2. 成脓　宜早期切开引流，并根据脓肿部位深浅和病情缓急选择手术方法。

3. 溃后　用九一丹纱条引流，脓尽改用生肌散纱条。日久成漏者，按肛漏处理。

第十二节　肛　漏

一、病名

肛漏属中医学"漏疮""痔漏""穿肠漏"等范畴。《疮疡经验全书》中有"单瘘"的记载："又有肛门左右，别有一窍出脓血，名曰单瘘。"本病类似于西医学的单纯性肛瘘。《外科大成》将漏分为 8 种，其中有指瘘管弯曲复杂的肛瘘，如"渗囊漏，为其管屈曲不直，难以下药至底也；串臀漏、蜂窠漏，二症若皮硬色黑，必有重管"。

二、病因病机

中医学认为，肛瘘的形成与以下几个方面有关。

1. 外感六淫之邪　《河间六书》云："盖以风、热、燥、火、湿邪所致，故令肛门肿满，结如梅核，甚至乃变而为瘘也。"《本草纲目》云："漏属虚与湿热。"均明确认识到肛瘘与风、热、燥、火、湿邪侵袭人体有关。

2. 痔疮久而不愈　《诸病源候论》云："痔久不瘥，变为瘘也。"《疮疡选粹》云："痔疮绵延不愈，湿热瘀久，乃穿肠透穴，败坏肌肉，销损骨髓，而为之漏焉。"

3. 饮食不节，房劳过度 《备急千金要方》云：“肛门主肺，肺热应肛门，热则闭塞，大行不通，肿缩生疮。”《丹溪心法》曰：“人唯坐卧湿地，醉饱房劳，生冷停寒，酒面积热，以致荣血失道，渗入大肠，此肠内脏毒之所由作也。”《外科正宗》云：“夫脏毒者；醇酒厚味，勤劳辛苦，蕴毒流注肛门结成肿块。”《外症医案汇编》云：“肛漏者，皆属肝脾肾三阴气血不足……始因醇酒辛辣，醉饱人房，疾奔久坐，筋脉横解，脏腑受伤。”

4. 其他原因 《薛氏医案》云：“臀，膀胱经部分也。居小腹之后，此阴中之阴，其道远，其位僻，虽太阳多血，气运难及，血亦罕到，中年后尤虑此患。”据此认为，肛瘘与局部气血运行不足有关。

三、诊断

1. 辨病要点 局部反复流脓、疼痛、瘙痒是本病的主要特点。《诸病源候论》中有七痔之说，其中牡痔“肛边生鼠乳出在外者，时时出脓血”，是对肛漏临床症状的描述。

2. 辨证要点 脓质稠厚、局部灼热胀痛明显者多为湿热下注证。脓质稀薄、局部隐痛、溃口较硬者多为正虚邪恋证。若脓出清稀、溃口凹陷，兼有潮热盗汗者则多为阴液亏虚证。

四、辨证论治

（一）分证论治

本病一般以手术治疗为主，内治法多用于手术前后，以增强体质，减轻症状，控制炎症发展。

1. 湿热下注证
证候：肛周经常流脓液，脓质稠厚，肛门胀痛，局部灼热；肛周有溃口，按之有索状物通向肛内。舌红，苔黄，脉弦或滑。
治法：清热利湿。
方药：二妙丸合草薢渗湿汤加减。

2. 正虚邪恋证
证候：肛周流脓液，质地稀薄，肛门隐隐作痛，外口皮色暗淡，漏口时溃时愈；肛周有溃口，按之质较硬，或有脓液从溃口流出，且多有索状物通向肛内，伴神疲乏力。舌淡，苔薄，脉濡。
治法：托里透毒。
方药：托里消毒散加减。

3. 阴液亏虚证
证候：肛周溃口，外口凹陷，漏管潜行，局部常有硬索状物扪及，脓出稀薄，可伴有潮热盗汗，心烦口干。舌红，少苔，脉细数。
治法：养阴清热。
方药：青蒿鳖甲汤加减。肺虚者，加沙参、麦冬；脾虚者，加白术、山药。

（二）外治法

1. 熏洗法　可根据病情选用具有清热解毒、行气活血、利湿杀虫、软坚散结、消肿止痛、收敛生肌、祛风止痒作用的药物，煎水熏洗肛门部，以起相应的治疗作用，减轻患者的痛苦，提高疗效。常用的有苦参汤、五倍子汤等。

2. 敷药法　根据肛漏的辨证分型，选用适当的药物及剂型，敷于患处，达到消炎止痛、促进局部消散或穿破引流、祛腐生肌的目的。常用的有金黄膏、四黄膏、生肌散等。

3. 挂线疗法　此法早在明代即已采用。《古今医统》中说："至于成瘘穿肠，串臀中，有鹅管，年久深远者，必是挂线治法，庶可除根……药线日下，肠肌随长，僻处即补，水逐线流，未穿疮孔，鹅管内消。"其机理在于利用结扎线的机械作用，以其紧缚所产生的压力或收缩力，缓慢勒开管道，给断端以生长并和周围组织产生炎症粘连的机会，以防止肛管直肠环突然断裂回缩而引起肛门失禁。这是中医学对世界医学的一大贡献，其改变了西医"一刀切"的简单做法，具有简便、经济、不影响肛门功能、瘢痕小、引流通畅等优点，至今仍在肛肠科手术中广泛应用。

第十三节　肛　裂

一、病名

本病属中医学"脉痔""钩肠痔""裂肛痔"等范畴。《外科大成·下部后》曰："钩肠痔，肛门内外有痔，褶缝破烂，便如羊粪，粪后出血，秽臭大痛者，服养生丹，外用熏洗，每夜塞龙麝丸于谷道内，一月收功。"

二、病因病机

中医学认为，本病多由血热肠燥或阴虚津乏，大便秘结，排便努挣，导致肛门皮肤裂伤，湿热蕴阻，染毒而发；病久局部气血瘀滞，运行不畅，失于濡养，经久不愈。《医宗金鉴》云："肛门围绕，折纹破裂，便结者，火燥也。"故阴虚津乏，或热结肠燥，而致大便秘结，排便努责，使肛门皮肤裂伤，湿热蕴阻，染毒而发本病。

三、诊断

1. 辨病要点　排便时周期性肛门疼痛、便血、便秘是本病的三大特点。

2. 辨证要点　血热肠燥、阴虚津亏、气滞血瘀是本病的主要证候。肛裂伴大便干结、尿黄、腹胀、舌红、苔黄燥者，多为血热肠燥证。伴便秘、口干、舌红、苔少、脉细数者，多为阴虚津亏证。若肛门刺痛明显，舌紫暗、脉弦或涩者，多为气滞血瘀证。

四、辨证论治

（一）分证论治

中医学治疗本病，主张治病必求其本，重视保守疗法。《外科正宗》曰："预防此证……先用通利通下药物。"认为本病是大肠燥热，气机阻塞，气血纵横，经络交错流注肛门所致，治疗上应遵循"通则不痛"原则，以消导润燥、润肠通便为大法。

1. 血热肠燥证

证候：大便二三日一行，质干硬，便时肛门疼痛，伴滴血或手纸染血，裂口色红，腹部胀满，小便黄。舌偏红，脉弦数。

治法：清热润肠通便。

方药：凉血地黄汤合脾约麻仁丸加减。

2. 阴虚津亏证

证候：大便干结，数日一行，便时肛门疼痛，伴滴血或手纸染血，裂口深红，口干咽燥，五心烦热。舌红，少苔或无苔，脉细数。

治法：养阴清热润肠。

方药：润肠汤加减。

3. 气滞血瘀证

证候：肛门刺痛明显，便时便后尤甚，肛门紧缩，裂口色紫暗。舌紫暗，脉弦或涩。

治法：理气活血，润肠通便。

方药：六磨汤加减。

（二）外治法

中医治疗本病，在中药内服的同时，还主张中药煎汤配合熏洗，且熏洗的方药较多，如《外科正宗》的洗痔枳壳汤，《医宗金鉴》的祛毒汤、葱硝汤等。

1. 早期肛裂 可用生肌玉红膏蘸生肌散涂于裂口，每天 1～2 次。每天便后以苦参汤或活血止痛汤坐浴，有促进血液循环、保持局部清洁、减少刺激的作用。

2. 陈旧性肛裂 可用七三丹或枯痔散等腐蚀药涂于裂口，2～3 天腐脱后，改用生肌白玉膏、生肌散收口。另外，可选用封闭疗法，于长强穴注入长效止痛液 3～5mL，每周 1 次。

3. 枯痔法 对于病久溃破、难于愈合的肛门溃疡，当保守治疗效果不佳时，中医学根据去腐生新的理论，也常采用枯痔疗法。历代枯痔法有多种配方，其中以《外科正宗》的枯痔疗法为代表，采用"枯痔－生肌－敛皮"的方法，使创口达到治愈。

4. 挂线法 对并发内盲瘘的陈旧性肛裂，中医学认为属肛瘘（内盲瘘）范畴，治疗当用挂线疗法。如《外科大成》曰："痔通肠者挂以药线……治非取管挂线，不能收功。"同时对药线的制法提出了多种配方，对挂线操作、紧线方法、创口外治等都总结出许多宝贵的经验。

5. 切开法 至明代初，有医书记载用切开法治疗本病，到了清代，切开法已成为较为普遍使用的治疗方法。如《图书集成》记载的"菲叶刀切开法""镰刀状切开法"等。

此外，还有针刺法、穴位指压法、导引法（体育疗法），以及一些民间的单验方和简易外治法，如外敷法、按摩法等。

第十四节　痔

一、病名

有关痔的含义论述较多，如《说文解字》说："后病也。"《增韵》说："隐疮也。"从字义解释，痔与峙同义，即高凸之意。《医学纲目》曰："肠澼为痔，如大泽之中有小山凸出为痔（峙）。人于九窍中，凡有小肉凸出皆曰痔。"《奇效良方·肠澼痔漏门》曰："痔于肛门生窟，或在外面或在内，有似鼠乳者，有似樱桃者，其形不一；其病有痛有痒，有硬有软……有肿痛便难者，有随大便下清血不止者，有穿窍血出如线者。"

二、病因病机

中医学认为，本病多因脏腑本虚，静脉壁薄弱，兼因久坐久立，负重远行，或长期便秘，或泻痢日久，或临厕久蹲，或饮食不节，过食辛辣肥甘、炙煿酒醴之品，导致脏腑功能失调，风燥湿热下迫，肛门气血壅滞，经络阻塞而成。正如《素问·生气通天论》所说："因而饱食，筋脉横解，肠澼为痔。"

三、诊断

1. 辨病要点　便血鲜红、痔核脱出、疼痛、瘙痒、便秘等是痔的主要特点。

2. 辨证要点　便血鲜红，无痔核脱出，多为风伤肠络。便血色鲜，量较多，肛内肿物外脱，可自行回缩，多为湿热下注。痔核嵌顿，或肛缘有血栓形成水肿，触痛明显，多为气滞血瘀。痔核脱出需手法复位，便血色鲜或淡，多为脾虚气陷。

四、辨证论治

（一）分证论治

无症状的痔无需治疗，有症状的痔才需治疗。治疗目的不是将痔体消除，而是减轻或消除症状，如出血、瘙痒、感染、血栓、嵌顿、疼痛等。解除痔的症状较改变痔的大小更有意义，应视为治疗效果的标准。

1. 风伤肠络证

证候：大便带血、滴血或喷射状出血，血色鲜红，或肛门瘙痒。舌红，苔薄白或薄黄，脉浮数。

治法：清热凉血祛风。

方药：凉血地黄汤加减。

2. 湿热下注证

证候：便血色鲜，量较多，肛内肿物外脱，可自行回纳，肛门灼热。苔薄黄腻，脉弦数。

治法：清热利湿止血。

方药：脏连丸加减。

3. 气滞血瘀证

证候：肛内肿物脱出，甚或嵌顿，肛管紧缩，坠胀疼痛，甚则肛缘有血栓形成，局部水肿，触痛明显。舌暗红，苔白或黄，脉弦细涩。

治法：清热利湿，祛风活血。

方药：止痛如神汤加减。

4. 脾虚气陷证

证候：肛门下坠感，痔核脱出需手法复位，便血色鲜或淡，面色少华，神疲乏力，少气懒言，纳少便溏。舌淡胖，边有齿痕，苔薄白，脉弱。

治法：补气升提。

方药：补中益气汤加减。

（二）外治法

1. 熏洗法　各期内痔及内痔脱出或伴脱肛者都可应用。以药物加水煮沸，先熏后洗，或用药液作热湿敷，具活血止痛、收敛消肿等作用，常用五倍子汤、苦参汤。《五十二病方》提出了治疗牝痔应该"日三熏"。

2. 外敷法　适用于各期内痔及手术后换药；以药物敷于患处，具有消肿止痛、收敛止血、祛腐生肌等作用，应根据不同症状选用各种油膏、散剂，常用消痔膏、五倍子散等。

3. 塞药法　用药物制成锭剂，塞入肛内，具有消肿止痛止血等作用，如化痔栓、肛泰栓等。东汉张仲景在《伤寒论》中首创了肛门栓剂的治疗方法，如第 233 条下的蜜煎导方"上一味，于铜器内，微火煎……当热时急作，冷则硬，以纳谷道中"，最早记述了肛门栓剂的制法。

4. 枯痔法　即以药物敷于脱出肛外的内痔痔核表面，具有强腐蚀作用，使痔核干枯坏死，达到痔核脱落痊愈的目的。常用药如枯痔散、灰皂散等。宋代《太平圣惠方》中记载将砒溶解于黄蜡中，捻成条形，纳入肛门内的枯痔钉疗法。南宋《魏氏家藏方》进一步详细记载了枯痔散的具体使用方法和过程。

5. 结扎法　结扎疗法是中医的传统治法，除丝线结扎外，也可用药制丝线，纸裹药线缠扎痔核根部，以阻断痔核的气血流通，使痔核坏死脱落，遗留创面修复自愈。结扎疗法虽是一种古老的方法，但具有科学基础，目前在临床上广泛应用。随着结扎疗法的日趋完善，疗效也显著提高。《五十二病方》中载有"牡痔""牝痔""血痔""脉痔""巢者""人州出"等多种肛肠疾病及其治疗方法，并首先描述了痔的结扎术。

6. 挑治疗法　主要有痔点挑治、穴位挑治和区域挑治 3 种。挑治疗法虽不能使痔核消失，但可以改善局部血液循环，有消炎、止血、止痛的功效。

（三）其他疗法

1. 针灸疗法　针灸治疗痔疮有悠久的历史，历代医家的著作中记载了多种治疗痔疮的穴位和方法。常用的穴位有攒竹、龈交、白环俞、长强、承山等。如《灵枢·四时气》中"飧泄，补之阴之上，补阳陵泉，皆久留之，热行乃止"及"肠中不便，取三里，盛泻之，虚补之"等。

2. 自我按摩和气功疗法　按摩和气功疗法可以改善局部血液循环，对于预防和治疗痔疮都有益处。方法是每日按摩尾骨尖的长强穴和做提肛运动，每日 1～2 次，每次 30 下，适用于痔疮、肛门松弛、排便无力等。

第十五节　子　痈

一、病名

中医称睾丸、附睾为"肾子"。附睾炎属中医学"子痈""子痛"范畴。急性腮腺炎性睾丸炎属中医学"卵子瘟"范畴。

二、病因病机

中医学认为，本病多因感受寒湿或湿热，或嗜食肥甘，或房事不节，或跌仆外伤等引起。

本病与肝肾二经密切相关，病位在肾子。外感寒湿之邪，阻塞脉络，气血阻滞于宗筋，致肾子肿胀、疼痛。或由外感温热毒邪，侵犯少阳经脉，引起腮腺肿痛，邪毒循经传至足厥阴肝经，滞留宗筋入侵肾子并发睾丸肿痛。或房事不节，强力入房，或跌仆伤损，以致气血瘀滞，瘀结肾子；或情志不舒，肝气郁结，以致气机不畅，瘀结于肾子而成结块。

在古代早期文献中，子痈病名属"癫疝"范畴。《灵枢·经脉》指出，肝经因外邪引动而发病，症见睾丸猝痛。《内经》还阐述了肾子归肝肾两经所主，为后世医家认识子痈的病因病机奠定了基础。随着中医男科学体系的建立，对子痈病因病机的认识更加完善。顾伯康在《中医外科学·男性前阴病》中强调："跌打损伤、睾丸络伤血瘀……兼感邪毒，亦能化热酿脓。"王琦在《中医男科学·子痈》中指出："忧思恚怒所伤，肝气疏泄不利，气郁化热，热邪郁结肝经……热郁络伤，发为子痈。"

三、诊断

1. 辨病要点　本病的主要特点是患侧睾丸、附睾肿胀、疼痛，疼痛可向同侧腹股沟及下腹放射。检查可见患侧睾丸附睾肿大，触痛明显，严重者阴囊皮肤出现红肿、灼热。

2. 辨证要点　患侧睾丸、附睾局部灼热、肿痛明显者，多为肝经湿热下注证。若睾丸、附睾肿痛剧烈，阴囊红肿、灼热、按之应指，伴高热，多为火毒炽盛证。若脓出水清稀、溃口凹陷，兼有潮热、盗汗者，则多为阴液亏虚证。或情志不舒，肝气郁结，以致气机不畅，瘀结于肾子而成结块，属肝气郁结证。若睾丸、附睾肿胀经久不消，疼痛隐隐，或遇冷加剧，为寒湿凝滞证。

四、辨证论治

（一）分证论治

急性子痈一般来势凶猛，短时间内就出现典型的局部症状，并且多数还合并有全身症状，乃邪气亢盛之象，治以祛邪为主；慢性子痈表现为反复发作，多为虚实夹杂，治以扶正祛邪为法。

1. 湿热蕴结证

证候：单侧或双侧睾丸肿痛，并向腹股沟放射，局部皮肤灼热，睾丸质地肿硬、拒按，伴恶寒发热，小便短赤。舌红，苔薄黄，脉滑数。

治法：清热利湿，解毒消痈。

方药：龙胆泻肝汤加减。胀痛甚者，酌加乌药、延胡索、小茴香行气止痛。

2. 火毒壅盛证

证候：睾丸红肿热痛、坚硬，或有跳痛，向会阴部放射，阴囊皮肤焮红灼热，脓成可扪及波动感，壮热不退，恶寒或不恶寒。舌红，苔黄腻，脉洪数。

治法：清热解毒，活血透脓。

方药：仙方活命饮合五味消毒饮加减。脓成者合用透脓散。

3. 脓溃毒泄证

证候：脓液穿溃外溢、色黄稠，睾丸肿痛大减，继之分泌黄色脂液，伴低热或脓出清稀，创口不愈，身困乏力。舌淡红，苔薄白，脉沉。

治法：益气托脓，清热养阴。

方药：透脓散加减。若脓溃后脓液清稀，肝肾阴亏者，宜合用六味地黄丸补肝肾之阴；气血两虚，创口难愈者，合用十全大补汤补益气血。

4. 气滞血郁证

证候：睾丸或附睾头、尾部结块，按之较硬，疼痛或阴囊坠胀。舌淡，苔薄，或见瘀斑瘀点，脉沉涩。

治法：软坚散结，化瘀止痛。

方药：橘核丸加减。

（二）外治法

如意金黄散开水调和，趁热贴敷，日 1 次。马齿苋、芒硝各 30g，煎汤，外洗患处。

第十六节　精　癃

一、病名

精癃是指精室肥大所引起的一种常见的老年男性泌尿生殖系疾病。其特点是排尿困难和尿潴留，属中医学"癃闭""失禁""遗溺""尿闭""小便不通""小便闭结"等范畴，主要症状为排尿困难。其中小便不利、点滴而短少、病势较缓者中医学称"癃"；小便闭塞、点滴不通、病势急迫者，称为"闭"。癃与闭虽有区别，但都是指排尿困难，仅程度上不同而已，因此常合称为癃闭。本病相当于西医学的前列腺肥大，又称前列腺增生症。《素问·宣明五气》曰："膀胱不利为癃，不约为遗溺。"

二、病因病机

精癃的主要病机是肾虚瘀结，膀胱气化失司，尿液受阻。病位在肾和膀胱。早期以虚实夹杂为主，后期以本虚为主。劳倦、外感六淫、饮食不节、情志等是诱发因素。

张景岳在《景岳全书·杂证谟·癃闭》中说"凡癃闭之证，其因有四，最当辨其虚实"，为后世辨治癃闭证之纲领。李中梓《证治汇补》将癃闭分为寒、热、风、虚四类。沈金鳌《杂病源流犀烛》以脏腑辨证，分为肺热、脾湿、肾燥、小肠燥竭、心火、肝郁、下焦实热等，均有独到见解。

1. 膀胱湿热 肥胖多湿之体，外感湿热火毒之邪，蕴结不散，湿热秽浊下注膀胱，或平素贪于口腹，嗜食肥甘酒酪或辛辣炙煿之品，中土不能运化，内滞湿热，下注膀胱、前列腺，膀胱气化失司，故出现尿频、尿急、尿灼热症状；前列腺肿大、增生而小腹部或会阴部发胀，更兼见口干苦或口黏，尿量少，舌质红苔黄腻，脉数。《症因脉治·小便不利论》曰："肾与膀胱主下部，司小便，二经有热则下焦热结，而小便不利矣。"

2. 肺热气郁 外感风寒，郁久化热；外感发热、燥热，肺热壅滞，失其调节；素有慢性肺部疾患，复感湿热之邪，致使肺失宣发清肃之能，湿热之邪下注膀胱、前列腺，膀胱气化不利，故出现排尿困难，胸腹胀满，症状急迫；前列腺被湿热郁蕴而肿大、增生，兼见咳嗽气喘，胸闷，痰白或黄，口咽干燥，或有大便干结，舌质红，苔黄腻，脉滑数。《症因脉治·小便不利论》曰："肺主通调水道，肠胃主传化水谷，上焦失清化之令，则不能下输膀胱，而小便不利。"

3. 痰瘀痹阻 久居湿地，湿邪内侵，或嗜食肥甘厚味，脾虚不运，内生湿浊，久则化痰，郁而生热，邪无出路，痰浊湿热下注膀胱、前列腺，膀胱气机痹阻，而成淋证；前列腺被痰湿热郁而生有形之核、坚硬之块。患者多有病程较长的排尿困难史，小便点滴而下或时断时续，尿细如线，尿分叉，尿后余沥不尽，小腹及会阴部胀痛或刺痛，舌质暗或有瘀点、瘀斑，脉涩。

4. 中气不足 老年人多由脾胃虚弱，或饮食劳倦，损伤脾胃，中气不足，甚或下陷，复为湿邪所困、清气不升所致。脾湿中阻，久蕴必化湿热，湿热下注膀胱、前列腺，遂形成中气虚性前列腺增生症。《灵枢·口问》曰："中气不足，溲便为之变。"《症因脉治·小便不利论》曰："或元气亏虚，或汗下太过，或久病气弱，或劳形气伤，或起居如惊，三焦气乱，皆小便不利之症也。"

5. 阴虚火旺 平素阴虚精亏之体，或久病及肾，热病真阴暗耗，虚火自炎，无阴则阳无以化，水液不能下注膀胱致小便短涩；或有手淫之弊，下阴不洁，包皮过长，藏污纳垢，败精秽浊蕴化生湿热；或性交不洁，酿生湿热，由下窍浸淫膀胱、前列腺，而出现淋证之症和前列腺肿大。《症因脉治·阴虚小便不利论》曰："肾主关门，肾阴不足，则水竭于下而小便不利。"

6. 肾阳不足 年老体弱，久病体虚，房劳过度，肾阳衰弱，命火不足则全身气化不利，膀胱失于温煦，水湿既不化液生血，也不能化尿液外排，内潴膀胱；久病入络及肾，湿浊瘀毒郁结前列腺，故见小便不爽或频数，夜尿频多、量少、色清白，尿末滴沥不尽，或排尿无力，或遗尿不能自禁，面色㿠白，精神委顿，会阴或腰部冷痛等症。《症因脉治·阳虚小便不利论》曰："肾之真阳虚，则关门不利，此聚水生病，而小便不利之因也。"

7. 气滞血瘀　情志不畅，肝气郁结；或暴怒伤肝，气逆瘀停；或久病瘀血内阻等，气滞血瘀日久则癥结渐成，水道受阻，小便通而不爽，甚至溺窍闭而涓滴不出。《名医类案·淋闭》曰："病小便闭，若淋状，小腹胀，口勿渴，诊其脉沉而弱，曰此病在下焦血分也。"

三、诊断

1. 辨病要点　本病以老年男性出现进行性尿频、排尿困难，直肠指检可触及前列腺有不同程度的增大，中央沟或消失等为主要发病特点。

2. 辨证要点　小便频数，排尿不畅，甚或点滴而下，尿黄而热，尿道灼热或涩痛者，多为湿热下注证。尿线变细，甚者点滴而下，严重者尿道闭塞不通，小腹拘急胀痛者，多为气滞血瘀证。排尿无力以至尿线变细，滴沥不畅，甚者夜间遗尿，伴倦怠乏力、气短懒言者，多为脾肾亏虚证；若伴有畏寒肢冷、面色发白，则为肾阳虚衰证；伴神疲乏力、头晕耳鸣、五心烦热、腰膝酸软、咽干口燥，则为肾阴亏虚证。

四、辨证论治

（一）分证论治

精癃的病理基础是年老肾气虚衰，肾阴阳不足，气化不利，血行不畅，致前列腺阴血凝聚而增生。然增生的前列腺并不一定出现前列腺良性增生（BPH），一部分人前列腺增生发展到一定程度即不再发展，因而不出现症状或仅出现轻微症状；另一部分人则呈进行性发展，但由于发展方向不同，可压迫前列腺尿道而出现症状，亦可不压迫前列腺尿道而不出现症状。本节论治的即是前列腺增大压迫尿道出现BPH。BPH的出现有增生前列腺压迫的机械因素和基质内平滑肌收缩的张力因素，发病有急有缓。治疗目的是改善患者的生活质量同时保护肾功能，应本着"缓则治其本，急则治其标"的原则："癃证"以调和阴阳、软坚散结为主，防止前列腺增生进一步发展；"闭证"以缓解挛急为主，保证尿液的排出，防止肾功能损害的产生及"关格"症状的出现。

1. 膀胱湿热证

证候：平素即有排尿不畅史，近期尿频、尿急、尿灼热症状加重，小腹部或会阴部发胀，口干苦或口黏，尿量少。舌红，苔黄腻，脉数。

治法：清热解毒，利湿通淋。

方药：八正散加减。若尿血者，加白茅根、大小蓟；若尿涩茎痛明显者，加五灵脂、没药、琥珀、甘草梢；若尿中脓细胞多者，加白花蛇舌草、七叶一枝花、鱼腥草；若少腹、肛门坠胀者，加乌药、丹参；若前列腺质地坚硬者，加炮山甲、三棱、莪术。

2. 肺热气郁证

证候：有慢性肺部疾患，或外感后出现排尿困难，症状急迫，胸腹胀满，兼见咳嗽气喘、胸闷，痰白或黄，口干咽燥，或大便干结。舌红，苔黄腻，脉滑数。

治法：清热宣肺，利水开癃。

方药：越婢汤合四逆散加减。若大便艰涩不通，加大黄（后下）、桃仁、大腹皮；若小便混浊，尿常规见白细胞多者，加金银花、鱼腥草；若小便癃闭不通，加牵牛子、商陆。

3. 痰瘀痹阻证

证候：有病程较长的排尿困难史，小便点滴而下，或时断时续，尿细如线，尿分叉，尿后余沥不尽，小腹及会阴部胀痛或刺痛。舌暗或有瘀点瘀斑，脉涩。

治法：化痰散结，活血通痹。

方药：桂枝茯苓丸或代抵当汤加减。若热与痰结，尿少黄赤，尿急、尿痛，或见血尿者，加知母、黄柏、茜草根、没药；若大便秘结，腹胀满，加厚朴、大黄；若前列腺增生质地硬者，加王不留行、炮山甲、昆布、海藻；若痰瘀胶结者，加丹参、天竺黄、水蛭、姜南星半夏。

4. 中气不足证

证候：全身疲倦，四肢乏力，短气，动则气喘，小便费力，尿细，排尿时间延长，尿后有尿意未尽感，会阴、肛门或小腹部有坠胀感，房事或劳累后尤著，可伴疝气、脱肛等症。舌淡，苔白，脉细。

治法：补气安中，软坚消癥。

方药：补中益气汤合四物汤加减。若心悸多汗，加五味子，麦冬；若便溏或明显腹泻明显，去白术，加苍术、车前子；伴疝气、脱肛者，加枳实、枳壳；若感尿不尽、排尿无力，加淫羊藿、仙茅、补骨脂；偏阴虚者，加二至丸（旱莲草、女贞子）；偏湿热者，加二妙丸（黄柏、牛膝）。

5. 阴虚火旺证

证候：小便频数，尤其夜尿频，尿灼热感，滴沥不畅，经久不愈，腰膝酸软，口干、心烦、夜寐不宁，平素易出汗，或有高血压病、糖尿病史，或大便干结。舌红，少苔，脉细数。

治法：滋阴，降火，通淋。

方药：知柏地黄丸加减。若血虚心悸、失眠、健忘者，加当归身、柏子仁、桑椹；若兼尿涩、尿痛者，加紫花地丁、蒲公英、败酱草、滑石、白茅根；若兼见尿中结石者，加金钱草、海金沙。

6. 肾阳不足证

证候：小便不爽，或频数，夜尿频多、量少、色清白，尿末滴沥不尽，或排尿无力，后遗尿不能自禁，面色㿠白，精神委顿，会阴部或腰部冷痛，伴有阳痿、遗精、便溏。舌淡，苔白或白腻，脉沉细。

治法：温补肾阳，化气利水。

方药：金匮肾气丸加减。若前列腺区（包括会阴、阴茎、耻骨上、阴囊、尿道等）持续或间断性疼痛者，加藁本、橘核、延胡索；若前列腺结节坚硬者，加穿山甲、皂角刺、夏枯草；若兼见脾虚纳呆、腹泻者，加人参须、苍术、缩砂仁；若小便癃闭，气虚者，加黄芪、升麻、车前子；肾阳衰微者，加鹿茸、川萆薢；少腹胀满拘急者，加乌药、牵牛子。

（二）外治法

1.直肠给药 是指通过肛门将药物送入肠管，通过直肠黏膜的迅速吸收进入大循环发挥药效，以治疗全身或局部疾病的给药方法。常见方法有保留灌肠法、直肠点滴法、栓剂塞入法。

红藤败酱散：红藤、败酱草、丹参、白芷、当归、苦参、川芎、王不留行、山慈菇等。

滋肾通关丸加减：黄柏、知母、车前子各15g，肉桂4g。煎取300mL，每次150mL灌肠，每日两次。用于尿闭为主，少腹胀痛者。

五味消毒饮加减：紫花地丁30g，蒲公英、鱼腥草各15g，野菊花、天葵子各10g，金银花、连翘、白头翁各12g。煎取400mL，每次200mL灌肠，每日两次。适用于BPH伴有感染，尿频、尿急，小便灼热，尿液及前列腺液有大量白细胞、脓细胞者。

食盐250g，炒热，布包，熨小腹，以通为度。

2.坐浴疗法 中药芒硝100g，冲热水趁热熏洗，坐浴治疗BPH，使用10～20天后，尿流梗阻症状改善。

仙茅、杜仲、益智仁各30g，蛇床子、水蛭、牛膝、泽兰、黄柏、透骨草各30g。煎汤坐浴，先熏后洗，日两次，每次30分钟，30日为1个疗程。

通食醋1份，加入热水1份，使水温保持在41～43℃，以个人能承受为度，防止烫伤和受凉，坐浴每次15～30分钟，每日1～2次。

第十七节　水　疝

一、病名

"水疝"相当于西医学的睾丸鞘膜积液，是因腹膜鞘状突闭合反常，睾丸鞘膜内积聚的液体超过正常量而形成的囊肿性病变。本病可分为原发性与继发性两种，前者原因不明，以婴幼儿多发；后者可由炎症、肿瘤、外伤和丝虫病等引起，积液可为混合性、血性或乳糜状。本病最早记载于《灵枢·刺节真邪》。曰："故饮食不节，喜怒不时，津液内蕴，乃下留于睾，水道不通，日大不休，俯仰不便，趋翔不能。"

二、病因病机

本病多因先天不足，肾的气化不利，水液下注而成，又因脾胃虚弱，津液健运失司，肝失疏泄，气机失调，水湿循肝经积聚于阴器而成。

1.先天不足 先天胎中发育不良，或素体禀赋不足，脾肾亏虚，水湿内结，气化失司，水液留聚于睾丸，而成水疝。

2. 感受寒湿 素体阴寒，或久坐湿地，或冒雨雪，或寒冬涉水，寒湿之邪客于肝肾二经，或素有湿邪，下注肝经，以致寒湿凝滞，结于睾丸而成。

3. 脾虚不运 素体脾气虚弱，又感水湿之邪，或饮食不节，损伤脾胃，致使脾失健运，水湿内停，下注睾丸而成水疝。

4. 外伤、感染虫积 睾丸外伤，或丝虫感染阻滞于肝脉，脉络不通，水失运化，停聚于前阴而发本病。

三、诊断

1. 辨病要点 本病的主要特点是患侧阴囊内包块包裹睾丸、附睾，一般无不适，积液较多时可感到阴囊下坠、发胀、精索牵引痛等。检查可见患侧阴囊内肿大的囊性包块。

2. 辨证要点 水疝多因水湿积聚阴囊所致。故肝寒不疏，脾虚不运，阴囊肿胀会逐渐加重。皮肤顽厚，阴茎内缩，阴囊发凉潮湿，坠胀不适，为寒湿凝聚证；阴囊肿大，不红不热不痛，睡卧时缩小，站立、哭叫时增大，为肾气亏虚证；阴囊增大迅速，皮肤潮湿而红热，小便短赤，睾丸疼痛或全身发者，为湿热下注证；外伤致阴囊肿大坠痛，睾丸胀痛，积液红色者，为瘀血阻络证。

四、辨证论治

（一）分证论治

1. 水湿内停证

证候：一侧或两侧鞘膜积液多见，阴囊内有囊性肿块，呈慢性无痛性增大，少量时阴囊无不适感。若积液量增多时，阴囊有坠胀感和牵扯感，时有阴囊隐隐胀痛，表面皮肤不红不热，或伴有情志不舒。舌淡，苔白腻，脉弦滑。

治法：健脾除湿，疏肝理气。

方药：苓桂术甘汤加减。

2. 肾气亏虚证

证候：一侧或两侧阴囊肿胀，内有囊性肿块，日久不消，呈慢性无痛性增大，阴囊及小腹冷痛不适，伴有腰膝酸软，便溏。舌淡胖，苔薄白，脉沉细。

治法：补肾化湿，化气行水。

方药：金匮肾气丸加减。

3. 虫积阻络证

证候：有丝虫病感染病史，或见下肢象皮肿，阴囊肿大，皮肤增厚，失去弹性，积液为乳糜样，面唇有虫斑。舌暗红，脉细涩。

治法：驱虫通络，分清泌浊。

方药：马鞭草汤加减。

（二）外治

1. 浸洗法 五倍子、枯矾各 10g，煎汤，趁热浸洗患处，每日 2～3 次，每次 20 分钟。

2. 热敷法 小茴香 60g，食盐 30g，铁锅内炒热，装入包袋内，热敷患处，每日 1～2 次。

第三章 伤科病证▷▷▷

第一节 骨 折

椎骨骨折

一、病名

椎骨骨折古代又称"背骨骨折""腰骨骨折""尾骶骨骨折"。

二、解剖

背骨（胸椎），自后身大椎骨以下、腰以上之通称也。其骨一名脊骨，一名膂骨，俗呼脊梁骨。其形一条居中，共二十一节，下尽尻骨之端，上载两肩，内系脏腑，其两旁诸骨，附接横叠，而弯合于前，则为胸胁也。腰骨（腰椎）即脊骨十四椎、十五椎、十六椎间骨也。尾骶骨（骶椎）即尻骨也。其形上宽下窄，上承腰脊诸骨。两旁各有四孔，名曰八髎。其末节名曰尾闾，一名骶端，一名橛骨，一名穷骨，俗名尾桩骨。

三、病因

1.背骨 先受风寒，后跌打损伤者，瘀聚凝结。若脊筋隆起，骨缝必错，则成伛偻之形。

2.腰骨 若跌打损伤，瘀聚凝结，身必俯卧，若欲仰卧、侧卧皆不能也。

四、治疗

1.背骨 当先揉筋，令其和软，再按其骨，徐徐合缝，背膂始直。内服正骨紫金丹，再敷定痛散，以烧红铁器烙之，觉热去敷药，再贴混元膏。

2.腰骨 疼痛难忍，腰筋僵硬，宜将两旁脊筋向内归附膂骨，治者立于高处，将病人两手高举，则脊筋全舒，再令病人仰面昂胸，则膂骨正而患除矣。内服补筋丸，外贴万灵膏，灸熨止痛散。

3.尾骶骨 若蹲垫臃肿，必连腰胯，内服正骨紫金丹，洗以海桐皮汤，贴万灵膏。

五、方药

1. 正骨紫金丹 治跌打仆坠闪挫损伤，并一切疼痛，瘀血凝聚。

组成：丁香、木香、瓜儿血竭、儿茶、熟大黄、红花各一两，当归头、莲肉、白茯苓、白芍药各二两，牡丹皮五钱，甘草三钱。共为细末，炼蜜为丸，每服三钱，童便调下，黄酒亦可。

2. 混元膏 治打仆损伤，骨碎筋翻，瘀血凝聚，消青紫肿痛等。

组成：羚羊血五钱，没药五钱，漏芦三钱，红花三钱，大黄二钱，麝香三钱，升麻三钱，白及五钱，生栀子二钱，甘草二钱，明雄黄五钱，白敛三钱。共为细末，用高醋熬成膏，敷于患处。

3. 定痛散 治一切打仆损伤，定痛消肿，舒筋和络。

组成：当归、川芎、白芍、官桂各一钱，山柰三钱，麝香三分，红花五钱，紫丁香根五钱，升麻一钱，防风一钱。共为细末，老葱捣汁合敷患处，再用熨法。

4. 灸熨法 此法专以灸熨肉破血出诸伤。盖因血液津渍潮润，以树皮隔之，方灸熨也。先以榆树皮安患处，再以老葱捣烂，并蕲艾止痛散和匀，置树皮上，连灸五次毕，以软绢包裹。戴抽口布帽，系紧带子，谨避风冷。

5. 止痛散 止痛消肿，活血通经，祛风驱寒。

组成：防风、荆芥、当归、蕲艾、牡丹皮、鹤虱、升麻各一钱，苦参、铁线透骨草、赤芍药各二钱，川椒三钱，甘草八分。共为末，装白布袋内，扎口煎滚，熏洗。

6. 补筋丸 此药专治跌仆蹉闪，筋翻筋挛，筋聚骨错，血脉壅滞，瘀肿青紫疼痛等。

组成：五加皮、蛇床子、好沉香、丁香、川牛膝、白云苓、白莲蕊、肉苁蓉、菟丝子、当归（酒洗）、熟地黄、牡丹皮、宣木瓜各一两，怀山药八钱，人参、广木香各三钱。共为细末，炼蜜为丸，弹子大，每丸重三钱，用好无灰酒送下。

7. 万灵膏 治跌打损伤，消瘀散毒，舒筋活血，止痛接骨，兼去麻木风痰，寒湿疼痛等。

组成：鹳筋草、透骨草、紫丁香根、当归（酒洗）、自然铜（醋淬七次）、瓜儿血竭、没药各一两，川芎八钱，赤芍二两，半两钱（醋淬）一枚，红花一两，川牛膝、五加皮、石菖蒲、茅山苍术各五钱，木香、秦艽、蛇床子、肉桂、川附子（制）、半夏（制）、石斛、萆薢、鹿茸各三钱，虎胫骨一对，麝香二钱。以上除血竭、没药、麝香三味，各研细末另包外，共二十三味。先将香油十斤微火煨浸三日，然后将群药入油内，熬黑为度，去滓，加黄丹五斤再熬，将至滴水成珠离火。俟少时药温，将血竭、没药、麝香下入，搅匀取起，出火气。

8. 海桐皮汤 专洗一切跌打损伤，筋翻骨错，疼痛不止。

组成：海桐皮、铁线透骨草、明净乳香、没药各二钱，当归（酒洗）一钱五分，川椒三钱，川芎、红花各一钱，威灵仙、白芷、甘草、防风各八分。共为粗末，装白布袋内，扎口煎汤，熏洗患处。

胸骨骨折

一、病名

胸骨古代又称"骹骺骨"，乃胸胁众骨之统名也。一名膺骨，一名臆骨，俗名胸膛。

二、解剖

胸骨乃胸胁众骨之统名也，其两侧自腋而下，至肋骨之尽处，统名曰胁；胁下小肋骨曰季胁，俗名软肋；肋者，单条骨之谓也，统胁肋之总，又名曰胠。

三、病因

凡胸骨被物从前面撞打、跌仆者重，从后面撞仆者轻。

四、治疗

轻者先按证用手法治之，再内服正骨紫金丹，外用面麸和定痛散灸熨之，或以海桐皮汤洗之，再贴万灵膏。若内血瘀聚肿痛，伛偻难仰者，早晨以清上瘀血汤、消下破血汤分上膈、下膈以治之，晚服疏血丸。有受伤日久，胸骨高起，肌肉消瘦，内有邪热瘀血，痞气膨闷，体倦，痰喘咳嗽者，宜加减紫金丹，以消热化痰，理气健脾，润肌定喘。若伤重者，内干胸中，必通心肺两脏，其人气乱昏迷，闭目，呕吐血水，呃逆战栗者，则危在旦夕，不可医治矣。若两侧擫肋诸骨被伤者，则相其轻重以分别治之，凡胸胁诸伤轻者，如黎桐丸、三黄宝蜡丸等药皆所必需，宜酌用之。

五、方药

1. 清上瘀血汤 治上膈被伤者。

组成：羌活、独活、连翘、桔梗、枳壳、赤芍、当归（酒洗）、山栀子、黄芩、甘草、川芎、桃仁、红花、苏木、川大黄、生地黄。水煎，加老酒、童便和服。

2. 消下破血汤 治下膈被伤者。

组成：柴胡、川芎、川大黄、赤芍药、当归、栀子、五灵脂、木通、枳实（炒）、红花、赤牛膝、泽兰叶、苏木、生地黄、黄芩、桃仁。水煎，加老酒、童便和服。

3. 加减紫金丹

组成：白茯苓、苍术（米泔浸，炒）各二两，当归、熟地黄、白芍药（炒）、陈皮各四两，肉苁蓉（酒洗去鳞甲）一两，丁香一钱，红花五钱，瓜儿血竭、乳香（去油）、没药（去油）各三钱。共为细末，炼蜜为丸，弹子大，黄酒送下。

4. 黎桐丸 治跌打损伤，瘀血奔心，昏晕不省及一切无名肿毒，昏困欲死等。

组成：京牛黄、冰片、麝香各二钱五，阿魏、雄黄各一两，川大黄、儿茶、天竺黄、三七、瓜儿血竭、乳香（去油）、没药（去油）各二两，藤黄（隔汤煮十数次，去浮沫，用山羊血五钱拌晒。如无山羊血，以子羊血代之）二两。以上十三味，共为细末，将藤黄化开为丸，如芡实大，若干，稍加白蜜，外用蜡皮封固。内服用无灰酒送下，外敷用茶卤磨涂，忌一切生冷发物。

5. 三黄宝蜡丸　专治一切跌打损伤及破伤风，并伤力成痨，女人产后恶露不尽，致生怪证，瘀血奔心，痰迷心窍，危在旦夕。重者一钱，轻者三分，用无灰酒送下，立刻全生。如被鸟枪打伤，铅子在内，危在顷刻，服一钱，吃酒数杯，睡一时，汗出即愈。如外敷，将香油热化少许，鸡翎扫患处。服药后忌凉水、生冷、烧酒三日，如不忌此酒，则药无功。

组成：天竺黄三两，雄黄二两，刘寄奴、红芽大戟（去骨）、骐麟竭各三两，当归尾一两五钱，朱砂、儿茶各一两，净乳香（去油）三钱，琥珀、轻粉、水银（同轻粉研不见星）、麝香各三钱。以上各研为细末，如无真天竺黄，以真胆星三两代之，再用好黄蜡二十四两，炼净，滚汤坐定，将药投入，不住手搅匀，取出装磁罐内备用。

6. 正骨紫金丹　详见椎骨骨折。

7. 疏血丸　止血开胃。

组成：百草霜三钱，好阿胶（蛤粉炒成珠）、藕节、侧柏叶、茅根、当归（酒洗）各一两。共为细末，炼蜜为丸，如梧桐子大，每服五钱，早晚老酒送下。

8. 万灵膏、定痛散　详见椎骨骨折。

锁子骨骨折

一、病名

锁骨古代又称"锁子骨、缺盆骨、肩井骨、血盆骨"。锁骨骨折又称锁子骨骨折。

二、解剖

锁子骨经名柱骨，横卧于两肩前缺盆之外，其两端外接肩解。

三、病因

击打损伤，或骑马乘车，因取物偏坠于地，断伤此骨。

四、治疗

《伤科汇纂》载《陈氏秘传》法："布带一条从患处绑至那边腋下缚住，又用一条从患处腋下绑至那边肩上，亦用棉絮一团实其腋下，方得稳固。"今之八字绷带固定法与此类似。

《医宗金鉴·正骨心法要旨》载："用手法先按胸骨，再将肩端向内合之，揉摩断骨令其复位，然后用带挂臂于项，勿令摇动。内服人参紫金丹，外熨定痛散，再敷万灵膏，其证可愈。"

五、方药

1. 人参紫金丹　提补元气，健壮脾胃，止渴生津，增长精神，和通筋血。跌仆闪挫而气虚者，最宜服之。

组成：人参三钱，没药（去油）、五加皮各二两，甘草八钱，茯苓二钱，丁香、当归（酒洗）、血竭、骨碎补、五味子各一两。共为细末，炼蜜为丸，每服三钱，早晚淡黄酒化服，童便化服亦可。

2. 定痛散、万灵膏　详见椎骨骨折。

臑骨骨折

一、病名

肱骨古代又称"臑骨"。肱骨骨折又称臑骨骨折。

二、解剖

臑骨，即肩下肘上之骨也。自肩下至手腕，一名肱，俗名胳膊，乃上身两大肢之通称也。

三、病因

或坠车马跌碎，或打断，或斜裂，或截断，或碎断。打断者有碎骨，跌断者则无碎骨，臃肿疼痛，心神忙乱，遍体麻冷。

四、治疗

治疗皆用手法，循其上下前后之筋，令得调顺，摩按其受伤骨缝，令得平正。再将小杉板周围逼定，外用白布缠之。内服正骨紫金丹，外贴万灵膏。如臃肿不消，外以散瘀和伤汤洗之。

五、方药

1. 正骨紫金丹、万灵膏　详见椎骨骨折。

2. 散瘀和伤汤　治一切碰撞损伤，瘀血积聚。

组成：番木鳖（油炸去毛）、红花、生半夏各五钱，骨碎补、甘草各三钱，葱须一两。水五碗，煎滚，入醋二两，再煎十数滚，熏洗患处，一日十数次。

臂骨骨折

一、病名

前臂骨折古代又称"臂骨骨折"。

二、解剖

臂骨者，自肘至腕有正辅两根。其在下而形体长大，连肘尖者为臂骨；其在上而形体短细者为辅骨，俗名缠骨。叠并相倚，俱下接于腕骨焉。

三、病因

凡臂骨受伤者，多因迎击而断也。或断臂、辅二骨，或唯断一骨，瘀血凝结疼痛。

四、治疗

以手法接对端正，贴万灵膏，竹帘裹之，加以布条扎紧。俟三日后开帘视之，以手指按其患处，若仍有未平，再揉摩其瘀结之筋，令复其旧，换贴膏药，仍以竹帘裹之。每日清晨服正骨紫金丹。

五、方药

正骨紫金丹 详见椎骨骨折。

腕骨骨折

一、病名

腕骨与现代名称相同，即腕骨骨折。

二、解剖

腕骨即掌骨，乃五指之本节也。一名壅骨，俗名虎骨。其骨大小六枚，凑以成掌，非块然一骨也。其上并接臂、辅两骨之端，其外侧之骨名高骨，一名锐骨，亦名踝骨，俗名龙骨，以其能宛屈上下，故名曰腕。

三、病因

若坠车马，手掌着地，只能伤腕；若手指着地，其指翻贴于臂上者，则腕缝必分开。

四、治疗

伤腕者，臃肿疼痛，治法以两手揉摩其腕，内服正骨紫金丹，外贴万灵膏。若手背向后，翻贴于臂者，以两手捉其手背，轻轻回翻之，令其复位，仍按摩其筋，必令调顺，内服人参紫金丹，外敷混元膏。

五、方药

人参紫金丹 详见锁子骨骨折。

五指骨骨折

一、病名

近节指骨古代又称"五指骨、锤骨、搦骨"。近节指骨骨折又称"五指骨骨折"。

二、解剖

五指骨即各指本节之名也。手掌与背，其外体虽混一不分，而其骨在内，乃各指之本节相连而成者也。

三、病因

若被打伤折，五指皆同，株连肿痛，因其筋皆相连也。

四、治疗

若手背与手心，皆坚硬臃肿热痛，必正其骨节，则无后患。若不及时调治，其所壅之血，后必化而为脓。气盛者，服疮毒之剂，调治可愈；气虚者，将来成漏矣。洗以散瘀和伤汤，贴万灵膏。

五、方药

1. 散瘀和伤汤　详见臑骨骨折。
2. 万灵膏　详见椎骨骨折。

竹节骨骨折

一、病名

中节指骨古代又称"竹节骨、助势骨"。中节指骨骨折又称"竹节骨骨折"。末节指骨，古代又称"衬骨"。

二、解剖

竹节骨，即各指次节之名也。

三、病因

跌打损伤，骨碎筋弯，指不能伸。

四、治疗

以手捻其屈节，则指必舒直。洗以散瘀和伤汤，贴以万灵膏。如指甲缝蓄积毒血，其甲必脱落，若再生指甲，其形多不如旧。若第三节有伤，治同次节，其指甲名爪甲。

五、方药

1. 散瘀和伤汤 详见臑骨骨折。

2. 万灵膏 详见椎骨骨折。

胯骨骨折

一、病名

髂骨古代又称"胯骨"。髂骨骨折又称胯骨骨折。

二、解剖

胯骨即髋骨也，又名髁骨。

三、病因

若素受风寒湿气，再遇跌打损伤，瘀血凝结，肿硬筋翻，足不能直行。

四、临床表现

筋短者，脚尖着地。骨错者，臀努斜行。

五、治疗

宜手法推按胯骨复位，将所翻之筋向前归之，其患乃除。宜服加味健步虎潜丸，熏洗海桐皮汤，灸熨定痛散。

六、方药

1. 加味健步虎潜丸 专治跌打损伤，气血虚衰，下部腰、胯、膝、腿疼痛，酸软无力，步履艰难。服此药至一百日，舒筋此痛，活血补气，健旺精神。

组成：龟胶（蛤粉炒成珠）、鹿角胶（蛤粉炒成珠）、虎胫骨（酥油炙）、何首乌（黑豆拌，蒸晒各九次）、川牛膝（酒洗晒干）、杜仲（姜汁炒断丝）、锁阳、当归（酒洗炒干）各二两，威灵仙（酒洗）、黄柏（酒洗晒干，小盐少许酒炒）、人参（去芦）、羌活、干姜、白芍药（微炒）、云白术（土炒）各一两，熟地黄三两，大川附子（童便、盐水各一碗，生姜二两切片同煮一整日，令极熟，水干再添，盐水煮毕取出，剥皮切薄片，又换净水，入川黄连五钱，甘草五钱，同煮长香三炷，取出晒干，如琥珀明亮色方用）一两五钱。共为细末，炼蜜为丸，如梧桐子大，每服三钱，空心，淡盐汤送下。冬日淡黄酒送下。

2. 海桐皮汤、定痛散 详见椎骨骨折。

髀骨骨折

一、病名

股骨古代又称"髀骨""大楗骨"。股骨骨折又称髀骨骨折。

二、解剖

上端如杵，入于髀枢之臼，下端如锤，接于骱骨，统名曰股，乃下身两大肢之通称也，俗名大腿骨。

三、病因

坠马拧伤，骨碎筋肿，黑紫清凉，外起白泡，乃因骨碎气泄，此证治之鲜效。

四、治疗

如人年少气血充足者，虽形证肿痛而不昏沉，无白泡者可治。法以两手按摩碎骨，推拿复位，再以指顶按其伤处，无错落之骨，用竹廉裹之。每日早服正骨紫金丹，俟三日后，开廉视之。若有不平处，再捻筋结，令其舒平，贴万灵膏，仍以竹廉裹之。

五、方药

正骨紫金丹、万灵膏　详见椎骨骨折。

骱骨骨折

一、病名

骱骨即膝下踝上之小腿骨，俗名骱胫骨者也，现代解剖学称之胫腓骨。

二、解剖

骱骨其骨两根，在前者名成骨，又名骭骨[1]，其形粗。在后者名辅骨[2]，其形细，又俗名劳堂骨[3]。

注释：

[1]成骨、骭（gàn）骨：指现在的胫骨。

[2]辅骨：指现在的腓骨，或指桡骨，或指膝两侧凸出的高骨，包括股骨下端的内外上髁和胫骨上端的内外侧髁，在内侧者名内辅骨，在外侧者名外辅骨。

[3]劳堂骨：腓骨。

三、病因

若跌打损伤，其骨尖斜凸外出，肉破血流不止，疼痛呻吟声细，饮食少进，若其人更气血素弱，必致危亡。

四、治疗

宜用手法，按筋正骨，令复其位，贴万灵膏，以竹帘裹住，再以白缠之，先服正骨紫金丹，继服健步虎潜丸。

五、方药

1. 万灵膏、正骨紫金丹　详见椎骨骨折。
2. 健步虎潜丸　详见胯骨骨折。

跟骨骨折

一、病名

跟骨者，足后跟骨也，现也称跟骨。

二、解剖

上承䯒、辅二骨之末，有大筋附之，俗名脚挛筋，其筋从跟骨过踝骨，至腿肚里，上至腘中，过臀抵腰脊，至顶，自脑后向前至目眦，皆此筋之所达也。

三、病因

若落马坠蹬等伤，以致跟骨拧转向前，足趾向后，即或骨未碎破，而缝隙分离，自足至腰脊诸筋，皆失其常度，蜷挛疼痛。

四、治疗

宜拨转如旧，药饵调治，皆同前法。正骨紫金丹、混元膏、散瘀和伤汤、海桐皮汤、万灵膏诸药，皆内庭常用经验之方。若跌打损伤证中而又兼他病者，则不止此数药也。

五、方药

1. 正骨紫金丹、混元膏、万灵膏　详见椎骨骨折。
2. 散瘀和伤汤　详见臑骨骨折。

踝骨骨折

一、病名

踝骨，即现在的踝关节。

二、解剖

踝骨者，骺骨之下，足跗之上，两旁凸出之高骨也。在内者名内踝，俗名合骨；在外者为外踝，俗名核骨。

三、病因

或驰马坠伤，或行走错误，则后跟骨向前，脚尖向后，筋翻肉肿，疼痛不止；若稍愈后，遽行劳动，致骺骨之端，向里歪者，则内踝凸出肿大；向外歪者，则外踝凸出肿大，血脉瘀聚凝结，步履无力，足底欹斜，颇费调治，故必待气血通畅全复，始可行动。

四、治疗

先用手法拨筋正骨，令其复位。再用竹板夹定跟骨，缚于骺骨之上。三日后解缚视之，以枕支于足后，用手扶筋，再以手指点按其筋结之处，必令端平。内服正骨紫金丹，灸熨以定痛散，洗以海桐皮汤，常服健步虎潜丸。

五、方药

1. 正骨紫金丹、定痛散、海桐皮汤　详见椎骨骨折。
2. 健步虎潜丸　详见胯骨骨折。

跗骨骨折

一、病名

跗骨，即现在的距骨。

二、解剖

跗者，足背也，一名足跌，俗称脚面，其骨乃足趾本节之骨也。

三、病因

其受伤之因不一，或从上跌坠，或重物击压，或马踹车辗。

四、治疗

若仅伤筋肉，尚属易治；若骨体受伤，每多难治。先以手法轻轻搓摩，令骨合筋舒，洗以海桐皮汤、八仙逍遥汤等，贴以万灵膏，内服舒筋定痛之剂及健步虎潜丸、补筋丸。

五、方药

1. 海桐皮汤、万灵膏 详见椎骨骨折。

2. 八仙逍遥汤 专洗跌仆损伤，肿硬疼痛，及一切冷振风湿，筋骨血肉肢体酸痛诸症。

组成：防风、荆芥、川芎、甘草各一钱，当归（酒洗）、黄柏各二钱，茅山苍术、牡丹皮、川椒各三钱，苦参五钱。共合一处，装白布袋内，扎口，水熬滚，熏洗患处。

第二节 脱 位

髋关节脱位

一、病名

环跳脱出，病名，即髋关节脱位。

二、解剖

环跳者，髋骨外向之凹，其形似臼。以纳髀骨之上端如杵者也，名曰机，又名髀枢，即环跳穴处也。

三、病因

或因跌打损伤，或蹴垫挂镫，以致枢机错努，青紫肿痛，不能步履，或行止欹侧艰难。

四、治疗

《伤科汇纂》复位手法歌诀

1. 上大腿髎用脚䞃法 䞃法如何䞃，两人抵足眠，足踏臀尻上，手捧胫跗边，手仗身势捷，足趁腿力便，静听骨内响，其患即安然。

2. 上大腿用榔头吓法 妇女环跳脱，动手莫相亲，布袋胫上系，榔头眼前陈，移轻换其重，挪假变作真，猛然击患处，一吓腿便伸。

《医宗金鉴》曰：宜先服正骨紫金丹，洗以海桐皮汤，贴万灵膏，常服健步虎潜丸。

五、方药

1. 正骨紫金丹、万灵膏、海桐皮汤 详见椎骨骨折。

2. 健步虎潜丸 详见胯骨骨折。

肩关节脱位

一、病名

肩胛骨肩峰部，古代又称"髃骨"。肩关节古代又称"肩解"。肩关节脱位，古代又称"肩胛骨出臼""肩骨失落""肩骨出髎""肩髆出臼"等。

二、解剖

髃骨者，肩端之骨，即肩胛骨臼端之上棱骨也。其臼含纳臑骨上端，其处名肩解，即肩髆与臑骨合缝处也，俗名吞口，一名肩头。其下附于脊背，成片如翅者，名肩胛，亦名肩髆，俗名掀板子骨。张景岳注《灵枢·经脉》曰："肩后骨缝曰肩解。"

三、病因

《医宗金鉴》中记载主要是跌伤。

四、临床表现

《医宗金鉴》曰："以上若被跌伤，手必屈转向后，骨缝裂开，不能抬举，亦不能向前，惟扭于肋后而已。其气血皆壅聚于肘，肘肿如椎，其肿不能过腕，两手脉反胀，瘀血凝滞。如肿处痛如针刺不移者，其血必化而为脓，则腕掌皆凉，或麻木。"

五、治疗

若臑骨凸出，宜将凸出之骨向后推入合缝，再将臑筋向内拨转，则臑、肘、臂、腕皆得复其位矣。

《伤科汇纂》复位手法口诀

1. 上肩髎用手两边拉法　肩胛骨髎脱，有须不能捋，胸中拦抱住，两边齐拉拔，入臼骨归原，手动上下活，不用夹与缚，全凭膏药抹。

2. 上肩关髎用肩头捐法　上肩巧捷法，独自一人捐，手先擒拿住，肩从腋下填，将身徐立起，入髎已安痊，漫道容易事，秘诀不乱传。

3. 上肩髎用带吊住搒法　女子妇人病，授受不相亲，碍难动手捏，权使吊汗巾，不得骤然拉，频将木尺振，俟其心不觉，用力便能伸。

《医宗金鉴》曰："内服补筋丸，外贴万灵膏，烫洗用海桐皮汤，或敷白胶香散，或金沸草汁涂之亦佳。"

六、方药

1. 补筋丸　此药专治跌仆蹉闪，筋翻筋挛，筋胀筋粗，筋聚骨错，血脉壅滞，宣肿青紫疼痛等。

组成：五加皮、蛇床子、好沉香、丁香、川牛膝、白云苓、白莲蕊、肉苁蓉、菟丝子、当归（酒洗）、熟地黄、牡丹皮、宣木瓜各一两，怀山药八钱，人参、广木香各三钱。共为细末，炼蜜为丸，弹子大，每丸重三钱，用好无灰酒送下。

2. 加减补筋丸

组成：当归一两，熟地黄、白芍药各二两，红花、乳香、白云苓、骨碎补各一两，广陈皮二两，没药三钱，丁香五钱。共为细末，炼蜜为丸，弹子大，每丸重三钱，用好无灰酒送下。

3. 白胶香散　治皮破筋断。

组成：白胶香一味，为细末敷之。金沸草根捣汁涂筋封口，二七日便可相续止痛。一贴即愈，不用再涂。

4. 万灵膏、海桐皮汤　详见椎骨骨折。

髌骨脱位

一、病名

膝盖骨，即连骸，亦名膑骨，现代解剖学称之髌骨。

二、解剖

膝盖骨形圆而扁，覆于楗䯒[1]上下两骨之端，内面有筋联属。其筋上过大腿，止于两胁，下过骱骨，止于足背。

注释：

[1] 楗䯒（jiànhéng）：指现在的股骨和胫腓骨。

三、病因

如有跌打损伤，膝盖上移者，其筋即肿大，株连于腘内之筋。腘内之筋，上连腰胯，故每有腰屈疼痛之症。或下移骱骨则欣肿，或足腹冷硬，步履后拽斜行也。若膝盖离位向外侧者，则内筋肿大；向内侧者，则筋直腘肿。

四、治疗

宜详视其骨如何斜错，按法推拿，以复其位。内服补筋丸，以定痛散灸熨之，熏八仙逍遥汤则愈。

五、方药

1. 补筋丸　详见肩关节脱位。

2. 定痛散　详见椎骨骨折。

3. 八仙逍遥汤　详见跗骨骨折。

第四章　妇科病证 ▷▷▷

第一节　崩　漏

一、病名

崩漏病名首见于《素问·阴阳别论》"阴虚阳搏谓之崩"，此后张仲景在《金匮要略·妇人杂病脉证并治第二十二》中提出"漏下""崩中下血"。

崩与漏并论始见于《诸病源候论》。曰："妇女月水非时而下，淋沥不断，谓之漏下；忽然暴下，谓之崩中。"

崩漏常统称为一病，正如《济生方》所云："崩漏本乎一证，轻者谓之漏下，甚者谓之崩中。"言崩漏常以妇人月水非时而下论，或言经崩或经漏。二者在疾病发生过程中可以互相转化，即崩证日久，气血耗伤，渐成漏下；久漏不止，病势日进，可转成崩证，"崩为漏之甚，漏为崩之渐"，故临床以崩漏并称。

二、病因病机

《内经》首提何谓血崩，并分析了血崩的病因病机。外感六淫、内伤七情、起居不节及劳倦所伤等均可导致血崩的发生。《素问·阴阳别论》曰："阴虚阳搏谓之崩。""崩"始见于《内经》，王冰注《黄帝内经素问》释为"阴脉不足，阳脉盛搏，则内崩而血流下"，马莳、张志聪进一步指出，此指妇女血崩而言，血是从胞宫来。从《内经》原义理解，崩乃指妇科血崩证。

《内经》论述妇人血崩属内伤为病。有过分悲哀伤及阳气，阳气内动而致崩者；有七情伤及心系而致崩者；有起居不节，用力过度，内伤劳倦而致崩者。《素问》曰："悲哀太甚则胞络绝，胞络绝则阳气内动，发则心下崩，数溲血也。"《灵枢》曰："猝然饮食，则肠满。起居不节，用力过度，则络脉伤。阴络伤则血内溢，血内溢则后血。肠胃之络伤，则血溢于外。"

隋代巢元方在《诸病源候论·漏下候》中认为，崩中之病是因"冲任之气虚损，不能约制其经脉，故血非时而下"所致。

金元时期医家李东垣认为阴虚可致崩。《兰室秘藏》曰："妇人血崩，是肾水阴虚不能镇守胞络相火，故血走而崩也。"素体阴分不足，或因久病及肾，暗耗肾阴，或因七七之年，天癸渐竭，肾阴亏损，则阴虚失守，相火动血，致成崩漏。李东垣《兰室秘藏》论崩主脾肾之虚，治法重在温补，在发病机理上认为，即使为湿热所致，亦是因脾肾有亏，湿热下迫与相火相合以致漏下不止，并阐述了阴虚致崩的机理。

明代医家薛己在《女科撮要》中论述崩证可因脾不摄血而致，亦可因肝火肝风、血热妄行而成，颇符合临床实际。"其为患因脾胃虚损，不能摄血归源；或因肝经有火，血得热而下行；或因肝经有风，血得风而妄行；或因怒动肝火，血热而沸腾；或因脾经郁结，血伤而不归经；或因悲哀太过，胞络伤而下崩"。

清代医家沈金鳌在《妇科玉尺》中概括了崩漏的六大病因："故曰崩漏，究其原则有六大端，一由火热，二由虚寒，三由劳伤，四由气陷，五由血瘀，六由虚弱，医者深悉乎六者之由，而运之以塞流、澄源、复旧三法，则庶几其得之矣。"

民国初期严鸿志所著《女科证治约旨》，详列了崩中漏下诸条，概括了崩漏的病机、证候、治法及用方，纲目清晰，便于读者查阅。"崩中者，势急症危，漏下者，势缓症重，其实皆属危重之候"。崩漏的发病机理复杂，常是因果相干，气血同病，多脏受累，故属妇科疑难证、重证。

三、诊断

汉代医家张仲景《金匮要略》中阐述了崩漏的辨证和论治。《金匮要略·妇人杂病脉证并治》云："问曰：妇人在年五十所，病下利数日不止，暮即发热，少腹里急，腹满，手掌烦热，唇口干燥，何也？师曰：此病属带下。何以故？曾经半产，瘀血在少腹不去。何以知之？其证唇口干燥，故知之。当以温经汤主之。"原文中的"病下利数十日不止"，是指漏下淋沥数十日不止，"利"字当为"血"；方后的"兼取崩中去血"是指兼治疗崩血，可知温经汤既可治漏下，也可以治崩血。本证之表现与妇女更年期综合征联系紧密，一是"妇人年五十所"，已值更年期年龄；二是前阴有不规则下血；三是有燥热现象。治疗采用温补冲任，活血滋阴是治本之法。

《金匮要略·妇人杂病脉证并治》云："师曰：妇人有漏下者，有半产后因续下血都不绝者，有妊娠下血者……胶艾汤主之。"本条论述冲任虚寒致妇人3种下血的证治。妇人漏下气血不足，冲任不固所致也，当以补气养血、温养冲任为治，胶艾汤主之。

明代医家马莳《素问注证发微》中指出，血崩病位在子宫，本源在心肾。"妇人血崩，是从胞络宫来……然胞络下系于肾，上通于心，故此证实关心肾二脏"。

清代医家吴谦《医宗金鉴·妇科心法要诀》总括崩漏云："淋沥不断名为漏，忽然大下谓之崩。紫黑块痛多属热，日久行多损任冲。脾虚不摄中气陷，暴怒伤肝血妄行。临证审因须细辨，虚补瘀消热用滑。"此条之论可说是认识崩漏病证的总纲。

四、辨证论治

（一）辨证要点

汉代张仲景提出，出血之病有崩中和漏下之分。《金匮要略·妇人妊娠病脉证并治》云："妇人有漏下者，有半产后因续下血都不绝者，有妊娠下血者。"《金匮要略》不但将崩中和漏下加以区分，还详细论述了其辨证治疗方法。

晋朝王叔和《脉经》与隋朝巢元方《诸病源候论》均有"五崩"的提法,《脉经》云:"五崩何等类?师曰:白崩者形如涕,赤崩者形如绛津,黄崩者形如烂瓜,骨崩者形如蓝色,黑崩者形如衃血。"根据其描述,颇似异常带下,后世论崩漏亦未见沿用此说,但值得注意的是巢氏首列"漏下候""崩中候",简明论述了崩中和漏下的病名含义、病因、病机,明确指出崩中、漏下为非时之经血,发病由"劳伤气血"或是"脏腑损伤",以致"冲任二脉虚损",或"脉任脉气血俱虚""不能制约经血"所致,并观察到"崩中"与"漏下"可以并见。巢氏所论,至今仍具有临床参考价值。

金元时期医家朱丹溪《丹溪心法》提出:"血崩,东垣有治法,但不言热,其主在寒,学者宜寻思之……治法当大补气血之药,举养脾胃,微加镇坠心火之药,治其心,补阴泻阳,经自止矣。"提出以"补阴泻阳"之法治崩,用小蓟汤及凉血地黄汤治"肾水阴虚"之血崩,其凉血地黄汤采用寒热表里气血药并用,组成颇具特色,但后世医者很少采用。

至明代,诸医家对崩漏的论述有较大发展,明代医家戴思恭明确指出,不可轻信恶血之说而滥用通瘀之法。《证治要诀》曰:"血大至曰崩,或清或浊,或纯下瘀血,势不可止。有崩甚腹痛,人多疑恶血未尽。又见血色瘀黑,愈信恶血之说,不敢止截。大凡血之为患,欲出未出之际,停在腹中,即成瘀血,以瘀为恶,又焉知瘀之不为虚冷乎?瘀而腹痛,血行则痛止。崩而腹痛,血得则痛止。芎归汤加姜、附,止其血则痛自止。"

明代医家方广《丹溪心法附余》提出治崩三法,"塞流,澄源,复旧"。"初用止血以塞其流,中用清热凉血以没其源,末用补血以还其旧。若只塞其流不没其源,则滔天之势不能遏;若只澄其源而不复其旧,则孤子之阳无以立,故本末勿遗,前后门勿紊,方可言治也。"临床虽未限于截然而分成三步骤,但塞流、澄源、复旧已为后世医家视为论治崩漏的大法。

明代医家张景岳《景岳全书·妇人规》对崩漏的论述更为明晰,明确将崩漏归于经脉类,指出崩漏属"经病""血病""为经乱之甚者也",在理论上本于《内经》而有所发挥,如指出:"五脏皆有阴虚,五脏皆有阳搏。""凡阳搏必属阴虚,络伤必致血溢。"并认为,伤心则血无所主,伤肺则血无所从,伤脾则不能统血摄血,伤肝则不能蓄血藏血,伤肾则不能固闭真阴。所以"病阴虚者,单以脏气受伤,血因之而失守也;病阳搏者,兼以火居阴分,血得热而妄行也"。

在崩漏的证类上分有"阴虚血热妄行者""肝经怒火动血者""逆气未散者""血有滞逆而妄行者""去血过多、血脱气陷者""营气不足、血气不能调而妄行者""脾气虚陷、不能收摄而脱血者""脾肾虚寒者""肝胆气虚不能藏血者""崩淋既久、血滑不禁者""其秽臭、脉滑多火者"等,阐明了崩漏病证原因多端,机理复杂。对崩漏的证情变化亦作了细致的描述,不但观察到"凡血因崩去,势兴渐少,少而不止,病则为淋"和"由漏而淋,由淋而崩"的转化,而且还观察到崩漏与经闭交替的征象。其记载说:"若素多忧郁不调之患,而见此过期阻隔,便有崩决之兆。若隔之浅者,其崩尚轻,隔之久者,其崩必甚,此因隔而崩者也。当预取四物八珍之类以调之,否则恐其郁久而决,则为患滋大也。"张景岳所论为研究崩漏提供了丰富的理论与实践依据。

清代医家傅山在《傅青主女科》中将崩漏分为七种论治:"崩漏昏暗,年老血崩,少妇血崩,交感出血,郁结血崩,闪跌血崩,血海太热血崩。"《傅青主女科》指出,由外伤以致恶血下流有如血崩之状，若以崩治则非徒无益反而有害，并认为妇人血崩"人莫不谓火盛动血也，然此火非实火，乃虚火耳"，因而主张"止崩之药不可独用，必须于补阴之中行止崩之法"。傅氏重视血崩的鉴别，在治法上具有独到见解，至今受到医者推崇。

清代医家叶天士治疗崩漏，推崇"暴崩暴漏宜温宜补，久漏久崩宜清宜通""暴崩当温涩，久漏宜宣通"，这是他的基本大纲。宣通以胶艾汤加山楂、泽兰或苏梗桃仁方等；温涩以乌贼骨丸或温摄奇经法。《叶氏女科证治》对崩漏提出塞流、清源、端本三步的具体方药，很为实用。

（二）分证论治

1. 脾虚证

证候：经血暴下或淋沥不尽，经色淡质清稀，神疲气短，小腹空坠。舌淡胖，脉细弱。

治法：补气摄血，固冲止崩。

方药：固本止崩汤（人参、黄芪、白术、熟地黄、当归、黑姜）。若气虚运血无力停留成瘀，加田七、益母草或失笑散化瘀止血；若暴崩如注，肢冷汗出，昏厥不省人事，脉微欲绝者，用固冲汤。

2. 肾虚证

（1）肾气虚

证候：经乱无期，出血量多或淋沥不止，色淡红或淡暗，质清稀，腰脊酸软。舌淡暗，脉沉弱。

治法：补肾益气，固冲止血。

方药：苁蓉菟丝子丸加减（熟地黄、肉苁蓉、覆盆子、当归、枸杞子、桑寄生、菟丝子、艾叶、党参、黄芪、阿胶）。

（2）肾阳虚

证候：经乱无期，出血量多或淋沥不尽，血色淡红质稀，肢冷畏寒。舌淡暗，脉沉细。

治法：温肾益气，固冲止血。

方药：右归地黄丸（制附子、肉桂、熟地黄、山药、山茱萸、枸杞子、菟丝子、鹿角胶、当归、杜仲、党参、黄芪、三七）。

（3）肾阴虚

证候：经乱无期，淋沥不止或暴崩下血，血色鲜红稍稠，头晕耳鸣，腰膝酸软，五心烦热。舌红，少苔，脉细数。

治法：滋肾益阴，固冲止血。

方药：左归丸（熟地黄、山药、枸杞子、山茱萸、菟丝子、鹿角胶、龟甲胶、川牛膝）。若见经期延长合二至丸。

3. 血热证

（1）虚热证

证候：经来无期，量少淋沥不止或量多势急，血色鲜红，面颊潮红，烦热少寐，口干便结。舌红，少苔，脉细数。

治法：养阴清热，固冲止血。

方药：上下相资汤（人参、沙参、玄参、麦冬、玉竹、五味子、熟地黄、山茱萸、车前子、牛膝）。若阴虚阳亢，烘热汗出，加白芍柔肝，龟甲、珍珠母滋阴潜阳，田七止血。

医案选析：患者月经17岁初潮，即伴痛经。婚后经期偏早，而连绵日久方停，逐渐形成崩漏，有时经水超早半月，又淋沥半月而无净期，兼有黄带连绵，曾行刮宫，术后量不见减。某医院曾建议子宫切除，本人不愿而要求服中药。诊时，经淋已二十余日未停，头眩心虚，腰酸肢楚，内热口燥，望其面色，颧红目肿，切脉芤而带数，舌苔黄腻。询其傍晚有否怕冷现象，彼谓"平时素来怕冷，而午后出现潮热"，乃诊为阴虚火旺型崩漏。治用壮水制火法。潞党参9g，当归身6g，生地黄9g，白芍9g，山茱萸9g，女贞子9g，焦白术6g，青蒿6g，盐水炒黄柏9g，蒲黄炭9g，熟军炭3g，陈皮6g。上方服4剂后，淋沥已停，而黄带连绵，乃用健脾束带法，服后带下亦减。先后调理1年，经水已趋正常。（朱南孙，朱荣达．朱小南妇科经验选．人民卫生出版社，2005．）

（2）实热证

证候：经来无期，突暴如注或淋沥日久，血色深红质稠，口渴烦热。舌红，苔黄，脉滑数。

治法：清热凉血，固冲止血。

方药：清热固经汤（黄芩、焦栀子、生地黄、地骨皮、地榆、生藕节、阿胶、陈棕炭、龟甲、牡蛎、生甘草）。若见心烦易怒，胸胁胀痛，口干苦，脉弦数，加柴胡、夏枯草、龙胆草。

4. 血瘀证

证候：经血非时或淋沥不断，出血量时多时少，时出时止或崩闭交替，小腹疼痛。舌紫暗，或尖边有瘀点，脉弦细或涩。

治法：活血化瘀，固冲止血。

方药：逐瘀止血汤（生地黄、大黄、赤芍、牡丹皮、当归尾、枳壳、龟甲、桃仁）。

医案选析：张某，女，43岁。患者平素月经正常，2月8日行经至2月15日干净。18日再潮，23日干净，以后间断出血，淋沥不净至今，量多，色红有块，伴小腹疼痛拒按、腰痛，脉沉弦细数（108次/分），舌质红，苔淡黄，舌边有瘀点。诊断为崩漏，证属血瘀型，治法：活血化瘀止血。处方：莪术9g，卷柏9g，川芎9g，艾叶炭9g，泽兰9g，桃仁9g，红花9g，五灵脂9g，续断9g，赤芍9g，炙甘草6g，蒲黄炭9g，棕榈炭9g，3剂。患者服上方后，腹痛减轻，阴道出血减少。（刘云鹏．中医临床家刘云鹏．中国中医药出版社，2004．）

第二节　闭　经

一、病名

闭经一病，首载于《内经》，称之为"女子不月""月事不来""血枯"。《素问·阴阳别论》曰："二阳之病发心脾，有不得隐曲，女子不月，其传为风消，其传为息贲者，死不治。"这是闭经病名的最早文献记载，阐述了闭经的形成与心脾有关，为后世从心脾治疗闭经提供了临床思路，并初步揭示了闭经的传变及预后。

二、病因病机

《内经》中关于闭经病因，论及房室太过、胞脉闭阻及肾与闭经的发生有关。《素问·腹中论》曰："病名血枯，此得之年少时，有所大脱血，若醉入房中，气竭肝伤，故月事衰少不来也。"说明房室太过、气竭伤肝、出血等是形成闭经的机理。《素问·评热病论》曰"月事不来者，胞脉闭也。胞脉者，属心而络于胞中。今气上迫肺，心气不得下通，故月事不来也"，提出了胞脉闭阻而引发闭经的机理。《灵枢·邪气脏腑病形》曰"肾脉……微涩为不月"，指出闭经的发生与肾相关。《素问·上古天真论》曰"女子七岁，肾气盛，齿更发长；二七而天癸至，任脉通，太冲脉盛，月事以时下；七七任脉虚，太冲脉衰少，天癸竭，地道不通"，系统阐述了月经的产生与断绝主要取决于肝、肾之气的盛衰。肝为冲脉之本，主藏血，在体内参与月经的生成。肾藏精，为先天之本，元气之根，是人体生长、生育和生殖的根本。肝、肾关系十分密切，肝藏血，肾藏精，精能化血，血能养精，两者相互依赖，相互资生，肾精充足，肝血旺盛，则血海满盈，月经通调。这为后世从肾治疗闭经奠定了基础。

《金匮要略》将闭经的病因概括为"因虚""积冷""结气"，并对闭经的病机、治法方药进行了较为系统的阐述。《金匮要略·妇人杂病脉证并治》曰："妇人之病，因虚、积冷、结气，为诸经水断绝，至有历年，胞门寒伤，经络凝坚。"张仲景认为，虚、积冷、结气是闭经十分重要的病因，现代临床上认为闭经最常见的病因病机有气血虚弱、寒气凝滞、气滞血瘀等，与其相吻合。《金匮要略·妇人杂病脉证并治》云："妇人腹满如敦状，小便微难而不渴，生后者，此为水与血俱结在血室也，大黄甘遂汤主之。""妇人经水不利下，抵当汤主之。"阐述了不同病机瘀血闭经的治疗及用方。

隋代医家巢元方阐述了风冷血结、胃气虚弱、醉以入房、气竭血枯、脱血等引起闭经的病因，对闭经病因病机的认识较前丰富，而且阐述也更详细。《诸病源候论·月水不通候》曰："风冷伤其经血……得寒则涩闭，既为冷所结搏，血结在内，故令月水不通。""肠中鸣则月水不来，病本于胃，所以然者，风冷干于胃气，胃气虚不能分别水谷，使津液不生，血气不成故也。""醉以入房……劳伤过度，血气枯竭于内也。""先经唾血及吐血、下血，谓之脱血，使血枯，亦月事不来也，""利血，经水亦断……需利止，津液生，其经自下。"

宋朝医家寇宗奭在《本草衍义》中阐述了女子忧愁思虑过多，引起闭经的机理。其曰："童男室女，积想在心，思虑过度，多致劳损，男则神色失散，女则月水先闭。"

南宋医家陈自明提出惊恐劳役会引起闭经，主张行经期间要谨慎，否则会产生其他病证。《妇人大全良方》曰："若遇经行，最宜谨慎，否则与产后证相类，若被惊怒劳役则气血错乱，经脉不行。"

金元医家李东垣阐述了三焦热结为闭经的重要病因，主张三焦分治，泻火为主，使闭经的病因病机日趋完善。《东垣十书》曰："夫经者，血脉津液所化，津液既绝，为热所烁……血海枯竭，病名血枯。""经闭不行有三：妇人脾胃病久，形体羸弱，气血俱衰，以致经水断绝……此上焦心肺有热而经不行也……此中焦胃有热结而经不行也……此下焦胞络热结而经不行也。"同时，他认为脾胃虚弱会导致闭经，主张补土治疗闭经。《兰室秘藏》曰："脾胃久虚，或形羸气血俱衰，而致经水断绝不行。"

金元医家朱丹溪独具慧眼地提出痰湿阻滞可引起闭经的病机，并指出用导痰汤来进行治疗，为后世豁痰除湿、活血通经法治疗闭经提供了思路。《丹溪心法·妇人门》云："躯脂满经闭者，以导痰汤加黄连、川芎，不可服地黄，泥膈故也，如用，以姜汁炒""有妇人病疟，饮食少，经脉不行，诊其脉，两手并无……经不行者，非无血也，为痰所碍而不行也。"

明代医家万全提出了气机不通、血滞不行而引起闭经的机理。《万氏女科》曰："忧愁思虑，恼怒怨恨，气郁血滞而经不行。"

清代医家傅山强调了闭经和肾水的关系，为从肾的角度探讨闭经的病机提供了理论依据。《傅青主女科》曰："经水出诸肾。""经原非血，乃天一之水，出自肾中。""经水早断，似乎肾水衰涸。""肾水本虚，何能盈满而化经水外泄。"

清代医家吴道源指出，肥胖可导致经闭，痰湿与脂膜壅塞，致经脉壅阻，则月经停闭。《女科切要》曰："肥人经闭，必是痰湿与脂膜壅塞之故。"

清代医家萧埙阐述了阴虚血燥引起闭经的机理。《女科经纶》曰："大约妇人经闭，由于阴虚火旺，日渐煎熬。津液干涸，以致血枯经闭。"

三、诊断

《黄帝内经》最早指出了血枯经闭的症状、病机及治疗的首方四乌鲗骨一藘茹丸。《素问·腹中论》云："帝曰：有病胸胁支满者，妨于食，病至则先闻腥臊臭，出清液，先唾血，四肢清，目眩，时时前后血，病名为何？何以得之？岐伯曰：病名血枯……以四乌鲗骨一藘茹二物并合之。"

四、辨证论治

（一）辨证要点

晋朝王叔和提出坐药治疗闭经。《脉经》曰："妇人着坐药，强下其经。"王叔和提出的坐药法治疗闭经，是闭经的外治法，为闭经的临床治疗开辟了新的思路。

唐代孙思邈将闭经分为"女子诸病后，月经闭绝不通"与"从小来不通"两种，为后世闭经分为原发性与继发性两种提供了雏形。《备急千金要方》："妇人女子诸病后，月经闭绝不通，及从小来不通，并新产后瘀血不消。"

宋代医家陈素庵提出血分水分论，明确指出了闭经有血分与水分的不同，并提出了不同的治疗方法，虽后世临床很少应用此法，但却为闭经的辨证治疗增加了新思路："经水先断，而后发肿，名曰血分。先浮肿，而后经水断者，名曰水分。血分难治，乃瘀血化水，散入周身，尽皆浮肿，小便不通，即调其经，则水自消。水分易治，乃脾虚不能制水，血与水散于皮肤、肠胃之间，发为浮肿，小便不通，经水断绝，但利其水，则经乃至。血分宜桃椒二仁丸，水分可服葶苈猪苓丸。"

南宋医家陈自明提出闭经应当辨虚实进行治疗。《妇人大全良方》曰："经水枯竭，则无以滋养……但服以养气养血诸药，天癸自行。又有一种妇人盛实，月经瘀闭，利之则行。"

明代医家李梴指出，经闭可有血枯、血滞之证的不同，并首次提出虫证经闭之名。《医学入门》曰："经行与产后一般，若其时有余血一点未净，或被风寒湿热暑邪，或内伤生冷，七情郁结，为痰为瘀，凝积于中，曰血滞。或经止后，用力太过，入房太甚，及服食燥热，以致火动，则邪气盛而津液衰，曰血枯。""妇人经闭腹大……此必虫证。"

明代张景岳进而把闭经的病机归结为血枯与血隔，对血枯经闭的治则提出"欲其不枯，无如养营""欲以通之，无如充之"之法，反对不论有滞无滞妄行通利的做法，值得我们引以为戒。《景岳全书》曰："肝病血伤证与血隔相似，皆经闭不通之候。然枯与隔，有如冰炭。枯者竭也，血虚极矣。隔者，隔阻也。血本不虚，而或气或寒或积，有所逆也。隔者，病发于暂，其证或痛或实，通之则行而愈。若枯者，其来也渐，冲任内竭，其证无形。夫血既枯矣，宜补养阴气，使血自充。""血枯与血隔，本有不同……凡妇女病损至旬月半载之后，则未有不闭经者。正因阴竭，所以血枯……今之为治者，不论有滞无滞，多兼开导之药，其有甚者，则专以桃仁、红花之类，通利为事。岂知血滞者可通，血枯者不可通也。"张景岳认为，天癸乃后天之阴气，阴气足而月事通，谓之月经。月经本为阴血，冲脉为五脏六腑之血海，脏腑之阴血皆归冲脉。由此可见，冲脉为月经之本，血气之化生来源于水谷，水谷盛则血气亦盛，水谷衰则血气亦衰。而胃为水谷之海，冲脉与足阳明胃经在经络联系上密切相关，二者合于宗筋，阴阳总宗筋之会，会于气街，而阳明为之长，由此可见冲脉之血又总由阳明水谷之所化，阳明胃气又为冲脉之本。脾与胃互为表里，同居中州，共同协调完成水谷的消化吸收。因此，此言胃气实包含脾的生理功能在内，故月经之本所重在冲脉，所重在胃气，所重在心脾生化之源。

清代医家吴谦首次提出血风劳之病名，已认识到闭经与劳瘵之间的关系。《医宗金鉴·妇科心法要诀》曰："经闭久嗽，又见骨蒸潮热，盗汗自汗，饮食减少之证，则为之血风劳。"

清代医家冯兆张继前人之说，明确指出了闭经分为血枯、血滞两类，并分别论治。《女科精要》曰："经病有月候不调者，有月候不通者……不通之中有血滞者，有血枯者，则血滞宜破，血枯宜补也。"

清代医家唐宗海在《血证论》中论述了经闭当分寒、热、虚、实而论治。《血证论·经闭》云："妇女经闭有四：一寒证、一热证、一实证、一虚证。""寒闭者，积冷结气，经水断绝……少腹恶寒，上引腰脊，绕脐寒疝，或瘀血不行，留为石瘕，皆霜凝冰结之象也，用温经汤主之，或用温药下之，附子理中汤加当归、桃仁、大黄、细辛、牛膝、肉桂，生化汤之下尤稳，经通之后，再服肾气丸收功。""热证者……发寒热，头晕耳鸣，烦躁多怒，咳逆气上，治法平其肝火，使肺气得下降，心血得下注，斯经通矣，当归芦荟丸加桃仁以攻之，丹栀逍遥散加桃仁以和之。""实证经闭者，妇人少腹如敦状，小便微难而不渴，此为水与血结在血室也，大黄甘遂汤主之。又仲景曰，妇人伤寒，中风，经水适断，胸胁满，如结胸状，谵语者，此为热入血室也，小柴胡汤主之……又或小腹结痛，大便黑色，小便不利，明知血欲行而不肯利下，宜抵当汤主之，时方可用膈下逐瘀汤。""虚证经闭者，或因失血过多，面与爪甲之色俱浅淡黄白……治法宜止其吐衄之血，使其下行，再补其虚，则血生而气顺，下注胞中，斯经得通矣，四物汤加牛膝、枳壳、降香、郁金、血余、童便、茯苓、甘草、阿胶。或因过淫精竭，肾中天癸之水不至胞中，则不能引动冲脉之血，是为阳不倡阴，水不化血，宜滋补其水，以益天癸，左归饮主之，三才汤亦主之。"

（二）分证论治

1. 肾虚

证候：月经迟至，经量少、色淡质稀，渐至经闭，或月经周期紊乱，经量多或淋沥不净，或婚久不孕，腰腿酸软，头晕耳鸣，面色不华，身疲倦怠，畏寒，便溏。舌淡，苔薄，脉沉细。

治法：益肾调冲。

方药：右归丸加石楠叶、仙茅。

医案选析：朱某，女，22岁，未婚。患者发育迟缓，17岁月经来潮，且每届逾期，甚至数月一行，量少色淡，头昏心悸，腰膝酸软，带多清稀，纳食不香。曾用西药人工周期疗法，效不佳。舌淡，少苔，脉细弱。诊断：闭经，证属肾气不充，经血内亏，天癸难至，治法：补肾填精调经。处方：熟地黄15g，当归15g，怀山药15g，茯苓15g，巴戟天15g，牛膝15g，枸杞子15g，菟丝子15g，丹参15g，山茱萸6g，香附6g，鸡血藤15g，紫河车粉8g（分3次吞服），服5剂。服药后，腰酸减轻，胃纳转佳，小腹时有胀感，此为月经将来之兆。前方加益母草15g，敦促经下，3剂。服药后经水按时而下，色量均可，精神已经好转，仍伴腹胀腰酸乏力。原方加紫石英15g，淫羊藿15g。经两月余，月经按时而下，色量均正常。嘱其经前按量服药，可望巩固疗效。（施慧．现代中医临床经验集．中国医药科技出版社，1999.）

2. 痰湿阻滞

证候：月经周期延后，经量少、色淡质黏稠，渐致闭经，或婚久不孕，带下量多，胸闷泛恶，形体丰满或肥胖，喉间多痰，毛发浓密，神疲肢重。苔白，脉滑或沉滑。

治法：化痰燥湿，活血调经。

方药：苍附导痰丸（茯苓、法半夏、陈皮、甘草、苍术、香附、胆南星、枳壳、生姜、神曲）。可酌加桃仁、当归、红花、夏枯草。

3. 气滞血瘀

证候：经期延后，经量或多或少，或淋沥不净，经色暗红、质稠或有血块，渐致闭经，或婚久不孕；伴乳房胀痛，小腹胀痛拒按，胸胁胀痛。舌暗红或有瘀点，苔薄，脉沉涩。

治法：理气活血，祛瘀通经。

方药：膈下逐瘀汤。

4. 肝经湿热

证候：月经稀发或闭经，或月经紊乱，婚久不孕，体形壮实，毛发浓密，面部痤疮，经前乳房胀痛，大便秘结。苔薄黄，脉弦或弦数。

治法：泻肝清热，除湿调经。

方药：龙胆泻肝汤。

第三节　带下病

一、病名

《内经》首见"带下"一词，并将带下作为病论，指出带下为任脉之病。此实为广义带下之滥觞。《素问·骨空论》曰："任脉为病，男子内结七疝，女子带下。"

汉代医家张仲景称带下为"下白物"，并首次提出外治法。这种治带下的方法，多用于阴道炎属湿毒、病虫直犯阴器者。《金匮要略·妇人杂病脉证并治》云："妇人经水闭不利，脏坚癖不止，中有干血，下白物，矾石丸主之。"《金匮要略》明确指出妇人各种病，皆属带下病。带下之内涵，并无后世带下病之义，仅仅泛指妇科病。《金匮要略·妇人杂病脉证并治》曰："妇人之病，因虚积冷结气，为诸经水断绝，至有历年，血寒积结胞门……在下未多，经候不均，令阴掣痛，少腹恶寒，或引腰脊，下根气街，气冲急痛，膝胫烦痛，奄忽眩冒，状如厥癫，或有忧惨，悲伤多嗔，此皆带下，非有鬼神。"

晋代医家王叔和称带下为漏白下赤，并提出五崩之名，从五崩所描述的形色看多系指阴道不正常之溢液。《脉经·脉证》曰："大风邪入少阴，女子漏白下赤。""诊妇人漏下赤白不止，脉小虚滑者生，大紧实数者死。妇人带下脉浮，恶寒者，不治。""白崩者形如涕，赤崩者形如绛津，黄崩者形如烂瓜，青崩者形如蓝色，黑崩者形如衃血也。"《脉经》不仅继承了《金匮要略》"带下"说，而且"带下"之内涵较之更有扩大，似将所有年龄段妇女的疾病包罗殆尽。《脉经》曰："带下有三门：一门胞门，二门龙门，三门玉门。已产属胞门，未产属龙门，未嫁女属玉门。"

隋代巢元方《诸病源候论》首次提出"带下病"的名称，指出带下有青、赤、黄、白、黑五色各候。《诸病源候论·带下黑候》曰："肾脏之色黑，带下黑者，是肾脏虚损，故带下而夹黑色。"

宋朝医家杨士瀛明确提出带下为阴道下秽浊之概念。至此，可以说带下名下的各种实际意义均已产生。①泛指妇科病。②兼指带下病及崩漏。③专指带下病，此也是带下之今义。《仁斋直指方》曰："下部出血不止，谓之崩中；秽液常流，谓之带下。"

明朝医家戴思恭提出"漏带"之名，认识到带下病缠绵难愈、容易复发的特点。《证治要诀·妇人门·赤白带》曰："有带疾愈后一二月再发，半年一发，先血而后下带，来不可遏，停蓄未几又复倾泻，此名漏带，最难治也。"

二、病因病机

巢元方强调人体正气虚是致病的先决条件，认为带下由于风冷寒热之邪入于胞络，兼之劳伤体虚，房劳过度，内外相感而成。《诸病源候论·妇人杂病诸候·带下候》曰："带下者，由劳伤过度，损动经血，致令体虚受风冷，风冷入于胞络，搏其血之所以成也。"又曰："任脉为经之海，任之为病，女子则为带下。手太阳为小肠经，手少阴为心经。心为脏主里，小肠为腑主表。二经之血，在妇人上为乳汁，下为月水，冲任所统也。冲任脉起于胞内，阴阳过度，则伤胞络。故风邪乘虚，入于胞中，损冲任之经，伤太阳、少阳之血，致令胞络之间，秽与血相兼连带而下，冷则白，热则赤。"需要指出的是，此为狭义之带下，指"带下赤白"之意，所谓各色带下，也明显只是带下的不同证型，仍与今天所说的带下病有别，它强调"与血相兼连带而下"，故与崩漏之间没有明确的界线，带下往往也包括了下血在内。

南宋医家陈自明指出带下的病因是风邪客于胞中。《妇人大全方·调经门·带下方论》曰："妇人带下，其名有五，因经汗产后，风邪入胞门，传于脏腑而致之。"

金代医家刘完素对带下之因提出湿热郁结冲任，这在病因学上是比较大的突破。治法主张用苦寒药按法治之，使郁结开通，热祛湿除而愈，告诫不可用辛热药。《素问玄机原病式·五运主病》曰："带下者，任脉之病也……故下部任脉湿热甚者，津液涌溢，而为带下也……如以火炼金，热极则反为水。又如六月热极，则物反出液而湿润，林木流津，故肝热甚则出泣，心热甚则出汗，脾热甚则出涎，肺热甚则出涕，肾热甚则出唾。亦犹煎汤，热甚则沸溢，及热气熏蒸于物，而生津者也……每见俗医治白带下者，但依近世方论，而用辛热之药。病之微者，虽或误中，能令郁结开通，气液宣行，流湿润燥，热散气和而愈。其或势甚而郁结不能开通者，旧病转加，热证新起，以至于死，终无所悟。曷若以辛苦寒药，按法治之，使微者、甚者，皆得郁结开通，湿去燥除，热散气和而愈。"

元代朱丹溪提出带下病因为内伤七情，病机为胃中湿痰渗入膀胱，属痰湿为病，治疗以祛湿化痰为主。《丹溪心法·总证论治》曰："带下，赤属血，白属气。主治燥湿为先。漏与带，俱是胃中痰积流下，渗入膀胱，无人知此只宜升提，甚者上必用吐以提其气，下用二陈汤加苍术、白术，仍用丸子（一作瓦楞子）。"《丹溪心法·赤白带下》曰："广按：妇人赤白带下之症，多是怒气伤肝，夫肝属木，脾属土，肝邪乘脾，木气克土，则脾受伤而有湿，湿而生热，热则流通，所以滑浊之物渗入膀胱，从小便而出也。"《丹溪手镜·带三十》曰："因湿热结于带脉，津液泛溢，入小肠为赤，入大肠为白。"

明代医家万全认为，带久不止者，因脾胃之虚，以补为主，并提出赤带白带的不同治则。《妇人秘科·论治》曰："带下之病，妇女多有之。赤者属热，兼虚兼火治之；白者属湿，兼虚兼痰治之。赤带用四物加芩连汤，再加升麻、丹皮主之，兼服三补丸。白带用加味六君子汤主之。年久不止者，以和脾胃为主，兼升提。大抵瘦人多火，肥人多痰，要知此候，带久不止者，专以补虚为主，宜用十全大补汤，去地黄，加陈皮、半夏、干姜。更服参术大补丸，以补脾胃之虚，及服补宫丸，以固下元之脱。"

明代医家薛己对带下的病机提出了新论，认为是"脾胃亏损，阳气下陷"，治疗宜健脾升阳。《女科撮要·带下》曰："妇人带下，或六淫七精，或因醉饱房劳，或因膏粱厚味，或服燥剂所致，脾胃亏损，阳气下陷，或湿痰下注蕴积而成，故言带也。凡此皆当壮脾胃、升阳气为主，佐以各经见证之药。"

明代医家孔文胤阐明肾虚是带下的主要病机。《丹台玉案·妇人科·带下门》曰："奇经八脉之中，带脉在腰，如带之状。妇人患带下者，病在带脉也。虽有赤白，总属肾虚。"

明代医家武之望指出，女子本身有余于气，不足于血，又加劳伤冲任、风冷入胞而导致带下病。《济阴纲目·赤白带下门·论带下劳伤冲任》云："由劳伤冲任，风冷居于胞中。

妇人平居，血欲常多，气欲常少，而疾不生。或气倍于血，气倍生寒。血不化赤，遂成白带。若气平血少，血少生热，血不化经，遂成赤带。寒热交并，则赤白俱下。"

明代张景岳将带下病机总结为六点，即"心旌之摇""多欲之滑""房室之逆""湿热下流""虚寒不固""脾肾亏陷"，强调房事过度，损伤肾气，导致命门不固为带下病重要病因，并指明治疗用方。《景岳全书·妇人规》曰："白带出于胞宫，精之余也……带由脾肾之虚滑者居多。""心旌摇，心火不静而带下者，先当清火，宜朱砂安神丸、清心莲子饮、《直指》固精丸之类主之。若无邪火而见心虚带下者，宜秘元煎、人参丸、心虚白浊饮、茯菟丸之类。""欲事过度，滑泄不固而带下者，宜秘元煎、寿脾煎、固阴煎、苓术菟丝丸、《济生》固精丸、锁精丸、金锁思仙丹之类主之。""人事不畅，精道逆而为浊为带者，初宜六味地黄汤或威喜丸之属以利之。久不止者宜固阴煎、苓术菟丝丸之属以固之。""湿热下流而为带浊，脉必滑数，色见红赤，证有烦渴而多热者，宜保阴煎、加味逍遥散，或经验猪胆丸亦佳。若热甚兼淋而赤者，宜龙胆泻肝汤。""脾肾气虚下陷而多带者，宜用寿脾煎、归脾汤、补中益气汤之属。"

明代李梴对湿痰下注者采用升提，为治带下病开创了新的方法。《医学入门·妇人门》曰："湿痰流下，渗入膀胱，宜二陈汤加二术、升麻、柴胡，或苍柏皮丸。如结痰白带淋沥不已者，先以小胃丹，候郁积开，服苓术芍葵丸。"

明代医家武之望指出，女子本身有余于气，不足于血，又加劳伤冲任、风冷入胞而导致带下病。《济阴纲目·赤白带下门·论带下劳伤冲任》曰："由劳伤冲任，风冷居于胞中。妇人平居，血欲常多，气欲常少，百疾不生。或气倍于血，气倍生寒，血不化赤，遂成白带。若气平血少，血少生热，血不化经，遂成赤带，寒热交并，则赤白俱下。"

清代医家沈金鳌《妇科玉尺·带下论》指出内伤七情是带下的病因，肝失和调为带下的病机，带下病的发生与气虚、湿热及痰、五脏内伤、风寒之邪有关，并阐明了带下病的治疗及方药。《妇科玉尺·带下论》曰："……亦有湿痰流注下焦，或肝肾阴淫之湿，或缘惊恐而木乘土位，浊液下流，或色欲太甚，肾经亏损之故。故产多之妇，伤血伤液，皆能成带下之疾。""总之，妇人多郁，郁则伤肝，肝伤则脾受克，湿土下陷，脾经不守，不能输为营血，而白物下流，宜开郁补脾。""带下之疾有四：一因气虚，脾经不能上升而下陷也；一因胃中湿热及疫，流注于带脉，溢于膀胱，故下浊液也；一因伤于五脏，故下五色带也；一因风寒入于胞门，或中经脉，流传脏腑而下也。"又曰："皆当壮脾胃升阳气为主，佐以各经见证之药。色青属肝，小柴胡加山栀、防风。湿热壅滞，小便赤涩，龙胆泻肝汤。肝血不足，或燥热风热，六味丸色赤属心，小柴胡加山栀、当归。思虑过伤，妙香散色白属肺，补中益气汤加山栀。色黄属脾，六君子汤加山栀、柴胡，不应，归脾汤。色黑属肾，六味丸。气血俱虚，八珍汤。气血下陷，补中益气汤湿痰流注，前汤加茯苓、半夏、苍术、黄柏。气虚痰饮下注，四七汤送六味丸。不可拘肥人多痰，瘦人多火，而以燥湿泻火轻药治之。"

清代医家沈又彭概括了带下的病因，总不外湿热、相火、阴虚不守三途而已，补充了带下由阴虚而致之病机，并指出带下病机有虚实之分，肾阴虚最常见。《沈氏女科辑要笺正·带下》曰："相火亢盛，疏泄太过而渗漏者，又有肝肾阴虚不能固摄之证。""肾家阴虚，相火鼓动而为遗浊崩带之病，本是最多。"

清代医家程国彭强调脾虚是带下的病机，指出带下乃湿邪为患。如果生活在湿度较大的环境，或久卧湿地，或冒雨涉水，或在水中浸泡过久，以致影响气机的升降运转，水湿不化，流注阴器，则会发生带浊之症。《医学心悟·妇人门》曰："带下之症不外脾虚有湿。脾气壮旺则饮食之精华生气血而不生带，脾气虚弱则五味之实秀生带而不生血。""南方地土卑湿，人禀常弱，故浊带之症，十人有九。"

清代医家唐容川进一步指明带下病机系由"带脉受伤，脾不制水"，认识到带下与脾脏关系密切。《血证论·崩带》曰："带脉下系胞宫……属于脾经……若脾土失其冲和，不能制水，带脉受伤，注于胞中，因发带证。"同时，他也提出血瘀为带下的病机之一。《血证论·崩带》曰："带漏虽是水病，而亦有夹瘀血者，以血阻气滞，因生带浊。"

清代医家清代陈修园阐述了湿热带下的成因，总属湿热壅郁经络，气机郁结不畅，热伤血络，血腐为脓。对湿热带下提出"苦寒正治""辛温从治"之法。只用苦寒药物，郁热在里，凉遏冰伏，非但湿邪难去，且更增小腹疼痛。若在苦寒燥湿清热的同时，从其郁热之性，而佐以辛温，利用辛温发汗行气作用，透热外出，使郁热气机得以畅达，苦寒之药亦能发挥正治作用，使气畅湿化热清，腹痛带下可愈。《女科要旨》曰："冲任督三脉，以带脉束之。因余经上下往来，遗热于带脉之间。客热抑郁，热者血也，血积多日不流，从金之化而为白，乘少腹冤热，白物满溢，随溲而下，绵绵不绝，是为白带……如湿热怫郁于内，腹痛带下，非辛温从治，能开散之乎？"

清代医家傅山的《傅青主女科》集带下病机、论治之大成，开篇即论述"带下"证治，首先对带下证做了一个纲领性的阐发，认为湿是带下病之因，并与带脉失约有关。《傅青主女科·带下》曰："夫带下俱是湿症，而以带名者，因其带脉不能约束而病此患，故以名之。然带脉通于任督，任督病而带脉始病。然而带脉之伤，非独跌闪挫气已也，或行房而放纵，或饮酒而癫狂，虽无疼痛之苦，而有暗耗之害，则其气不能化经水……而反变为带病矣……况加以脾气之虚、肝气之郁、湿气之浸、热气之逼，安得不成带下之病哉？"

三、诊断

隋朝医家巢元方提出以五色配属五脏的辨证方法，指出根据带下颜色而辨别病位病性，具有一定临床意义，并为后世分证论治开创了先例。《诸病源候论·妇人杂病诸候》云："肺脏之色白，带下白者，肺脏虚损，故带下而夹白色。""脾脏之色黄，带下黄者，是脾脏虚损，故带下而夹黄色。""心脏之色赤，带下赤者，是心脏虚损，故带下而夹赤色。""肝脏之色青，带下青者，是肝脏虚损，故带下而夹青也。""肾脏之色黑，带下黑者，是肾脏虚损，故带下而夹黑色。"

南宋医家陈自明根据带下的五色，将带下一症分为五类，在病机上与人体脏腑、经络结合起来，指出带下病生于带脉，指明了病位。《妇人大全方·调经门·带下方论》曰："妇人带下，其名有五，因经汗产后，风邪入胞门，传于脏腑而致之。若伤足厥阴肝经，色如青泥；伤手少阴脾经，黄如烂瓜；伤足少阴肾经，黑如血。人有带脉，横于腰间，如束带之状，病生于此，故名为带。"陈氏虽于文后未列方治，但对临床辨证颇有指导意义，后世薛己填补其方，使之更臻完善。

明代医家武之望提出赤白带下分湿热型、瘀血型、虚寒型，并有各自不同的临床症状，并指出用药分别为十枣汤、苦楝丸、大延胡索散、温经汤、东垣固真丸加桂附。《济阴纲目·赤白带下门·论带下属湿热冤结不散》曰："带下证皆任脉经虚也。赤者热入小肠，白者热入大肠，原其本，皆湿热结于任脉，故津液涌溢，为赤白带下。本不病结，缘任脉虚，结热滞于带脉，故脐下痛，阴中绵绵而下，此湿热冤结不散为病也。先以十枣汤下之，后服苦楝丸、大延胡索散，热去湿除，病自愈矣。"《济阴纲目·赤白带下门·论带下湿热药用正治从治之异》云："方氏曰：妇人赤白带下，多是怒气伤肝。夫肝属木，脾属土。肝邪乘脾，木气克土，则脾受伤而有湿，湿而生热，热则流通，所以滑浊之物渗入膀胱，从小便而出也。丹溪作湿，然而用苦寒之药治之者是矣。虽然古人曾有用辛温治之而命者，不知苦寒之药正治之法也，辛温之药从治之法也。盖湿热怫郁于内，肚腹疼痛，赤白带下，非辛温从治而能升散之乎？然湿热未曾怫郁，但止赤白带下，不若用苦寒正治为当也。"《济阴纲目·赤白带丁门·消瘀血》曰："仲景云：问妇人年五十所，病下痢数十日不止，暮则发热，少腹里急腹满，手掌烦热，唇口干燥，何也？师曰：此病属带下。何以故？曾经半产，瘀血在少腹不去，当以温经汤主之。"《济阴纲目·赤白带下门·论带下虚寒宜温补》曰："带下有虚寒带腥臭者，因小水淋沥不已，或崩中暴下，或产后去血过多，以致阴亏阳竭，荣气不升，经脉凝气，卫气下陷，经气累滞于下焦，蕴积而成，白滑如涕，下流腥臭者，黄芪建中汤去桂加当归，水煎，吞苦楝丸。久不止，脐腹引阴冷痛者，东垣固真丸……有寒，加桂附。"

四、辨证论治

（一）辨证要点

清代医家王肯堂指出，室女与家女同为带下，但病因各异，需要进行辨证。《证治准绳·女科》曰："治带下之证有三：未嫁之女月经初下，止而即得，或浴之以冷水，或热而扇，或当风，此室女病带下之由也。有家之妇，阴阳过多，即伤胞络，风邪乘虚而入，胞经触冷，遂使秽液与血水相连而下。产后带下，由亡血失气，伤动包络，门开而外风袭，肌体虚而冷风入，冷风与热气相连，故成液而下。冷则多白，热则多赤，冷热相交，则赤白俱下。"

晚清医家王孟英指出女子带下乃生理现象，即便女子在发育成熟期，或经行前后，或妊娠初期，白带相应增多，亦不作病论。倘若带下量多，或色、质、气、味发生变化，或干燥全无，即称为"带下病"。《沈氏女科辑要》王孟英按："带下，女子生而即有，津津常润，本非病也……但过多即为病，湿热下注者为实，精液不守者为虚。苟体强气旺之人，虽多亦不为害，惟干燥则病甚。盖营津枯涸，即是虚劳。凡汛愆而带盛者，内热逼液而不及化赤也；并带而枯燥全无者，则为干血劳之候矣。"

（二）分证论治

1. 带下过多

（1）脾虚

证候：带下量多、色白或淡黄，质稀薄无臭，纳少便溏。舌淡胖，苔白腻，脉细缓。

治法：健脾益气，升阳除湿。

方药：完带汤加减（人参、白术、白芍、淮山药、苍术、陈皮、柴胡、黑荆芥、车前子、甘草）。若气虚重者，加黄芪；若兼肾虚腰酸者，加杜仲、续断、菟丝子等。

（2）肾阳虚

证候：带下量多，绵绵不断，质清稀如水。舌淡，苔白润，脉沉迟。

治法：温肾培元，固涩止带。

方药：内补丸加减（鹿茸、肉苁蓉、菟丝子、沙苑子、肉桂、制附子、黄芪、桑螵蛸、白蒺藜、紫菀茸）。若便溏者，去肉苁蓉，加补骨脂、肉豆蔻。

（3）阴虚夹湿

证候：带下量多，色黄或赤白相兼，质稠，有气味，五心烦热，咽干口燥。

治法：滋肾益阴，清热利湿。

方药：知柏地黄丸。失眠多梦者，加柏子仁、酸枣仁。

（4）湿热下注

证候：带下量多、色黄或如脓，质黏稠，或浊如豆渣样，有秽臭，阴痒，小便短赤。舌红，苔黄腻，脉滑数。

治法：清利湿热，佐以解毒杀虫。

方药：止带方（猪苓、茯苓、车前子、泽泻、茵陈、赤芍、牡丹皮、黄柏、栀子、牛膝）。

（5）湿毒蕴结

证候：带下赤白，或五色带下，带下质黏如脓样，臭秽难闻，烦热头晕，口苦咽干，尿黄便秘。

治法：清热解毒。

方药：五味消毒饮加减。如见腰膝酸痛，带下恶臭难闻者，加半枝莲、穿心莲、白花蛇舌草等。

2. 带下过少

（1）肝肾亏损

证候：带下过少，阴部萎缩，干涩灼痛，头晕耳鸣，腰膝酸软。舌红，少苔，脉细数或沉弦细。

治法：滋补肝肾，养精益血。

方药：左归丸加减。如阴虚阳亢，头痛甚者，加天麻、钩藤、石决明；心火偏盛者，加黄连、炒枣仁等。

（2）血枯瘀阻

证候：带下过少，甚至全无，阴中干涩，阴痒，头晕眼花，面色无华，肌肤甲错。舌淡暗，边有瘀点瘀斑，脉细涩。

治法：补血益精，活血化瘀。

方药：小营煎加减（当归、白芍、熟地黄、山药、枸杞子、炙甘草、丹参、桃仁、牛膝）。若大便干结者，加胡麻仁、首乌；若小腹疼痛明显者，加五灵脂、延胡索。

第四节　产后发热

一、病名

"产后发热"一病最早的记述见于《素问·通评虚实论》。云："帝曰：乳子而病热，脉悬小者何如？岐伯曰：手足温则生，寒则死。"指出根据脉象、手足寒温判断产后发热的转归与预后。宋代《妇人大全良方》首见"产后发热"之病名。"凡产后发热，头痛身痛，不可便作感冒治之"。

二、病因病机

隋代医家巢元方《诸病源候论》阐述了产后发热的病因病机，包括内伤寒热、瘀血、内生虚热等导致产后发热以及产后时气热病、产后伤寒的症状。《诸病源候论·产后寒热候》曰："因产劳伤血，使阴阳不和，互相乘克，阳盛则热，阴盛则寒，阴阳相加，故发寒热。凡产余血在内，亦令寒热，其腹时刺痛者是也""产后脏腑劳伤，血虚不复，而风邪乘之，搏于血气，使气不宣泄而痞涩生热，或肢节烦愤，或唇干燥，但因虚生热，故谓之虚热也。"《诸病源候论·产后时气热病候》曰："四时之气，忽有非节之气而为病者，谓之时气。产后体虚，而非节之热气伤之，故为产后时气热病也。诊其脉，弦小者，足温则生，足寒则死。凡热病，脉应浮滑，而反弦急为不顺，手足成温而反冷，为四逆，必死也。"指出产后时气热病的症状、病因病机与预后。《诸病源候论·产后伤寒候》曰："产妇血气俱虚，日月未满，而起早劳动，为寒所伤，则啬啬恶寒，吸吸微热，数日乃歇，重者头及骨节皆痛，七八日乃瘥也。"指出产后伤寒病的症状与预后。

宋代《妇人大全良方》指出，产后发热与血虚有关。曰："凡产后发热，头痛身痛，不可便作感冒治之。此等疾证，多是血虚或败血作梗。血虚者，阴虚也，阴虚者，阳必凑之，故发热。"

明代医家张景岳将发热分为外感风寒、邪火内盛、水亏阴虚、劳倦虚烦、去血过多等，其分型论治至今基本沿用。《景岳全书·妇人规》曰："产后发热，有风寒外感而热者，有邪火内盛而热者，有水亏阴虚而热者，有因产劳倦、虚烦而热者，有去血过多、头晕闷乱、烦热者。诸证不同，治当辨察。"

明朝医家陈文昭在《陈素庵妇科补解》中指出了产后寒热往来的病机，治疗原则应祛瘀滞，和阴阳，不可一见寒热即发表祛风，要考虑到产后多虚多瘀的特点。《陈素庵妇科补解·产后寒热往来方论》曰："产后乍寒乍热，日夜无度，周身滞于经络所致。败血入于肝，闭于诸阳则热，入于脾，闭于诸阴则寒。阴盛则寒，阳盛则热，阳微则恶寒，阴弱则发热，阴阳互乘则寒热往来。治宜祛瘀滞，和阴阳，则寒热自止。若误发表祛风，则败血深入经络，闭塞阴阳，寒热不止。宜加减四物汤……去恶血，则荣卫通，阴阳和，而寒热止矣。若作疟治，必用小柴胡汤，半表半里，非产后寒热往来正治也。"

清代医家萧埙提出产后发热的病机是产后恶露不畅，当下不下，瘀血内停，阻碍气机，营卫不通，郁而发热。《女科经纶·产后证下》曰："败血为病，乃生寒热，本于营卫不通，阴阳乖格之故。"

三、诊断

《黄帝内经》根据脉象、手足寒温判断产后发热的转归与预后。《素问·通评虚实论》云："帝曰：乳子而病热，脉悬小者何如？岐伯曰：手足温则生，寒则死。"

明朝医家陈文昭在《陈素庵妇科补解》中描述了瘀血发热的症状，可供临床诊断参考。《陈素庵妇科补解·产后发热属内因方论》曰："产后瘀血陆续而至，十日外血海未有不净者……一遇风冷外袭，则余血凝结，闭而不行，身即发热，所谓血瘀发热也。卫不得行于阳，荣不得行于阴，其热蒸蒸然，由筋骨达肌肉，日则饮食无味，夜则口苦咽干。"

清代医家陈梦雷提出了产后发热左血右气的脉学观念。《古今图书集成·医部全录·妇科》引《平治荟萃·总论》曰："产后方见身热，便不可发表。发热恶寒，皆是气血虚，左手脉不足，补血药多于补气药；右手脉不足，补气药多于补血药。""左脉候心、肝（胆）、肾，其不足，乃阴血虚，故补血药应多于补气药。右脉候肺、脾（胃）、命门，其不足，乃阳气弱，故补气药应多于补血药。"

四、辨证论治

（一）辨证要点

隋代医家巢元方《诸病源候论》列有"产后虚热候"及"产后寒热候"，指出除外感发热外尚有内伤发热。

明代医家万全《万氏妇人科》指出产后发热之假疟、真疟的区别及荣卫不通的证治。《万氏妇人科·产后乍寒乍然似疟》曰："产后气血亏损，阴阳俱虚。阴虚则阳胜而热，阳虚则阴胜而寒，阴阳俱虚，则乍寒乍热……似疟寒不凛凛，热不蒸蒸，发作无时，亦不甚苦，此正气虚而无邪气也。真疟者，寒则汤火不能加，热则冰水不能解，发作有时，烦苦困顿，此正气虚而邪气相搏也。"又曰："败血留滞，则经脉皆闭，荣卫不通，闭于荣则血甚而寒，闭于卫则阳甚于热，荣卫俱闭，则寒热交作，荣卫气行，则即解矣。惟黑神散、卷荷散为去滞血之药也。"

明代医家张景岳在《景岳全书》中详述产后发热的分型证治，并指出产后乍寒乍热的证治。《景岳全书·妇人规·产后发热》曰："产后有外感发热者，盖临盆之际，多有露体用力，无暇他顾，此时或遇寒邪，则乘虚而入，感之最易。若见头疼身痛，憎寒发热，或腰背拘急，脉见紧数，即产后外感证也。然此等外感，不过随感随病，自与正伤寒宿感者不同，故略加解散即自痊。可勿谓新产之后不宜表散，但当酌其虚实而用得其宜耳。凡产后感邪，气不甚虚，宜三柴胡饮。若气虚脾弱而感者，宜四柴胡、五柴胡饮。若肝脾肾三阴不足而感者，宜补阴益气煎。若虚寒之甚者，宜理阴煎。若产妇强壮气实而感者，宜正柴胡饮。若兼内火盛而外邪不解者，宜一柴胡饮。若风寒俱感，表里俱滞者，宜五积散……产后有火证发热者，但外感之热多在表，火证之热多在里。此必以调摄太过，或时令热甚，或强以酒，或误用参、术、姜、桂大补之药，或过用炭火，或窗牖太密，人气太盛，或气体本实而过于动作。凡属太过，皆能生火。火盛于内，多见潮热内热，烦渴喜冷，或头痛多汗，便实尿赤，及血热妄行，但无表证，脉见缓滑不紧而发热者，便是火证，宜清化饮、保阴煎之类主之。若本元不虚，或火之甚而势之急者，即徙薪饮、抽薪饮亦所常用，不必疑也……产后有阴虚发热者，必素禀脾肾不足，或产后气血俱虚，故多有之。其证则倏忽往来，时作时止，或昼或夜，进退不常，或精神困倦，怔忡恍惚，但察其外无表证，而脉见弦数，或浮弦豁大，或微细无力。其来也渐，非若他证之暴至者，是即阴虚之候，治当专补真阴，宜小营煎、三阴煎、五阴煎之类，随宜主之。若阴虚兼火而微热者，宜一阴煎。若阴虚兼火之甚而大热者，宜加减一阴煎。若阴虚火盛，热而多汗者，宜当归六黄汤。若阴中之阳虚，火不归元而热者，宜大营煎、理阴煎、右归饮之类主之。"

龚信《古今医鉴》指出产后发热之冒风和感寒的不同证治。《古今医鉴·产后》曰："产后荣卫俱虚，腠理不密，若冒风发热者，其脉浮而微，或自汗，以芎芷香苏散加羌活、防风主之。如感寒者，脉弦而紧，或恶露欠通，以五积散主之。如风寒两感者，脉浮而紧，以五积交加散主之，有汗去麻黄，邪胜去人参。"

清朝医家吴谦将产后发热分为伤食、外感、血瘀、血虚、乳蒸等类型，颇符合临床实际。《医宗金鉴·妇科心法要诀》曰："产后发热之故，非此一端，如食饮太过，胸满呕吐恶食者，则为伤食发热。若早起劳动，露受风寒，则为外感发热。若恶露不去，瘀血停留，则为瘀血发热。若去血过多，阴血不多，则为血虚发热。亦有因产时伤力劳乏发热者，三日蒸乳发热者，当详其有余不足，或攻或补，或用凉药正治，或用温药反治，要在临证细细参考。"同时指出产时、产后失血过多，阴血骤虚，以致阳浮于外而发热；血虚内伤，相火偏旺，以致发热。《医宗金鉴·妇科心法要诀·发热证治》云："产后发热，多因阴血暴伤，阳无所附。"

《女科秘宝》曰："产后单潮，此症当审虚实。如血尽发热乃是虚热，当服八珍汤；若食炒鸡姜椒热物，此虚中有热，加枳壳、黄连；若恶露未尽发热，宜服红花当归散。"指出产后单纯发热症状应分虚实论治。

《女科要旨》引吴蒙斋语："大抵产后大血空虚，汗之则变，筋惕肉瞤，或郁冒昏迷，或搐搦，或便秘，其害非轻。凡有发热，宜与四物为君，加柴胡、人参、炮姜最效。盖干姜辛热，能引血药入血分，气药入气分，且能去恶生新，有阳生阴长之道，以热治热，深合《内经》之旨。"以此为例，说明产后发热是虚证，不宜发散，只能在扶正固本的基础上祛除病邪。

汉代医家张仲景《金匮要略》首论产后发热的证治。《金匮要略·妇人产后病脉证治》曰："产后七八日，无太阳证，少腹坚痛，此恶露不尽，不大便，烦躁发热，切脉微实，再倍发热，日晡时烦躁者，不食，食则谵语，至夜即愈，宜大承气汤主之。热在里，结在膀胱也。"此条指出产后瘀血内兼阳明里实证的证治。又曰："产后风续之数十日不解，头微痛，恶寒，时时有热，心下闷，干呕汗出虽久，阳旦证续在耳，可与阳旦汤。"本条论述产后中风持续不愈的证治。又曰："产后中风发热，面正赤，喘而头痛，竹叶汤主之。"本条指出产后中风兼阳虚的证治。

明代医家薛己《校注妇人良方》阐述了产后虚烦发热的论治原则，即宜补不宜清。《校注妇人良方·产后虚烦发热方论》曰："窃谓前症，乃阳随阴散，气血俱虚，若恶寒发热，烦躁作渴，急用十全大补汤。若热愈甚，急加桂、附。若作渴面赤，宜当归补血汤。

若误认为火症，投以凉剂，祸在反掌。"

清朝医家张山雷《沈氏女科辑要笺正·发热》指出，产后发热虚者多，宜补但不可过于滋填，兼表证者亦不可妄事疏散。《沈氏女科辑要笺正·发热》曰："新产发热，血虚而阳浮于外居多，亦有头痛，此是虚阳升腾，不可误谓胃寒，妄投发散，以煽其焰。此唯潜阳摄纳，则气火平而热自已。如其瘀露未尽，稍参宣透，亦即泄降之意，不可过于滋填，反增其壅。感冒者，必有表证可辨，然亦不当妄事疏散，诸亡血虚家，不可发汗……唯和其营卫，慎其起居，而感邪亦能自解。"

清代医家傅山详细描述了产后发热的治则及用药原则。《傅青主女科·产前后方证宜忌》曰："产后寒热，口眼㖞斜，此乃气血虚甚，以大补为主。左手脉不足，补血药多于补气药；右手脉不足补气药多于补血药，切不可用小续命等发散之药。"指出产后发热、身痛、腹痛、口眼㖞斜诸症的治则。《傅青主女科·产后编·产后诸证治法》曰："产后七日内，发热头痛恶寒，毋专论伤寒为太阳症；发热头痛胁痛，毋专论伤寒为少阳症，二症皆由气血两虚，阴阳不和而类外感。治者慎勿轻产后热门，而用麻黄汤以治类太阳症；又勿用柴胡汤以治类少阳症。且产母脱血之后，而重发其汗，虚虚之祸，可胜言哉……谁知产后真感风感寒，生化中芎、姜亦能散之乎！"指出产后发热类伤寒二阳证的治疗。《傅青主女科·产后恶寒身颤》曰："况产妇之恶寒者，寒由内生也；发热者，热由内弱也……身颤者，颤由气虚也。治其内寒而外寒自散，治其内弱而外热自解，壮其元阳而身颤自除。方用十全大补汤。"指出产后恶寒、发热、身颤的证治。

清代医家叶桂《外感温热》指出产后病的治疗应详辨虚实，勿犯实实虚虚之禁忌。《外感温热》曰："产后之法……当如虚怯人病邪而治，总之无犯实实虚虚之禁。"

清代医家吴有性《温疫论》认为，产后发热可选用治热入血室的代表方小柴胡汤治疗。《温疫论》曰："新产亡血过多，冲任空虚……皆能受邪，与经水适断同法。"温病学家为产后发热感染邪毒证提供了有实践意义的施治原则和用药准绳。

（二）分证论治

1. 感染邪毒

证候：产后高热寒战，热势不退，小腹疼痛拒按，恶露量或多或少，色紫暗如败酱，气臭秽，心烦口渴，尿少色黄，大便燥结。舌红，苔黄，脉数有力。

治法：清热解毒，凉血化瘀。

方药：五味消毒饮合失笑散或解毒活血汤加减。若产后1～2周寒战、高热反复发作，可选抵当汤合四妙勇安汤随症加减。

2. 外感

证候：恶寒，发热，头痛，身痛等。

治法：养血祛风，疏解表邪。

方药：荆穗四物汤加防风、苏叶或参苏饮。若邪入少阳，症见寒热往来、口干、咽干、目眩、不欲食、脉弦。可选小柴胡汤加味，以和解少阳。

医案选析：张某，女，28岁。时值季秋，于产后第四天，因不慎寒暖，将息将宜，初觉形寒不适，体温不高，翌日即恶寒高热，无汗身楚，恶露减少，小腹切痛。自服姜糖水一大碗，并西药解热镇痛片，汗出不解，晚间体温达 40.6℃（腋下）。诊其体肤，炕炭蒸热，而不恶寒，颜面潮红，身半以上汗出如洗，口干频饮，便秘溲黄，舌质红，苔干黄，脉浮数有力。证属外感风寒化热，内传气分，已成阳明经证。治法：辛凉泄热。处方：金银花 12g，生石膏 30g（先煎），竹叶 6g，荆芥穗 6g，天花粉 15g，白薇 12g，党参 9g，鲜石斛 12g，当归 9g，南红花 4.5g，粉甘草 6g，粳米 1 撮，煎汤代水。服 1 剂后遍身透汗，形困神疲，沉沉入睡。次晨体温降至 38.2℃（哈荔田.哈荔田妇科医案医话选.天津科学技术出版社，1982.）

3.血瘀

证候：寒热时作，恶露紫暗有块，小腹疼痛拒按。

治法：活血化瘀，和营退热。

方药：生化汤加味或桃红消瘀汤。

4.血虚

证候：低热缠绵，自汗，腹痛绵绵、喜按，头晕心悸。

治法：补血益气，和营退热。

方药：补中益气汤加减（黄芪、甘草、人参、当归、橘皮、升麻、柴胡、白术、地骨皮）。

第五节 产后身痛

一、病名

《经效产宝》最早对产后身痛有所阐述。《经效产宝·产后中风方论》曰："产伤动血气，风邪乘之。""产后中风，身体酸痛，四肢萎弱不遂，羌活汤。"

其病名首见于宋《产育保庆集》，名"产后遍身疼痛"，并指出本病乃"产后百节开张，血脉流散，遇气弱，则经络分肉之间血多留滞，累日不散，则骨节不利，筋脉引急，故腰背不得转侧，手脚不能动摇，身热头痛也"。

二、病因病机

《经效产宝》最早描述了产后身痛的病因病机。产后多虚、多瘀、易为外邪侵袭，是本病的发病特点。《经效产宝·产后中风方论》云："论曰：产后中风，由产伤动血气，劳损脏腑，未平复起，早劳动，气虚而风邪气乘之，故中风，风邪冷气，客于皮肤经络，但疼痹羸乏，不任气，若又筋脉夹寒则急僻，夹温则弛纵缓弱。若入诸脏，恍惚惊悸，随其所伤脏腑经络而生病。"

冯兆张指出产后身痛的病因是血虚不荣，手足走痛是气血不荣于四肢所致。《冯氏锦囊秘录·产后杂症门》云："产后身痛者，是血虚而不能荣也。手足走痛者，是气血不能养荣四末，而浊气流于四肢则肿，阴火游行四旁则痛也，不出荣养，如黑姜主之。"

清代医家叶天士指出，产后遍身肢节疼痛的病因病机是气血失调，有血虚和血瘀之分，即不通则痛和不荣则痛。《叶氏女科证治·遍身痛》云："产后遍身疼痛，因气血走动，升降失常，留滞于肢节间，筋脉引急，或手足拘挛，不能屈伸，故遍身肢节走痛，宜趁痛散。若瘀血不尽，流于遍身，则肢节作痛，宜如神汤。"

清代医家萧埙提出，产后遍身肢节疼痛属血气失其常度，并提出治则和治方。《女科经纶·产后遍身疼痛属血气失其常度》云："郭稽中曰：产后遍身疼痛者何？曰：因产走动气血，升降失其常度，留滞关节，筋脉引急，是以遍身疼痛，甚则腰背强硬，不能俯仰，手足拘挛，不能屈伸，或身热头痛，不可作他病，但服趁痛散，循流血气，使筋脉舒畅，疼痛自止。"

现代高等院校中医专业第五版教材《中医妇科学》中产后身痛的发病机理"与产褥期的生理有关"。妇人产后多虚多瘀，本病多为血虚、血瘀、风寒引起。

三、诊断

高等院校中医专业第五版教材《中医妇科学》阐述产后身痛重在辨其疼痛的性质："肢体酸痛，麻木者，多属虚证。疼痛按之加重者，多为瘀证。疼痛游走不定者，为风。疼痛喜热敷而痛减者，多寒。重着而痛者，多湿。"对产后身痛的辨证立方具有指导作用。

四、辨证论治

（一）辨证要点

清代江笔花指出产后身痛常见证型瘀血和血虚的证治，产后身热需分虚实论治。《笔花医镜·产后诸症》云："产后身痛，若遍身手按更痛者，瘀血凝滞也，四物汤加黑姜、桃仁、红花、泽兰化之。若身痛喜按者，血虚也，四物汤加黑姜、参、术补之。若兼风寒，必头痛鼻塞恶寒，宜古拜散加当归、川芎、秦艽、黑姜散之。"

清代医家梁廉夫提出产后身痛有因于外感和因于血瘀的不同治法和治方，治疗的相同之处是都用当归、川芎以养血，此因于产后多虚多瘀之故也。《不知医必要·身痛》云："身痛，芎归加古拜汤，温散，治产后外感身痛，兼鼻塞恶寒者……四物加泽兰汤，散血兼补，治产后身痛，因瘀血凝滞，以手按遍身而更痛者……四物加参术汤，热补，治血虚身痛喜按者。"

清代医家张山雷提出产后身痛的治疗原则应以养血为主，稍参宣络，不可峻投风药，对后世临床具有指导意义。《沈氏女科辑要笺正》云："此证多血虚，宜滋养，或有风寒湿三气杂至之痹，则养血为主，稍参宣络，不可峻投风药。"

（二）分证论治

1. 血虚

证候：产后遍身关节酸楚、疼痛，肢体麻木，面色萎黄，头晕心悸。

治法：养血益气，温经通络。

方药：黄芪桂枝五物汤加减。

医案选析：兰某，女，31岁。产后1个月，身痛，腰痛，两脚发软如踩棉花。汗出恶风，气短懒言，带下颇多。曾服用生化汤5剂，罔效。舌体胖大，脉沉缓无力。证属产后气血两虚、营卫不和之证，治法"桂枝新加汤"加味，以调和营卫，益气扶营。处方：桂枝 10g，白芍药 16g，生姜 12g，炙甘草 6g，大枣 12 枚，党参 20g，杜仲 10g，桑寄生 30g，5 剂。药后身痛止，汗出恶风已愈，体力有增，口干，微有腰部酸痛。上方加玉竹 12g，再服 3 剂而愈。（刘渡舟，陈明.刘渡舟临证验案精选.学苑出版社，1996.）

2. 风寒

证候：产后肢体关节疼痛，屈伸不利，或痛无定处，或冷痛剧烈宛如针刺，得热则舒，或关节肿胀，伴恶寒怕风。

治法：养血祛风，散寒除湿。

方药：独活寄生汤或趁痛散、防风汤。

医案选析：韩某，女，25 岁。1 个月前生产，因第一胎产程过长，失血颇多，且屈肢露体，风从外受，以致经络受阻。产后下肢麻木，全身骨节疼痛，弥月下床，两下肢拘急，屈伸不利，步履困难，恶露亦未全净，苔薄白，脉细软。证属血虚风袭，治法：养血舒筋活络，佐以生新。处方：当归炭、炒白芍、怀牛膝、伸筋草、络石藤、益母草各 9g，黄芪、瓜蒌仁各 12g，木瓜 6g，炒川芎、炙甘草各 5g，7 剂。药后恶露全净，下肢疼痛略减。（陈少春.何子淮女科经验集.浙江科学技术出版社，1982.）

3. 血瘀

证候：产后身痛，尤见下肢疼痛、麻木，屈伸不利，恶露量少、色紫暗夹血块，小腹疼痛。

治法：养血活血，化瘀祛湿。

方药：身痛逐瘀汤加味或生化汤加味。

4. 肾虚

证候：产后腰膝、足跟疼痛，夜尿多。舌淡暗，脉沉细弦。

治法：补肾养血，强腰壮骨。

方药：养荣壮肾汤加减。

第五章　儿科病证 ▷▷▷

第一节　感　冒

一、病名

《诸病源候论》对本病有"时气""天行"之称。《诸病源候论·小儿杂病诸候·伤寒候》云："时气病者，是四时之间，忽有非节之气，如春时应暖而反寒，夏时应热而反冷，秋时应凉而反热，冬时应寒而反温。其气伤人，为病亦头痛、壮热，大体与伤寒相似，无问长幼，其病形证略同。言此时通行此气，故名时气，世亦呼为天行。"

二、病因病机

《幼科释谜》提出了小儿感冒发生的病因，以感受风邪为主，常夹寒、热之邪。《幼科释谜·感冒》云："感者触也，冒其罩乎……感冒之邪，唯风最初，风行迅速，飘忽吹嘘，当风行止，便入身驱，由风夹寒，风寒是区，乃风之寒，非风寒俱，故异伤寒。由风夹热，风热是乎，乃风及热，非风热殊，故异中热。"

清代陈复正在《幼幼集成》中论述了体质怯弱的小儿较容易感受外邪的病因病机。《幼幼集成·伤风证治》云："贼风虚邪，避之有时。贼风者，如立春日起，肝木王七十二日，西风为贼邪，金克木也；立夏日起，心火王七十二日，北风为贼邪，水克火也；立秋日起，肺金王七十二日，南风为贼邪，火克金也；立冬日起，肾水王七十二日，西南风为贼邪，土克水也；三、六、九、十二月，脾土每季王一十八日，东风为贼邪，木克土也。此对冲之风，最能伤人。然中气足，腠理密者，始能无害。其所以受邪致病者皆怯弱之体，故风邪得以乘之。或有不慎而感受者，顿然头痛鼻塞，呵欠喘急，身热脉浮者是也。盖肺主皮毛，风入皮毛，多为咳嗽，其指纹红紫而长，外感候也。复有伤风自利，腹胀而手足冷者，脾怯也，当与和脾而兼发散。有潮热多睡，气粗呕吐，乳食不消，大便黄白而嗽者，脾肺受寒，不能受纳而吐也。若伤风多泪，胁痛目肿而咳者，兼肝证也；舌苦面赤，汗流而嗽者，兼心证也；面黄唇肿，少食恶心，兼脾证也；面白眶肿，上气喘急，为肺本病也；嗽而腰疼者，兼肾证也。"

《临证指南医案》指出，本病一年四季均可发生："夫春温夏热，秋凉冬寒，四时之序也。春应温而反大寒，夏应热而反大凉，秋应凉而反大热，冬应寒而反大温，皆不正之乖气也。"并论述了小儿脏腑娇嫩，卫外不固，容易受外邪侵袭，且小儿感冒容易夹滞："婴儿肌肉柔脆，不耐风寒，六腑五脏气弱，乳汁难化，内外二因之病自多。然有非风寒，竟致外感，不停滞已属内伤。"

三、诊断

元代医家曾世荣在其编著的《活幼心书》《活幼口议》中皆详述了小儿伤风、伤寒症状的区别、轻重。《活幼心书·伤寒》云："伤寒之候有多般，一概推详便究难，面目俱红时喷嚏，气粗身热是伤寒。"《活幼心书·伤风》云："恶风发热头应痛，两颊微红鼻涕多，汗出遍身兼咳嗽，此伤风证易调和。"《活幼口议·小儿伤寒正受夹惊夹食》云："议曰：正受伤寒，所由感受邪，冒冷脱着，伤于腠理，轻即伤风，重即壮热、头痛、鼻塞、流涕，斯乃正伤寒候。又有伤风、伤暑、伤冷、伤湿，皆能作热困乏，但不咳嗽。"

四、辨证论治

（一）辨证要点

元代医家曾世荣在《活幼心书》《活幼口议》中指出小儿感冒容易出现各种兼夹证，最常见的为夹惊、夹食，并指出了感冒夹惊、夹食的治疗原则，着重论述了小儿脾胃虚弱，治疗时不管有何兼夹证，总得先解其表，然后再进一步治疗兼夹证。

《活幼心书·夹惊伤寒》云："身微有热生烦躁，睡不安兮神不清，此是夹惊感寒证，亦须先表次宁心。"《活幼心书·夹食伤寒》云："鼻涕头疼时吐逆，面黄红白变不一，此因夹食又伤寒，发表有功方下积。"《活幼心书·夹风伤寒》云："孩子伤寒又夹风，目多眵泪脸腮红，太阳冷汗微生喘，口水如涎滴满胸。"《活幼口议·小儿伤寒正受夹惊夹食》云："大抵伤寒或有他症，似积之类，切不可妄下。若下之太早，表里俱虚，虽以调理，谓之坏症……凡伤寒有惊候，亦不可下惊药，虽是夹惊证，亦不可用惊药，幼幼伤寒只可表解……先伤寒，后夹食，或先夹食，后伤寒，然伤寒夹食乃在于食时之间，唯母觉知，其先后多是不觉。若知其理，以后受者而先调理，既不明其先后，即可表解，以候里证有者，方可与下，尤为善也。"

《医宗金鉴·伤寒》对小儿风寒感冒的症状有详细论述："小儿伤寒表感寒，发热无汗而恶寒，头痛身痛脉浮紧，呕逆烦渴病邪传，初用羌活热通盛，邪传柴葛大柴煎。"

《幼幼集成·小儿伤寒类治》指出，小儿8岁以后，发育渐趋完善，患伤寒证即可与大人同治。曰："小儿八岁以后，气血充足，经脉完固，伤寒与大人同治。仍自表达里，先皮毛，次肌肉，次筋骨、肠胃，丝毫不爽。其始也，先从太阳寒水一经，有恶风恶寒、头痛脊强等证。寒郁皮毛，是为在表。脉浮紧无汗为伤寒，麻黄汤发之，得汗而解；脉浮缓有汗为伤风，以桂枝汤散之，汗止而解。"

（二）分证论治

1. 风寒感冒

证候：恶寒发热，头痛，肢体酸痛；鼻塞，喷嚏，流清涕，咳嗽。舌淡红，苔薄白，脉浮紧，指纹浮红。

治法：发散风寒，解表祛湿。

方药：荆防败毒散加减（荆芥、防风、羌活、苏叶、桔梗、前胡、甘草等）。头痛明显，加葛根、白芷散寒止痛；风寒咳嗽重者，可选用杏苏散宣肺化痰。

医案选析：陆养愚治李邑宰子，年十一，于六月夜间，忽发热微汗，头微痛。或谓伤暑，与香薷饮冷服，病更甚，且喘嗽痰。又谓脉气浮数，火热上炎，以芩、连、知母、花粉清之，喘咳不绝，饮食不思，睡卧不安。脉之弦紧，左倍于右，面赤戴阳。此风寒外束，宜发散之。或谓如此炎天，且身常有汗，何以宜表？曰：正因风寒伤其卫阳之气，令外之阳气，拒而不得入，故汗微微而不止，内之阳气伏而不得出，故身翕翕而壮热。若解散其邪，则外者得入，内者得出，自汗止身凉矣。用干葛为君，苏叶、防风为臣，前胡、白芷、川芎为佐，桔梗、杏仁、甘草为使。热服微覆，汗大泄。少顷，喘嗽吐热顿减，二剂痊愈。（魏之琇.续名医类案.人民卫生出版社，1997.）

2. 风热感冒

证候：发热明显，微恶风，汗出；咽红肿痛，鼻塞，喷嚏，流稠涕，咳嗽，口干渴。舌红，苔薄黄，脉浮数，指纹浮紫。

治法：辛凉解表，清热解毒。

方药：银翘散加减（金银花、连翘、淡竹叶、荆芥、牛蒡子、淡豆豉、薄荷、桔梗、芦根、甘草等）。咳嗽明显者，桑菊饮宣肺利咽；痰多色黄，加黄芩、黛蛤散清热化痰；白睛红赤，咽红肿痛加大青叶、板蓝根、菊花、蒲公英清热解毒；高热惊厥者，加钩藤、僵蚕清热镇惊；流涎，咽痛，咽部见疱疹，加大青叶、玄参、生石膏清肺胃热。

医案选析：吴仲祥之子德如，发热头痛，口干腹痛，诊脉浮弦急滑，外感风热，内停湿滞。方用牛蒡子钱半，薄荷叶一钱，香豆豉三钱，冬桑叶一钱，粉甘草五分，神曲四钱，香谷芽四钱，淡竹叶三钱，一剂汗出热退，便通而痊。（费伯雄.孟河费氏医案.学苑出版社，2012.）

3. 暑邪感冒

证候：发热，头身困重；食欲不振，胸闷脘痞，口中黏腻，或呕吐，腹泻，心烦口渴，小便短黄。苔白厚或黄腻。

治法：祛暑解表，清热化湿。

方药：新加香薷饮加减（香薷、豆卷、藿香、佩兰、金银花、连翘、厚朴、六一散等）。热甚心烦者，加黄连、竹叶清心除烦；泄泻者，加葛根、黄芩、黄连清热利湿。

医案选析：柯男，十三岁，六月二十二日。头痛，形寒身热，恶心欲呕，舌苔厚腻，两脉弦滑数。暑邪外袭，内停饮食，拟以芳香宣达。鲜佩兰钱半（后下），制厚朴钱半，川连七分，大腹皮三钱，焦麦芽四钱，鲜藿香钱半（后下），小枳壳钱半，苦梗一钱，白蔻仁钱半，赤苓皮四钱，大豆皮三钱，西秦艽二钱，鲜佛手二钱，新会皮钱半，方通草钱半。太乙玉枢丹二分，酒制大黄二分，二味同研，以小胶管装好，匀两次药送下。二诊六月二十三日。头痛寒热均退；恶心亦止，大便溏泄四次，舌苔未化，左脉细数，右部弦滑，余邪未清，中有饮滞，拟再以芳香疏通。鲜佩兰钱半（后下），制厚朴钱半，川连五分，焦薏仁四钱，赤苓四钱，鲜荷叶一角，鲜藿香钱半（后下），大腹皮三钱，保和丸四钱（布包），建泻二钱，益元散五钱（包），大豆卷二钱，鲜佛手三钱，焦麦芽四钱，通草钱半，枳壳钱半。太乙玉枢丹一分、白蔻仁二分，二味同研，小胶管装好，匀两次药送下。（汪逢春．泊庐医案．人民卫生出版社，2008.）

4. 时疫感冒

证候：起病急骤，全身症状重，发热恶寒，全身肌肉酸痛，无汗或汗出不解，目赤咽红。舌红，苔薄白，脉浮紧。

治法：清热解毒，疏风散邪。

方药：银翘散合普济消毒饮加减（金银花、连翘、荆芥、薄荷、羌活、栀子、黄芩、大青叶、桔梗、牛蒡子、重楼、鱼腥草等）。高热，加柴胡；恶心、呕吐，加竹茹、黄连。

医案选析：金某，女，3 岁，2009 年 9 月 17 日初诊。患儿近日接触了"流感"患儿，今日急起发热，最高 38.9℃，恶风，无汗，鼻塞流涕，咳嗽偶作，痰少，呕吐胃内容物 1 次，纳差，二便调，精神可，咽充血，扁桃体无肿大，舌质红，苔薄黄，脉数。心肺听诊、腹部触诊阴性。诊断为时疫感冒（流行性感冒）。辨证：外感时行疫毒，肺卫失宣。治法：疏风清热，宣肺止咳。处方：金银花 10g，连翘 10g，薄荷 6g（后下），牛蒡子 10g，蝉蜕 6g，浙贝母 6g，荆芥 10g，桔梗 6g，前胡 10g，贯众 10g，重楼 10g，甘草 3g。2 剂。每日 1 剂，水煎服。9 月 19 日二诊：服药后汗出热退，但仍有反复。偶尔喷嚏，流清涕，鼻塞，咳嗽连作，有痰，纳欠佳，二便调，舌质红，苔黄腻，脉数。治宗前法出入再进。处方：金银花 10g，连翘 10g，薄荷 6g（后下），淡豆豉 10g，荆芥 10g，桔梗 6g，前胡 10g，蝉蜕 6g，贯众 10g，重楼 10g，枇杷叶 10g，甘草 3g。2 剂。每日 1 剂，水煎服。服药后热退未再上升，余症均解。（汪受传．汪受传儿科医案．中国中医药出版社，2020.）

5. 兼证

（1）夹痰

证候：痰白清稀或痰稠色黄。

治法：宣肺化痰，止咳平喘。

方药：在疏风解表的基础上，风寒夹痰证加用三拗汤、二陈汤（陈皮、法半夏、麻黄、杏仁等）；风热夹痰证，加用桑菊饮（桑白皮、竹沥、瓜蒌皮、浙贝母等）。

（2）夹滞

证候：脘腹胀满，不思饮食，大便不调。苔厚腻，脉滑，指纹紫滞。

治法：消食导滞，行气和胃。

方药：在疏风解表的基础上保和丸加减（焦山楂、焦神曲、鸡内金、莱菔子、枳壳等）。若大便秘结、小便短黄，加大黄、枳壳。

医案选析：范某，男，1 岁，2000 年 2 月 2 日初诊。患儿昨天饮食过多，晚间沐浴着凉。今晨起发热，体温 38℃，微恶寒，无汗，流清涕，偶咳无痰，纳呆，腹胀，大便干，咽不红，舌质淡红，舌苔白厚，指纹淡红在风关。心肺听诊未闻及异常。诊断为外感风寒夹滞，治以疏风散寒、消食导滞，予杏苏二陈汤加减。处方：杏仁 5g，苏叶 5g，陈皮 2g，清半夏 5g，茯苓 5g，荆芥 5g，桔梗 5g，枳壳 5g，六神曲 10g，甘草 3g。2 剂。每日 1 剂，水煎服。2 月 4 日二诊：患儿服药 1 剂热退，两剂咳止，纳增，便调，舌质淡红，舌苔薄白，指纹淡紫。给保和丸加减收功。（汪受传．汪受传儿科医案．中国中医药出版社，2020.）

（3）夹惊

证候：惊惕哭闹，睡卧不宁，甚至抽搐。

治法：镇静安神，祛风豁痰。

方药：解表药加镇惊丸加减（钩藤、蝉蜕、菊花、僵蚕等）。

医案选析：刘小孩，年甫二岁。病为风温发痉。因时值春令阳升，适被温风袭肺。外风引动内风，遂发痉而状如惊痫。初起热咳微喘，涕泪交流，显系风疹现象。前医妄投辛温风药，以致风助火势，陡变哭无涕泪，皮里隐隐见点，手足抽搐，目睛直视，角弓反张。面赤兼青，指纹沉紫，此由疹毒内郁，热盛生风，仲景所谓状如惊痫，时时瘛疭是也，故世俗通称急惊，其实似惊而非真惊耳，然亦险矣。急急求济，议以重剂清解法，重用银花、连翘以清热解毒为君，以芥穗、薄荷、浮萍、桔梗透疹直表为臣，佐以桑、菊、钩藤息风镇痉，贝母、竹黄利窍豁痰，使以甘草，和诸药解疹毒也。净银花三钱，青连翘二钱，苦桔梗七分，川贝母一钱，荆齐穗一钱，紫背浮萍钱半，苏薄荷七分，冬桑叶一钱，双钩藤钱半，滁菊花钱半，天竺黄五分，生甘草五分。前方连进两剂，痉瘛已平，遍身已现红点，险象既除，谅无意外之虞。前方减芥穗、钩藤，加杭白芍钱半，广陈皮八分，两剂。外用西河柳芽、鲜芫荽共煎水，洗前后心手足心，日洗两次。气多时遍体疹点满布，烧热渐退，唯咳嗽口干、大便未通，此系热邪伤阴所致。再当养阴清肺，以为善后调理。元参心二钱，杭麦冬二钱（去心），鲜石斛二钱，川贝母钱半，白芍钱半，广陈皮五分，北沙参二钱，生甘草三分。连进三剂，各症痊愈。（何廉臣. 全国名医验案汇编. 福建科学技术出版社出，2003.）

第二节　咳　嗽

一、病名

最早有关小儿咳嗽的记载见于隋代巢元方所著《诸病源候论·小儿杂病诸候·嗽候》。曰："嗽者，由风寒伤于肺也。肺主气，候皮毛，而俞在于背。小儿解脱，风寒伤皮毛，故因从肺俞入伤肺，肺感微寒，即嗽也。故小儿生，须常暖背，夏月亦须用单背裆。若背冷得嗽，月内不可治，百日内嗽者，十中一二瘥耳。"

《幼幼集成》指出："凡有声无痰谓之咳，肺气伤也；有痰无声谓之嗽，脾湿动也；有声有痰谓之咳嗽，初伤于肺，继动脾湿也。"

二、病因病机

《诸病源候论·小儿杂病诸候·咳逆候》里最早记载了小儿咳嗽的病因病机，指出小儿咳嗽与肺伤风寒密切相关。"咳逆，由乳哺无度，因夹风冷伤于肺故也。肺主气，为五脏上盖，在胸间。小儿啼，气未定，因而饮乳，乳与气相逆，气则引乳射于肺，故咳而气逆，谓之咳逆也。冷乳、冷哺伤于肺，搏于肺气，亦令咳逆也"，后来学者皆以此书的辨证思想为基础而效法之。

《活幼心书·咳嗽》强调咳嗽的致病因素多由外感引起。曰："咳嗽者，因有数类，但分寒热虚实，随证疏解，初中时未有不因感冒而伤于肺。"

对于小儿咳嗽的病因，清代陈复正在《幼幼集成·咳嗽证治》中提到，小儿形气未充，脏腑娇嫩，藩篱薄弱，易为六淫所侵，肺卫受感，发为咳嗽。"皮毛先受邪气，邪气得从其合，使气上而不下，逆而不收，充塞咽嗌，故令咳嗽也"。

《活幼口议·议咳嗽》论述了五脏六腑皆令人咳，强调小儿咳嗽多因外感。肺咳不愈，可传受他脏。云："议曰：咳嗽属肺经所主，肺主气，外属皮毛腠理。凡诸牙儿、婴儿日夜切与保持，母令风吹脑囟背膝，致使肺受寒邪，咳嗽不已，作热多痰。若被风吹，即曰感受，次第传之，五脏虚处，即任所入。盖初生儿气微，易得传变。良由顿动五脏，有伤和气，五脏不和，三焦不顺，故有传变。是以我生于一肾水也，肾主虚邪；生我在五脾土也，脾主食、吐逆、虚痰、四肢、唇口；我生于三肝水也，肝主风、癫痫、眼目；克我即二心火也，心主惊，恐悸、顽涎、血脉腌脸。甚嗽传受或吐逆，或痰涎，或厥冷，或恐悸，至眼目两睛，黑紫如被物伤，成重发痫。"

《普济方·婴孩咳嗽喘门》中论述了导致咳嗽的病因，指出无论感风停寒、夹热受湿、痰阻停饮、气壅血瘀都可导致咳嗽。曰："夫咳者，謦咳之咳，俗谓之嗽。肺主气，形寒饮冷伤之，使气上而不下，发而不收，冲击咽膈，令喉中淫淫如痒、习习如梗而咳也。甚者连连续续不止，坐卧不安，引动百骸，声闻内外矣。皮毛者肺之合也，皮毛受之，寒气从其合，内外邪客之为嗽也。杨氏曰，肺为娇脏，外主一身之皮毛，内为五脏之华盖。形寒饮冷，最易得寒。燥气郁蒸，最易生热。为其易为冷热，而成咳嗽。痰塞胃脘，气逆不下，冲击动肺，与夫肺实肺虚，皆能壅痰而发嗽也。"

明代万全在《幼科发挥·肺所生病》中提到脾胃为气血生化之源，脾胃对饮食五谷的腐熟运化是营卫化生的基础，水谷精气上输于肺是肺卫正常发育及发挥生理功能的保证。然而小儿脾常不足，脾胃虚弱不能运化水谷精微，其糟粕成痰饮留于胸中，发为咳嗽。曰："凡咳嗽有痰有气，痰出于脾出于肝，皆饮食之所化，脾总司之也。饮食入胃，脾为传化，水谷之精气为荣，悍气为卫，周流一身，昼夜不息。虚则不能运化精悍之气以成荣卫。其糟粕之清者为饮，浊者为痰，留于胸中，滞于咽嗌，其气相搏，浮涩作痒，介介作声，而发为咳嗽也。故治痰咳，先化其痰，欲化其痰者，先理其气。"

《幼科折衷·咳嗽》对小儿咳嗽的病机进行了论述。曰："夫肺居至高之上，主持诸气，属金而畏火者也。清虚高洁覆盖五脏，乾金之象，外主皮毛，司腠理开合，护卫一身，如天之覆物体之至轻清者也。或外因六淫之邪相侵，内因七情之气相忤，则肺金受伤，而清纯之气扰乱妄动为火为痰，咳嗽之病从兹作矣。"

三、诊断

《幼科类萃·咳嗽门》论述了风、热、火、燥、寒等外邪伤肺所致咳嗽及兼症。曰："盖风乘肺者，日夜无度，汗出头痛，痰涎不利。热乘肺者，急喘而嗽，面赤潮热，手足寒冷，小儿多有之。火乘肺者，咳嗽上壅，涕唾出血，甚者七窍血溢。燥乘肺者，气壅不利，百节内痛，头面汗出，寒热往来，皮肤干燥，细疮燥痒，大便秘涩，涕唾稠黏。寒乘肺者，或因形寒饮冷，冬月坐卧湿地，或冷风春秋之气，或因外感。夏是火气炎上最重，秋是湿热伤肺，冬是风寒外来也，宜各随其证而治之。"

《医宗金鉴·幼科杂病心法要诀》将小儿咳嗽分为肺虚咳嗽、肺热咳嗽、风寒咳嗽、食积咳嗽。《医宗金鉴·幼科杂病心法要诀·肺寒咳嗽》曰："肺虚饮冷致咳嗽，面色㿠白痰涕清，圣惠橘皮宜初进，补肺阿胶久嗽灵。"《医宗金鉴·幼科杂病心法要诀·肺热咳嗽》曰："火嗽面赤咽干燥，痰赍气秽带稠黏，便软加味泻白散，便硬加味凉膈煎。"《医宗金鉴·幼科杂病心法要诀·风寒咳嗽》曰："风寒咳嗽频嚏涕，鼻塞声重唾痰涎，疏风参苏金沸散，散寒加味华盖痊。"《医宗金鉴·幼科杂病心法要诀·食积咳嗽》曰："食积生痰热熏蒸，气促痰壅咳嗽频，便溏曲麦二陈治，便燥苏葶滚痰攻。"

四、辨证论治

（一）辨证要点

《小儿药证直诀》将咳嗽分为"肺盛""肺虚"。曰："夫嗽者，肺感微寒。八九月间，肺气大旺，病嗽者，其病必实，非久病也……有肺盛者，咳而后喘，面肿，欲饮水，有不饮水者，其身即热，以泻白散泻之。若伤风咳嗽五七日，无热证而但嗽者，亦葶苈丸下之，后用化痰药。有肺虚者，咳而哽气，时时长出气，喉中有声，此久病也，以阿胶散补之"，认识到肺与痰的密切关系，并提出"治嗽大法"："盛即下之，久即补之，更量虚实，以意增损"。

《小儿卫生总微论方·咳嗽论》中概括了治咳大法，并强调了小儿养护中护背的重要性和原因，还指出未满百日的小儿患咳嗽并非小病，要谨慎防护。曰："治嗽大法，盛则下之，久则补之，风则散之，更量大小虚实，以意施治，是以慎护小儿，须常着夹背心，虽夏月热时，于单背心上当背更添衬一重。盖肺俞在背上，恐风寒伤而为嗽，嗽久不止，亦令生惊。若百晬内儿病嗽者，十中一二得全，亦非小疾也。"

《活幼精要·咳嗽》指出小儿咳嗽需先辨表里，并指出小儿肺脏娇嫩，在治疗用药上应审慎。"凡见咳嗽，须究表里。有热解表，温平顺气。和顺三焦，滋润肺经。化痰退热，避风慎冷。不可妄汗，不可妄下！鼻流清涕，面白痰薄，日轻夜重，微有邪热，冷嗽之因。鼻热面赤，痰稠脉数，日重夜轻，热嗽之源。治嗽之法，先实脾土，脾土得实，肺自和平。唇缩胸陷，鼻塞不治，失声喘急，神仙难医"。

《保婴撮要·咳嗽》论述了五脏六腑咳嗽之症状。曰："洁古云：嗽而两胁痛者，属肝经，用柴胡汤。咳而呕苦水者，属胆经，用黄芩半夏生姜汤。咳而喉中如梗者，属心经，用甘桔汤。咳而矢气者，属小肠，用芍药甘草汤。咳而右胁痛者，属脾经，用升麻汤。咳而呕长虫者，属胃经，用乌梅丸。咳而喘息吐血者，属肺经，用麻黄汤。咳而遗尿者，属大肠，用赤石脂汤。咳而腰背痛，甚则咳涎者，属肾经，用麻黄附子细辛汤。咳而遗尿者，属膀胱，用茯苓甘草汤。咳而腹满，不欲食，面肿气逆者，属三焦，用异功散。若咳嗽流涕，外邪伤肺也，先用参苏饮。喘嗽面赤，心火刑肺也，用人参平肺散及六味地黄丸。嗽而吐青绿水，肝木乘脾也，用异功散加柴胡、桔梗。嗽而吐痰乳，脾肺气伤也，用六君子加桔梗。若咳脓痰者，热蕴于肺，而成肺痈也，用桔梗汤。凡风邪外伤，法当表散而实腠理，其用下药，非邪传于内及胃有实热者，不宜轻用。面色白，脉短涩者，肺之本证也，易治。面色赤，脉洪数者，火刑金也，难治。"

万全在《万氏秘传片玉心书·咳嗽门》中对伤风咳嗽、伤寒咳嗽、伤热咳嗽及肺热咳嗽的辨证论治作了简要的归纳。曰："小儿伤风咳嗽，其症身热憎寒，自汗躁烦不安然，日夜嗽声无遍。时常鼻流清涕，咽喉不利痰涎，脉浮头痛症多端，治则宜乎发汗。咳嗽或伤寒症，此因饮冷形寒，冬月坐卧湿地间，抑被冷风吹犯。其症脉紧无汗，烦躁不渴恶寒，治宜发汗为先，药用参苏饮验。若是咳嗽伤热，其症面赤躁烦。饮水不止膈咽干，咳睡稠黏症现。甚则急喘而嗽，痰涎必生喉咽，潮热手足或冰寒，小儿多有此患。咳嗽若患火症，决然咯唾血脓，甚者七窍血流通，此是肺热火动。若吐青绿白水，胃冷停饮相攻，嗽吐痰涎乳食中，宿滞不消取用。"

万全在《万氏育婴家秘诀·咳嗽喘各色证治》中指出："凡咳嗽，发热后不止，或有未发散，看其兼症，以法治之。"并对各兼症的辨证论治进行归纳。曰："咳嗽气上逆，顺嗽有痰者，此肺咳也，宜清肺饮主之。喘甚者，葶苈丸下之。咳，喉中介介有声，面赤发热心烦，或咽喉痛，声哑者，此肺病兼见心症也，以清宁散。咽喉痛，宜清心汤加桔梗。方见诸热，心闷惊悸者，以钱氏安神丸主之。咳嗽面黄，痰涎壅塞，或吐痰，或吐乳食者，食少喜卧，此肺病见脾症也。大抵咳嗽属肺脾者多，肺主气，脾主痰也。咳嗽痰涎壅塞，搐咳不转，瞪目直视，此肺病兼肝症也，不治则发搐，宜豁痰丸主之。转者，琥珀抱龙丸主之。咳嗽久不止，吐痰涎水，此肺病兼肾症也，宜大阿胶丸主之。"

（二）分证论治

1. 外感咳嗽

（1）风寒咳嗽

证候：咳嗽声重，气急咽痒。

治法：发散风寒，宣肺化痰。

方药：杏苏散加减（杏仁、苏叶、陈皮、茯苓、法半夏、桔梗、甘草）。寒邪较重，加荆芥、麻黄辛温宣肺；咳重者，加射干、枇杷叶宣肺止咳；痰多，加白芥子、苏子化痰理气；鼻塞流涕重，加苍耳子、辛夷花散寒通窍；风寒夹热者，加大青叶、黄芩清解肺热。

医案选析：李某，咳嗽频仍，不爽利，气息微促，舌色润，脉不平正，风邪在肺，郁不得达，不速治，将为肺炎之祸也。四月二日，炙麻黄四分，象贝四钱，炙苏子三钱，防风一钱，生姜两片，玉桔梗一钱，杏仁三钱，炙甘草六分，陈皮钱半。二诊以宣肺疏风剂，咳较畅爽，气息亦平，虽不致有肺炎之患，然切宜避风忌荣。四月四日，桔梗一钱，杏仁三钱，防风一钱，桑叶钱半，象贝三钱，陈皮一钱，炙甘草一钱。（恽铁樵.恽铁樵医案.上海科学技术出版社，2010.）

（2）风热咳嗽

证候：咳嗽频剧，气粗或咳声音哑；口渴，喉燥咽痛；痰黏而稠，咳吐不爽。

治法：疏风清热，宣肺止咳。

方药：桑菊饮加减（桑叶、菊花、薄荷、杏仁、桔梗、连翘、芦根、甘草）。肺热重，加金银花、黄芩清宣肺热；咽红肿痛，声音嘶哑，加蝉蜕、僵蚕、玄参、板蓝根、牛蒡子利咽散结；咳重者，加前胡、瓜蒌仁、枇杷叶清肺止咳；痰多，加浙贝母、天竺黄清热泻肺化痰；风热夹湿者，加滑石、半夏宣肺燥湿。

医案选析：一童子八岁，伤寒咳嗽，痰少面赤，日夜不休，丁氏小儿科治以参苏饮，数日嗽甚。予为诊之，脉洪近驰，曰热伤肺也。令煎葛氏保和汤，二服如失。葛氏保和汤：知母、贝母、天冬、麦冬、款冬、花粉、米仁、杏仁、五味、甘草、兜铃、紫菀、百合、桔梗、阿胶、归身、生地黄、紫苏、薄荷。（汪机.汪石山医学全书·石山医案.中国中医药出版社，1999.）

2. 内伤咳嗽

（1）痰热咳嗽

证候：咳嗽气促，痰多质黏、色黄、咳吐不爽；或身热，口渴，尿少色黄，大便干结。舌红，苔薄黄腻，脉滑数，指纹紫。

治法：清肺化痰，止咳平喘。

方药：清金化痰汤加减（黄芩、栀子、桑白皮、前胡、款冬花、鱼腥草、浙贝母、天竺黄、桔梗、麦冬、甘草等）。痰多黄稠难咳，加胆南星、葶苈子清肺化痰；咳重，胸胁疼痛，加青皮、郁金理气通络；心烦口渴，加石膏、竹叶清心除烦；大便秘结，加瓜蒌仁、槟榔、牛蒡子涤痰通便；痰热伤津，加南沙参、天冬、天花粉养阴生津。

医案选析：某男，8岁。2013年9月12日初诊。体形偏瘦，平素进食差，咳嗽，痰多，流涕，咽红，扁桃体Ⅰ度肿大，舌质红，苔黄，脉浮数。辨证：痰热蕴肺，治以疏风清热，化痰止咳。麻杏热三子方。麻黄绒6g，杏仁8g，石膏12g，莱菔子、车前子各15g，葶苈子、薄荷、金银花、连翘、川射干、桔梗、紫菀各10g，甘草5g。水煎服，1日1剂，1次100mL，连用两剂，流涕、咳嗽等症状明显缓解。原方去金银花、连翘，加山楂、建曲、麦芽等健胃消食，再用3剂，疾病痊愈。［郭瑜.麻杏热三子方治疗小儿痰热蕴肺型咳嗽.实用中医内科杂志，2015，29（9）：160-161.］

（2）痰湿咳嗽

证候：咳嗽，咳声重浊，痰多壅盛，痰白黏腻或稠厚或稀薄；胸闷纳呆，神疲困倦，大便时溏。舌淡红，苔白腻，脉滑。

治法：燥湿化痰，理气和中。

方药：二陈汤加减（陈皮、法半夏、茯苓、甘草等）。纳呆、痰浊为食积所生，加山楂、神曲、麦芽、莱菔子醒脾消食；痰涎壅盛者，加白芥子、葶苈子、莱菔子利气化痰；湿盛者，加苍术、藿香、苏梗燥湿健脾，宽胸理气；咳重者，加款冬花、百部、枇杷叶宣肺化痰。

医案选析：孙孩，咳嗽甚则呕吐，脉濡滑，舌白，泄泻之后，脾运不及，生痰聚湿，复感暑风，邪与痰合，肺胃因而失降，宜降宜下。制半夏一钱五分，广橘红一钱，白茯苓三钱，枳实三分，光杏仁三钱（打），大力子二钱，粉前胡一钱，炒竹茹一钱，六一散三钱（荷叶包），鲜佛手一钱。二诊大便畅行，所下秽浊甚多，凝痰乳食从此而达，发热因而大退。然肺胃邪恋未清，咳嗽呕吐未止。再从疏肺之中，参以甘辛法。前胡一钱，制半夏一钱五分，茯苓三钱，杏仁二钱，橘红一钱，薄荷七分（后入），炒竹茹一钱，薏仁三钱，姜汁三滴，枇杷叶二片（去毛），活水芦根六钱。三诊发热已退，咳亦降序，大便数日方行。再疏肺化痰，气降则大腑自通也。前胡一钱，橘红一钱，制半夏一钱五分，牛蒡子一钱五分，炒竹茹一钱，杏仁三钱，茯苓三钱，桑叶一钱，枇杷叶二片（去毛），芦根五钱，姜汁二滴。（张聿青.张聿青医案.人民卫生出版社，2006.）

（3）气虚咳嗽

证候：咳声低弱无力，气短不足以息。

治法：益气健脾，燥湿化痰。

方药：六君子汤加减（党参、茯苓、白术、甘草、法半夏、陈皮等）。气虚重，加黄芪、黄精益气补虚；咳重，加杏仁、川贝粉化痰止咳；食少纳呆，加藿香、砂仁、炒山楂、焦神曲运化消食和胃；腹胀者，加炒枳壳、厚朴宽中理气。

医案选析：一小儿咳嗽恶心，鼻塞流涕，右腮青白，此脾肺气虚，而外邪所乘也。先用惺惺散，咳嗽顿愈。但饮食不思，手足指冷，此外邪虽去，而元气尚虚也。当调补脾土，而生肺金，遂用六君、升麻，治之而愈。大凡外邪所侵，而痰涎壅塞者，宜表散之；外邪既去，而喘嗽未愈，或更气促，肺气虚也，属形病俱虚，须用六君子之类，调补脾土，以生肺金为善。设径补肺气，则反益其邪，况肺乃脆嫩之脏而司腠理，以脾为母。若腠理不密，风邪外侵，蕴结于肺，而变咳嗽诸症，乃形气不足，病气有余也，最难调理。设或呕吐伤其胃气，汗下损其津液，必变肺痿、肺痈。（薛铠.保婴撮要.中国中医药出版社，2016.）

（4）阴虚咳嗽

证候：干咳，咳声短促，痰少黏白，或见痰中带血丝，不易咳出。

治法：清肺养胃，生津润燥。

方药：沙参麦冬汤加减（沙参、麦冬、地黄、玉竹、天花粉、甘草、桑白皮、款冬花、枇杷叶等）。阴虚燥热明显者，加玄参、生地黄、石斛、知母、地骨皮养阴清热生津；咳嗽重者，加川贝粉、炙紫菀、炙百部润肺止咳；痰中带血，加白茅根、炒栀子、侧柏炭清肺止血。

医案选析：患儿近两年来进入幼儿园后经常咳嗽，且每发则迁延日久。3周前咳嗽又作，摄全胸片示支气管炎。在外院予溴己新、沙丁胺醇，咳嗽稍减。刻诊：患儿夜间阵咳，咳甚则恶心，晨起及运动后咳嗽较剧，可闻及痰音，无鼻塞、流涕、喷嚏，纳食偏少，大便偏干，夜寐打鼾，咽红，扁桃体Ⅱ度肿大，舌苔花剥。心肺听诊阴性。有腺样体肥大病史。诊断为咳嗽（慢性支气管炎），辨证为肺热痰蕴，治以清肺化痰止咳。处方：桑叶10g，桑白皮10g，杏仁10g，百部10g，远志6g，胆南星6g，浙贝母6g，陈皮3g，虎杖12g，蒲公英15g，重楼10g，生甘草3g。14剂。每日1剂，水煎服。

6月8日二诊：服上药期间夜间咳嗽仍作，且有加重趋势。咳嗽白日夜间均作，干咳为主，未闻及痰音，晨起鼻塞，无流涕、喷嚏，纳食欠馨，大便转调，寐前多汗，偶有梦呓、龂齿，打鼾仍作，咽红，扁桃体Ⅱ度肿大，舌苔花剥。心肺听诊阴性。查血常规：白细胞总数8.03×10^9/L，中性粒细胞70.2%，淋巴细胞21.2%。辨证：痰热已化，肺阴不足，运化失职。治法：补益肺阴，扶助运化。处方：桑白皮10g，南沙参10g，天冬10g，麦冬10g，百合10g，百部10g，辛夷6g，浙贝母6g，五味子6g，虎杖12g，炒谷芽15g，炒麦芽15g。14剂。每日1剂，水煎服。

7月15日三诊：服上药后咳嗽已平。近日偶感外邪，声咳少痰，无鼻塞、流涕、喷嚏，活动后易汗，纳食改善，大便偏干，夜寐偶有打鼾、龂齿，无憋气现象，咽红，舌红，苔花剥。心肺听诊阴性。拟从补益肺胃之阴为主调理。处方：南沙参10g，北沙参10g，天冬10g，麦冬10g，百部10g，浙贝母6g，桑白皮10g，生地黄10g，玉竹10g，虎杖12g，甘草3g。21剂。每日1剂，水煎服。此后患儿未再诊。（汪受传.汪受传儿科医案.中国中医药出版社，2020.）

第三节　肺炎喘嗽

一、病名

小儿因感受外邪而导致肺炎喘嗽的最早记载见于《素问·通评虚实论》。曰："帝曰：乳子而病热，脉悬小者何如？岐伯曰：手足温则生，寒则死。帝曰：乳子中风热，喘鸣肩息者，脉何如？岐伯曰：喘鸣肩息者，脉实大也。缓则生，急则死。"

二、病因病机

《小儿药证直诀》论述了肺主气，司呼吸，凡呼吸气息之异常，如喘、哽气、长出气、气短、闷乱等，皆属肺脏之病。曰："肺主喘，实则闷乱喘促，有饮水者，有不饮水者。虚则哽气，长出气……肺病，闷乱、哽气、长出气、气短喘息。"

《婴童百问·喘急》论述了可导致肺炎喘嗽的多种病因。云："议曰：小儿有因惊暴触心，肺气虚发喘者，有伤寒肺气壅盛发喘者，有感风咳嗽肺虚发喘者，有因食咸酸伤肺气发虚痰作喘者，有食热物毒物，冒触三焦，肺肝气逆作喘者。"

《婴童类萃·喘论》指出，小儿肺炎喘嗽临床上有多种类型，并描述了各种原因所致肺炎喘嗽的病机及症状。其曰："诸喘为热者何也？长夏热甚，则息数气粗，喘之为热明矣。盖肺主气，为阳。阳气流行，通调脏腑，故肺为五脏之华盖，喜清虚，嫌滞浊。呼随阳出，吸随阴入，一升一降，阴阳乃和。若有窒碍，则阴不上升，阳不下降，阴阳乖戾，则生喘急矣；又有风寒暑湿，邪气相干，皆能为喘；又有七情之气，伤于五脏，亦能为喘。其症：口张气急，胸满痰喘，或喉间如拽锯之声。证候虽有十六，当究其源。如感寒邪，则驱散之；气郁则调顺之；脾胃虚则温理之。若小儿，无过四症：有肺受寒邪，咳嗽而生喘者；有肺热，痰壅而上气喘急者；有食咸酸，肺经受伤而作喘者；又有病后，气虚生痰而喘急者，尤为难治。脉滑手足温者生，脉涩手足厥冷者死。若发汗如油，汗出如珠不流，喘而不休者死。"

《幼幼新书·咳嗽诸疾》概述了肺炎喘嗽的病因病机。曰："翰林待诏杨大邺问：小儿咳嗽气粗者为何？答曰：小儿脏腑虚细，因食肥腻热食及诸生冷，致冷热相增，遂积痰涎结聚，冷热攻脾，壅闭不通，宿痰黏涎，肺经虚热生于膈上，喉中如锯，气喘闷绝，呕吐不快，面色青黄。大约此疾，难逢妙药，积久不除，变成风病。"

三、诊断

《诚书·论喘》指出，临床上小儿肺炎喘嗽有多种类型，在诊断时要注意辨别虚实。曰："凡婴儿之病，唯喘最多，论者咸曰：气实有余故多喘，盖肺主气之谓也。不知厥病之由，正自有分，有感寒而喘，有犯风而喘，有热极而喘，有闷痰而喘，有伤食作喘，有肺热胀喘，有肝风怒喘，有惊风发喘，有疮痂闷喘。诸喘之来，诊其色脉，别其虚实，按其久暂，则百不爽一。"

四、辨证论治

（一）辨证要点

《保婴撮要·咳嗽》提出，与咳嗽一样，喘嗽亦有因脏腑之间生克乘侮关系失调，他脏损及肺脏而产生的。曰："喘嗽面赤，心火刑肺也，用人参平肺散及六味地黄丸。嗽而吐青绿水，肝木乘脾也，用异功散加柴胡、桔梗。嗽而吐痰乳，脾肺气伤也，用六君子加桔梗。"

《幼科大全·喘》从五脏生克乘侮关系，讨论了他脏伤肺所导致喘嗽之症的证治大纲，有"五脏六腑皆令人喘"之意。曰："肺主燥，自病则喘嗽，燥则润之。实则喘而气盛，泻白散主之。虚则喘而少气，先益黄散，后阿胶散主之。心乘肺，贼邪，热而喘嗽，先地黄丸，中导赤散，后阿胶散主之。肝乘肺，微邪，恶风眩冒昏愦嗽，羌活膏主之。肾乘肺，实邪，憎寒嗽清利，百部丸主之。脾乘肺，虚邪，体重吐痰泄泻嗽，人参白术散主之。"

（二）分证论治

1. 风寒闭肺

证候：恶寒发热，呛咳气急，无汗不渴；痰稀色白。舌质不红，苔薄白或白腻，脉浮紧，指纹浮红。

治法：宣肺化痰，止咳平喘。

方药：华盖散加减（麻黄、杏仁、甘草、桑白皮、茯苓、陈皮、苏子等）。痰多白黏，苔白腻者，加苏子、陈皮、半夏、莱菔子化痰止咳平喘；寒邪外束，肺有伏热，加桂枝、石膏表里双解。

医案选析：王某，男，9岁，1994年10月22日初诊。患儿素体肥胖，近日感冒发热10余日不退，咳嗽喘憋。经某医院用退热药及头孢类抗生素热不退，咳嗽气喘加重，痰清稀，泡沫状，呼吸痰鸣如水鸡声，两肺听诊有湿性啰音。西医诊断为病毒性肺炎。曾口服安宫牛黄丸，静脉滴注双黄连，热仍不退。体温38.5℃左右，舌润苔滑，脉数，稍久则指下无力。辨证为外感风寒，痰湿蕴肺，气闭不宣所致。宜加味射干麻黄汤辛温解表，宣肺化饮治疗。处方：射干10g，麻黄10g，细辛5g，生姜10g，五味子10g，款冬花10g，紫菀10g，半夏10g，桂枝7g，白前5g，甘草5g。水煎服，分两次服。药后汗出热退，体温37.2℃，咳嗽气喘及喉中痰鸣音大减，唯舌尖红，口中干。此辛温有化热之象，上方加黄芩5g，麦冬10g，继服3剂。药后体温36.7℃，咳嗽喘息基本消除，喉中尚有少许痰鸣音。继续调治而愈。（张琪. 张琪临床经验辑要. 中国医药科技出版社，1998.）

2. 风热闭肺

证候：发热咳嗽，咳嗽剧烈，喉间痰鸣，痰多黏稠或黄，口渴引饮，咽红。舌尖红，苔薄白或黄，脉浮数，指纹浮滞或紫滞。

治法：辛凉透表，清热平喘。

方药：银翘散加减（金银花、连翘、淡竹叶、荆芥、牛蒡子、淡豆豉、薄荷、桔梗、芦根、甘草等）。壮热烦渴，倍用石膏，加知母，清热宣肺；喘息痰鸣者，加葶苈子、浙贝母泻肺化痰；咽喉红肿疼痛，加射干、蝉蜕利咽消肿；津伤口渴，加天花粉生津清热。

医案选析：倪某，男，4岁，2006年11月30日初诊。患儿昨日感冒着凉，流涕，咳嗽声作，喉中喘鸣，体温38℃，咽红，舌苔薄白。左肺闻及干湿啰音。血常规：白细胞总数12.63×10⁹/L，中性粒细胞58%，淋巴细胞38%。诊断：肺炎喘嗽（支气管肺炎），证属风热郁肺，肺气失宣，治以疏风清热，宣肺止咳，银翘散合三拗汤加减。处方：金银花10g，连翘10g，薄荷6g（后下），蝉蜕5g，荆芥10g，炙麻黄3g，杏仁10g，前胡10g，鱼腥草15g，枳壳6g，重楼10g，甘草3g。4剂。每日1剂，水煎服。12月4日二诊：药后次日热退，咳嗽减轻，喘鸣减少，痰多。听诊肺部仍有少许湿啰音。应家长要求改予清肺口服液服用3日，发热未起，咳嗽偶作，未闻喘鸣，肺部听诊啰音消失，临床治愈。（汪受传.汪受传儿科医案.中国中医药出版社，2020.）

3. 痰热闭肺

证候：咳嗽，喉间痰鸣；气促喘憋，鼻翼翕动；胸闷胀满，泛吐痰涎。舌红，苔黄腻，脉滑数，指纹紫滞。

治法：清热化痰，泻肺平喘。

方药：五虎汤合葶苈大枣泻肺汤加减（麻黄、杏仁、石膏、甘草、生姜、葶苈子、大枣等）。痰重者，加猴枣散豁痰；热甚腑实，加生大黄、玄明粉通腑泄热；痰多，加天竺黄、制胆南星化痰；唇紫，加丹参、当归、赤芍活血化瘀。

医案选析：芦某，男，5个月。4天来咳喘有痰，哭闹不安，精神、食欲均差，曾在门诊口服红霉素无效。体温38～39℃。发育营养中等，神清，易烦。喘咳状，呼吸48次/分。全身皮肤发花，四肢末稍凉。心率164次/分。双肺可闻及细湿啰音，右侧较多。腹软，肝右肋下1.5cm，脾未及。舌质淡，薄白苔，上腭红两边白，脉细数。白细胞18786/mm³，中性粒细胞75%。胸透示支气管肺炎。西医诊断：支气管肺炎。辨证：痰热蕴肺，肺失清肃。立法：清化痰热，肃肺降逆。方药：青黛3g，银杏9g，寒水石9g，莱菔子6g，瓜蒌9g。住院第二天心力衰竭，给毒毛旋花子苷K静点，喘憋重，有轻微三凹征，口周青，给氧并静注654-2和681，眼结膜水肿，而用呋塞米1次，给支持疗法输血浆1次，坚持服中药，未加用抗生素。二诊：服上方3剂后，体温恢复正常，咳喘明显好转，停吸氧气。用下方：青黛3g，银杏9g，寒水石9g，苏子6g，紫菀9g，百合9g。服上方药4剂后已不喘，咳亦少，精神、食欲均好，双肺可闻及少许湿啰音，腹软，肝肋下1.5cm。复查末梢血象：白细胞14.32×10⁹/L，中性粒细胞64%。为防止在病房交叉感染，带中药出院。（北京儿童医院.王鹏飞儿科临床经验选.北京出版社，1981.）

4. 毒热闭肺

证候：高热持续，咳嗽剧烈，气急鼻翕，喘憋，面赤唇红，口渴，涕泪俱无，鼻孔干燥，小便短黄，大便干结。舌红而干，舌苔黄燥，脉洪数，指纹紫滞。

治法：清热解毒，宣肺平喘。

方药：黄连解毒汤合麻杏石甘汤加减（黄芩、黄柏、黄连、栀子、麻黄、杏仁、石膏、甘草等）。若热重，加虎杖、蒲公英、败酱草；若口干鼻燥、涕泪俱无，加生地黄、玄参、麦冬；若腹胀大便秘结，加生大黄、玄明粉；若烦躁不宁，加白芍、钩藤。

医案选析：廖某，男，2岁8个月，1996年7月4日初诊。发热3天，咳喘两天，加剧1天。患儿3天前发热（38℃），流涕喷嚏，自服银翘解毒片未效。次日咳嗽，经门诊治疗，予服阿莫仙冲剂及蛇胆川贝液。至夜间发热增高，咳嗽频频，气息喘促。现壮热（39.8℃），无汗，咳嗽气喘，鼻翼翕动，呼吸时肋间凹陷，面赤唇红，口渴烦躁，大便干结，舌红，苔黄而干，指纹紫滞至气关。听诊双肺满布中小水泡音，胸片示双肺支气管肺炎改变。诊断：肺炎喘嗽（毒热闭肺）。治法：清肺开闭为主，佐以化痰通络，增液通便。方药：青蒿（后下）、瓜蒌仁、花粉各8g，麻黄、甘草各5g，北杏仁、桔梗各7g，毛冬青15g，重楼、大青叶各10g，石膏20g（先煎），天竺黄6g。两剂，复煎。即予柴胡注射液1.5mL肌注。7月6日二诊：发热减轻（38.3℃），咳喘亦减，时有微汗，口干喜饮，大便仍干结，舌红苔黄，察其鼻翼无明显翕动，肋间亦无凹陷。双肺听诊可闻少许小水泡音。知其热势已挫，肺气闭塞亦减轻，而津伤未复，乃仍守前法，前方去青蒿，加胖大海6g，石膏改用15g（先煎）。两剂。7月8日三诊：发热已退，咳嗽减少，无明显气促，面色略苍白，出汗稍多，胃纳好转，大便条状，舌尖红，苔略黄而干。双肺呼吸音粗，未闻及明显啰音。热势已去大半，气阴耗伤，治以益气养阴、清解余热为主。拟方：太子参、麦冬、沙参各10g，毛冬青、海蛤粉（先煎）各10g，浙贝母、连翘、花粉各8g，五味子4g，紫菀7g，甘草5g。3剂，复煎。经随访，服药3剂后诸症愈，精神活泼。已如常送幼儿园。（黎世明.黎炳楠儿科经验集.人民卫生出版社，2004.）

5. 阴虚肺热

证候：干咳无痰，低热盗汗。舌红乏津，苔花剥，少苔或无苔，脉细数，指纹淡红。

治法：清养肺胃，生津润燥。

方药：沙参麦冬汤加减（沙参、麦冬、地黄、玉竹、天花粉、甘草、桑白皮、款冬花、枇杷叶等）。低热缠绵，加青蒿、知母清虚热；咳甚，加泻白散泻肺；干咳不止，加五味子、诃子敛肺止咳；盗汗，加地骨皮、煅龙骨敛汗固涩。

6. 肺脾气虚

证候：低热起伏，咳嗽无力，气短多汗，纳差，便溏，面色苍白，神疲乏力。舌质偏淡，苔薄白，脉细无力，指纹淡。

治法：补脾益肺，敛肺止嗽。

方药：人参五味子汤加减（人参、白术、茯苓、五味子、麦冬、炙甘草、生姜、大枣等）。动则汗出，加黄芪、煅龙骨、煅牡蛎固表敛汗；咳甚，加紫菀、款冬花止咳化痰；纳谷不香，加神曲、谷芽、麦芽；大便不实，加淮山药、炒扁豆健脾益气。

医案析：陈某，女，5个月。患肺炎1个月，热已初退。白细胞11.8×10^9/L。X线示肺部尚有阴影。西医诊断为不吸收性肺炎。现咳少痰多，喉中痰鸣，胃纳呆钝，大便偏干，神倦肢凉，舌淡，苔腻。此属痰浊恋肺，土不生金故也。处以星附六君汤。处方：炒党参9g，焦白术9g，茯苓9g，炙甘草3g，陈皮3g，姜半夏9g，胆南星3g，川贝母6g，竹节白附子4.5g。二诊：连服5剂。两周即咳痰皆清，胃纳佳。西医检查已复正常，以四君加味善后。（单书健.古今名医临证金鉴·董廷瑶.中国中医药出版社，1999.）

第四节　泄　泻

一、病名

本病在《内经》称"泄"，亦称"鹜溏""飧泄""濡泄""洞泄""注泄"等，汉唐称

"下利"，宋代以后统称"泄泻"，亦有称本病为"暑泄""大肠泄"者。

《幼科发挥》曰："泄泻两字，亦当辨之。泄者，谓水谷之物泄出也；泻者，谓胃肠之气下陷也。"《活幼口议·小儿泄泻》根据小儿脏寒泄泻的轻重缓急分为了溏、泄、滑、利、洞："议曰：小儿脏寒腑冷，大肠不禁，总谓之泻，分别轻重，究竟缓速。有溏、有泄、有滑、有利、有洞，五者不同，岂可一概而言之？溏者，糟粕不聚，由其尚浓，似泻非泻；泄者，无时而作，或出不知；利者，直射溅溜，气从中脱；滑者，谷食直过，肠胃不化；洞者，顿然下之，如桶散溃，余更不留即知。"

二、病因病机

《素问·阴阳应象大论》指出泄泻的病机关键为湿盛。"湿盛则濡泄"。

《诸病源候论·小儿杂病诸候》指出小儿泄泻的病位在脾胃。由于小儿脏腑娇嫩，形气未充，脾胃运化功能尚未健全，容易因为感受外邪、伤于饮食而导致泄泻的发生。"小儿肠胃嫩弱，因解脱逢风冷，乳哺不消，而变生吐利也"。

《小儿卫生总微论方·泻论》论述了小儿泄泻好发于夏秋，虽然以伤于暑热者居多，但也可因寒湿而导致泄泻。"泻于暑热时多患者，谓时热及饮食皆冷故也，不伤于热，必伤于冷。若伤热伏暑而泻者，则心脏烦热，必小便不利，清浊不分，泻色赤黄，宜利小便，解暑热。若小便快而泻者，冷泻也，色必青白，谷不化，宜温脾胃止泻"。

明代万全将泄泻分为风、寒、暑、湿、食积五个类型，并指出湿邪是导致泄泻的主要致病因素。《万氏家藏育婴秘诀·泄泻证治》曰："泄有五者，谓风、寒、暑、湿、食积也，皆属湿论。故风湿、寒湿、湿热、中湿，此者温之生于外者也；食积，则湿之生于内者也。"

三、诊断

《活幼心书·明本论·诸泻》论述了热泻、冷泻、伤食泻的证候。曰："热泻大便黄色，如筒吊水，泻过即止，半日复然，心烦口渴，小便黄少，食乳必粗，此为热泻。""冷泻多是白水，泻密而少，腹痛而鸣，眉皱目慢，面带白色，额有汗多，此为冷泻。""伤食泻乃脾胃素弱，复为生冷果食所伤，故大便不聚而泻，或因乳母餐生冷肥腻之物，自乳而过，亦能作泻，面唇俱白，泻稀而少，或如坏鸡子，腥臭异常，身形黄瘦，名伤食泻。"

张景岳从泻利粪色、尿色的变化，对黄赤属热、青白为寒的观点提出异议。《景岳全书·小儿则》曰："古人有以小儿泻痢粪黄酸臭者，皆作胃热论治，此大误也。盖饮食入胃，化而为粪，则无有不黄，无有不臭者，岂得以黄色而酸臭者为热乎？今以大人之粪验之，则凡胃强粪实者，其色必深黄而老苍，方是全阳正色。若纯黄不苍而粪有嫩色，则胃中火力便有不到之处，再若淡黄则近白矣。近白之色则半黄之色也，粪色半黄则谷食半化之色也，粪气酸腥则谷食半化之气也，谷食半化，则胃中火力盛衰可知也。若必待粪青粪白，气味不臭，然后为寒，则觉之迟矣。故但以粪色之浅深、粪气之微甚便可别胃气阳和之成色，智者见于未然，而况于显然乎。余故曰：古人以粪黄酸臭为火者，大误也。再若小水之色，凡大便泻痢者，清浊既不分，小水必不利。小水不利，其色必变，即清者亦常有之，然黄者十居八九。"

《活幼口议·小儿泄泻》中指出，小儿泄泻粪色青是由于脏寒而引起，不能看到青色就归因于惊风。曰："其儿脏寒腑冷，泻之作疾，其来缓速轻重可知。凡儿泻，粪出青色者，盖脾受肝经所制，肝属乙木，能克己土，所胜之功，故现本质。由其脏之虚寒，非谓惊也。又，泻初黄，良久变青色，乃脏寒之征。"

《幼幼集成·泄泻证治》对脾胃虚寒泻及伤食泻的临床表现有详细论述，对现今诊断有重要指导意义。其曰："脾土虚寒作泻，所下白色，或谷食不化，或水液澄清。其候神疲，唇口舌俱白色，口气温热，宜理中汤或六君子汤""有伤食及滞泻者，其候口嗳酸气，吞酸腹胀，一痛即泻，一泻痛减，保和丸消之。"

四、辨证论治

（一）辨证要点

《医宗金鉴·幼科杂病心法要诀》指出："小儿泄泻认须清，伤乳停食冷热惊，脏寒脾虚飧水泻，分消温补治法精。"

元代朱丹溪认为，泄泻的发病与湿浊内阻有密切关系，故治应分清利浊，升提脾气。《幼科全书·泄泻》曰："凡泄泻皆属湿。其证有五，治法以分利升提为主，不可一例混施。"

《小儿卫生总微论方·泻论》根据大便辨别寒热、虚实、阴阳进行了详细的论述，并强调小儿泄泻虽以伤于暑热者多见，也有伤于寒湿者，要注意辨别。其曰："泻色白者，冷泻也。此由小儿肠胃虚弱，因解脱风冷干之，或因食寒饮冷，入于肠胃，冷气相搏，为下痢也……泻色赤者，热泻也。此由小儿肠胃本夹虚热，而风冷乘之，入于肠胃之间，热气相搏，而为痢下，故其色赤也……泻色乍赤乍白，或水或谷者，此冷热泻也。由小儿肠胃先因有冷，而复伤热，或先有其热，而复伤冷，肠胃宿虚，冷热交攻，而为痢下……泻色黄赤红黑者，皆热也，赤黑者有毒，并微下之，然后调气；泻色青，发热有时，睡卧不安者，此惊泻也……若泻青色白，谷不化者，此谓冷也……泻酿下色赤白，腹大，上青筋见，发稀饶啼，或吃泥土，时有蛔虫，此疳泻也。"

《幼幼集成·泄泻证治》从泄泻的大便颜色及其他主症进行辨证并提出了治疗法则。曰："凡泄泻肠鸣腹不痛者，是湿，宜燥渗之；饮食入胃不住，或完谷不化者，是气虚，宜温补之；腹痛肠鸣泻水，痛一阵、泻一阵者，是火，宜清利之；时泻时止，或多或少，是痰积，宜豁之；腹痛甚而泻，泻后痛减者，为食积，宜消之，体实者下之；如脾泄已久，大肠不禁者，宜涩之，元气下陷者升提之。泄泻有五：寒、热、虚、实、食积也，但宜分别所泻之色。凡暴注下迫，属火；水液清澄，属寒；老黄色属心脾肺实热，宜清解；淡黄色属虚热，宜调补；青色属寒，宜温；白色属脾虚，宜补；酱色属湿气，宜燥湿；馊酸气属伤食，宜消。"

《医宗金鉴·幼科杂病心法要诀》提出了新生儿寒泻之症的治疗原则，此治则还可用于因风寒外袭、脾胃受冷所致的泄泻。曰："脐寒泻者，多因断脐失护，风冷乘入，传于大肠，遂成寒泻之证。其候粪包青白，腹痛肠鸣，先用和气饮温散之，再以调中汤温补之，庶治得其要矣。"

明代万全指出，寒泻可见完谷不化，热泻也可见完谷不化。因为邪热影响脾胃功能，不能完全腐熟水谷。然而热泻所见的完谷不化，大便多糟粕残渣，气味较重，与寒泻完谷清冷有所区别。《万氏家藏育婴秘诀·泄泻证治》曰："热泻者，《原病式》云：谷虽不化而色变非白，烦渴，小便赤涩。凡谷消化，无间色及他症，便为热也。寒泻而谷消化者，未之有也；然热泻亦有不化谷者，邪热不杀谷也。谷虽不化，乃糟粕耳，非若邪气之完谷出也，此宜辨之……寒泻者，《原病式》云：完谷不化而色不变，吐利腥秽，澄澈清冷，小便清白不涩，身凉不渴，此为寒也。"

（二）分证论治

1. 湿热泻

证候：泻下急迫，量多次频；肛门灼热，粪便色黄褐而臭，小便短黄，烦热口渴。苔黄腻，脉濡数或滑数。

治法：解表清里。

方药：葛根芩连汤（葛根、黄芩、黄连、马齿苋、地锦草、甘草等）。热重于湿，加滑石、连翘、白头翁；湿重于热，加鸡蛋花、薏苡仁、炒白术、炒白扁豆、茯苓、车前子利湿止泻；高热烦渴，加生石膏，重用葛根；恶心呕吐，加法半夏、竹茹。

医案选析：匡孩，泄泻黄水，已延旬余，口舌糜烂，妨于吮乳，脉纹色紫，已到气关，此脾土已虚，湿热内蕴，热蒸于上，湿注于下，湿多成五泄也，生甫数月，小舟重载，勿轻视之。生白术钱半，炒淮药二钱，赤茯苓三钱，炒扁豆衣三钱，薄荷叶六分，川雅连四分，生甘草四分，焦楂炭二钱，车前子钱半，干荷叶一角，陈仓米一合。煎水煎药。（丁甘仁.丁甘仁医案.人民卫生出版社，2006.）

2. 风寒泻

证候：大便清稀，便前腹痛肠鸣，或恶寒发热头痛，肢体酸痛。苔白腻，脉濡缓或浮。

治法：解表化湿，理气和中。

方药：藿香正气散加减（藿香、葛根、紫苏叶、白芷、半夏、陈皮、茯苓、苍术、厚朴、大腹皮、甘草等）。表寒重，加荆芥、白芷；里寒重，加炮姜、砂仁；腹胀，加大腹皮、木香；纳差、大便夹未消化食物，加焦山楂、焦神曲；腹痛，加白芍、延胡索。

医案选析：许孩，感寒泄泻，舌尖光，根部有厚苔，是有积，积与寒并，故泻。是当举，假令发热，是里病外达，乃愈。煨葛根钱半，竹茹钱半，炒扁豆衣三钱，炒枳壳八分，馒头灰一个，炮姜炭二分，云苓三钱，炒建曲一钱，煨木香八分。（恽铁樵.恽铁樵医案.上海科学技术出版社，2010.）

3. 伤食泻

证候：有乳食不洁史，大便稀溏，夹杂乳片或食物残渣，脘腹痞满，嗳气酸馊，泻下气味酸臭或臭如败卵，泻后痛减。苔厚腻，脉滑。

治法：消食导滞，和胃止泻。

方药：保和丸加减（山楂、神曲、莱菔子、半夏、茯苓、陈皮、连翘、鸡内金等）。呕吐重，加竹茹；大便稀水样，加炒苍术、车前子；腹痛，加白芍、木香、枳壳。

医案选析：胡三溪子病泻不止，三溪自与甘大用同医，皆吾所传也，不效。其兄元溪云：今有璞玉于此，虽万镒必使玉人雕琢之，今子病，何不请密斋，尔与甘子能治之乎？时吾在英山，此子原结拜我，吾闻之即归。问其所用之方，皆不对证，观其外候，面色黄，所下酸臭，此积泻，宜下之，积去泻斯止矣。乃取丁香脾积丸，一服而安，其父问云：吾闻湿多成五泄，未闻所谓积泻也。（万全．幼科发挥．中国中医药出版社，2007．）

4. 脾虚泻

证候：大便溏泄，饮食减少，脘腹胀闷不舒，稍进油腻之物则大便次数增多；面色萎黄，形体消瘦，肢倦乏力。舌淡，苔白，脉细弱。

治法：健脾益气，和胃止泻。

方药：七味白术散加减（党参、茯苓、白术、藿香、木香、葛根、山药、甘草等）。苔腻，加佩兰、薏苡仁；食少腹胀，加六神曲、麦芽、厚朴。

医案选析：一小儿面色青白，饮食难化，大便频泄，或用消积化痰等药，久不愈。余谓脾胃虚弱也，用六君子汤，渐愈。或以为食积，宜驱逐之，遂反作泻，痰喘发搐，余谓脾气复伤，不能生肺，肺虚不能平肝，而作是症。先用六君加钩藤钩，饮食少进，又用五味异功散加升麻而愈。（薛铠．保婴撮要．中国中医药出版社，2016．）

5. 脾胃虚寒泄泻

证候：久泻不止，食入则泻，澄澈清冷，完谷不化或脱肛，面白无华，精神萎靡，形寒肢冷，腰膝酸软。舌淡，苔白，脉沉细。

治法：温补脾肾，涩肠止泻。

方药：附子理中汤合四神丸加减（人参、白术、干姜、附子、补骨脂、肉豆蔻、五味子、诃子、甘草等）。久泻不止，加石榴皮、赤石脂、禹余粮等；脱肛，加黄芪、升麻。

医案选析：王春元二令郎，年甫七岁。久患赤痢，消导消积之剂已服过多，后转下白如涕，浑无粪。诊之，浮中沉六脉俱虚无神，三五不调，外症手足俱冷且硬，面浮、齿白、懒语，此阳气虚寒之证。宜温补脾胃以生肺金，用补中益气加炮姜、官桂各二分，其间人参只用三分，且陈腐不堪。服四剂，手足略软，言语亦健，但未温耳，其下白仍不减，亦虚寒滑脱危证，宜补、宜涩、宜温，复用前药加好参五分，大附二分半，御米壳一分。服一剂，则足已温，大便即有粪，白退十八，手足俱温软，泄自全止，还服前方，去御米壳、附子二味。予归，嘱以如身中已温暖，姜、桂亦去，后服参苓白术散以培中气。使来岁乙巳厥阴风木之气不能制，饮食尤宜慎之。（胡慎柔．慎柔五书．人民卫生出版社，2006．）

6. 气阴两伤（变证）

证候：久泻不止，目眶及前囟凹陷，皮肤干燥或枯瘪，啼哭无泪，唇红而干，精神萎靡；小便短少，甚或无尿，口干、口渴引饮，心烦不安。舌红少津，苔少或无苔，脉细数。

治法：益气养阴，收敛止泻。

方药：人参乌梅汤加减（太子参、茯苓、乌梅、莲子、山药、甘草等）。久泻，加诃子、禹余粮；口渴，加天花粉、石斛。

医案选析：张某，男，3岁，1998年9月1日来诊。两天前因进食生冷后开始出现腹泻，日解 7～8 次，水样，量多，色黄无臭，自用黄连素、腹可安等药物，泄泻反加重，日解达 10 余次，量多，并伴目眶凹陷，尿少，精神不振，遂急来诊。症见精神萎靡不振，面色萎黄，少气懒言，目眶凹陷，啼哭无泪，口唇干红，小便极少，色黄。舌淡红，苔少，指纹淡滞。诊为泄泻（气阴两伤型）。拟方：人参须 5g（另炖），白术 5g，淮山药、白扁豆（炒）各 12g，五味子、乌梅、甘草各 5g，莲子、葛根各 12g，黄芪 10g。上药以水 1 碗半，煎至半碗，温分 3 服，复煎。药进 3 剂，大便次数逐渐减少。9 月 22 日复诊：大便日解两次、质稠，精神明显好转，目眶无凹陷，尿量增多，但面色仍稍萎黄，唇舌淡红，苔少。考虑乃气阴未复之象，故原方去乌梅、葛根。治疗 3 天后告愈。（黎世明.黎炳楠儿科经验集.人民卫生出版社，2004.）

7. 阴竭阳脱（变证）

证候：暴泻或久泻不止，啼哭无泪，尿少或无，精神萎靡，表情淡漠，哭声微弱，面色青灰或苍白，四肢厥冷。舌淡无津，脉沉细。

治法：温补心阳，救逆固脱。

方药：生脉散合参附龙牡救逆汤加减（红参、附子、龙骨、牡蛎、干姜、白术、甘草等）。尿少无泪，加麦冬、五味子；四肢厥冷，大汗淋漓，参附注射液静脉滴注。本证病情危重，应中西医结合治疗。

医案选析：友人张某，曾治一少年，素患心疼，发时昼夜号呼。医者屡投以消通之药，致大便滑泻，虚气连连下泻，汗出如洗，目睛上泛，心神惊悸，周身眴动，须人手按，而心痛如故。延医数人皆不敢疏方。张某投以此汤（既济汤），将方中萸肉倍作二两，连服两剂，诸病皆愈，心痛竟从此除根。既济汤：治大病后阴阳不相维系，阳欲上脱，或喘逆，或自汗，或目睛上窜，或心中摇摇如悬旌；阴欲下脱，或失精，或小便不禁，或大便滑泻。一切阴阳两虚，上热下凉之证。大熟地一两，山萸肉一两（去净核），生山药六钱，生龙骨六钱（捣细），生牡蛎六钱（捣细），茯苓三钱，生杭芍三钱，乌附子一钱。（张锡纯.医学衷中参西录.人民卫生出版社，2006.）

第五节　便　秘

一、病名

隋代巢元方在《诸病源候论·小儿杂病诸候·大便不通候》中有关于小儿便秘的记载："小儿大便不通者，腑脏有热，乘于大肠故也。脾胃为水谷之海，水谷之精华，化为血气，其糟粕行于大肠。若三焦五脏不调和，热气归于大肠，热实，故大便燥涩不通也。"

二、病因病机

《幼幼新书·大小便不通利第八》中论述了小儿外感夹滞所致便秘的病因病机。其曰："乳食失度，使之四大不调，滋味有贪，遂乃五脏受病，甘甜聚食，咸酸滞涎，食滞留结于胃肠，风壅渍癖于心肺，气脉不顺，水谷不行。"

三、诊断

万全在《万氏家藏育婴秘诀》中对于便秘的诊断论述详细，指出在诊断时要辨其虚实缓急。曰："夫饮食之物，有入必有出也。苟大便不通，宜急下之，使旧谷去而新谷得入也。然有实秘者，有虚秘者，临病之时，最宜详审。如形实、气实、脉实、又能食者，的有可下之症，则下之……如形虚、气虚、脉虚、又食少者，虽有可下之症，缓则救其本，用保和丸、枳术丸、大黄丸微利之。如常便难者，血不足也，宜润肠丸主之。急则治其肠，使其通利，猪胆汁导法神效。此家秘之法也。"

四、辨证论治

(一) 辨证要点

张景岳在总结前人经验的基础上，把便秘分为阴结、阳结，强调在辨证时需先辨虚实。其曰："秘结一证，在古方书有虚秘、风秘、气秘、热秘、寒秘、湿秘等说，而东垣又有热燥、风燥、阳结、阴结之说，此其立名太烦，又无确据，不得其要，而徒滋疑惑，不无为临证之害也。不知此证之当辨者惟二，则曰阴结、阳结而尽之矣。盖阳结者，邪有余，宜攻宜泻者也；阴结者，正不足，宜补宜滋者也。知斯二者，即知秘结之纲领矣。若或疑余之说，而欲必究其详。则凡云风秘者，盖风未必秘，但风胜则燥，而燥必由火，热则生风，即阳结也。岂谓因风而宜散乎？有云气秘者，盖气有虚实，气实者阳有余，阳结也。气虚者阳不足，阴结也，岂谓气结而尽宜破散乎？至若热秘、寒秘，亦不过阴阳之别名耳。再若湿秘之说，则湿岂能秘，但湿之不化，由气之不行耳，气之不行，即虚秘也，亦阴结也。总之，有火者便是阳结，无火者便是阴结。以此辨之，岂不了然？余故曰：凡斯二者，即秘结之纲领也。"

《婴童百问·大便不通》论治小儿便秘，比较强调使用清热泻下之法。因小儿卫外不固，肺脏娇嫩，易于感受外邪而患外感热病。外邪之病，多先犯肺。肺与大肠相表里，故肺热常易流入大肠而致便秘。"议曰：小儿大肠热，乃是肺家有热在里，流入大肠，以致秘结不通，乃实热也。当以四顺清凉饮加柴胡，热甚者，加山栀、黄芩流利之。其表里俱热者，面黄颊赤，唇燥口干，小便赤涩，大便焦黄。无汗者，先解表，以柴胡散汗之，解后大便秘，或肚疼者，以清凉饮，大柴胡汤、承气汤皆可下之。积热者，神芎丸尤妙"。

《幼科铁镜·大便不通》论述了实热与血虚便秘的证治。其曰："肺与大肠有热，热则津液少而便闭，治用四顺清凉饮；血虚燥滞不通者，治用四物汤加柏子仁、松子仁、胡桃仁，等份服之。"

元代朱丹溪在《丹溪手镜》中指出，论治便秘，强调一个"燥"字。因"燥"，津液亏少，而致大便秘结，如无水不能行舟。其曰："结燥便闭，火邪伏于血中，耗散真阴，津液亏少。夫肾主大便为津液，津液润则大便润。热燥，脾脉沉数，下连于尺，脏中有热。亦有吐泻后，肠胃虚，服热药多者，宜承气下之。又大便秘、小便数者，谓之脾约。脾血耗燥，肺金受邪，无所摄脾津液枯竭，治法养血润燥。风燥，肺受风邪入肠中，右尺脉浮，宜麻仁丸。阴结，阴燥欲坐井中，两尺脉按之虚，或沉细而迟者是也。"

（二）分证论治

1. 食积便秘

证候：脘腹胀满，不思饮食，大便秘结；手足心热，小便黄少。舌红，苔黄厚，脉沉有力，或指纹紫滞。

治法：消积导滞，清利湿热。

方药：枳实导滞丸加减（陈皮、炙甘草、香附、神曲、麦芽、砂仁、枳实、焦神曲、大黄、黄连、黄芩、茯苓、白术、焦山楂等）。大便干结如羊屎，加瓜蒌仁、郁李仁润肠；腹胀甚，加枳实、厚朴理气除胀；呕吐，加竹茹、藿香和胃止呕。

医案选析：一小儿食粽停滞，大便不通，痛不可忍，手足发搐，用大柴胡汤，调酒曲末一钱，下滞秽甚多，作呕不食，用五味异功散加柴胡、升麻而愈。（薛铠.保婴撮要.中国中医药出版社，2016.）

2. 燥热便秘

证候：大便干结，或如羊屎，排出困难，腹中胀满；口干口臭，面红身热，小便短赤。舌质红，苔黄燥，脉滑实，指纹紫滞。

治法：润肠泄热，行气通便。

方药：麻子仁丸加减（火麻仁、杏仁、白芍、大黄、枳实、厚朴等）。纳差，口臭，加莱菔子、焦山楂、鸡内金；口干甚，加天花粉、麦冬、沙参；口舌生疮，加儿茶、黄连、山栀子；腹胀，加木香、槟榔，或加桔梗；严重者，用增液承气汤。

医案选析：仲（8岁），据诉平昔每更衣努苦，粪坚若弹丸，加之病后胃津干涸，腑火传导，阴液愈耗，阳气愈升，而大便愈秘，宜清润，以柔药和阳。鲜生地、麦冬、柏子仁、清阿胶、大麻仁、茯神、川斛。（也是山人.也是山人医案.上海科学技术出版社，2010.）

3. 气滞便秘

证候：大便干结，欲便不出，腹中胀满，胸胁满闷，嗳气呃逆，肠鸣矢气，食欲不振。舌质红，苔薄白，脉弦。

治法：行气导滞，通腑导下。

方药：六磨汤加减（乌药、槟榔、枳实、沉香、木香、大黄等）。腹胀明显，加青皮、厚朴；嗳气，加旋覆花、代赭石、苏梗；口干甚，黄芩、山栀子。

医案选析：一小儿因乳母暴怒，大便不通，儿亦患之，兼用加味小柴胡汤，儿先用保和丸二服，后用五味异功散加升麻、柴胡，儿日饮数匙并愈。（薛铠.保婴撮要.中国中医药出版社，2016.）

4. 血虚便秘

证候：大便干结，艰涩难下，面色无华，唇甲色淡，头晕心悸。舌淡，苔白，脉细。

治法：清热活血，润肠通便。

方药：润肠丸加减（生地黄、白芍、当归、火麻仁、郁李仁、桃仁、枳壳、槟榔等）。心悸、睡眠不安，加酸枣仁、柏子仁；口干烦躁，加玄参、麦冬、牡丹皮、山栀子；兼气虚，加黄芪、太子参。

医案选析：血虚燥滞不通者，治用四物汤加柏子仁、松子仁、胡桃仁，等份服之。同邑绅徐梅宣公郎，痘后四十日，大便闭有七日，他医以承气汤单授之。余舅氏时在徐宅，力荐请余，往视之日，血虚之极，幸未通利，通则不可药矣。梅宣且幸且疑，硬用四物汤一服，便出乃溏粪，带白色，梅宣拍案叫绝曰。一望即知，神何至此，前庸手几败乃事，此望色审窍，知非肺热之一验也。（夏鼎．幼科铁镜·大便不通．上海科学技术出版社，1982.）

第六节　厌　食

一、病名

中医古代文献中无小儿厌食的病名，但《小儿药证直诀》记载的"面㿠白无精光，口中气冷，不思食，吐水，当补脾"中的"不思食"，《证治准绳·幼科》中的"平胃散治脾胃不和，不思饮食，心腹胀痛，口苦短气，恶心嗳气吞酸，面黄体瘦，嗜卧体痛，霍乱吐泻等证"中的"不思饮食"等病证的表现与本病相似。

二、病因病机

《诸病源候论·脾胃诸病》中对脾胃虚弱、脾胃不和导致不能饮食的病因病机进行了详细论述。其曰："脾者，脏也；胃者，腑也。脾胃二气，相为表里。胃为水谷之海，主受盛饮食者也；脾气磨而消之，则能食。今脾胃二气俱虚弱，故不能饮食也。尺脉浮滑，不能饮食；速疾者，食不消，脾不磨也……胃受谷而脾磨之，二气平调，则谷化而能食。若虚实不等，水谷不消，故令腹内虚胀，或泄，不能饮食，所以谓之脾胃气不和不能饮食也。"《幼幼新书》将此观点引用为小儿不思食的重要病机。

《赤水玄珠全集·卷十三》对"不思食"的病因进行了论述。其曰："生生子曰：不能食者，有脾胃馁弱，或病后而脾胃之气未复，或痰客中焦，以故不思食，非心下痞满而恶食也。"

三、诊断

叶天士总结了历代医家对脾胃学说的论点，提出诊断时，若遇到虚痞不食、舌绛咽干等症都属胃病。曰："太阴湿土，得阳始运，阳明阳土，得阴自安，以脾喜刚燥，胃喜柔润也。仲景急下存津，其治在胃；东垣大升阳气，其治在脾。此种议论，实超出千古。故凡遇禀质木火之体，患燥热之症，或病后热伤肺胃津液，以致虚痞不食，舌绛咽干，烦渴不寐，肌燥热，便不通爽。此九窍不和，都属胃病也。"叶天士这一理论用于小儿胃阴不足的厌食颇有实效。

四、辨证论治

（一）辨证要点
《证治汇补·卷二》中对厌食的辨证及治疗原则有简明扼要的论述。其曰："不能食有虚有实，实则心下痞满，恶心口苦，宜消导；虚则倦怠，面色萎黄，必心下软和，宜异功散加砂仁。有虚痰者，六君子汤；用补脾不效者，宜二神丸，虚则补其母也。若善饥不能食，属胃热，脉洪而虚者，异功散加竹茹、黄连；脉洪而实者，人参白虎汤治之。"

（二）分证论治

1. 脾胃气虚

证候：不思进食，食不知味，形体偏瘦，面色少华，精神欠振，大便溏薄，夹不消化物。舌淡，苔薄白。

治法：益气补中，理气健脾。

方药：异功散加减（佛手、山楂、麦芽、苍术、石菖蒲、白术、九香虫、党参等）。腹胀者，去甘草，加木香、厚朴、枳实理气宽中；口吐清涎，大便稀溏者，加煨姜、肉豆蔻温运脾阳；易于出汗者，加黄芪、防风、牡蛎固表护卫；苔腻，加藿香、砂仁、苍术运脾燥湿。

医案选析：何某，男，2岁，1985年5月30日初诊。纳少厌食，面色㿠白，易汗腠弱，形瘦质薄，大便不实，腹部尚软，舌苔薄润，两脉虚弱。方拟：桂枝3g，白芍6g，生姜2片，红枣3枚，清甘草3g，太子参6g，焦白术9g，茯苓9g，生扁豆9g，炒谷芽9g。益气健脾，和卫实表。7剂后，纳开汗少，大便已实。原法去生扁豆、茯苓，加黄芪6g，陈皮3g。再服5剂后形体渐丰，纳食日进矣。（张文康.中国百年百名中医临床家丛书——董廷瑶.中国中医药出版社，2001.）

2. 脾胃阴虚

证候：不思进食，大便偏干，口干欲饮，皮肤失润，面黄少华，小便色黄。舌红少津，苔少或花剥，脉细数。

治法：滋阴益胃，增液通便。

方药：养胃增液汤加减（乌梅、鸡内金、茯苓、槟榔、甘草、沙参、麦冬、石斛等）。脾气虚者，加山药、白扁豆补气健运；口渴引饮者，加乌梅、天花粉生津止渴；大便秘结者，加火麻仁、瓜蒌仁润肠通便；手足心热，口干舌红者，加胡黄连、牡丹皮清热养阴，宁心安神。

医案选析：罗某，男，5岁，1997年11月9日初诊。厌食1月有余，经治疗效不彰。前医均从温补治之，药多香燥之类，耗伤胃阴，视其脉证，五心烦热，口干不欲饮，舌红少苔，脉细数。证属胃阴亏虚，治法：滋养胃阴，方用沙参麦冬汤化裁。西洋参1g，沙参2g，麦冬2g，白扁豆3g，玉竹2g，桑叶2g，石斛3g，山药3g，白芍3g，枳壳2g，神曲2g，麦冬5g，炙甘草2g。5剂，水煎服，同时，嘱家长加强饮食调配。服药5剂，诸症若失，观其舌淡，苔薄白，脉缓，拟寿儿粉调理善后。[吴少祯.大国医经典医案诠解（病症篇）.中国医药科技出版社，2019.]

第七节　积　滞

一、病名

有关积滞最早的记载见于《诸病源候论·小儿杂病诸候》。曰："小儿宿食不消者，脾胃冷故也。"

积滞的病名始见于《婴童百问》，该书详细描述了小儿积滞的临床表现。其曰："小儿有积滞，面目黄肿，肚热胀痛，复睡多困，哭啼不食，或大便闭涩，小便如油，或便利无禁，粪白酸臭，此皆积滞也。"

二、病因病机

《诸病源候论·小儿杂病诸候》对冷伤脾胃所导致积滞的病因病机有相关论述。曰："小儿宿食不消者，脾胃冷故也。胃为水谷之海，脾气磨而消之，胃气和调，则乳哺消化。若伤于冷，则宿食不消。诊其三部脉沉者，乳不消也。"

《保婴撮要·食积寒热》明确指出了小儿食积的发生原因。曰："小儿食积者，因脾胃虚寒，乳食不化，久而成积。"

元代曾世荣认为，小儿脾常不足，乳食不知自节，或喂养不当都是小儿食积的原因。曰："凡婴孩所患积症，皆因哺乳不节，过餐生冷坚硬之物，脾胃不能克伐，积停中脘，外为风寒所袭，或因夜卧失盖。"

唐代孙思邈认为，不仅饮食水谷可以导致食积，外淫之邪亦可造成食积。《备急千金要方·少小婴孺方》曰："小儿衣甚薄，则腹中乳食不消，不消则大便皆酸臭，此欲为癖之渐也，便将紫丸以微消之，服法，先从少起，常令大便稀，勿大下也，稀后便渐减之，不酸臭，乃止药也。"孙思邈认为，脾胃的腐熟功能失调可导致积滞，而脾胃的腐熟功能有赖阳气的温煦。若小儿肚腹受凉，中阳损伤，水谷不能腐熟运化，则食而不消，便成积滞。

《小儿药证直诀》提出，脾胃虚冷也可导致食积。其曰："脾胃虚冷，故不能消化，当补脾，益黄散主之。"

《幼科类萃·伤积门》对积滞的病因病机作了简要描述。其曰："小儿诸疾，皆由乳食无度，过于伤饱，以致不能克化，留而成积。"

对于积滞的预后转归，宋代《小儿卫生总微论方》提出，积滞蕴郁，不仅会发热，还会耗伤津液，进一步损伤脾胃，导致气血生化乏源，影响生长发育，转为疳证。曰："小儿伤肥甘物多，因伤为积，则蕴瘸发热，津液内耗，亦能作疳。"

三、诊断

《诸病源候论·小儿杂病诸候》对饱食伤脾所导致积滞的症状进行了论述。其曰："小儿食不可过饱，饱则伤脾，脾伤不能磨消于食，令小儿四肢沉重，身体苦热，面黄腹大是也。"

《仁斋小儿方论·积》指出，小儿食积发热，以夜间尤甚。"亦有伤乳伤食而身体热者，唯腹肚之热为甚。人知伤积肚热，粪酸极臭，而夜间有热，伤积之明验，人所未识也"。

宋代刘昉在《幼幼新书》中也提到了食积化热的临床症状。《幼幼新书·卷二十二》曰："夜间肚微热，或呕或泻，为食积。"

万全在《万氏家藏育婴秘诀·伤食证治》中对积滞（乳食内积）的证候做了详细描述。其曰："小儿之病，伤食最多，故乳食停留中焦不化而成病者，必发热恶食，或噫气作酸，或恶闻食臭，或欲吐不吐，或吐出酸气，或气短痞闷，或腹痛啼哭，此皆伤食之候也，不必悉具，便宜损之。"

明代龚信把伤食后形成食积的过程分为"不能消化水谷"的伤食早期、水谷"停滞而发热的"食郁化热期及久则损伤元气三个阶段。《古今医鉴》曰："小儿脾胃，本子柔弱，食之过多，损伤脾胃。脾胃既伤，则不能消化水谷；水谷不化，则停滞而发热；发热既久，则损伤元气。"

四、辨证论治

（一）辨证要点

《证治准绳·幼科·积》提出了积滞病位在脾胃，治疗需先辨虚实的辨证要点。其曰："凡有积滞，须辨虚实，况孩儿虚瘦长短黑白，南北古今不同，不可一概论也。予今之法，实者可服进食丸，虚而微白及疳瘦者宜服肥儿丸。"

清代陈复正指出，积滞的治疗应以病证的虚实缓急为原则，当消则消，当补则补。《幼幼集成·伤食证治》曰："大凡小儿原气完固，脾胃素强者，多食不伤，过时不饥。若儿先因本气不足，脾胃素亏者，多食易伤，如攻伐一用，饮食虽消，而脾气复经此一番消伐，愈虚其虚；后日食复不化，犹谓前药已效，汤丸叠进，展转相害，羸瘦日增，良可悲矣！"

关于积滞的治疗，万全在《万氏家藏育婴秘诀·伤食证治》中提出了"损之""调之""导之"的基本法则。曰："所谓伤之轻者，损谷自愈也。损之不减，则用胃苓丸以调之。调之者，调其脾胃，使乳谷自消化也。调之不减，则用保和丸以导之。导之者，谓腐化乳食，导之使去，勿留胃中也。"

明代王銮在《幼科类萃》中将积滞分为两个阶段，一个是积滞轻证，一个是积滞实证。积滞轻证见于疾病早期，不论何种原因引起都可以用消积的方法，而积滞实证可见"肚腹或热或胀或硬"等实证表现，此时应用下积之法。

（二）分证论治

1. 乳食内积

证候：不思乳食，嗳腐吞酸，大便酸臭，脘腹胀满、疼痛拒按。舌红，苔白厚或黄厚腻，脉弦滑，指纹紫滞。

治法：温中快膈，止呕吐，消乳食。

方药：消乳丸加减（陈皮、炙甘草、香附、神曲、麦芽、砂仁等）；食积者方选保和丸加减（山楂、神曲、陈皮、半夏、茯苓、连翘、莱菔子等）。腹胀明显，加木香、枳实、厚朴行气除胀；大便秘结，加大黄、槟榔下积导滞；恶心呕吐，加生姜、竹茹和胃降逆止呕；口臭，发热面赤，加布渣叶、青蒿、胡黄连、黄芩清胃肠积热；复感外寒，腹痛胀满，加乌药、高良姜温中散寒。

医案选析：一儿周岁，食肉太早，自此成积，日渐羸瘦，不思乳食，其父以详告予，予取药治之，养脾消积丸先服，三日后服丁香脾积丸，鸡肉汤下，取下鸡肉一片，犹未化也。再进养脾丸而愈。（万全.幼科发挥.中国中医药出版社，2007.）

2. 食积化热

证候：不思饮食，脘腹胀满；手足心热，小便黄，大便臭秽或秘结，心烦易怒，夜卧不安。舌红，苔黄腻，脉滑数，指纹紫。

治法：消积导滞，清利湿热。

方药：枳实导滞丸加减（大黄、枳实、焦神曲、茯苓、泽泻、白术、黄芩、黄连）。呕吐，加生姜、丁香、半夏温中止呕；大便稀溏，加山药、薏苡仁、苍术健脾化湿；腹痛喜按，加木香、干姜、白芍温中散寒，缓急止痛。

医案选析：张某，女，5岁。近日饮食过度，胸膨腹胀，脘闷嗳饱，纳食呆钝，夜卧不安，手心作热，口干唇焦，大便溏垢不爽，小便短少而浑，苔色黄腻，脉来弦滑。证属积滞内停，湿热蕴郁，宣化失司，气机不利，故腹胀纳呆；中土受困，脾不布津，故唇焦口渴。治当清利消导。宗以枳实导滞法加减。处方：枳实5g，槟榔5g，黄芩5g，黄连1.5g，猪苓6g，茯苓6g，炒白术5g，泽泻5g，青皮3g，陈皮3g，炒厚朴2g，焦神曲10g，灯心草3尺，法半夏5g。另太极丸4粒，早、晚各1粒。药后腹胀已宽，纳食较甘，大便解出亦畅，小溲尚感黄浑，唇口仍然焦黄，口渴欲饮，苔腻已退，脉象微滑。湿热滞尚未尽化，再拟原方增易。处方：枳实5g，炒白术6g，木香3g，砂仁1.5g（研），青皮3g，陈皮3g，黄连1.5g，黄芩5g，猪苓6g，茯苓6g，六一散10g（包），栀子3g，焦山楂12g，焦神曲12g，焦麦芽12g。（刘弼臣.幼科金鉴刘氏临证发挥.中国医药科技出版社，2004.）

3. 脾虚夹积

证候：不思乳食，食则饱胀，腹满喜按，大便稀溏酸腥，夹有乳片或不消化食物残渣，形体消瘦，面色萎黄，神疲肢倦。舌淡，苔白腻，脉细滑，指纹淡。

治法：健脾益气，消食化积。

方药：健脾丸加减（四君子、三仙、陈皮、砂仁、枳实等）。呕吐，加生姜、丁香、半夏温中止呕；大便稀溏，加山药、薏苡仁、苍术健脾化湿；腹痛喜按，加木香、干姜、白芍温中散寒，缓急止痛。

医案选析：本县大尹朱云阁公子，常有脾胃病，向是韩医生调治。平时服养脾丸，伤食服保和丸，未有宁日。一旦问余云：闻汝小儿甚精，小官人脾胃久虚，汝可治之？余曰：当攻补兼用，不可偏补偏攻。韩医云：密斋非所长也。如专补脾胃则饮食难化，如专消导则中气易耗。尹不听，曰：汝进一方来。乃进养脾肥儿丸，用人参、白术、甘草、陈皮、枳实、木香、茯苓、砂仁、山药、莲肉、麦芽、神曲、山楂、青皮，共为末，荷叶浸水，煮粳米饭丸麻子大，米饮下。修合服之大效，再无脾胃之病。（万全．幼科发挥．中国中医药出版社，2007.）

第八节　多动症

一、病名

多动症即注意力缺陷多动障碍，本病在中医古籍中没有明确记载，根据其注意力不集中、多动、冲动等症状可归于"脏躁""躁动"范畴。《黄帝内经》中可见"肝风证""惊风""瘛疭""胞轮振跳"等描述。

《小儿药证直诀·肝有风甚》中记载："凡病或新或久，皆引肝风，风动而上于头目，目属肝，肝风入于目，上下左右如风吹，不轻不重，儿不能任，故目连札也。"目连札以胞睑频频眨动，不能自主控制为主要表现的外障类疾病，与本病症状相似。

清代叶天士在《医效秘传》中也有相关记载。曰："瘛疭，瘛者，筋脉急也。疭者，筋脉缓也。急则引而缩，缓则纵而伸，或伸动而不止，名曰瘛疭，俗谓之搐是也。"

二、病因病机

《素问·阴阳应象大论》中有"阴静阳躁"的理论，认为小儿多动症是由阴阳动静变化失调而引起，本质在于阴阳平衡失调，即阴静不足，阴不制阳，则善忘而性情躁动，故而阴阳平衡失调乃疾病的主要病机。

儿童多动症属中医学"脏躁""躁动""健忘""失志"等范畴，与心、脾、肝、肾关系密切。患儿主要因为先天禀赋不足，产时或产后损伤，抑或后天调养不当，使脏腑功能失常，阴阳平衡失调所致。

《圣济总录》记载："健忘之病，本于心虚，血气衰少，精神昏愦，故志动乱而多忘也。"指出心神失养，可出现失神、精神涣散、多动、健忘等与本病相似的症状，而小儿脏腑娇嫩，易受惊吓，易导致气阴不足而出现注意力不集中、健忘等症状。

《三因极一病证方论》中记载，"今脾受病，则意舍不清，心神不宁，使人健忘"，说明脾主运化、主统血，若脾的生理功能失常，导致脾失健运，清窍闭阻，扰动心神，甚则脾病传肝，则会出现小儿生长发育的减缓和消化功能和情绪的失调，导致做事无目的性、健忘、兴趣多变、动作粗鲁多动等症状。

《黄帝内经》云："诸风掉眩，皆属于肝。"《幼科发挥》曰："肝常有余，脾常不足者，此却是本脏之气也。盖肝乃少阳之气，儿之初生，如木方萌，乃少阳生长之气，以渐而壮，故有余也。"小儿肝常有余，且体秉纯阳，阳常有余，阴常不足，极易引起肝风内动之候，表现为眨眼、肢体抽动、小动作过多等多动症状。

《小儿药证直诀》云"肾主虚……儿本虚怯……则神不足"，若小儿禀赋怯弱，肾阴、肾精不足，髓海失养，甚则肾水不能制约肝火，则会出现无自信心、动作缓慢、力倦神疲、神思涣散、遗尿、心烦意乱和爱发脾气等症状。

三、诊断

中国古籍中没有关于多动症的记载，然有不少与多动症有关的症状记载。无论是古代还是现代，中医尚无多动症诊断方面的论述，通常参照《中医病症诊断疗效标准》（中国中医药出版社，2016.）进行诊断。

四、辨证论治

（一）辨证要点

《小儿药证直诀》曰："心主惊。实则叫哭发热，饮水而搐，虚则卧而悸动不安……心病，多叫哭惊悸，手足动摇，发热饮水。"心主神明，为五脏六腑之大主，心藏神，其生理功能正常则思维正常敏捷、反应快速灵敏、精力旺盛充沛。

《小儿药证直诀》曰："肝主风，实则目直，大叫，呵欠，项急，顿闷；虚则咬牙，多欠。气热则外生气，气温则内生气。"小儿脏腑娇嫩，体禀纯阳，易受邪扰，外感六邪之后易化热入里，火热耗灼肝阴，肝阴不足，阴虚生风，内邪风动；或肝阴亏虚不足、阴阳失衡失制则易致水不涵木，肝阳亢盛，表现为多动难静、精神思绪涣散。

《素问·灵兰秘典论》曰："肾者，作强之官，伎巧出焉。"伎巧指聪明灵巧。肾者藏精而起亟也，精盈于肾，生髓于脑，睿智于神。肾精不足，髓海不充，则脑失精明而不聪，表现为注意力不能集中，学习困难；肾阴精亏虚不能上济于心，心藏神，心为五脏六腑之大主，神明记性在心，灵机出脑，心失所养则心神不固，神失所藏，患儿易出现多动而不能自持，注意力不集中或心烦意乱、冲动任性等精神行为异常。脑髓充盈，身体轻劲有力；若髓海不足，元神失常，则运动失调，出现活动过度；肾阴亏虚无以滋肝木，水不涵木，阴不制阳，则虚阳上亢，肝风妄动，则出现急躁易怒、烦躁不安、多动等症状。

（二）分证论治

1. 心肝火旺

证候：多动不宁，冲动任性，难于制约，注意力不集中，做事莽撞，或好惹扰人，常与人打闹，或面赤烦躁，大便秘结，小便色黄。舌红，苔薄黄，脉弦。

治法：清心平肝，安神定志。

方药：安神定志灵加减（柴胡、郁金、黄芩、连翘、决明子、天竺黄、钩藤、石菖蒲、炙远志）。

2. 痰火内扰

证候：多动多语，烦躁不宁，冲动任性，难于制约，兴趣多变，注意力不集中，胸中烦热，纳少口苦，便秘尿赤。舌红，苔黄腻，脉滑数。

治法：清热泻火，化痰宁心。

方药：黄连温胆汤加减（黄连、竹茹、枳实、半夏、陈皮、甘草、生姜、茯苓）。

3. 肝肾阴虚

证候：多动难静，急躁易怒，冲动任性，神思涣散，注意力不集中，难于静坐，或记忆力欠佳，学习成绩下降，或遗尿，腰酸乏力，或五心烦热，盗汗，大便秘结。舌红少津，苔薄少，脉细弦。

治法：滋养肝肾，平肝潜阳。

方药：杞菊地黄丸加减（枸杞子、菊花、熟地黄、酒萸肉、牡丹皮、山药、茯苓、泽泻）。

4.心脾两虚

证候：神思涣散，注意力不集中，神疲乏力，形体消瘦或虚胖，多动而不烦躁，言语冒失，做事有头无尾，睡眠不实，记忆力差，或伴自汗盗汗，偏食纳少，面色无华。舌淡，苔薄白，脉虚弱无力。

治法：养心安神，健脾益气。

方药：归脾汤合甘麦大枣汤加减（白术、人参、黄芪、当归、甘草、茯苓、远志、酸枣仁、木香、龙眼肉、生姜、小麦、大枣）。

第九节　鹅口疮、口疮

鹅口疮

一、病名

《诸病源候论·小儿杂病诸候》中有"鹅口"之称。曰："小儿初生，口里白屑起，乃至舌上生疮，如鹅口里，世谓之鹅口。"

二、病因病机

古代医家多认为本病的病因病机多为胎热内蕴、心脾积热、熏蒸口舌所致。

《诸病源候论·小儿杂病诸候》曰："鹅口候……此由在胎时，受谷气盛，心脾热气熏发于口故也。"《备急千金要方·卷五上》曰："凡小儿初出腹有鹅口者，其舌上有白屑如米，剧者鼻中亦有之，此由儿在胞胎中受谷气盛故也，或妊娠时嗜糯米使之然。"《圣济总录·卷一百六十七》曰："论曰小儿初生，口中有白屑，如米粟状，鼻外亦有，乃至舌上生疮，谓之鹅口。此由胎中禀受谷气偏多，既生之后，心脾气热，上熏于口，致成斯疾。盖心主舌，脾之络脉，散舌下故也。"《万氏家传幼科指南心法·卷之下》曰："鹅口者，小儿口内白屑满舌上，如鹅之口。此乃胎热，心脾最重，发于舌也。"

三、诊断

《赤水玄珠·卷二十五》对本病的症状有详细论述。曰："鹅口白屑，初生百日，口中生白点，不计其数，拭之则去，少刻复有，口角流涎水，日夜啼哭，不乳是也。"《外科正宗·卷四》论述了鹅口疮的轻重症状。曰："鹅口疮，皆心、脾二经胎热上攻，致满口皆生白斑雪片，甚则咽间叠叠肿起，致难乳哺，多生啼叫。"

四、辨证论治

（一）辨证要点

对于鹅口疮的临证治疗，目前主要分为心脾积热和虚火上炎两型，清代吴谦在《医宗金鉴·初生门下》对于鹅口疮心脾积热，循经上炎的患儿予清热泻脾，方用清热泻脾散，且配用保命散外治，对现今鹅口疮的治疗具有指导意义。曰："鹅口者白屑生满口舌，如鹅之口也，由在胎中受母饮食热毒之气，蕴于心脾二经，故生后遂发于口舌之间，治法以清热泻脾散主之，外用发蘸井水拭口，搽以保命散，日敷二三吹，白退自安，倘治之稍迟，必口舌糜烂，吮乳不得，则虽痉矣。"

（二）分证论治

1.心脾积热

证候：口腔舌面满布白屑，周围焮红明显，面赤唇红；烦躁不宁，吮乳多啼，口干或渴，大便秘结，小便短黄。舌红，苔黄厚，脉滑数，指纹紫滞。

治法：清热泻火，解毒疗疮。

方药：清热泻脾散加减（栀子、生石膏、黄芩、黄连、生地黄、赤茯苓、灯心草等）。便秘者，加大黄、莱菔子；湿重者，舌苔白厚腻，加藿香、佩兰；口干喜饮，加芦根、麦冬；腹胀纳呆，加焦山楂、槟榔。

医案析析：脾胃郁热上蒸，口舌白腐，叠如雪片，在小儿名鹅口疮。先以牛桔汤，升发其火。（赵濂.医门补要.人民卫生出版社，1994.）

2.虚火上炎

证候：口腔白屑散在，周围红晕不著；面白颧红，手足心热，低热盗汗。舌红，苔少，脉细数，指纹淡紫。

治法：滋阴降火。

方药：知柏地黄丸加减（知母、黄柏、山药、熟地黄、山茱萸、泽泻、茯苓、牡丹皮等）。口干引饮，加石斛、玉竹；低热者，加地骨皮、白薇；食欲差者，加乌梅、谷麦芽；便秘者，加火麻仁、郁李仁。

医案选析：北罗庄魏信三，小儿半岁余，大病后忽起鹅口白，身热不退，诸医不曰湿热，便曰邪火，屡进寒凉，无稍效，日近危笃，请余起疴。但见小儿面青气喘，四肢厥凉，误作真热治之，殆矣。华元化曰："虚其虚实其实而死者，医杀之也。"余用桂附地黄汤，水煎冷服，遵《内经》用热远热之法，一贴遂效，二贴全廖。桂附地黄汤：熟地 6g，山药 5g，山茱萸 5g，油桂 2g，附子 2g，茯苓 5g，川牛膝 3g，丹皮 5g，巴戟天 5g，杞果 5g，五倍子 2g，炙甘草 2g，水煎服。（翟竹亭.湖岳村叟医案.河南科学技术出版社，1984.）

口疮

一、病名

口疮的病名最早见于《黄帝内经》。曰："岁金不及，炎火乃行，生气乃用，长气专胜，庶物以茂，燥烁以行……民病口疮，甚则心痛。"

二、病因病机

隋代巢元方根据脏腑与外窍的连属关系，在《诸病源候论·唇口病诸候·口舌疮候》中明确指出，口疮的病因在于心脾热盛，循经上行，熏蒸口舌而致。曰："手少阴，心之经也，心气通于舌。足太阴，脾之经也，脾气通于口。腑脏热盛，热乘心脾，气冲于口与舌，故令口舌生疮也。"

北宋的《圣济总录》指出，口疮分为实证与虚证两类。实证多由心脾积热，循经上扰，发于口舌而致；虚证多由胃气弱，虚火上扰，熏蒸口舌而致。该论述进一步提醒世医，对于口疮的治疗不可以固执于火热而一味使用寒凉药物，强调辨证求因，从根本治疗。曰："论曰口疮者，由心脾有热，气冲上焦，熏发口舌，故作疮也。又有胃气弱，谷气少，虚阳上发而为口疮者，不可执一而论，当求所受之本也。"

宋代《小儿卫生总微论方》指出，口疮是由于感受风毒湿热所致，小儿外感风热之邪，外袭肌肤，内乘脾胃，而脾开窍于口，胃络于齿龈，风毒湿热侵袭，引动脾胃内热，上攻于口，使口腔黏膜破溃，发为口疮。另外，该书根据口疮发病部位的不同，把口疮分为燕口疮和口疮。曰："风毒湿热，随其虚处所著，搏于血气，则生疮疡。若发于唇上生疮，乍瘥乍发，谓之紧唇，又曰沉唇。其发频者，唇常肿大粗浓，或上有疮，不较甚者，以至唇胗。若发于唇里，连两颊生疮者，名曰口疮。若发于口吻两角生疮者，名曰燕口。"这一认识与近代所说的口疮多因病后体虚所致有相似之意。"风毒湿热，随其虚处所著"。这一论述与近代所说的口疮病因多由病后体虚、口腔不洁、黏膜感染病原菌所致有相似之意。

明代万全《育婴秘诀》指出心脾热盛可致口疮，小儿先天胎毒，蕴积心脾，或心脾热盛，循经上炎，熏蒸于口舌发为本病。曰："舌者心之苗，热则舌破成疮……脾之窍在口唇……热则口臭唇疮。"

明代王肯堂在《证治准绳·杂病·七窍门下》中提出口疮可由热致，也可由寒致。曰："口疮有二：一曰热。经云：少阳司天，火气下临，肺气上从，口疡是也。二曰寒。经云：岁金不及，炎火乃行，复则寒雨暴至，阴厥且格，阳反上行，病口疮是也。"

三、诊断

《外科正宗·杂疮毒门》论述了虚实两类不同口疮的临床表现。曰："口破者，有虚火、实火之分，色淡、色红之别。虚火者，色淡而白斑细点，甚者陷露龟纹，脉虚不渴。此因思烦太甚，多醒少睡，虚火动而发之，四物汤加黄柏、知母、丹皮、肉桂以为引导，从治法也。外以柳花散搽之。实火者，色红而满口烂斑，甚者腮舌俱肿，脉实口干。此因膏粱厚味，醇酒炙煿，心火妄动发之，宜凉膈散，外搽赴筵散吐涎则愈。如口舌生疮，舌干黄硬作渴者，加减八味丸以滋化源，俱禁水漱。"

四、辨证论治

（一）辨证要点

明代万全在《万氏秘传片玉心书·口疮门》中指出，导致口疮形成的"火"有实、有虚。虚者，小儿禀赋虚弱，或久泻不止，脾肾虚损，或久患热病，阴液耗损，水不制火，虚火上炎而生口疮。"口疮服凉药不效，乃肝脾气不足，虚火泛上而无制，用理中汤治之，外用官桂末吹之。吐泻后，口生疮者，亦是虚火。理中汤主之"。

清代沈金鳌进一步分析了口疮的性质，归纳了实证、虚证两类口疮的病因及症状。患口疮实证的小儿多由饮食失制，热蕴脾胃，或外感热邪客胃，上熏口舌而致；口疮虚证为虚火上炎，表现为溃疡少但大，不甚疼痛且常流清水。《幼科释谜》曰："小儿口内白烂于舌上，口外糜溃于唇弦，疮少而大，不甚痛，常流清水，此脾胃虚热上蒸，内已先发而后形于外也……大抵此疾，不拘肥瘦，血气盛，又将养过温，或心脾有热，或客热在胃，熏逼上焦而成，此为实证。"

清代陈复正基于历代医家之说，提出口疮虚火一证。根据所选方药分析，陈复正所言"虚火"并非阴虚火旺之证，实为脾肾阳虚，阴盛内寒，虚火上浮。《幼幼集成》曰："口疮服凉药不效，乃肝脾之气不足，虚火泛上而无制。宜理中汤收其浮游之火，外以上桂末吹之。若吐泻后口中生疮，亦是虚火，理中汤。昧者以为口疮悉为实热，概用寒凉，必不救。"

（二）分证论治

1. 风热乘脾

证候：口疮，疼痛拒食，烦躁不安；大便秘结，小便短黄，或发热，咽红。舌红，苔薄黄，脉浮数，指纹浮紫。

治法：清热解毒。

方药：银翘散加减（金银花、连翘、淡竹叶、荆芥、牛蒡子、淡豆豉、薄荷、桔梗、芦根、甘草等）。发热重，加石膏、葛根、板蓝根、金银花；口渴者，加玄参、天花粉、芦根；咽红肿痛，加牛蒡子、射干、玄参；咳嗽者，加杏仁、桔梗、前胡；大便不实，去大黄，加芡实、莲子。

医案选析：李幼，风热上袭，口疳糜腐，乳饮艰难，寒热舌白，脉弦数，鸱张之际宜防剧。羚羊角、鲜沙参、山栀、黄芩、人中黄、芦根、黑元参、花粉、连翘、薄荷。（陈憩亭.虞山墩头圫陈氏方案.中医古籍出版社，1981.）

2. 心火上炎

证候：口疮色红疼痛，心烦不安，口干欲饮，小便短黄。舌尖红，苔薄黄，脉数。

治法：清热养阴，利水通淋。

方药：泻心导赤散加减（黄连、生地黄、淡竹叶、通草、甘草）。心烦不安者，加连翘、灯心草清心泻火除烦；口干欲饮，加生石膏、芦根、天花粉清热生津；呕吐者，加竹茹、芦根；口腔黏膜疼痛严重，加白芍、延胡索；小便短黄，加车前子、茯苓、滑石利尿泄热。

医案选析：一儿患口舌生疮，医用药服之搽之者，皆芩连知柏类无效。予曰心热所为，苦入心而反助其热，宜无效。乃作洗心散与之，一服而安。洗心散：大黄、麻黄、白术、当归、芍药、荆芥穗、甘草、薄荷叶各等份。（万全.幼幼发挥.人民卫生出版社，2006.）

3. 虚火上浮

证候：口舌溃疡或糜烂，不甚疼痛；神疲颧红，口干不渴。舌红，苔少或花剥，脉细数。

治法：滋补肾阴，清热泻火。

方药：六味地黄丸加减（山药、熟地黄、山茱萸、泽泻、茯苓、牡丹皮等）。若久泻之后，或过服寒凉，脾阳亏虚，清阳不升，改用理中汤加升麻、葛根；脾肾大虚，无根之火上浮，而见口舌生疮，神疲面白，大便溏薄，舌淡苔白者，加肉桂以温补脾肾，引火归元；低热不退或五心烦热，加地骨皮、白薇；大便秘结者，加火麻仁、蜂蜜。

医案选析：汤某，男，10岁，2018年4月12日初诊。患儿近1年来经常无明显诱因下出现口腔溃疡，疼痛较剧。平素易患扁桃体炎。刻诊：患儿口腔左侧颊黏膜有溃疡1枚，近日饮食偏少，口干，小便正常，大便偏干，夜寐欠安，多梦，龀齿，咽红，扁桃体Ⅱ度肿大，舌质红，苔薄白，脉细数。诊断为口疮，辨证：肾阴亏虚，虚火上炎。治以养阴清火。

处方1：生地黄10g，黄柏6g，枸杞子10g，山茱萸10g，山药12g，知母10g，茯苓10g，牡丹皮10g，虎杖12g，地骨皮10g，败酱草15g，人中黄10g。14剂。每日1剂，水煎服。处方2：锡类散1支，1日3次，吹敷。4月26日二诊：药后口疮已愈，扁桃体仍肿大，纳食欠佳，大便次数增多，每日2～3次，小便如常，夜寐佳，龀齿止，舌质红，苔薄腻，脉滑数。治以前方出入。处方：生地黄12g，黄柏6g，知母10g，牡丹皮10g，紫草10g，山药15g，山茱萸10g，枸杞子10g，虎杖12g，苍术6g，玄参6g，人中黄10g。14剂。每日1剂，水煎服。后随访3个月，口疮未见复发。（汪受传.汪受传儿科医案.中国中医药出版社，2020.）

第十节 惊 风

一、病名

唐代以前尚无"惊风"的病名，而称为"痉病""痫""阴阳痫""惊痫"等。如《素问·至真要大论》曰："诸风掉眩，皆属于肝……诸热瞀瘛，皆属于火……诸痉项强，皆属于湿……诸暴强直，皆属于风……诸转反戾，水液浑浊，皆属于热。"

唐代窦桂芳《黄帝明堂灸经》首次记载了"急惊风"和"缓惊风"。其曰："小儿急惊风，灸前顶一穴，三壮，在百会前一寸。若不愈，须灸两眉头及鼻下人中一穴。炷如小麦大……小儿缓惊风，灸尺泽各一壮，在肘中横纹，约上动脉中，炷如小麦大。"

闫孝忠整理《小儿药证直诀》后在附上的《闫氏小儿方论》中说"小儿急慢惊，古书无之，惟曰阴阳痫。所谓急慢惊，后世名之耳……阳动而速，故阳病曰急惊；阴静而缓，故阴病曰慢惊"，补充了钱乙对惊风的论述。

宋代刘昉《幼幼新书》首次较为详细地论述了慢脾风。其曰："茅先生小儿生下有中慢脾风候，时时吐呕，频频咬齿，手足掣，舌卷头低，两眼上视，先头低而次第高。"

明代医家孙一奎对惊风病名从概念上加以论述。《赤水玄珠》曰："惊者病之名，风者病之象，言抽搐有似于风之动而为名也。"

清代陈复正为革除惊风妄名之弊，以"搐"字易"惊"，创立"三搐"学说。陈复正指出了时医不辨伤寒病痉与惊风的区别，无论外感内伤，一遇发热，都一概以惊风论治的误区，强调在治疗小儿发热病证时，须仔细审察其标本虚实、外邪轻重，分清表里，当发散外邪，不可固邪入里。陈复生根据病因症状，分为误搐、类搐、非搐。误搐，即伤寒病痉，治疗应以解表散邪为主，不可妄投重坠之品。若医者治不如法，固邪入里，则有搐搦反张之候。类搐，即杂病，如暑证、疟疾、咳嗽、丹毒、痘疹疮疡等致搐，其治疗应当求本，如辨证精确，"则一药可愈"，不治搐而搐自止。非搐，即慢惊风、慢脾风，此证为久病过后脾胃衰败，即竭绝脱证，所以不能用惊风称之。《幼幼集成》曰："夫小儿腠理不密，更易感冒寒邪。寒邪中人，必先入太阳经。太阳之脉，起于目内眦，上额交颠，还出别下项，夹脊抵腰中，是以病则筋脉牵强，遂有抽掣搐搦种种不通名目。妄用金石脑麝，开关镇坠之药，引邪深入脏腑，千中千死。且伤寒门中，刚痉无汗，柔痉有汗，小儿刚痉少，柔痉多。世俗见其汗出不止，神昏不醒，便以慢惊为名，妄用参芪术附，闭塞腠理，热邪不得外越，亦为大害，但比金石差减耳。所以凡治小儿之热，切须审其本元虚实，察其外邪重轻，或阴或阳，或表或里，但当彻其外邪出表，不当固邪入里也……一曰误搐，即伤寒病痉也。盖头项强，背反张，目上视，属太阳；低头下视，口噤不语，手足牵引，肘膝相构，属阳明；眼目或左或右而斜视，手足或左或右而搐搦，属少阳……一曰类搐，即幼科所云惊风余证者是也。原非小儿固有，由迁延而致……一曰非搐，即幼科之慢惊风、慢脾风者是也。"

二、病因病机

宋代钱乙的惊风学说认为，小儿肝强脾弱，柔不济刚，故不论新病久病，皆容易引起肝风内动，风火相搏而发搐。其曰："凡病或新或久，皆引肝风，风动而上于头目，目属肝，肝风入于目，上下左右如风吹，不轻不重，儿不能任，故目连札也。若热入于目，牵其筋脉，两眦俱紧，不能转视，故目直也。若得心热则搐，以其子母俱有实热，风火相搏故也。"

南宋陈文中在《小儿病源方论》提出了惊与风是不一样的概念，当分别论治。另外还指出不仅热极可以生风，寒、暑、燥、湿之邪亦能生风，即六淫之邪都能导致发搐的发生。其曰："小儿惊风二症，方书未尝分析详细，盖惊自惊，风自风，当分别而治疗之。世俗通言热极生风，殊不知寒暑燥湿之极，亦能生风。"

明代张景岳对惊风的病因提出了有风、火、痰、阳虚、阴虚的不同，强调惊风重证多虚，治疗时应当辨阴阳。张氏特别提出，阴虚亦可导致惊风，这是对惊风认识的进一步发挥。《景岳全书·小儿则·惊风》曰："治此之法有要存焉，盖一曰风，二曰火，三曰痰，四曰阳虚，五曰阴虚，但能察此缓急则尽之矣……然邪实者易制，主败者必危。盖阳虚则阴邪不散，而元气不复；阴虚则营气不行，而精血何来？所以惊风之重，重在虚证，不虚不重，不竭不危，此元精元气相为并立，有不容偏置者也。故治虚之法，当辨阴阳，阳虚者宜燥宜刚，阴虚者宜温宜润。然善用阳者，气中自有水；善用阴者，水中自有气，造化相须之妙，既有不可混，又有不可离者如此。"

宋代钱乙认为，慢惊风是"无阳也"，证因脾胃虚寒生风，治疗应以温补为法。清代吴鞠通在《温病条辨·解儿难》中提出，久病而致慢惊风者，不一定是伤阳，也可由阴虚内热而导致。小儿久病伤肝阴，泄泻暴注亡阴亦可导致虚风内动而发慢惊风，治疗应滋养阴液，填阴柔肝。这是继钱乙之后，对慢惊风用滋补治法的一大进展。其曰："且俗名痉为惊风，原有急慢二条。所谓急者，一感即痉，先痉而后病；所谓慢者，病久而致痉者也。一感即痉者，只要认证真，用药确，一二贴即愈，易治也。病久而痉者，非伤脾阳，肝木来乘；即伤胃汁肝阴，肝风鸱张，一虚寒，一虚热，为难治也。吾见湿因致痉，先病后痉者多，如夏月小儿暑湿泄泻暴注，一昼夜百数十行，下多亡阴，肝乘致痉之类，霍乱最能致痉，皆先病后痉者也。当合之杂说中《风论》一条参看。以卒得痉病而论，风为百病之长，六淫之邪，皆因风而入。以久病致痉而论，其强直背反瘛疭之状，皆肝风内动为之也。似风之一字，可以包得诸痉。要知痉者筋病也，知痉之为筋病，思过半矣。"

三、诊断

宋代《小儿药证直诀》根据前人的经验，总结了急慢惊风的临床表现。曰："急惊：因闻大声或大惊而发搐，发过则如故，此无阴也。小儿急惊者，本因热生于心，身热面赤引饮，口中气热，大小便黄赤，剧则搐也。盖热盛则风生，风属肝，此阳盛阴虚也。小儿热痰客于心胃，因闻声非常，则动而惊搐矣。若热极，虽不因闻声及惊，亦自发搐。慢惊：因病后或吐泻，脾胃虚损，遍身冷，口鼻气出亦冷，手足时瘛疭，昏睡，睡露睛。此无阳也，栝蒌汤主之。"

元代曾世荣对急惊风的病机和症状特点进行精辟概括，提出急惊风"四证八候"的概念。曰："四证者，惊、风、痰、热是也。八候者，搐、搦、掣、颤、反、引、窜、视是也。搐者，两手伸缩；搦者，十指开合；掣者，势如相扑；颤者，头偏不正；反者，身仰向后；引者，臂若开弓；窜者，目直似怒；视者，睛露不活。"

明代万全在《幼科发挥·急惊风变证》中提出了对惊风不同的看法，认为惊风存在许多变证和后遗症，并提出了具体治法。曰："急惊风变成痫者，此心病也。心主惊，惊久成痫，盖由惊风既平之后，父母玩忽，不以为虑，使急痰停聚，迷其心窍，或一月一发，或半年一发，或一年一发，发过如常，近年可治，久则不可治矣，宜服如神断痫丸治之……急惊风成瘫者，肝主风，风淫末疾，故惊风之后，有手足瘫痪而不能举者，此血虚不能养筋故也，宜地黄丸加当归、牛膝、川独活、肉桂为丸服之。"

四、辨证论治

（一）辨证要点

《小儿药证直诀》根据阴阳理论区分急慢惊风，提出"急慢惊，阴阳异证"，明确了惊风的分类，指出急惊病位在心肝，因热生于心，热盛动风所致。而慢惊风病位在脾胃，因病后或吐泻，脾胃受损，风木侮土所致。曰："小儿急惊者，本因热生于心。身热面赤引饮，口中气热，大小便黄赤，剧则搐也。盖热盛则风生，风属肝，此阳盛阴虚也。故利惊丸主之，以除其痰热。不可与巴豆及温药大下之，恐搐，虚热不消也。小儿热痰客于心胃，因闻声非常，则动而惊搐矣。若热极，虽不因闻声及惊，亦自发搐……因病后或吐泻，脾胃虚损，遍身冷，口鼻气出亦冷，手足时瘈疭，昏睡，睡露睛。此无阳也，栝蒌汤主之。"根据自身长期的临床观察并总结前人的经验，钱乙对急慢惊风的辨证施治提出"急惊合凉泻，慢惊合温补"的治疗原则。曰："凡急慢惊，阴阳异证，切宜辨而治之。急惊合凉泻，慢惊合温补。世间俗方，多不分别，误小儿甚多"，钱乙对急慢惊风的独到见解，至今仍被儿科医家所沿用。

《景岳全书·小儿则·惊风》提出了惊风辨证纲领。曰："惊风之要领有二，一曰实证，一曰虚证而尽之矣。盖急惊者，阳证也，实证也。乃肝邪有余而风生热，热生痰，痰热客于心膈间，则风火相搏，故其形证急暴而痰火壮热者，是为急惊。此当先治其标，后治其本。慢惊者，阴证也，虚证也。此脾肺俱虚，肝邪无制，因而侮脾生风，无阳之证也。故其形气病气俱不足者，是为慢惊，此当专顾脾肾以救元气。虽二者俱名惊风，而虚实之有不同，所以急慢之名亦异。凡治此者，不可罔顾其名以思其义。"

《太平圣惠方》比较详细地论述了二者的病因、证候及治疗方法。从该书提出的慢惊风证因和治疗方药来看，慢惊风多为实证、热证，与后世医家所提出的慢惊风为虚证、寒证有所不同。曰："夫小儿慢惊风者，由乳哺不调，脏腑壅滞，内有积热，为风邪所伤，入舍于心之所致也。其候，乍静乍发，心神不安，呕吐痰涎，身体壮热，筋脉不利，睡卧多惊，风热不除，变化非一，进退不定，荏苒经时，故名慢惊风也，宜速疗之……治小儿慢惊风。壮热，四肢拘急，痰涎壅滞，发歇不定，白僵蚕散方……治小儿慢惊风。心神烦热，多惊体瘦，四肢抽掣，犀角散方……治小儿慢惊风。发歇不止，牛黄丸方……夫小儿急惊风者，由气血不和，夙有实热，为风邪所乘，干于心络之所致也。心者神之所舍，主于血脉，若热盛则血乱，血乱则气于血，气血相并，又被风邪所搏，故惊而不安也。其候遍身壮热，痰涎壅滞，四肢拘急，筋脉抽掣，项背强直，牙关紧急是也。"

清代吴谦在《医宗金鉴·幼科杂病心法·惊风门》中指出，不同病因导致的急惊风临床表现都相似。暴受惊恐，神明受扰，可致肝风内动而生急惊风；邪热内陷心包，引动肝风可致急惊风；痰盛化火，热极动风亦可致急惊风，临证时需根据不同的病因、症状、病位而采用不同的治疗方药。曰："急惊风一证，有因目触异物、耳闻异声，神散气乱而生者，有因心肝火盛，外为风寒郁闭，不得宣通而生者，有因痰热极盛而内动风者，然证多暴发壮热，烦急面红唇赤，痰壅气促，牙关噤急，二便秘塞。噤急者齿紧急不能开也；二便秘塞者，大便秘结而小便涩难也。脉洪数者主阳热也，触异致惊者，清热镇惊汤、安神镇惊丸主之；火郁生风者，至宝丹主之；痰盛生惊者，牛黄丸攻下之；热极生风者，凉膈散清解之；病不甚者，则用平治之法；风热者，羌活散主之；肝热者，泻青丸主之；痰兼热者，清热化痰汤主之；心经热者，导赤散、凉惊丸主之，惟在临证者审而用之。"

清代吴瑭认为，"痉即惊风"。吴氏把痉病按照寒热虚实分为四大门，进一步又分为九大纲，其中包括了许多古人对惊风的认识。书中论述条理分明，证治明确，对惊风的分类及选方用药与近代中医儿科教材有许多相似之处。《温病条辨·解儿难》曰："六淫致痉，实证也；产妇亡血，病久致痉，风家误下，温病误汗，疮家发汗者，虚痉也。风寒、风湿致痉者，寒证也；风温、风热、风暑、燥火致痉者，热痉也。俗称慢脾风者，虚寒痉也；本论后述本脏自病者，虚热痉也……风温痉乃风之正令，阳气发泄之候，君火主气之时，宜用辛凉正法。轻者用辛凉轻剂，重者用辛凉重剂，如本论上焦篇银翘散、白虎汤之类；伤津液者加甘凉，如银翘散加生地、麦冬，玉女煎以白虎合冬、地之类；神昏谵语，兼用芳香以开膻中，如清宫汤、牛黄丸、紫雪丹之类；愈后用六味、三才、复脉辈，以复其丧失之津液。温热痉即同上风温论治。但风温之病痉者轻而少，温热之致痉者多而重也。约之轻重浅深，视病之轻重浅深而已……按俗名小儿急惊风者，惟暑月最多，而兼证最杂，非心如澄潭，目如智珠，笔如分水犀者，未易辨此。盖小儿肤薄神怯，经络脏腑嫩小，不奈三气发泄。邪之来也，势如奔马，其传变也，急如掣电，岂粗疏者所能当此任哉！如夏月小儿身热头痛，项强无汗，此暑兼风寒者也，宜新加香薷饮；有汗则仍用银翘散，重加桑叶；咳嗽则用桑菊饮；汗多则用白虎；脉芤而喘，则用人参白虎；身重汗少，则用苍术白虎；脉芤面赤多言，喘喝欲脱者，即用生脉散；神识不清者，即用清营汤加钩藤、丹皮、羚羊角；神昏者，兼用紫雪丹、牛黄丸等；病热轻微者，用清络饮之类，方法悉载上焦篇，学人当与前三焦篇暑门中细心求之。"

（二）分证论治

1. 外感风热

证候：发热，头身疼痛，鼻塞，咳嗽，流涕，甚则神昏，烦躁不宁，四肢抽搐。舌红，苔薄黄，脉浮数，指纹青紫。

治法：辛凉解表，清热解毒。

方药：银翘散加减（金银花、连翘、淡竹叶、荆芥、牛蒡子、淡豆豉、薄荷、桔梗、芦根、甘草等）。喉间痰鸣者，加竹黄、瓜蒌皮清化痰热；高热，便秘，乳蛾红肿者，加大黄或凉膈散釜底抽薪。以往有高热惊厥史患儿，在感冒发热初起，宜加服紫雪散，以防惊厥发作。

医案选析：奉天陈某某之幼子，年5岁，周身壮热，四肢拘挛，有抽掣之状，渴嗜饮水，大便干燥，知系外感之热，引动其肝经风火上冲脑部，致脑气筋妄行，失其主宰之常也。投以白虎汤。生石膏一两，加薄荷叶一钱，钩藤钩二钱，全蜈蚣两条，煎汤一盅，分两次温饮下。一剂而抽掣止，拘挛舒。遂去蜈蚣，又服一剂，热亦退净。（张锡纯.医学衷中参西录.人民卫生出版社，2006.）

2. 温热疫毒

证候：高热不退，烦躁不安，神昏抽搐，双目上视。

治法：凉肝息风，增液舒筋。

方药：羚角钩藤汤加减（羚羊角、钩藤、石菖蒲、川贝母、桑叶、菊花、白芍、僵蚕、栀子等）。热盛，加生石膏、知母清热泻火；便干，加生大黄、玄明粉泄热通便；口干舌红，加生地黄、玄参养阴生津。

医案选析：镇江游桂香之子，发热口干，苔黄溲赤，肢掣发厥，诊脉弦滑洪数，此急惊风也。邪热入里，三焦火盛，引动肝风上扰，治必生津清热，泄热外泄，肝风自平。方用天花粉三钱，川贝母三钱，甘草三分，羚羊角一钱，冬桑叶钱半，薄荷叶一钱，酒炒黄芩一钱，黑山栀钱半，连翘钱半，竹茹钱半，鲜芦根二两。服两剂，汗出热退而安。（费伯雄.孟河费氏医案.学苑出版社，2012.）

3. 暑热疫毒

证候：起病急骤，高热，神昏，谵语，或反复抽搐，头痛项强，口渴便秘。

治法：清热解毒，凉血泻火。

方药：清瘟败毒饮加减（水牛角、栀子、生石膏、生地黄、黄连、黄芩、黄柏、知母、赤芍、玄参、牡丹皮、羚羊角、僵蚕、钩藤等）。神志昏迷，加郁金，或用至宝丹、紫雪丹息风开窍；大便秘结，加生大黄、芒硝通腑泄热；呕吐，加半夏、玉枢丹降逆止吐。

医案选析：乙未夏，余从里门至上海，适李叔伦观察之小公子，两岁，患惊风，一日惊五次。闻余至，夜半速余往诊。指纹青紫，直透辰关，眉眼间绕有横纹，亦系青紫色，气促神昏，势甚可危，所幸面色沉晦中宝光时露，风火虽炽，真气未离。遂以芳香利窍法与清凉血分法，次第治之，数服而愈。按惊为七情，内应乎肝，肝病发惊骇，木强火炽，其病动不能静，来最迅速，故治法亦急。如果窍塞神昏，牛黄丸、至宝丹、紫雪丹可用也。如果劫烁血液，犀角地黄汤可用也。方书有镇坠金石之药，有攻风劫痰之药，虽非常用，不可不考。（陈廷儒.诊余举隅录.中国中医药出版社，2015.）

4. 湿热疫毒

证候：持续高热，呕吐腹痛，大便脓血；甚则谵妄神昏，频繁抽搐。舌红，苔黄腻，脉滑数。

治法：清热解毒，凉血止痢。

方药：黄连解毒汤合白头翁汤（白头翁、秦皮、黄连、黄芩、黄柏、黄连、钩藤、全蝎、赤芍等）。若舌苔厚腻，大便不爽，加生大黄、厚朴清肠导滞，泄热化湿；窍闭神昏，加安宫牛黄丸清心开窍；频繁抽风，加紫雪丹平肝息风；呕吐，加玉枢丹辟秽解毒止吐。

5. 暴受惊恐

证候：神怯胆虚，易受惊吓，抽搐，神志不清，惊惕不安。

治法：镇心安神，清热化痰。

方药：琥珀抱龙丸合朱砂安神丸加减（琥珀、胆南星、朱砂、天竺黄、黄连、当归、全蝎、钩藤、石菖蒲等）。抽搐频作者，加止痉散息风止痉；气虚血少者，加黄芪、当归、白芍、酸枣仁益气养血安神。

6. 慢惊风（脾虚肝旺）

证候：常见于婴幼儿。时作抽搐，且无力，时作时止，形神疲惫，面色萎黄，纳呆便溏。舌淡，苔白，脉沉细。

治法：扶土抑木，理脾止抽。

方药：缓肝理脾汤加减（党参、茯苓、白术、陈皮、山药、白扁豆、甘草、白芍、钩藤等）。阳虚寒盛者，加附子、肉桂温补脾肾；腹泻不已，加诃子、肉豆蔻、乌梅炭敛肠止泻；方颅发稀，夜寐哭闹不安，加生牡蛎、生龙骨平肝潜阳。

医案选析：一小儿9岁，发热作渴，用泻黄散。大便重坠，口角流涎，彼欲泻火。余曰鼻准青白，脾胃虚寒，肝木所侮也；口角流涎，脾气不能摄也；大便重坠，胃气不能升也。不信，竟服凉药，眉唇微动，四肢微搐，复求治。余曰：此虚极而变慢脾风矣。用六君、炮姜、当归、木香、钩藤钩二剂，益甚。欲求更剂。余曰药力未及耳，又加炮附子一片即安。后去附子，二剂而愈。（薛铠.保婴撮要.中国中医药出版社，2016.）

7. 慢惊风（脾肾阳虚）

证候：面色无华或灰滞，口鼻气冷，四肢厥冷，额汗不温，溲清便溏，甚至神萎昏睡，手足震颤或蠕动。舌淡，苔白，脉沉微。

治法：温肾固脾。

方药：固真汤加减（党参、茯苓、白术、山药、黄芪、甘草、附子、肉桂、炮姜、丁香等）。抽搐频频者，加龙齿、钩藤平肝息风；汗多者，加龙骨、牡蛎、五味子。

医案选析：都门海岱门外黄宅一婴儿，甫及五月，忽发抽掣窜引，角弓反张，一夜五次，遇发则二便并出，额汗如雨，势甚危急，延余视之，亡阳之势俱备矣。询其由，乃因常生重舌，屡服五福化毒丹，服后必泻数次即愈。殊不知虚阳，肆进苦寒，脾阳下元亏极，肝木无养，夹火上乘，脾土益伤，虚风乃发，令以人参、白术各一钱，熟附四分，三味煎服。服后安然静睡，下午复发，随服随安，病家见药之效，乃每日早进一服，精神日长，其病竟瘳。所以贵乎认病无差，投药无误，岂可以纯阳之子执用苦寒哉！（冯楚瞻.冯氏锦囊秘录.中国中医药出版社，1996.）

8. 慢惊风（阴虚风动）

证候：肢体拘挛或强直，抽搐时轻时重；虚烦低热，面色潮红，手足心热，大便干结。舌红绛，无苔少津，脉细数。

治法：滋阴养液，柔肝息风。

方药：大定风珠加减（阿胶、生地黄、麦冬、白芍、龟甲、鳖甲、火麻仁、五味子、牡蛎等）。阴虚潮热，加银柴胡、青蒿、地骨皮以清虚热；搐搦不止者，加天麻、乌梢蛇；经脉拘急，屈伸不利者，加黄芪、党参、鸡血藤、桑枝。

医案选析：冯幼，先天不足，后天又弱，吐泻已久，神疲内热，口干不多饮，舌质红，指纹红紫带青，已过气关。呕吐伤胃，泄泻伤脾，脾阳胃阴两伤，肝木来乘，所谓阴虚生内热，阳陷则飧泄也，渐入慢惊一途，恐鞭长莫及矣。勉拟连理汤加味，温养脾胃，抑木和中，以望转机。炒潞党参一钱五分，炙甘草五分，炮姜炭三分，焦谷芽三钱，陈木瓜二钱，陈广皮一钱，云茯苓二钱，川雅连三分，炒於术一钱五分，灶心黄土一两。（丁甘仁.丁甘仁医案.人民卫生出版社，2006.）

第十一节 癫 痫

一、病名

有关痫病最早的记载可见于迄今为止我国发现最早的医学方书《五十二病方》。曰："痫者，身热而数惊，颈脊强而腹大。"

《内经》中也有本病的记载。《灵枢·癫狂》曰："癫疾始作而引口啼呼喘悸……反僵，因而脊痛。"《素问·奇病论》云:"帝曰:人生而有病癫疾者,病名曰何? 安所得之? 岐伯曰:病名为胎病,此得之在母腹中时,其母有所大惊、气上而不下,精气并居,故令子发为癫疾也。"

古代医家认为,癫、痫二症虽然名称不同,但其实是同一个疾病,两者仅有发病年龄上的区别,10 岁以上发病者为癫,10 岁以下发病者为痫。《诸病源候论·小儿杂病诸候·痫候》曰:"痫者,小儿病也。十岁以上为癫,十岁以下为痫。其发之状,或口眼相引,而目睛上摇,或手足瘛疭,或背脊强直,或颈项反折。"

二、病因病机

唐代以前的医家把神昏、抽搐之症统称为痫,唐代《备急千金要方》论述了小儿患痫病的原因,指出先天因素(如胎禀不足)、后天因素(如养护不当、外感温热疫毒之邪)可致痫病的发生。《备急千金要方·少小婴孺方·惊痫》曰:"少小所以有痫病及痉病者,皆由脏气不平故也。新生即痫者,是其五脏不收敛,血气不聚,五脉不流,骨怯不成也,多不全育。其一月四十日以上至期岁而痫者,亦由乳养失理,血气不和,风邪所中也,病先身热,掣惊啼叫唤而后发痫……凡小儿腹中有疾生,则身寒热,寒热则血脉动,动则心不定,心不定则易惊,惊则痫发速也。"

隋代巢元方根据痫病的病因和证候特点,把痫病分为风痫、食痫、惊痫。《诸病源候论·小儿杂病诸候·痫候》曰:"诸方说痫,名证不同,大体其发之源,皆因三种。三种者,风痫、惊痫、食痫是也。风痫者,因衣浓汗出,而风入为之;惊痫者,因惊怖大啼乃发;食痫者,因乳哺不节所成。然小儿气血微弱,易为伤动,因此三种,变作诸痫。"

痫病的病因颇为复杂,但历代医家皆一致认为,痫病与痰邪密切相关。小儿脾常不足,脾失健运,聚津为痰,痰瘀化热,引动肝风,痰气逆乱,蒙闭心窍,发为痫病。《普济方·婴孩一切痫门》曰:"夫小儿发痫,皆有哺乳不节而成者,食痫也。其证口眼相引,目睛上摇,手足瘛疭,背脊强直,或项颈反折,此由脏腑壅滞,内有积热,或乳母饮啖五辛毒物,恚怒无节,致烦毒之气,入于乳中,因积乳儿令气血不调,肠胃否塞,故壮热多惊,四肢抽掣,是为食痫之病。"

三、诊断

隋代《诸病源候论·小儿杂病诸候·风痫候》根据病变属性,把痫病分为阴痫与阳痫。其曰:"又病先身热,瘛疭惊啼叫唤,而后发痫,脉浮者,为阳痫,内在六腑,外在肌肤,犹易治。病先身冷,不惊,不啼唤,乃成病,发时脉沉者,为阴痫,内在五脏,外在骨髓,极者难治。"并提出风痫的诊脉特点。"小儿风痫,三部脉紧急,其痫可治。小儿脉多似雀斗,要以三部脉为主,若紧者,必风痫"。

明代《普济方·婴孩一切痫门》详细地论述了痫病复发的症状。其曰:"夫小儿患疾瘥后更发候。痫发之状,或口眼相引,目睛上摇,或手足瘛疭,或背脊强直,或项颈反折,或屈指如数,皆因当风取凉,乳食失节之所为。其瘥之后,而更发者,是余热未尽。小儿气血软弱,或因乳食不节,或风冷不调,或更惊动,因而重发,如此者多成常疹。"

四、辨证论治

（一）辨证要点

历代医家多认为痰浊内伏是小儿痫病的主要原因，因此，古今医家都把豁痰、祛痰作为治痫大法。清代陈复正在此基础上，主张在治疗痫病的方药里加用益气健脾之品，以绝生痰之源，达到"不治痫而痫自不作"的目的，该治法对之后的痫病治疗具有重要指导意义。《幼幼集成·痫证》曰："治小儿痫证，从前攻伐太过，致中气虚衰，脾不运化，津液为痰，偶然有触，则昏晕猝倒，良久方苏。此不可见证治证。盖病源深固，但可徐图，惟以健脾补中为主，久服痰自不生，痫自不作矣。"

（二）分证论治

1. 惊痫

证候：惊叫，急啼，惊惕不安，四肢抽搐。舌淡红，苔白，脉弦滑，指纹青。多有胎中受惊或出生后暴受惊恐病史。

治法：镇静安神，祛风豁痰。

方药：镇惊丸加减（茯神、酸枣仁、朱砂、石菖蒲、远志、钩藤、天麻、胆南星、法半夏、黄连等）。发作严重者，加全蝎、蜈蚣、僵蚕息风止痉；心神不安者，加磁石、琥珀镇惊安神；痰多胸闷者，加川贝母、砂仁化痰宽胸；头痛明显者，加天麻、菊花、白芍平肝潜阳；口干舌红者，加生地黄、龟甲养阴清热。

2. 痰痫

证候：喉间痰鸣，口吐痰沫，四肢抽搐，神昏。苔白腻，脉弦滑。

治法：豁痰清热，利气宁神。

方药：涤痰汤加减（石菖蒲、胆南星、陈皮、清半夏、枳壳、沉香、川芎、六神曲、天麻等）。抽搐频繁者，加天麻、钩藤、全蝎息风止痉；精神恍惚者，加珍珠母、生铁落、灵磁石重镇安神；痰涎壅盛，加白金丸祛痰解郁；纳呆、腹胀，加神曲、莱菔子消食导滞；神疲乏力，加党参、白术、茯苓健脾益气。

医案选析：陈自明治一小儿昏愦，六日不省，惊风发搐，诸药不效，手足尚温，谓其父母曰：吾能活之。与之针涌泉二穴足心，良久而苏，喜而称谢。曰：此病得之伤食，宿食成痰，痰壅作搐。今病虽愈，宿痰未去，恐他日再作，当制丸药以除其根，不然神气渐昏，必成痫也。乃谓为牟利，不信。次年八月，果成痰迷之病，二便不知，水火不避，复求治。因制一方，以黄连、山栀泻其浮越之火；胆星、白附子（炮）以去其壅积之痰；茯神、远志、石菖蒲、朱砂以安其神，麝香以利其心窍。用猕猪心中血和神曲糊为丸，如黍米大，灯心汤下。调理半年不复发矣。又与之灸风池、曲池、三里六穴而安。（魏之琇．续名医类案．人民卫生出版社，1997.）

3. 风痫

证候：突然仆倒，意识丧失，两目上视或斜视，牙关紧闭，频繁抽搐，颈项强直。本证多由急惊风反复发作变化而来。

治法：涤痰息风，开窍安神。

方药：定痫丸加减（天麻、全蝎、石菖蒲、远志、胆南星、半夏、茯苓、川芎、钩藤等）。抽搐不止，加蜈蚣、僵蚕息风定痉；心神不安，加磁石、龙齿镇惊安神；痰鸣吐涎，苔厚白腻，加陈皮、郁金行气化痰；烦躁不安，加黄连、山栀、竹叶清心降火；头痛明显，加龙胆草、菊花清肝泻火。

医案选析：汪竹君舍人令弟，年才七龄，就诊，神明不慧，言语不清，溲便不知，手舞足蹈，脉弦细，虎口纹紫，已透三关，痰火肝风扇动，癫痫之症也。询由胎中受惊，因告其家人曰：此等症即目下少瘥，将来恐其不寿。真珠母丸去参、归、沉，加决明、菖蒲、远志、胆星、胡连、川贝、橘红。（徐锦.心太平轩医案.中国中医药出版社，2015.）

4. 瘀痫

证候：头痛头晕，神志不清，四肢抽搐，且抽搐部位及动态较为固定。舌红，少苔或见瘀斑，脉涩，指纹沉滞。

治法：活血散结，通络定痫。

方药：通窍活血汤加减（桃仁、红花、川芎、赤芍、老葱、石菖蒲、天麻、羌活、黄酒等）。频频发作不止者，酌加失笑散行瘀散结；抽动乏力，发作后肢体软弱无力加党参、黄芪健脾益气；流涎苔腻，加半夏、陈皮燥湿化痰。

5. 虚痫

证候：瘛疭抖动，屡发不止，时有头晕乏力，腰膝酸软。

治法：补益脾肾，益气宁神。

方药：脾虚痰盛者，方选二陈汤加减（法半夏、陈皮、茯苓、甘草等）；脾肾两虚者，方选河车八味丸加减（紫河车、生地黄、茯苓、山药、泽泻、五味子、麦冬、牡丹皮、附子、肉桂等）。抽搐频繁者，加鳖甲、白芍；智力迟钝者，加益智仁、石菖蒲；大便稀溏者，加白扁豆、炮姜。

医案选析：傅芬圃之子，忽而眼翻抽搐，喉内痰鸣，胸紧气促，发热汗出。盖不知为虚风之病，乃归咎于神煞所害，医巫杂治，合室惶惑。余至其厅，锣鼓宣扬，男妇杂集，声满房中，急为视之，大声曰此等治法，真属可笑。先令将锣鼓停止。盖病全是虚怯，正当安神为止，锣鼓声动，惊则气散，其药虽云截风，内有麝、片，皆能散气耗神。且天气暑热，加以人气满房，熏蒸逼炽，仓迫之际，纵有明者主张，医者高见，亦当怵惕塞机，将何恃以望生耶。品翁敬服，辞巫散人。诊其额热气冷，胸紧痰鸣，便泄尿短，黑珠上吊，角弓反张，此乃脾虚痫搐之症。诚由胃气久弱，不能运化乳食，痰涎凝滞于胸，阻塞灵窍为病。盖阴阳胃者，主束骨而利机关，饮食入胃，游溢散精，上归转输，宣布洒陈之义，全赖胃气运行之力。今胃气既困，机关不利，运行失常，所以反张直折。治之之法，全以助胃扶脾为主，但使胃气旺，便能复其稼穑之常，运行之旧，其风岂非不截而自止乎。先与理中丸调灌，随以星附六君子汤加天麻、钩藤，数剂而安。（谢映庐.谢映庐医案.上海科学技术出版社，2010.）

主要参考书目

［1］黄帝内经素问［M］.北京：人民卫生出版社，1956.

［2］黄帝内经灵枢［M］.北京：人民卫生出版社，1956.

［3］汉·张仲景.伤寒论［M］.4版.北京：人民卫生出版社，1991.

［4］汉·张仲景.金匮要略［M］.4版.北京：中医古籍出版社，1997.

［5］隋·巢元方.诸病源候论［M］.北京：中国医药科技出版社，2011.

［6］唐·孙思邈.备急千金要方［M］.北京：人民卫生出版社，2014.

［7］唐·王焘.外台秘要［M］.北京：人民卫生出版社，1955.

［8］宋·钱乙.小儿药证直诀［M］.北京：中国医药科技出版社，2016.

［9］宋·严用和.济生方［M］.北京：人民卫生出版社，1956.

［10］金·刘完素.黄帝素问宣明论方［M］.北京：中国中医药出版社，2007.

［11］金·李杲.脾胃论［M］.北京：中国医药科技出版社，2016.

［12］金·张从正.儒门事亲［M］.上海：上海科学技术出版社，1959.

［13］元·朱丹溪.丹溪心法［M］.上海：上海科学技术出版社，1959.

［14］明·张景岳.景岳全书［M］.北京：人民卫生出版社，2007.

［15］明·王肯堂.证治准绳［M］.上海：上海科学技术出版社，1959.

［16］清·叶天士.临证指南医案［M］.北京：人民卫生出版社，2006.

［17］清·吴谦.医宗金鉴［M］.北京：中国中医药出版社，1994.